내 안의 自然이 나를 살린다

저자 **김윤세** 金侖世

불세출(不世出)의 신의(神醫)로 알려진 선친(仁山 金一勳)의 유지를 받들어 국내외 최초로 경상남도 함양 삼봉산 자락에서 죽염산업을 창시했다. 주식회사 인산가 대표이사 회장이자 전주대학교 경영대학원 객원교수로 활동하고 있으며, 한국죽염공업협동조합 제1~5대 이사장을 역임한 바 있다. 월간 『인산의학』, '週刊 함양' 발행인 겸 편집인이다. 엄친(嚴親)으로부터 유불도(儒佛道) 삼가(三家)의 경전을 공부했다. 교육부 산하 고전국역자(古典國譯者) 양성기관인 한국고전번역원 부설 고전번역교육원 5년 과정을 수료한 바 있다.

8년여 '불교신문' 편집부 기자로 일하며 6년여에 걸쳐 『동사열전(東師列傳)』을 완역하여 단행본으로 펴냈으며 동국역경원에서 간행한 『한글대장경』에 그 전문이 수록되기도 했다. 아버지로부터 가전 의학인 '인산의학(仁山醫學)'의 맥을 이어받아 세상에 알리는 일과 그 의학의 산물들을 산업화하고 그 효능과 효과를 과학적으로 검증하는 작업을 지속적으로 펴나가고 있다. 저서로 『한 생각이 癌을 물리친다』 『마음밭에 道의 꽃 피던 날』 『죽염요법』 『인산쑥뜸요법』 『김윤세의 壽테크·心身건강천자문』 『내 안의 의사를 깨워라』 등이 있다.

1판 3쇄 펴냄 2018년 11월 28일

지은이 **김윤세**
발행인 **이동한**
발행 **(주)조선뉴스프레스**
기획·디자인 **(주)조선뉴스프레스**

등록 제301-2001-037호
등록일자 2001년 1월 9일
주소 서울특별시 마포구 상암산로 34 DMC디지털큐브 13층 (주)조선뉴스프레스(03909)
대표전화 1577-9585
구입문의 02-724-6792, 6796, 6797

값 25,000원
ISBN 979-11-5578-413-6 03510

이 책은 (주)조선뉴스프레스가 저작권자와의 계약에 따라 발행하였습니다.
저작권법에 의해 보호받는 저작물이므로 무단 전재와 복제, 전송을 금합니다.

공해시대 암·난치병 극복 묘방 | 그 두번째 이야기

내 안의 自然이 나를 살린다

조선뉴스프레스

序文

"내 안의 自然이
나를 살리는 진정한 의사"

　인산(仁山) 김일훈(金一勳·1909~1992) 선생과 필자는 부자(父子)지간이지만 그러한 인간적 관계를 떠나서 인산 선생은 인류 역사상 유례없는 훌륭한 의료인으로서 하늘이 내려 주신 분이라 생각한다. 선생은 화타·편작·창공·지바카·히포크라테스 등 지구상 수많은 훌륭한 의료인 가운데 가장 쉬운 방법으로 세상에서 못 고친다고 포기한, 가장 치료가 어렵다는 난치병들을 고쳤다. 선생은 병 고치는 것은 천하의 일인자였으나 평생 빈한(貧寒)한 삶을 살았다. 부(富)와 명예에 전혀 관심이 없었고, 대가 없이 병자를 치유했으며, 평생을 가난하게 사시다 세상을 떠나셨다.
　생전에 선생은 "어떤 의료기관도 그 원인조차 알 수 없는 가운데 속수무책으로 손을 쓰지 못하고 그 누구도 위기에 빠진 인류의 생명을 구할 수 없는 시기가 온다"고 예견했으며, 그 예견은 어느덧 현실이 되어 우리 곁에 와 있다. 인산의학은 그러한 '속수무책의 시대'에 "내 안의 진정한 의사가 모든 병을 치료하도록 하는 것"을 일깨워 주는 의학이요, 이는 한마디로 말해 자연치유(自然治癒)라 할 수 있다.

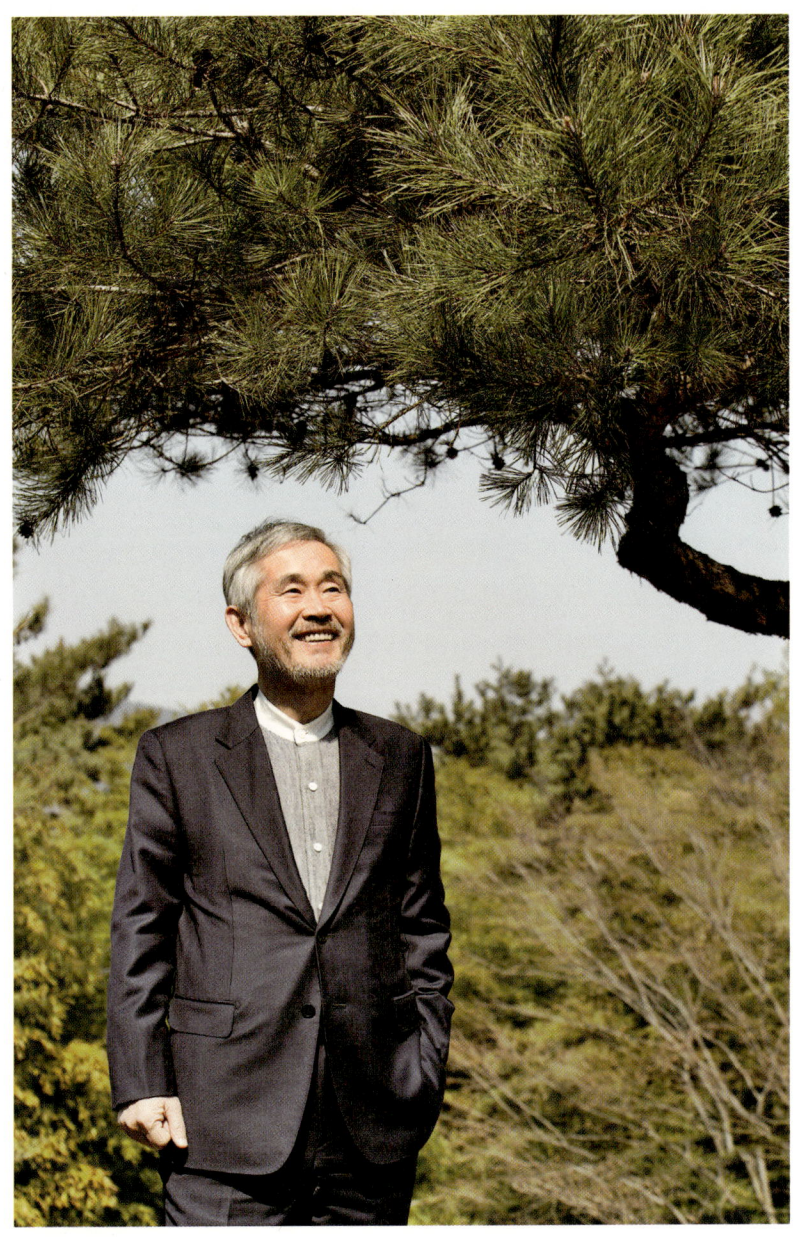

우리는 의료라는 이름 아래 내 몸의 의사가 일을 못하게 손과 발을 묶어 놓고 있다. 감기에 걸리면 해열제를 쓰는 행위는 내 안의 의사가 일을 못 하게 하는 행위와 같다. 몸에서 열이 나는 것은 감기 바이러스를 죽이려고 내 몸의 의사가 일을 하고 있는 것인데도 불구하고 해열제를 먹여 열을 떨어뜨려 자연치유 능력을 약하게 만든다. 의학·의료라는 이름 아래 우리는 이와 같은 우(愚)를 범하고 있는 것이다.

인산의학은 단방약도 아니고 검증·확인되지 않은 일반 민간요법도 아니다. 철두철미하게 이론적 체계를 지니고 있으며 논리의 전개 역시 기승전결(起承轉結)이 분명하고 의학적 원리와 재현성(再現性)이 확인된 독창적인 의학이다. 또한 인산의학에서 제시한 방약(方藥)들은 하나같이 어떤 명약(名藥)보다 효과가 빠르다. 그런데도 불구하고 의학적 편견에 사로잡혀 인산의학의 의방들을 무시하거나 외면한 채 병고(病苦)에 시달리다가 많은 이가 비명횡사(非命橫死)를 하곤 했다.

필자는 인산의학을 알리려는 일념으로 1981년 신문사 기자가 됐고 선친의 구술(口述)을 받아 인산의학 관련 글을 쓰기 시작, 이후 5년 동안의 원고를 정리하여 1986년 6월 15일 『신약(神藥)』 책을 펴냈다. 『신약』에는 『동의보감』『황제내경』 등 고금동서(古今東西)의 어떤 의서(醫書)에도 소개되지 않았던 독특한 의방들이 가득하다. 선생은 누구나 스스로 자신과 가족들의 암, 난치병을 치료할 수 있는 신약(神藥) 묘방(妙方)들을 아무런 조건 없이 인류의 건강을 위해 세상에 공개한 것이다. 선생은 각종 암과 난치병, 괴질의 위협으로부터 인류를 구원(救援)할 방법으로 자신의 병은 자기 집에서, 아버지가 자식의 암을, 남편이 부인의 암을 치료해 줄 수 있는 쉽고 간단한 묘방들을 책을 통해 세상에 제시했다.

이러한 선생의 '활인구세(活人救世) 정신'을 이어가는 일을 필생의 업으로 생각하고 있는 필자는 4년 전인 2012년에 지난 30여 년 동안 인산의학을 주제로 글을 쓰거나 강연한 내용을 정리해 장장 1,100여 페이지에 달하는 『내 안의 의사를 깨워라』는 책을 펴낸 바 있다.

또다시, 아버지 인산(仁山)이 걸으셨던 고난의 길을 떠올리며 인산의 정신이 온전히 담긴 한 권의 책을 세상에 내놓는다. 『내 안의 의사를 깨워라』 이후에 쓴 글과 강연을 정리해 인산 선생의 '자연치유' 사상을 되짚은 글 모음이다.

『내 안의 自然이 나를 살린다』는 인류가 인산 선생께 진 빚의 만분의 일이나마 자식 된 도리로 대신 갚고 싶은 심정으로 선생의 말씀을 좇아가며 엮은 책이다. 부디 많은 분들이 인산 선생을 만나 뵙듯 이 책 속에서 순리(順理) 자연(自然)의 '참 의료'를 만났으면 하는 바람을 가져본다.

2016년 4월, 삼봉산 仁山洞天에서 김윤세

차례

제1장. 癌 신약과 묘방 "내 몸 내가 치료한다"

암벽등반에서 얻는 癌극복의 교훈	014
오늘 편하게 살고자 미래의 큰 病 부르지 마라	026
'내 안의 의사' 깨워 자연치유로 아토피 극복한다	036
자신의 병은 자기 집에서, 자기 힘으로, 자기가 고쳐라	046
내 몸에 참 의료 시스템 만들면 암 난치병 재난에서 해방	054
참 의료를 깨닫고 실천하는 게 나와 내 가족을 지키는 길	062

제2장. 생명 원리에 부합하는 인산의학의 新醫方

세상의 모든 醫學… 그리고 仁山의학	072
질병 없이 天壽를 누릴 妙法 '내 안의 의사를 깨워라!'	082
누구나 名醫가 될 수 있는 '참 의료' 妙法	092
仁山의 경험과 지혜 빌려 癌 극복에 활용하기를…	100
仁山의학은 '自力의학' 제 병은 제 힘으로 고친다	110
인산의학에는 생명존중 사상이 숨 쉬고 있다	120
仁山의학 암·난치병시대 活路를 제시하다	128
심각한 건강 안전불감증, 인산의학에 탈출구 있다	136

제3장. 자연 속에 불치병의 해답이 있다

天壽 누리려면 自然으로 돌아가라	146
'自力의학'의 새 시대를 연 선각자	160
'心·身건강 新天地'로 떠나는 힐링 여행	170
세상의 모든 의학이 포기하더라도 나를 살리는 '참 의료' 方道 있다	180
의학은 實學… 고치면 살고 못 고치면 죽는 것	192
生命의 물 맑게 하고 불 돋우는 妙方	202
天文 보고 만물의 藥性 밝힌 新醫學	212
심신 건강의 신천지로 가려면 인산의 참 의료 정신 깨달아야	220

제4장. 順理 自然의 생명경영과 무병장수 비법

장수의 비결은 몸이 원하는 대로 순리대로 사는 것	228
참된 의료가 어떤 것인지 깨닫고 터득해야 천수 누려	236
고정관념을 깨면 무병장수의 길이 보인다	244
의료의 주인은 의사가 아닌 당신, 생명경영을 잘해야 장수한다	252
제 식성대로 먹는다는 것은 동서양 만고불변의 법칙	260
내 몸속의 자연치유 능력은 상상을 초월한다	268

제5장. 지혜로운 소금론, 저비용·고효율 죽염 건강법

소금에 담긴 건강과 행복의 메시지〈上〉 278

소금에 담긴 건강과 행복의 메시지〈下〉 288

죽염을 먹는 이들을 보면 체력도 좋고 얼굴빛도 맑다 298

『성경』에도 언급된 소중한 소금, 다만 질 좋은 소금을 먹어야 306

염화나트륨만 쓰는 게 문제, 소금이 해롭다는 건 이치 안 맞아 314

식탁 위엔 죽염을, 책상 위엔 『神藥』을 322

질 좋은 소금 식성대로 먹는 건 내 건강을 위한 만고불변의 진리 330

제6장. 생명의 불꽃을 지피고 인생을 바꾸는 쑥뜸의 妙法

生命의 불꽃을 지피는 '仁山쑥뜸'의 신비 340

靈灸法, 암 사령부를 괴멸시키는 妙法 350

쑥불로 癌을 물리치는 **현**묘한 道理 362

人生을 송두리째 바꾸는 妙法 '仁山쑥뜸'〈上〉 372

人生을 송두리째 바꾸는 妙法 '仁山쑥뜸'〈下〉 380

명태에 숨은 解毒의 힘, 세계인이 놀랄 만큼 신비롭다 386

산삼·홍화씨·죽염에 담긴 감로정의 비밀 396

영문

CHAPTER 7. Wake up the Doctor In You

001. The True Secret Behind Becoming a Noted Doctor	406
002. Do not create a serious illness of tomorrow to live an easy today	415
003. "Use the experience and wisdom of Insan to overcome illness…"	424
004. Awakening the "doctor in me" to overcome atopy problems through natural treatment	434
005. The surprisingly marvelous detoxifying power of pollacks	444
006. A message of health and happiness contained in salt	453
007. The profound right method for treating diseases with mugwort moxibustion	463
008. Medicine is a practical science You cure it, you live. You fail to cure it, you die	474
009. The Wonder Treatment for Purifying the Water and Fanning the Fire of Life	485
010. A New Medicine with the Medical Properties of the Stars	494
011. "Insan Moxa Cautery" An Excellent Method of Changing Your Life Completely I	502
012. "Insan Moxa Cautery" An Excellent Method of Changing Your Life Completely II	510
013. Insan Medicine is "Self-Medicine" Treat your illness on your own	516
014. Why is Bamboo Salt So Good? It cleanses your body and soul	525
015. Wake up the Doctor in You	528
016. "Secret to Longevity : Let Your Body Take Natural Course"	530
017. "Treat Your Illness at Your Home, on Your Own"	532
018. "People who consume bamboo salt have great energy and clear complexion"	534
019. "Build a True Medical System Within Your Body And Beat Cancer"	536
020. 'Realize and Practice True Medicine To Protect Yourself and Your Family'	538
021. "Realize and Practice True Medicine To Enjoy Long, Prosperous Life"	540
022. "Salt is so precious it is mentioned in the Bible Make sure you consume only the quality salt"	542
023. "Sodium chloride is bad for the body. Saying salt is harmful is illogical"	544
024. "Shatter Stereotypes To Live Long and Prosperous Life"	546
025. "You, not your doctor, should take control Manage your life to live long and prosper"	548
026. "Bamboo Salt on Dining Table, 『Shinyak』 on Desk"	550
027. "Eating As You Please Is an Eternal, Universal Truth"	552
028. "Secret to Longevity : Let Your Body Take Natural Course"	554
029. "Your body's ability to heal itself is beyond your imagination"	556
030. "Insan Medicine Is All about Respect for Life"	558
031. "Grave Insensitivity to Health Insan Medicine has Answers"	560
032. "Eating Quality Salt as You Please is The Universal Truth to Healthy Life"	562
033. "To Discover The New World of Physical and Spiritual Health You must Learn Values of Insan's True Medicine"	564

癌 신약과 묘방
내 몸 내가 치료한다

인산의학에서 제시한 방약들은
하나같이 어떤 명약들보다 효과가 빠르다.

1

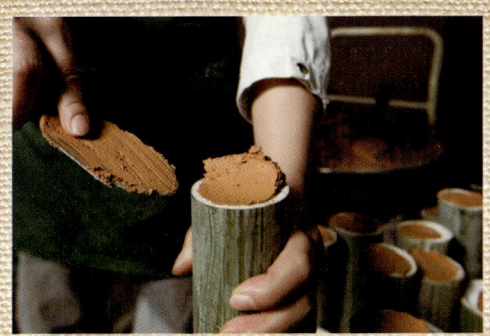

014 · 암벽등반에서 얻는 癌 극복의 교훈

026 · "오늘 편하게 살고자 미래의 큰 病 부르지 마라"

036 · "'내 안의 의사' 깨워 자연치유로 아토피 극복한다"

046 · "자신의 병은 자기 집에서, 자기 힘으로, 자기가 고쳐라"

054 · 내 몸에 참 의료 시스템 만들면 암·난치병 재난에서 해방

062 · 참 의료를 깨닫고 실천하는 게 나와 내 가족을 지키는 길

암벽등반에서 얻는
癌 극복의 교훈

  필자의 집안은 10대를 이어 온 도학자(道學者)이자 의가(醫家) 집안이다. 선친 인산(仁山) 김일훈(1909~1992) 선생은 사적으로는 아버지이자 공적으로는 죽음의 위기로부터 나의 생명을 구해 준 생명의 은인이며 정신적으로는 15살 무렵 입산 출가를 결심하고 정신적으로 방황할 때 마음의 어둠을 밝혀 준 한 줄기 빛으로 작용한 스승이다. 근래에 보기 드문 '불세출의 신의(神醫)'이자 여러 가지 면에서 고금동서를 통틀어 전무후무(前無後無)한 인물이다.

  선친은 의학뿐 아니라 다양한 분야에 두루 밝았으며 생래(生來)적 지혜와 80평생의 경험을 근거로 제시한 신약(神藥) 묘방(妙方)은 독보적이고 독창적이며 고금동서의 비슷한 예를 찾아볼 수 없는 참으로 독특한 것이다. 신묘한 효과가 뒷받침되는 실사구시(實事求是)의 묘한 처방과 신비로운 약을 인류에게 제시했음에도 불구하고 오늘날에 이와 같은 경험 의방(醫方)을 적용하려면 은산철벽(銀山鐵壁)과 같은 불신(不信)의 벽, 무지

(無知)의 벽에 부딪치게 된다.

오늘 이 자리(원불교 여의도 교당 법회)에 모이신 여러분처럼 영성(靈性)의 삶을 살며 훌륭한 길을 닦아 가는 분들은 자신의 마음을 잘 다스리기 때문에 의심이 거의 없다. 그러나 모르는 사람에게 "짭짤하게 먹어야 한다"고 말하면 "죽염을 팔려고 별 소리를 다한다"는 의심부터 갖는다.

암벽등반에서 발견하는
암·난치병 극복의 교훈

필자는 54세 때 인수봉 체험을 하고 싶어 암벽등반을 지도하는 등산학교에 신청했으나 연락이 없었다. 그곳의 답은 "하던 암벽등반도 그만둘 나이"라며 신청을 받아 주지 않았다. 다른 곳에 신청해 백운대 슬랩 등반을 나섰다. 그곳의 바위는 은산철벽처럼 깎아지른 듯한 벼랑을 이루며 서 있었다. 첫 암벽등반에 나섰지만 얼마 올라가지 못해 미끄러져 무릎, 발꿈치 등이 까져 피가 줄줄 났다. 암벽을 잘 타는 사람은 잡을 곳과 발 디딜 곳을 미리 찾아 맨땅을 걸어가는 것처럼 유유히 올라간다. 대부분의 사람들이 암·난치병·괴질도 마치 절벽을 마주 대한 듯 "더 이상 길이 없구나"라고 생각하는 경향이 짙다. 어떤 상황에서도 절망하고 자포자기할 필요가 없다. 숨이 끊어지지 않았다면 희망이 있고 얼마든지 병마(病魔)를 물리치고 건강을 회복할 수 있는 법이다.

그런데 생명의 뿌리와 줄기를 송두리째 잘라 버리기라도 하듯 일부 의료전문가들의 편견과 무지로 인해 집단 생매장을 연상케 하는 현상들이 자주 목격되곤 한다. 지난 경인(庚寅)년에는 돼지 등 350만 마리의 가축을 생매장했고, 60년 전 경인년에는 사람이 6·25전쟁으로 이 땅에서 250만 명 정도 죽었다. 정말 살기(殺氣)가 강한 해가 백호(白虎)의 해인

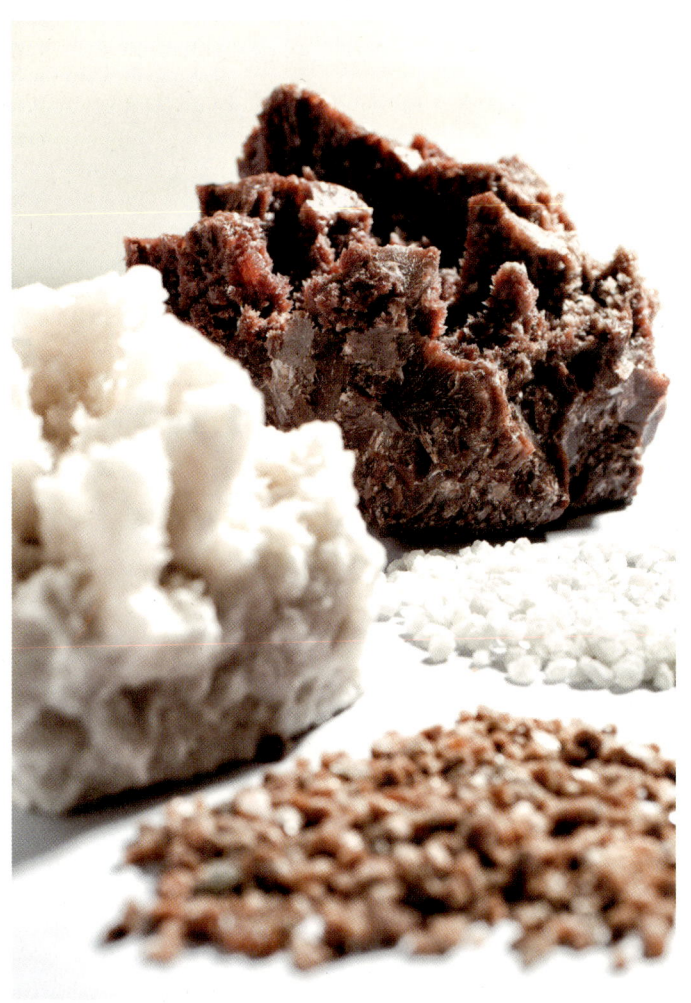

경인년이다. 요즘 세상은 마치 구제역(口蹄疫) 걸린 가축을 생매장하듯 얼마든지 살 수도 있는 사람을 더 이상 가망이 없다며 치료를 포기하거나 외면해 버리고 있다. 암·난치병·괴질에 걸린 환자들에게 의료기관에서는 고도로 발달한 현대 과학의 뒷받침을 받아 눈부시게 발전해 온 현대의학으로도 더 이상 방법이 없다고 말한다. 이 시대에 존재하는 모든 의학이 현대의학이다. 그런데 왜 서양의학만이 현시대의 의학이라고 생각하는가. 귀신도 알기 어려울 사람의 생사(生死) 문제의 답을 어떻게 그렇게도 정확하게 판단하고 말할 수 있는가? 희극이라고도, 비극이라고도 말할 수 없는 이러한 무지 때문에 과연 얼마나 많은 사람들이 무고(無辜)하게 희생당하고 있는가.

소금은 최고 항생제이자
자연의 위대한 선물

신문기자 시절에 밥보다 술을 더 많이 마셔 속이 완전히 상해 죽음의 문턱까지 갔던 적이 다섯 번 정도 된다. 다행히 선친의 위대한 의술 덕에, 더 구체적으로 인산쑥뜸 덕에 목숨을 건지고 건강을 회복했지만 지금도 그때를 생각하면 아찔해진다.

생사의 기로(岐路)에 섰을 때 어떻게 살아날 수 있었겠는가. 암벽을 타는 이들은 바위를 쳐다볼 때 모래알만 한 돌기조차 찾아내 손가락으로 잡고 올라가지만 훈련을 받지 않은 일반인들은 그것을 보지도 못할 뿐 아니라 설혹 본다 하더라도 절대로 그것을 붙잡고 올라가지는 못한다. 잘 찾아보면 발을 디딜 수 있는 곳도, 손으로 잡을 것도 많지만 더 이상 방법이 없다는 생각, 절망과 자포자기에 빠져 더 이상 방법을 찾지 않고 스스로 자신을 죽음으로 내몰고 있는 것이다. 숨을 쉬고 밥을 먹으니 사는 것이지

'산송장'같이 삶을 사는 사람들이 적지 않다.

우리는 스스로 병을 물리칠 수 있고 피를 정화하여 자연스레 치유시킬 수 있는 힘을 지니고 있다. 이러한 힘, 즉 자연치유 능력의 근저에 소금이 존재한다. 어떤 산해진미(山海珍味)라 하더라도 현재 먹고 있는 음식에서 소금을 뺀다면 소화도 안 되고 맛도 없다. 먹을 수 있는 천연의 방부제가 바로 '소금'인 것이다. 이처럼 소금의 하해(河海)와 같은 공덕은 생각하지 못하고 우리는 소금이 몸에 해롭다고 말하고 있다. 진리는 고사하고 과학적 상식도 형편없는 것이다. "소금이 해롭다"는 말을 굳이 따지자면 모두 염화나트륨에 국한된 이야기를 침소봉대한 것에 지나지 않는다. 염화나트륨은 소금의 주성분일 뿐이다. 염화나트륨이 어떤 경우에 해로울 수 있다는 것은 이해가 된다. 그러나 천연 소금에는 지구상에 존재하는 대부분의 원소(元素)가 포함돼 있음에도 불구하고 주요 미네랄 공급원인 소금 자체를 해롭다고 하는 것은 참으로 어불성설(語不成說)의 망언(妄言)이다. 이처럼 소금에게 사실과 다른 억울한 누명을 씌운 것은 자신이 공부한 것만을 중심으로 판단하는 과학자 등 지식인 집단이다.

소금은 인류의 역사가 시작될 때부터 가장 위대한 보물이었다. 약학박사이자 국가의학자문위원인 이상희 박사는 "소금은 자연이 준 최고의 항생제이자 위대한 선물"이라고 말했다. 우리 몸은 70%가 물이며 혈액·체액 모두 소금물로 돼 있다. 살아 있는 사람의 몸에서는 맹물이 나오지 않는다.

"인류의 암 사망률 줄이는 데 실패했다"

정작 인류의 암·난치병·괴질을 해결하고 병마(病魔)에 의해 죽어 가는 사람을 살릴 수 있는 신약과 묘방은 무엇인가? 현재 인류가 봉착한 암·난치병에 대해 효과적으로 풀어 갈 해법, 해결책이 없다는 사실을 모른다는 것이 더욱 문제인 것이다.

지난 2008년 9월 초 미국 '뉴스위크'지 보도에 따르면 미국은 40년 동안 우리나라 전체 예산에 가까울 만큼의 국가 예산을 의료부문에 배정하여 집행했지만 정작 40년이 흐른 현재 암 사망률은 도리어 높아진 것으로 나타났다. '뉴스위크'의 이 보도내용은 2008년 9월 9일자 조선일보 1면에 "미국은 암과의 전쟁에서 패했다"는 헤드라인 기사로 게재된 바 있다. 그 주요 골자는 미국이 적지 않은 국가 예산을 동원해 암과의 전쟁에서 이기려 법을 마련하고 지원했음에도 불구하고 결과적으로는 암 정복이 실패로 귀결됐다는 것이다. 1996년 시카고대학 의료연구진 역시 "인류의 암 치료 노력이 실패로 귀결됐다"고 밝혔다. 25년 동안의 암 사망률 통계를 분석한 결과 1970년에 비해 1994년 암 환자가 0.1%도 줄지 않았으며 6%나 늘어났다고 보도했다. 인류의 암 치료 노력은 어떤 성과도 거두지 못했다는 것이다. 이에 대한 대안은 '암을 치료하려는 노력보다는 예방을 위해 더 많은 예산을 사용해야 한다'는 것이 기사의 요지였다. 여러 신문들은 이 내용을 활자의 마술을 이용해 아주 작은 1단짜리 기사로 처리했다.

이와 같이 다양한 기사가 게재됐음에도 불구하고 독자의 눈에 띄지 않게 아주 작게 실려 누구도 기억하지 못하고 있다. 이는 무지를 넘어 이제는 조작을 통해 국민 건강에 큰 해를 끼치고 있는 것이다. 현실과 너무도 동떨어진 잘못된 생각들이 모여 빚어낸 대표적 착각이 바로 소금이 좋지 않다는 전제 아래 쏟아 내는 비합리적 논리이자 비상식적 주장인 다양한 형태의 '소금 유해론'이며 특히 정부의 암 예방 10대 수칙에서조차 "되도록 싱겁게 먹어야 한다"고 대국민 홍보를 펼치는 것은 '거국적인 지혜의 부재(不在)'를 단적으로 보여 주는 예라 하겠다.

불합리한 의료관계 법령을 시급히 합리적으로 개정해야 한다고 생각한다. 특정 의료집단의 이권을 보호하는 데 적지 않게 기여하고 있는 현행

의료관계 법령은 동서고금 어느 나라에도 유례가 없는 불합리한 법령임에 틀림없고 그로 인한 국민적 악영향과 부작용이 적지 않음에도 여전히 맹위를 떨치며 효용성 높은 참 의료의 등장과 유통을 가로막는 역기능을 하고 있는 실정이다.

대표적으로 불합리한 법령 중 하나인 염관리법이 지난 2008년 3월 28일 개정됐다. 그동안 천일염은 식품위생법상의 식품이 아니고 광물질로 분류되어 있어서 식품제조 기업이나 접객업소 등 어느 곳에서도 식품의 제조 또는 첨가, 조리에 사용할 수 없도록 되어 있음으로써 천일염산업은 그야말로 고사(枯死) 직전까지 갔음에도 불구하고 45년 동안 맹위를 떨친 바 있다. 따라서 개인적으로 사용하는 것 외에 모든 국가나 자치단체, 기업, 병원, 식품제조 업체 등에서는 천일염을 사용하지 못하고 정제염을 쓸 수밖에 없도록 되어 있었다. 정제염은 바닷물의 염화나트륨만을 기계식으로 추출한 것이다. 유럽 등 각국에서는 가축의 사료에 생체가 필요로 하는 다양한 미네랄을 첨가하여 먹이고 있다. 염관리법은 1961년 염 관리 임시조치법이 제정된 이래 5·16군사혁명으로 새 정부가 들어서고 1963년 염관리법으로 확정 공포되면서 45년 동안 국민 건강에 지대한 악영향을 미쳐 온 것이다. 그동안 의료전문가 등 누구도 기계제염법에 의해 새롭게 등장한 순수 염화나트륨으로 구성된 특정 소금(엄밀한 의미에서는 소금이 아니다)이 국민 건강에 악영향을 미친다는 사실을 인식하지 못하고 단순히 짠 음식은 모두 안 좋다는 식으로 교육하고 홍보함으로써 소금 문제의 본질을 외면하고 진실을 호도함으로써 국민을 더 위험한 상황으로 내몰고 있는 실정이다. 이러한 그릇된 상식에 지배당하면서부터 우리 모두는 스스로 싱거운 사람, 싱겁게 먹고 싱겁게 살기 경쟁을 하게 되었다.

'죽염을 지나치게 많이 먹을 경우 부작용은 없는가'라는 질문을 자주 듣게 되는데 통상 여성들은 안색(顏色)을 비롯한 전신의 혈색이 너무 고와져서 오만 사람들에게 "시간 괜찮으시면 저와 커피 한잔 하실 수 있나

요?"라는 식의 프러포즈를 받는 등의 부작용으로 불편을 겪게 될 가능성
이 높아진다. 눈이 맑아지고 얼굴빛이 밝아지면서 붉은 기운이 돌기 때문
이다.

잘못된 의료법령
합리적으로 개정해야

　나이가 들면 병들게 되고 피는 탁해지면서 자연치유 능력이 떨어진다.
병이 없기를 바랄 필요는 없다. 만약 병에 걸렸다면 마음을 경건하게 하
고 수행하고 더욱 더 가행정진해야 할 것이다. 크고 작은 병에 걸려 고생
할 때 곰곰 잘 생각해 보면 "심신(心身)에 문제가 진행되고 있음을 감지하
여 스스로 혁신을 통해 새로운 사람이 되라"는 자연계의 귀띔이자 경고
임을 깨닫게 된다. 그러나 우리는 작은 병에 걸려도 너무 놀란 나머지 의
료기관에 바로 쫓아가 자연의 이치에 부합하지 않는 인위(人爲)·인공(人
工)·조작(操作)의 무리한 치료를 거듭하다가 더 큰 병을 만들게 된다. 병
세가 더욱 악화되면 현대의학으로는 더 이상 방법이 없다는 의료진의 견
해를 듣고는 스스로 '죽을 병'이라 판단하고 절망감에 자포자기하여 치료
를 포기하고 자신을 죽음으로 내모는 것이다. 깎아지른 듯한 절벽에서도
끊임없이 스스로 길을 찾는 이는 바위에 난 길을 찾아내 위험에서 벗어나
게 되고, 어떤 이는 절망과 자포자기로 인해 길을 찾아내지 못하고 마침
내 죽게 되는 이치와 같은 것이다.
　우리가 무병장수(無病長壽)의 화두(話頭)로 삼아야 할 것은 암·난치병
으로부터 생명을 구제할 '참 의료'가 무엇인지 진지하게 생각해 보는 것이
다. 상업주의, 인위, 인공, 조작, 지식 등 인위적 의학을 넘어 자연치유, 진
리의 가르침으로 돌아가야 한다. 한마디로 말하면 '자연으로 돌아가야 한

다'는 것이다. 프랑스의 장 자크 루소가 '자연으로 돌아가라'고 말한 것이 유명하지만 그에 앞서 이미 2,500여 년 전에 중국의 위대한 사상가 노자(老子)는 인위·인공·조작으로 인한 세상의 병폐를 치유할 묘방으로 '무위자연(無爲自然)'을 제시한 바 있다. '위무위즉무불치(爲無爲則無不治)'라는 노자 『도덕경』의 글귀는 인위·인공을 배제한 무위자연이어야 제대로 다스려지지 않음이 없다는 이야기다.

인류 생명 구하는 '참 의료' 자연으로 돌아가야 한다

이는 인위·인공의 무리한 치료를 배제하고 자연법칙에 부합하는 무위자연의 의방이라야 고치지 못할 병이 없다는 말로 받아들일 수 있다. 정치와 처세(處世) 등 모든 행위에는 노자의 가르침이 적용될 수 있으며 그것이 의료에 적용된 대표적 실례가 바로 인산의학이다. 단군(檀君) 이래 면면히 내려온 우리 민족의 지혜로운 의료전통을 되살린 것이며, 노자의 무위자연주의 철학을 의학 속에 포함시킨 것이다. 천부의 혜안(慧眼)으로 하늘의 천문(天文)을 보고 땅에는 어떤 약성물질이 있는지를 확인한 것이다. 우리나라 서해안에 하늘의 세성(歲星) 별 정기가 주로 조림(照臨)하고 있어서 서해 연안의 천일염전에서 생산된 천일염이 특별히 뛰어난 약이 된다는 사실도 인산의학에서 처음으로 세상에 밝힌 이론이다. 동해안 마른 명태를 위시하여 홍화씨, 유황오리 등 한국산 토종 농림축수산물들의 탁월한 약성에 대해서도 고금동서에 전무후무한 독창적 의론을 편 것으로 유명하다.

우리 집안에서도 대대로 대나무로 천일염을 법제한 약소금을 만들어 왔다. 언젠가 대나무에 소금을 넣어 굽는 할아버지의 그 모습을 본 인산 선생께서 "할아버지! 지금 뭐하시는 겁니까? 소금을 구우면서 왜 두 번 밖에 굽지 않습니까?"라는 질문을 했다. 인산 선생은 이어 자신의 할아버지(金冕燮)께 "여덟 번을 구운 후 아홉 번째는 고온처리를 해야 우주의 태백성(太白星)에서 매운 쇳가루[辛鐵粉]가 날아 들어오고 세상의 보물이 다 모이며 소금 속의 독기(毒氣)가 다 나가는데 왜 이렇게 뜨뜻미지근하게 처리를 합니까"라고 말했다. 그 뒤로 할아버지는 소금을 아홉 번 굽게 되었고 그렇게 처리한 약소금은 오늘날 산업화된 세계 죽염의 효시이며 인산 선생 말씀대로 만든 죽염은 그동안 한두 번 구운 것에 비해 적게 먹어도 훨씬 더 효과가 뛰어난 현대 난치병의 신약으로 거듭나게 되었던 것이다.

나에게는 증조부가 되시는 김면섭 증조할아버지께서는 자기 손자인 인산 선생을 하늘이 내려 보낸 인물이 틀림없다고 생각했다. 증조할아버지는 손자(인산 선생)에게 그렇다면 효과 안 나는 약 처방의 대안이 무엇이냐고 물어봤고 손자가 제시한 가감(加減)처방으로 뛰어난 효과를 보게 되었다. 그 뒤로 인산 선생은 나이 여덟 살 무렵부터 할아버지 곁에서 늘 환자를 보면서 약 처방을 도맡아 했다.

인산의학은 '無醫自癒'로 요약되는 자연주의 의료다

어느 말기 암 환자가 인산 선생을 찾아와 "어떻게 하면 살겠습니까?"라고 물어보면 "죽염 퍼먹어, 배 터지게 먹어"라고 말한다. 또 물어보면 "가봐"라고 한다. 영광굴비를 소금으로 절이듯이 자신의 몸을 소금으로 절이라고 한다. 그렇게 하면 천명(天命)대로 살 것이며, 시체도 썩지 않고 미라가 된다고 우스개 이야기처럼 말했다. 소금에 푹 절여 놓으면 균이 퍼지지 않고 암이 퍼지지도 않는다며 죽염처방을 제시했다. 소금이 사람을 살리는 묘약이지만 먹어 보고도 모를 수 있다. 죽염을 대량 섭취하여 천연 소금 고유의 작용 중 하나인 뛰어난 정화(淨化)능력으로 피와 정신이 맑아지면 암·난치병의 생존 화두인 '인산의학'을 그대로 받아들일 수 있을 것이고 이를 활용해 자신의 생각도, 몸도 얼마든지 바꿀 수 있을 것이다.

우리 생명을 구할 수 있는 화두는 '자연으로 돌아가야 한다'는 것이다. 자연주의 의료, 무위자연에 비추어 볼 때 죽염은 자연의 위대한 능력과 대각자(大覺者)의 지혜가 담긴 식품이자 의약품이다. 인산의학은 인위적인 의료가 아닌 무위자연의 의료다. 밭마늘을 껍질째 구워서 죽염에 찍어 먹는 것은 단군 이래의 묘법이다. 이 묘법의 출처가 어디인가. 『삼국유사(三國遺事)』에서 인용한 단군고기(檀君古記)에는 "환웅천왕에게 찾아와 사람이 되게 해 달라고 간절하게 염원하는 곰과 호랑이에게 환웅은 신령스러운 쑥 한 뭉치와 마늘 스무 개(靈艾一炷蒜二十枚)를 주면서 너희들은 이것을 먹되 100일 동안 햇빛을 보지 말라고 처방을 제시하여 그대로 실천한 곰은 21일 만에 원하던 사람의 몸을 얻었고, 호랑이는 금기를 지키지 못해 사람의 몸을 얻지 못했다"는 기록이 보인다.

'참 의료'의 특급 비밀이 바로 단군고기에 이미 등장하고 있는 것이다. 쑥은 인산쑥뜸을 떠올리면 그 내용의 신빙성을 짐작할 것이고 마늘은 '암에 걸려도 죽지 않으려면 밭마늘 20통 이상을 껍질째 구워 죽염에 푹푹 찍어 먹으라'는 인산의학의 제1 처방을 생각해 보면 참 의료 묘방의 실상(實相)을 깨닫게 될 것이다. 그러한 노력을 기울이면 암에 걸리지도 않을 뿐더러 설사 다른 부주의로 암에 걸렸다 하더라도 비명횡사하지 않는다고 했다. 그러나 대체로 그와 정반대의 다른 지식이 마음의 밝음을 가려 그 묘방을 알아듣는 사람이 거의 없다. 이를 의심 없이 모두 받아들이고 실천한 사람은 예외 없이 불가사의한 효과를 본다. 서울대 김두종 박사는 『삼국유사』의 단군고기 인용기록을 근거로 자신의 저서 『한국의학사』 '신시(神市)의학'이란 대목에서 우리 조상들이 오랜 옛적부터 쑥과 마늘을 약용으로 사용한 대표적 사례로 기술하고 있다. 그런데 그 이야기의 참 의미를 우리가 잘 모르고 단순히 단군신화로 넘긴 것이다.

참 의료의 화두는 "자연으로 돌아가라"라는 이야기로 요약될 수 있을 것이다. 자기 몸 안에 내재된 자연치유 능력이 제대로 발휘될 때 만병(萬病)은 물러가게 돼 있다. 이것이야말로 노자의 무위자연 이론이며 이를 바탕으로 기술한 자연주의 의학이론이 무의자유(無醫自癒), 즉 인위·인공의 의료를 가하지 않아야 자연치유 능력이 온전하게 발휘되어 어떤 암·난치병·괴질도 근본치료가 가능해진다는 '인산의학'인 것이다. 인산 선생이 저술한 『신약(神藥)』『신약본초(神藥本草)』를 숙독·정독하고 그대로 실천하노라면 자연주의 의학의 정수(精髓)가 자연스레 우리 몸과 마음에 스며들게 되고 불가사의한 몸속의 자연치유 능력이 각종 암·난치병·괴질로부터 우리 몸을 지켜 줄 수 있을 것이다. 여러분은 생활 속에서 인산의학의 자연주의 의료를 실천해 천수(天壽)를 온전하게 누리며 건강하고 행복한 삶을 영위하시기를 기원한다.

위 글은 2011년 11월 27일 서울 여의도 원불교 교당에서 필자가 행한 특강 내용을 정리하여 요지를 발췌한 것입니다.

"오늘 편하게 살고자 미래의 큰 病 부르지 마라"

　인천시 연수구 청학동에 위치한 열린문교회에서 섭생과 치병의 묘법인 인산의학 이야기를 하게 돼 매우 기쁘게 생각한다. 인산가(仁山家)와 열린문교회가 있는 인천(仁川)은 공통점이 적지 않다.
　우선 두 지역 모두 어질 인(仁)자를 써서 한 곳은 '어진 마음의 산(仁山)'이고 또 한 곳은 '어진 마음의 내(仁川)'라는 점을 알 수 있다. 또한 인산가는 경남 함양군 함양읍 죽림리에 있는데 인산가가 깃들어 있는 그곳 함양고을을 '청학동천(靑鶴洞天)'이라 일컬어 온다.
　지리산은 방장산·방호산·청학산 등 다양한 이름으로 불려 왔는데 풍수지리에 밝은 도인(道人)들이 함양고을을 '흰 구름 사이로 푸른 학이 날아가는 듯한 형국을 하고 있다'하여 예부터 '청학동천'이라고 명명(命名)한 바 있다.
　이 교회 이창복 목사와는 어린 시절에 같은 학교를 다녔으며 선대 어른 때부터 절친하고 각별한 사이였다.

우리는 어린 시절 학교 마당에서 대단히 과격하게 뛰어다니며 놀았지만 뼈가 다치거나 부러진 적이 없었다. 그러나 요즘 아이들은 덩치는 크지만 뼈는 약해져서 흔히 골절상을 입고 수술 등의 치료를 받는 일이 비일비재하다.

우리 사회는 이것이 어떤 큰 문제를 내포하는지 정확하게 인식하지 못하고 있다.

仁山 선생, 가장 쉬운 방법으로 어려운 병 고치는 '참 의료인'

인산(仁山) 김일훈(金一勳·1909~1992) 선생과 나는 부자(父子)지간이지만 그러한 인간적 관계를 떠나서 인류 역사상 유례없는 훌륭한 의료인으로서 하늘이 내려 주신 분이라 생각한다. 선친은 화타·편작·창공·지바카·히포크라테스 등 지구상 수많은 훌륭한 의료인 가운데 가장 쉬운 방법으로 세상에서 못 고친다고 포기한, 가장 치료가 어렵다는 난치병들을 고쳤다.

병 고치는 것은 천하의 일인자였으나 아들들이 장가갈 때 단돈 몇십만 원이 없어 1981년, 두 아들이 결혼할 때 다른 사람이 결혼 비용에 보태 쓰라고 건네준 60만 원을 나누어 각각 30만 원씩 주실 정도로 빈한(貧寒)한 삶을 살았지만 부(富)와 명예에 전혀 관심이 없었고 대가 없이 병자를 치유했으며 평생을 가난하게 사시다 세상을 떠나셨다.

병이 깊은 사람은 지푸라기 잡는 심정으로 선친을 찾아온다. 아픈 이야기를 모두 듣고 난 후 선친은 처방으로 "죽염 퍼먹어" "배 터지게 먹어"라고 말한다.

그 이야기를 듣고 대부분 환자들은 "죽염이 무엇입니까"라고 물으며 죽염을 보자마자 먹기 시작한다.

  그러나 "죽염이 소금 아닙니까" "위암에 소금이 안 좋다는데 괜찮습니까?" 등의 의문을 제기하고 죽염에 대해 불신(不信)하는 사람은 대체로 건강을 되찾지 못한다. '인산의학'에는 살 수 있는 길이 있으며, 참 의학의 논리가 그 안에 있는 것이다.

'죽염'을 산업화한 것은 인산의학을 알리기 위한 전략

  전체 인구가 4만~5만 명밖에 안 되는 농촌 지역 소도시에서도 길 가다가 죽고, 자다가 죽는 등 원인도 알 수 없이 돌연히 죽는 이가 많다. 선친은 "어떤 의료기관도 그 원인조차 알 수 없는 가운데 속수무책으로 손을 쓰지 못하고 그 누구도 위기에 빠진 인류의 생명을 구할 수 없는 시기가 온다"고 예견했다.

  인산의학은 "내 안의 진정한 의사가 모든 병을 치료하도록 하는 것"이고 이는 곧 자연치유(自然治癒)다. 우리는 의료라는 이름 아래 내 몸의 의사가 일을 못하게 손과 발을 묶어 놓고 있다. 감기에 걸리면 해열제를 쓰는 행위는 내 안의 의사가 일을 못 하게 하는 공무집행방해 행위와도 같다. 몸에서 열이 나는 것은 감기 바이러스를 죽이려고 내 몸의 의사가 일을 하고 있음에도 불구하고 해열제를 먹여 열을 떨어뜨려 자연치유 능력을 약하게 만든다. 의학·의료라는 이름 아래 우리는 이와 같은 우(愚)를 범하고 있는 것이다. 소금은 천하의 명약이다. 이를 알아듣고 행하는 사람은 없었다. 소금이 약이라고 하면 제정신이 아니라고 취급했다. 신문사 기자를 그만두고 당시 우리 사회 대표적 사양사업 중 하나인 죽염회사를 설립한다고 했을 때 주변의 반대와 걱정이 쏟아졌다. 그러나 인산의학 중 가장 빠르고 정확하게 효과 나는 대표적인 물질이 바로 죽염이다. 죽염을 먹고 몸에 이로운 효과를 보게 되면 인산 선생의 다른 의학이론도 당연히 받아들여질 것이라 생각했다. 죽염 이외 인산의학의 처방을 활용하려면 오랜 시간이 걸린다.

記者가 돼 선친 구술 받아
『神藥』등 책 펴내

인산의학은 단방약도 아니고 검증·확인되지 않은 일반 민간요법도 아니며 더더구나 막연하게 뜬구름 잡는 식의 이야기도 아니다. 하나에서 열까지 철두철미하게 이론적 체계를 지니고 있으며 논리의 전개 역시 기승전결(起承轉結)이 분명하고 의학적 원리와 재현성(再現性)이 확인됐다. 또한 인산의학에서 제시한 방약(方藥)들은 하나같이 어떤 명약(名藥)들보다 효과가 빠르다. 그런데도 불구하고 의학적 편견에 사로잡혀 인산의학의 의방들을 무시하거나 외면한 채 병고(病苦)에 시달리다가 많은 이가 비명횡사(非命橫死)하게 된다. 필자는 이를 해결해 보려고 스물세 살 되던 해인 1977년 여름, 당시 여의도 국회의사당을 찾아갔다가 정문에서 안으로 들어가지도 못한 채 발걸음을 돌려 국내 최대 메이저 신문의 주필을 찾아갔다. 그는 제출한 여러 가지 자료들을 통해 인산의학의 내용을 검토한 후 사회부 소속 보사부 출입 기자를 불러 기사화 가능성을 물었으나 기자로부터 인산의학 관련 내용의 기사화는 현 시점에서 불가능하다는 보고를 받았다.

이 장면을 곁에서 지켜보다가 안타깝게 여긴 송지영 논설위원은 "자네 춘부장의 의술이 세계적으로 훌륭한 의술이라고 믿어 의심할 여지가 없지만 의료계의 진입장벽은 생각한 것보다 월등히 높다"며 "자연의학을 근거로 한 제3의 의학이론이 한국 사회에서는 인정받기 어렵다"고 말했다. 그는 이를 세상에 알릴 수 있는 길은 스스로 신문이나 잡지의 기자가 돼 직접 인산의학 관련 기사를 쓰고, 그 내용들을 모아 스스로 인산의학의 이론과 경험 의방을 담은 의서를 출판하여 독자들로부터 직접 평가와 호응을 얻는 것이 순리적 방법이라는 견해를 피력했다. 그 후 필자는 인산의학을 알리려는 일념으로 1981년 5월, 모 주간신문사 기자가 됐고 선친의 구술(口述)을 받아 인산의학 관련 글을 쓰기 시작, 이후 5년 동안의 원고를 정리하여 1986년 6월 15일에 펴낸 책이 『신약(神藥)』이다. 얼마 전 31년 동안 같은 주제를 가지고 글을 쓰거나 강연한 내용을 정리해 '참 의료'-인산의학의 세계로 들어가는 이정표이자 입문서-로서의 역할을 할 수 있도록 1,100여 페이지에 달하는 『내 안의 의사를 깨워라』는 책을 펴냈다.

『신약』에는 『동의보감』·『황제내경』 등 고금동서(古今東西)의 어떤 의서(醫書)에서도 소개되지 않았던 전무후무한 독특한 의방들로 가득하다. 인산 선생의 『신약』 첫 장에는 신비의 식품의약 죽염(竹鹽)이 기술돼 있다. 이어 공간 색소 중의 산삼(山蔘)분자를 합성하여 만든다는 활인핵(活人核) 오핵단(五核丹), 집오리 뇌수를 추출해 만든 삼보(三寶)주사의 제조방법과 활용법을 위시하여 천연물 신약 채소·과실·곡류 등 놀라운 의약품이 될 수 있는 식품들의 약성(藥性)과 활용법들이 명명백백하게 책을 통해 공개됐다. 선친은 누구나 스스로 자신과 가족들의 암, 난치병을 치료할 수 있는 신약(神藥) 묘방(妙方)들을 아무런 조건 없이 인류의 건강을 위해 세상에 공개한 것이다.

인산 선생은 각종 암과 난치병, 괴질의 위협으로부터 인류를 구원(救援)할 방법으로 자신의 병은 자기 집에서, 아버지가 자식의 암을, 남편이 부인의 암을 치료해 줄 수 있는 쉽고 간단한 묘방들을 책을 통해 세상에 제시한 것이다. 1980년에 펴낸 『우주와 신약(神藥)』은 한문으로 되어 있

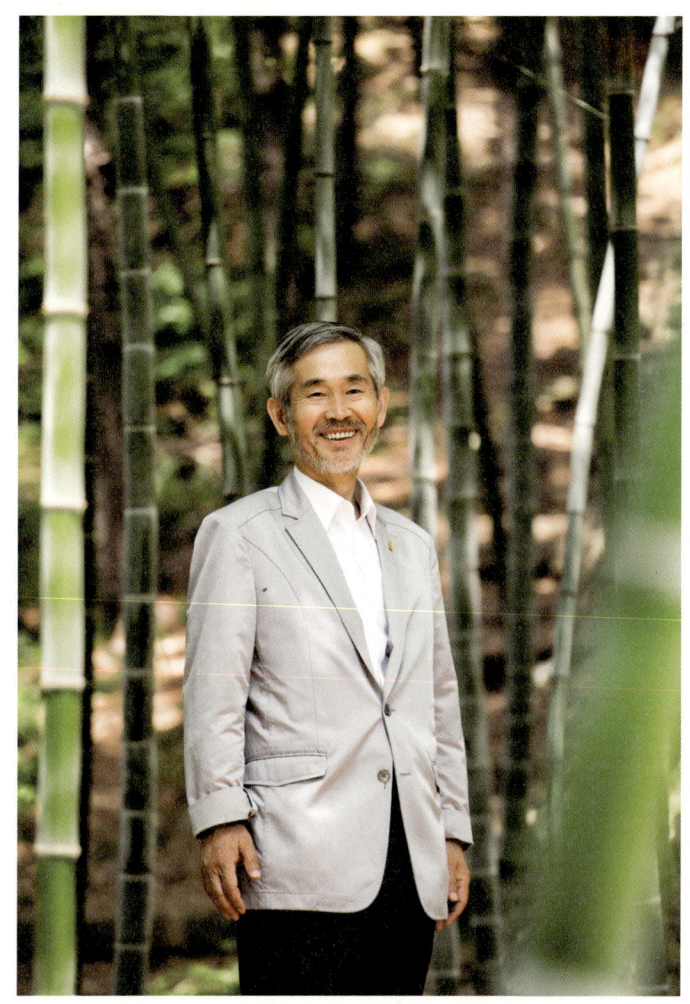

어 이를 풀어 달라는 요청에 의해 1981년에 『구세(救世)신방』, 1986년 『신약』을 펴낸 것이다. 선친은 자신의 선험적(先驗的), 경험적(經驗的) 신약 묘방들의 공개가 인류 건강을 위해서는 부득이한 일이지만 다른 의료인들에게 본의 아니게 누를 끼치게 되는 일이라며 자신이 세상을 떠난 후에 『신약본초(神藥本草)』를 출간하기를 바랐다. 선친이 돌아가신 후 1992년 7월 『신약본초-전편』, 6년 후에 『신약본초-후편』을 통해 인산의학의 신약 묘방은 만천하에 공개되었다.

모든 의료체계는 서로 존중해
인류 건강에 이바지해야

우리는 암이 발생하면 도리 없이 죽게 될 것이라는 비관적 태도를 보이기도 하지만 혹은 반대로 의료기관에서 암을 비롯해 모든 병을 치료해 줄 수 있을 것이라 믿기도 한다. 현대의학은 과학 발전에 힘입어 눈부신 성장·발전을 해 왔으며, 따라서 고칠 수 없는 병은 없다고 홍보하고 있기 때문이다. 이 때문에 대형 종합병원이나 유명 병원에서 더 이상 회생(回生) 가망이 없다며 치료 불가 판정을 하더라도 다른 방법을 찾아보려는 노력보다는 절망(絕望)과 자포자기(自暴自棄) 속에 죽음에 순응하는 것이 당연하다는 생각을 버리지 못한다.

병원에서는 "모든 과학적, 최첨단 방법을 이용해 치료했지만 더 이상 방법이 없다"라고 하며, 병의 원인을 모를 경우 "선천적" "신경성" "스트레스" 때문이라고 말한다. 이제 보건복지부 등 국가기관이 더 이상 외면하지 말고 인산의학에 대한 폭넓은 연구와 실험을 통해 하나하나 과학적 검증을 이뤄 낸다면 저비용·고효율의 국민 건강 증진 효과를 이끌어 낼 수 있을 것이다. 인산의학을 국가 의료로 받아들여 활용한다면 건강보험의 적자폭이 대폭 줄어들 것이며 그로 인해 여유로워지는 재정을 다른 산업에 광범위하게 투자할 여력도 늘어날 것이다. 짜게 먹으면 혈압이 오른다고 하지만 죽염을 먹으면 혈압이 오르지 않는다. 대부분의 고혈압 환자의 경우 죽염을 꾸준히 먹으면 도리어 혈압이 내려가는 결과를 얻게 된다. 다만 죽염을 갑자기 먹으면 혈압이 오르락내리락하게 되지만 차츰 정상 혈압을 되찾는다. 산삼(山蔘)을 먹으면 효과가 서서히 나면서 명현(暝眩)반응이 일어나고 진정이 되면서 효과가 나는 것과 같은 이치다. 오늘 당장 치료에 활용해 바로 효과가 나고 조금 편하게 살고자 미래의 큰 병을 부르는 일은 없어야 할 것이다.

그러나 국가의 공식 제도권 의료이기 때문에 누구를 탓하기 어렵다. 우리나라 의료체계는 전 세계에서도 유례를 찾기 힘들다. 한의사는 양의사가 할 수 있는 의료행위는 할 수 없고, 양의사도 한의사가 하는 의료행위는 할 수 없다. 같은 질병이라도 한의사가 MRI를 사용하거나 양의사가 침을 놓게 되면 불법이다. 두 의료를 함께 사용한다면 진단과 치료 효과를 높일 수 있음에도 불구하고 법으로 금하고 있다. 양의는 한의를, 한의는 양의를 서로 존중해야 한다. 이 밖에 모든 의료체계를 서로 존중한다면 의료 전체의 발전을 도모하고 국민건강에 크게 이바지할 수 있을 것이다.

우리나라 서해안 갯벌 天日鹽은 인체 필수 미네랄의 寶庫

1986년 가을 죽염을 굽기 시작해 그 다음해 8월 27일 죽염 제조허가를 받았다. 1963년 염관리법이 제정된 이래 대한민국 국민은 위장병·당뇨·고혈압 환자 등이 급격하게 늘어났으며 국민 건강이 많이 악화됐다. 염관리법의 주요 내용은 정제염을 온 국민의 먹을거리로 사용하게 하고 천일염은 식용 사용을 금했다.

  정제염은 동해(東海) 어느 지역 석유화학공업단지의 공업용수를 확보하기 위해 바닷물을 전기분해하여 얻어진 순수 염화나트륨(NaCl)으로 이뤄진 물질로서 엄밀한 의미에서 논한다면 소금을 구성하는 하나의 성분이기는 하지만 염화나트륨을 소금이라고 규정할 수는 없는 것이다.

鹽分 부족에 의한 탈수증은 소금 섭취 여부에 生死 갈려

  "평양 감사보다는 소금 장수"라는 속담이 있다. 옛날 가난한 사람은 소금이 비싸서 짭짤하게 먹지 못했다. 이는 소금이 고대로부터 부와 권력의 상징이라는 것이다. 가난한 집에서는 음식에 소금을 충분히 사용하지 못해 신·방광기능이 약해져 아이가 오줌을 자주 싼다. 이 때문에 과거에는 아이가 오줌을 싸면 키를 씌워 소금을 얻어 오라고 시켰다. 집이 가난해 소금을 많이 못 먹여 아이의 신·방광이 약해졌으니 약으로 쓸 수 있도록 아이에게 소금을 조금 나눠 달라는 의미다.

  암벽등반, 빙벽등반, 천리행군, 철인 3종 경기 등 힘겹거나 극한상황에 닥치게 될 경우, 평상 시 음식을 짭짤하게 먹는 사람은 위기를 극복하기 쉽다. 악조건 속의 힘겨운 등반 시 갈증이 난다고 물만 먹으면 땀으로 수분이 많이 배출돼 염분농도가 낮아져 염분 부족에 의한 탈수증이 오게 되는데 염분 부족에 의한 탈수는 호흡곤란 증세가 시작되고 얼마 지나지 않아 사망에 이르게 될 수 있다. 그러나 이러한 위급상황이라 하더라도 짭짤하게 소금(죽염이나 천일염)을 물에 타서 1L가량을 먹이면 10~20분쯤 앉아 있다가 툭툭 털고 일어나 가던 길을 더 잘 걸을 수 있게 된다. 극한 상황에서 생사(生死)의 갈림길에 섰을 때 소금을 섭취하는 것과 안

하는 것이 사람의 생사를 가른다는 엄연한 사실을 절대로 소홀히 하지 말 일이다. 인산의학의 중요한 부분을 모두 충분히 설명드리지 못했지만, 그동안 인산가에서 발행한 『신약』『신약본초』『내 안의 의사를 깨워라』 등을 읽어 보고 체험하고 확인해 보길 바란다. 제 병, 제 힘으로, 스스로 고치는 것, 자연으로 돌아가라는 것이 인산의학의 핵심 요지(要旨)다.

위 글은 지난 2012년 6월 10일 인천 열린문교회에서 '내 안의 의사를 깨워라'는 주제로 열린 특별강연회 내용을 정리한 것입니다.

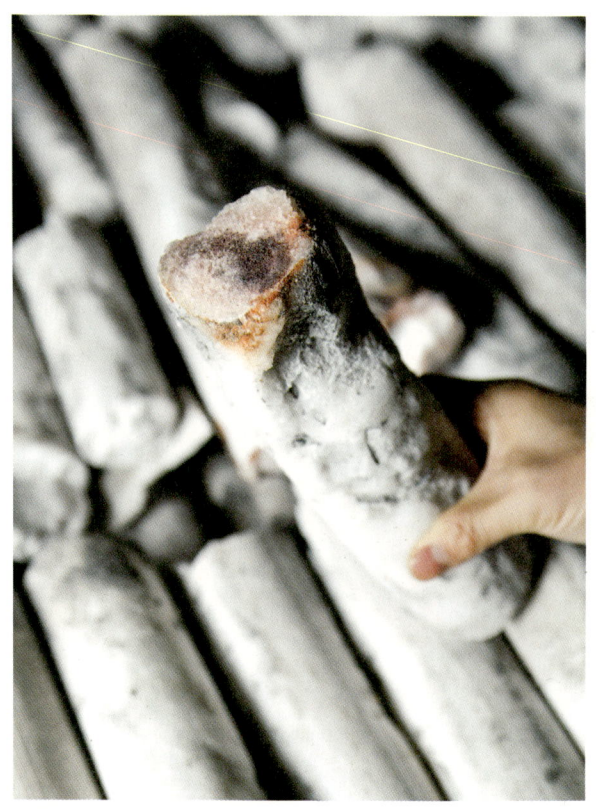

"'내 안의 의사' 깨워 자연치유로 아토피 극복한다"

빛고을 광주에 올 때마다 매번 이곳에는 생각이 밝으신 분들이 많다는 생각이 든다. 대부분 강연장에 오면 멍하니 듣고 있다가 남들이 박수칠 때 영문도 모르고 따라서 박수치거나 말하고자 하는 취지를 잘 못 알아듣는 경우가 적지 않다. 나중에 참가자들과 대화를 나누다 보면 강연에서 무슨 취지의 이야기를 했는지 잘 이해하지 못하는 경우가 대부분이다.

필자는 세상 사람의 소금에 대한 인식을 바꾸어 가는 데 노력하고 있다. 짜게 먹으면 해롭다는데 왜 소금을 중요하게 생각해야 하는가.

이곳에 오신 분들은 소금의 중요성에 대해 대략은 알고 오셨으리라 생각된다. 소금은 우리가 생명을 유지하는 데 가장 중요한 물질 중 하나다. 그러나 우리는 그런 소금을 적대시하고 있다. 소금은 하늘의 것이요, 자연의 것이다.

소금은 지구가 처음 태양 화구(火球)의 불덩어리로부터 떨어져 나와 우주의 극냉 속에서 식어 가는 과정에서 생성된 물질이다. 지구 표면에는

70%가 물이며 사람의 몸도 중량의 70%를 물이 차지한다. 전 세계 물 비율 중 짠물이 97.2%를 차지하며 2.8%만이 담수(淡水)다.

우리 몸도 70%가 소금물로 구성돼 있다. 몸의 대부분을 차지하는 소금을 우리는 우습게 생각하고 있다. 소금을 우습게 알고 아무거나 선택해 먹어 우리는 무서운 대가를 치르고 있는지도 모른다.

필자는 1987년 8월 27일, 선친인 인산(仁山) 김일훈(金一勳) 선생의 뜻에 따라 세계에서 최초로 죽염(竹鹽)을 산업화하였으며 4반세기 넘게 외길을 걸어왔다. 필자는 세상의 모든 이들에게 소금의 중요성을 알리기 위해 '소금 장수'가 됐다. 소금을 파는 것이 목적이 아니라 우리 생명에 지대한 영향을 미치는 소금에 대한 인식을 바꾸기 위해서다.

신약(神藥)이자 묘약(妙藥)인 우리나라 서해안 천일염을 우리 국민은 물론이고 전 세계 모든 이가 먹어 제명대로 살기를 바랐기 때문이다. 죽염을 통해 인산의학의 참의학적 진리를 세상에 알리기 위해서다.

하버드 醫大 "한 번에 죽염 120g 먹어도 문제없다" 밝혀

소금처럼 몸을 해독(解毒)하는 데 좋은 음식은 없다. 농약·독극물 등을 먹고 자살을 시도한 사람에게 병원에서는 가장 먼저 소금물을 먹게 한다. 소금은 독극물을 토하고 설사하게 할 뿐 아니라 몸의 해독도 도와준다. 그러나 의료기관에서 사용하는 소금은 굳이 논하자면 염화나트륨일 뿐 엄밀하게 말하면 진정한 의미의 소금도 아닐뿐더러 해독효과도 크게 나지 않는다. 우리 몸에 들어와서 중요한 일을 하는 전통방식의 소금과는 거리가 먼 화학물질인 순수 염화나트륨이기 때문이다. 인체 필수 미네랄이 포함된 서해안 천일염을 제대로 활용하면 명대로 살 가능성이 높아진다. 우리나라는 국산 천일염을 특화해서 세계 각국에 판매해도 부자 나라가 될 가능성이 높다.

천연자원인 서해안 바닷물은 계속 사용해도 고갈되지 않을 뿐 아니라 무궁무진한 양(量)의 소금을 생산해 천하의 묘약으로 사용할 수 있는 생명물질의 보고(寶庫)이다. 우리 땅에 신비의 물질이 존재하는데도 무지(無知)와 편견으로 소금을 개똥처럼 천대하여 웃지 못할 결과를 초래하고 있다. 현재 상당수 지식인들이 여전히 소금의 물성(物性)을 올바로 인식하지 못한 채 '소금이 건강에 해롭다'고 말하고 있다.

소금은 해독효과가 뛰어나다. 선친은 네 가지 암에 걸린 이가 찾아왔을 때도 처방은 단 한 가지였다. "죽염 퍼먹어"라는 처방을 제시하고 얼마나 먹으면 되겠느냐는 질문에 "배 터지게 먹어"라고 했다. 결코 죽염을 많이

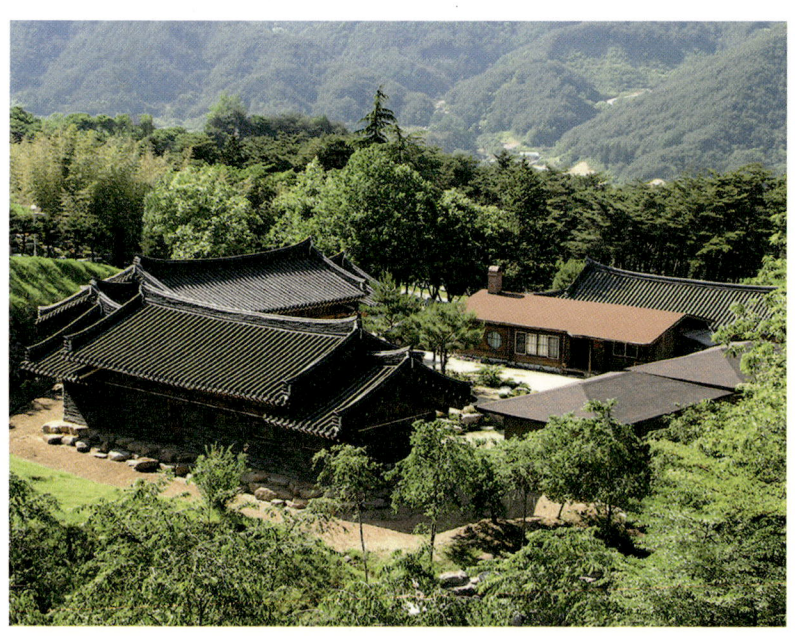

먹어서 탈나지 않고 안 먹어서 문제가 악화되는 것이라고 했다. 죽염의 과학적 규명을 위해 선친이 작고하신 이후 1994년 미국 하버드대 데이나파버 암센터 수석연구원에게 죽염 샘플을 보내 죽염의 항암효과 여부와 얼마나 먹는 것이 안전한지에 대한 연구를 의뢰했다. 6개월 뒤 나온 결과는 지속적으로 복용할 경우 암 치료 효과가 있으며 미국인 평균체중 75kg으로 환산하여 계산할 때 한 번에 150g까지 먹어도 위나 장의 점막에 전혀 손상이 일어나지 않는다고 했다.

아스피린을 비롯한 대부분의 의약품은 정량을 초과할 경우 곧바로 위나 장의 점막이 손상된다. 어떤 의약품이든 정해진 용량을 먹는다고 해도 위나 장의 점막에 전혀 손상을 입히지 않는 물질은 없다. 그러나 죽염은 150g을 한 번에 먹어도 위나 장의 점막에 손상이 가지 않는다는 것이 과학적 연구 결과에 의해 밝혀진 것이다. 한국사람 평균체중을 60kg으로 환산할 경우 한 번에 120g을 먹어도 어떤 문제도 발생하지 않는다는 결론이 나온다.

'핵심과 본질은 몸에 효과가 나는가'이다

선친께서는 70세를 넘기는 시점부터 전 인류의 건강과 행복을 위해 자신의 생래적(生來的) 지혜로 터득한 여러 가지 신약과 묘방을 세상에 알려야겠다고 마음먹었다. 필자는 약 5년 동안 선친으로부터 구술(口述)을 받아 선친께서 78세 되시던 해인 1986년 6월 『신약(神藥)』을 펴냈다. 이 책은 인류 의학서적 출판 역사상 최고의 베스트셀러로서 지금까지 모두 50만 부 넘게 판매됐다. 이 책을 읽고 많은 이가 자신과 가족들의 여러 종류의 암을 위시하여 고질병·난치병들을 치유했다. 만약 제도권·비제도권 의료가 다 같이 인산의학을 더 적극적으로 활용했다면 전 세계에 미치는 파급효과는 어마어마했을 것이라 생각된다.

선친의 의방(醫方)은 어떤 의학 문헌에도 나온 바 없는 고금동서(古今東西)를 통틀어 전무후무(前無後無)한 것들로서 상상을 초월한다. 한반도 상공에만 가득 찬 공간 색소 중의 산삼(山蔘)분자를 합성해 활인핵(活人核) 오핵단(五核丹)을 만들고 오리에게 유황을 먹여 신약을 만들기도 했다.

한방의서에는 홍화 꽃이 여성들의 월경통증에 효과가 있다고 나오지만 '홍화(紅花)의 씨'에 대해서는 어디에도 다뤄진 적이 없다. 선친은 홍화씨를 먹게 되면 뼈가 부서지거나 부러진 것을 이어 주는 가장 효과적인 신비의 약이 된다고 했다.

제도권이든 비제도권이든 병을 치유하는 핵심과 본질은 '우리 몸에 썼을 때 효과가 나는가' 여부이다. 그러나 우리는 항상 과학적으로 검증됐는가에 대해 가장 궁금해한다. 과학적 검증이 됐는가는 과학자가 해야 할 몫이다. 실제로 검증되지 않았을지라도 경험적으로 효과가 날 수도 있고 실험방법에 따라 검증이 됐을지라도 효과가 안 나는 정반대의 결과가 나올 수도 있는 것이다. 병과 싸워 이길 수 있는 진정한 처방과 약물인지의 여부가 가장 핵심인 것이다.

'내 안의 의사'의 월급은 '죽염'

인산가에 두 가지 말기 암을 가진 여성 환자가 찾아왔다. 그녀는 종이컵에 담긴 커피 두 잔을 가져와 한 잔은 본인이 마시고 한 잔은 내게 주면서 "죽염을 하루에 몇 g씩 몇 회를 먹어야 하느냐"고 물었다. 필자는 그녀에게 들고 있던 종이컵을 보여 주며 하루에 이 종이컵으로 한 컵씩 가루 죽염을 먹어도 아무 문제가 없고 그렇게 할 경우 빠른 시간에 효과를 거둘 수 있다고 했다. 몇 달 뒤에 다시 찾아온 그녀는 크게 신뢰하지 않으면서도 다른 방법이 없는 터라 60일 동안 이를 실천한 뒤 몸이 좋아지는 것을 느껴 병원에서 검진을 하였더니 암세포가 전혀 발견되지 않았다고 들려주었다. 죽염이 사람 몸에 들어가 피를 맑게 했고 인체의 자연치유 능력이 자연스럽게 되살아나서 암세포를 사멸(死滅)하게 한 것이다.

그녀의 몸 안에서 자연계로부터 생명을 부여받을 때 함께 따라온 '자연의 의사[天醫]'가 본격적으로 활동을 재개(再開)했기 때문이다. '내 안의 의사'의 월급은 '소금'이며 소금을 충분하게 지급할 경우 '자연의 의사'는 몸 안에 잠재해 있는 불가사의한 능력을 십분 발휘해 암세포를 위시하여 병든 세포들을 처리하고 새로운 세포들을 생성되게 하여 병마를 물리치고 몸 안의 평화를 되찾게 해 준다.

필자는 세상 사람들에게 인산의학의 묘방과 신약에 대해 지난 1981년부터 지금까지 1만1,000여 일 동안 끊임없이 이야기해 왔다. 31년간 강의하고 글 쓴 내용 중에서 주요 내용을 추려 최근 『내 안의 의사를 깨워라』라는 제목으로 1,100페이지 분량의 책을 펴냈다. 이 책에서는 '내 안의 의사를 스스로 낮잠 자게 하면 암·난치병이 발병해도 근본치료를 하지 못하고 비명(非命)에 생을 마감하게 된다'는 요지(要旨)의 '참 의료 이야기'를 담았다.

인체의 면역기능을 약화시키거나 파괴하는 쪽으로 작용하는 방약(方藥)은 우리 생명을 구할 수 있는 '참 의료'가 아니다. 진정한 의방은 인위(人爲)·인공(人工)·조작(操作)이 아닌 자연(自然)으로 귀결(歸結)되어야 한다. 내 몸에 병이 찾아온 것은 순리(順理)와 자연으로부터 거리가 먼 비자연과 무리(無理)로 점철된 역천(逆天)의 삶을 속히 정리하고 자연으로 돌아가라는 '내 몸 안의 자연 의사'가 보낸 신호인 것이다.

짭짤하게 먹어야 극한 상황을
극복할 수 있다

　특전사 요원들의 천리행군처럼 고된 훈련이나 힘겨운 운동을 하다 염분 부족에 따른 탈수 때문에 호흡곤란으로 주저앉거나 쓰러져 죽음 직전에 처한 사람들에게 죽염을 짭짤할 정도로 물에 타서 먹이면 20~30분쯤 후 털고 일어나 또다시 하던 훈련이나 운동을 할 수 있게 된다. 만약 물만 먹었다면 염분 부족에 의한 탈수, 호흡곤란에 이어 사망에 이르게 된다.
　눈 덮인 심산(深山)을 가다가 땀으로 배출된 염분 보충을 소홀히 하여 저체온증으로 죽는 경우도 종종 보게 된다. 다양한 형태의 극한 상황에 봉착하더라도 미네랄 함유 염분을 충분히 섭취한다면 절대로 허망한 죽음을 맞이하지 않을 것이다. 소금은 우리 몸의 체온을 조절하는 데 도움을 준다.

아토피… 초강력 해독제
죽염 먹어 독을 치유하라

　현대인들은 공기, 물, 음식을 통해 끊임없이 우리 몸 안으로 들어오는 독은 늘어나고 그와 비례하여 기력(氣力)은 줄어드는 위험한 상황에 처해 있다. 어머니가 아이를 잉태하고 먹는 음식도 온통 위험하기 짝이 없는 비자연적인 음식들이어서 맑지 못한 피로 성장하는 아이가 건강하기를 바라는 것조차 어렵게 되었다. 아이의 탯줄을 길게 자르면 오줌소태도 없고 양기(陽氣)도 강하게 자란다.
　부정모혈(父精母血), 즉 한 방울의 소금물이 서로 만나 염분농도가 높은 자궁(子宮) 속 양수(羊水)에서 아이는 잉태되어 자란다. 자연분만으로 아이가 나오면 좋지만 힘들게 분만의 과정을 겪는 아이는 양수를 먹게 될 가능성이 높아진다. 양수를 조금 먹은 아이는 아토피가 발병하게 되고 조금 더 많이 먹게 되면 간질(癎疾)이 발병하기도 한다.

 질병을 치료하는 데 양의나 한의, 제도권 의료나 비제도권 의료를 따지는 것이 무엇이 중요하겠는가. 우리는 병을 어떻게 치유할 수 있는가 하는 문제의 핵심과 본질에 맞게 접근해야 한다. 아토피 피부염은 아이가 어머니 뱃속에서 양수를 먹어 혈액 속으로 독이 스며들어간 것이다. 혈액 속의 독성물질이 가려움증을 일으키기 때문에 아토피는 피가 나도록 긁어도 가려움증이 가시지 않으며 나이와 상관없이 발병하는 특성을 지니고 있다.

 우리는 아토피 피부염을 보통 알려진 방법대로 피부병 치료하듯 약을 발라 댄다. 급기야 문둥병 약까지 사용하게 되지만 그것은 피부질환이 아니기에 근본적으로 치료가 되지 않는다. 아토피는 산 좋고 물 맑은 자연환경 좋은 곳으로 삶의 터전을 옮긴 뒤 모든 음식을 죽염으로 조리하여 짭짤하게 먹으면서 상처에 죽염수를 뿌리고 죽염가루를 발라 주면 안으로 피가 극도로 맑아지는 동시에 밖으로 피부트러블을 해결하기 때문에 점진적으로 1년 정도의 노력을 통해 온전하게 극복할 수 있다. 이는 내 몸 안의 의사를 깨워 순리적으로 자연스럽게 문제를 해결하고 극복하는 과정을 거쳤기 때문이다. 병의 근본을 알고 제대로 치료한다면 아토피는 불치병이 아닌 것이다.

자연치유 능력 발휘되면
어떤 병도 물리칠 수 있다

 소금은 매우 강력한 정화(淨化) 기능을 지니고 있다. 『성경(聖經)』에서는 마태복음 5장 13절에 "너희는 세상의 소금이라"는 이야기를 통해 혼탁한 세상을 맑게 하고 부패를 방지하는 소금이기를 바라고 같은 장 14절에 "너희는 세상의 빛이라"는 이야기를 통해 어두운 세상을 밝히는 빛이 되기를 축원했다.

적정량의 소금이 바닷물에 포함되어 있지 않으면 금방 썩어 버리고 사람 몸의 염증과도 같은 적조(赤潮)현상이 나타난다. 사람도 소금이 부족하면 바로 염증이 생기는 것과 같은 이치다. 바닷물 속의 2~3% 염분 때문에 아무리 더러운 것들이 들어와도 바다는 언제나 청정함을 유지할 수 있다.

우리 혈액도 0.9% 내외로 적정 비율의 소금을 함유하고 있다면 항상 깨끗함을 유지할 수 있는 것이다. 죽염을 많이 먹으면 얼굴에 잡티 하나 없이 안색(顔色)이 깨끗해지고 눈이 맑게 변하며 술을 많이 먹어도 잘 취하지 않게 된다. 소금은 인간의 상상을 뛰어넘는 다양하고 신비한 비밀을 가지고 있지만 우리는 여전히 소금에 대한 무지와 편견에서 벗어나지 못하고 생명보호의 '자연 신약'을 오히려 '건강의 적(敵)'으로 간주하는 우(愚)를 범하고 있다.

은공(恩功)을 도리어 원수(怨讐)로 갚는 그런 마음과 행위로 우리가 과연 소금의 덕을 볼 수 있겠는가. 바닷물이 소금의 힘으로 썩지 않는 것처럼 우리 몸을 소금으로 절이면 암세포가 더 이상 성장할 수 없게 하고 단계적으로 제거해 나가는 인체 생명력의 신비를 깨달아야 할 것이다. 전국에 아토피 학교가 많이 생겨나고 있다. 그 학교에서는 모두 자연으로 돌아가 천연섬유로 만든 옷과 이불을 입고 덮으며 유기농의 질 좋은 음식을 먹게 한다. 내 안의 의사를 깨우기 위한 노력이다. 내 안의 의사가 깨어나게 되면 병의 종류와 심천(深淺)을 불문하고 스스로 치료할 수 있는 힘을 갖게 되는 것이다.

인산의학에서는 아이의 원기를 돋게 하기 위해 밭마늘을 껍질째 구워 죽염을 찍어 먹게 한다. 유황성분이 많은 마늘은 동서양 의학에서 모두 항암효과가 검증됐다. 암·난치병 등 모든 질병이 발병했을 때에도 마늘을 먹게 되면 원기를 돋게 해 병을 물리칠 수 있는 것이다. 원기가 돋으면 몸의 질병을 모두 쫓아낼 수 있으며 이 같은 힘을 가지고 있는 것이 인산의학이며 '참 의료'다.

우리는 '참 의료'를 자각(自覺)하고 실천하지 않으면 안 되는 시대에 살고 있다. '참 의료'는 자연의 이치와 생명원리에 부합해야 한다. 이런 '참 의료'의 의방에 따라 자신뿐 아니라 가족들의 병도 고칠 수 있도록 노력해야 한다. 자연치유 능력이 발휘되면 어떤 병도 물리칠 수 있게 된다. 병마(病魔)도 인위적으로 공격을 가하고 제거하기 위해 무리한 치료를 가하면 나름대로의 생존 노력을 통해 저항력이 늘어나고 더욱 독해진다. 항암제도 계속 맞다 보면 암이 계속 강해지고 변성으로 발전되는 것과 같은 이치다.

아토피를 비롯한 온갖 병마를 근본적으로 퇴치하기 위해서는 죽염의 대량 투여와 밭마늘을 껍질째 구워 껍질을 벗기고 하루 20통씩 복용하게 하여 원기를 돋게 하고 피를 맑게 하는 등 '내 안의 의사'가 제 본연의 능력을 발휘할 수 있도록 생명환경을 바꾸어 주는 것이 가장 급선무(急先務)라 하겠다.

이 시간에 미처 다 이야기하지 못한 부분은 인산가에서 펴낸 『신약』『신약본초(神藥本草)』『내 안의 의사를 깨워라』 등의 저서를 읽어 볼 경우 더욱 명료하게 '참 의료의 진리'를 깨달을 수 있게 될 것이다.

위 글은 지난 2012년 7월 31일 광주광역시 광주은행 본점에서 '자연치유로 아토피 극복하기'라는 주제로 열린 광주MBC 교양강좌의 강연 요지를 정리한 것입니다.

"자신의 병은 자기 집에서 자기 힘으로, 자기가 고쳐라"

인산연수원에는 진돗개가 두 마리 있다. 이름이 청순이와 홍순이다. 이 놈들은 하루 종일 연수원 의자에 떡하니 올라가 앉아 지낸다. 집 지키는 게 임무인데 누가 와도 짖질 않는다. 그래 "니들은 누가 와도 도통 짖지를 않느냐"라고 꾸지람을 하면 "다 도둑놈이라 딱히 짖을 놈이 없습니다"라고 한다. 이놈들은 내가 어딜 가든 따라다니는데 하루는 산책을 나가도 따라오질 않는다. 충성심이 변했나 싶어 이름을 불러 대니 저쪽에서 허겁지겁 뛰어와 내 앞에서 웩 하고 토하는 게 아닌가. 그러고는 길가에 있는 풀을 막 뜯어먹었다. 이놈들이 맛이 갔나? 개 풀 뜯어먹는 소리를 낸다. 그래 가만히 봤더니 먹으면 토하는 풀을 먹고 있었다. 인산 선생이 『신약』에 소개한 자연요법 중 토(吐)요법을 하고 있었다. 그러곤 이놈들이 밥을 먹지 않았다. 단식요법을 하는 것이다. 그리고 풍수지리를 배운 것도 아닌데 땅의 기운이 좋은 곳을 찾아가 땅을 파고 거기에 코를 박고 있었다. 이것이 바로 황토해독요법이다. 서당 개 3년이면 풍월을 읊는다고 했는데 인산 구

(狗) 1년이면 3가지 자연요법을 쓴다. 인산가 개는 병을 알아서 고친다.

제가 이 말씀을 드리는 이유는 제 병은 제가 고쳐야 한다는 인산 김일훈 선생의 말씀을 전하기 위해서다. 제 선친인 인산 선생은 "제 병은 제 집에서, 제 힘으로, 제가 고쳐라"라고 말씀하셨다.

그까짓 마늘? 마늘을 능가하는 암 치료제 없어

우리가 살고 있는 이 시대는 암·난치병·괴질 등 이름조차 모를 질병들이 부지기수로 나타난다. 그러나 우리는 눈부시게 발전한 현대의학에 익숙해 있어 병원만 가면 다 해결되는 줄 알고 있다. 그렇게 발전한 현대의학이라고 하더라도 한계가 있다. "동원 가능한 모든 수단과 방법을 써서 최선을 다했지만 이제 더 이상은 방법이 없습니다"라며 환자 스스로 포기하게 만드는 것이 현대의학이다. 환자 또한 "그동안 못 고치는 병을 고친다고 고생만 하다가 이 지경까지 왔다"라며 한탄만 하다가 절망과 좌절 속에서 스스로를 죽인다.

이것은 올바른 판단과 인식이 아니다. 사람이 병에 걸렸다는 것은 건강에 이상이 온 것이고 그 이상은 정상으로 돌릴 수 있는 방법이 있다. 현대의학만이 세계 공인이고 표준일 수는 없다. 이 사람이 못하면 저 사람이 할 수 있는 것 아닌가. 최종적으로 병을 고치고 못 고치고는 자신의 의지에 달려 있다.

인산 김일훈 선생이 산전수전 다 겪으면서 터득하고 경험한 지혜를 제시한 것이 인산의학이다. '이런 묘방을 만났는데 내가 왜 못 살아'라고 마음먹고 꾸준히 실천하면 두 달, 석 달이면 딴 사람이 돼 있다. 한 가지도 아니고, 서너 가지 암을 가진 이들도 기적처럼 살아났다.

싱거운 사람들은 "아니 그까짓 소금 먹고, 그까짓 마늘 먹고 죽을 병을 어떻게 고치냐"라고 말한다. 그들에게 묻고 싶다. "왜 마늘이 그까짓 마늘이냐"고. 전 세계 어떤 약이라도 마늘을 능가하는 암치료제는 없다.

죽염과 마늘에는 유황 성분이 들어 있다. 사람의 생명의 불은 이 유황이 책임지는 것이다. 유황이 바로 인체 생명의 불의 원료다. 학자들이 마늘이나 죽염을 '유황 다량 함유식품'이라고 하는데 유황 다량 함유식품은 사람이 많이 먹으면 놀라운 암치료 효과를 거둔다. 부추나 삼채나물도 마찬가지다.

『법구경』의 도행품 9장에 이런 구절이 있다.

斷樹無伐本(단수무벌본), 根在猶復生(근재유부생).
除根乃無樹(제근내무수), 比丘得泥洹(비구득니원).
나무를 베어도 뿌리까지 잘라내지 않으면 그 뿌리에서 다시 나무가 자라난다. 뿌리를 잘라 내면 나무는 더 이상 자라지 않나니 수행자들도 이와 같이 깨달음을 얻어라.

나무를 벤다고 하면서 뿌리를 뽑지 않고 어떻게 병이 낫기를 기대하는가. 뿌리를 뽑지 않으면 병은 반드시 재발한다.

머리에 종양 생기면
목 윗부분을 잘라내야 하나?

인산 김일훈 선생이 쓴 『신약』 제25장 영구법의 신비를 보면 쑥뜸의 의미와 가치에 대해 나와 있다. 세계 어떤 의료진도 상상하지 못한 것이다. 인산 선생이 제시한 쑥뜸요법은 2차 세계대전 때 미국이 일본에 투하한 원자폭탄과 같다. 원자폭탄이 떨어지면 누구는 죽고 누구는 살고 하는가? 그렇지 않다. 쑥뜸이 떨어지면 병을 일으키는 병원체, 세균, 바이러스 등이 초토화된다.

제가 아버님으로부터 『신약』을 전해 들을 때 쑥뜸에 대해 여쭤 본 적이 있다. 아버님은 "중완과 단전에 쑥뜸을 뜨면 다 낫는다"고 하셨다. "어디까지요"라고 물으니 "만병이 다 낫는다"고 말씀하셨다. 그래서 내가 "사람들한테 그렇게 이야기하면 뜸 뜰 사람 아무도 없습니다"라고 했더니 "그럼 니가 알아서 해 봐"라고 했다. 그래서 "위염, 위궤양 낫나요?" 하니까 "위암이 낫는다는데 그깟 위궤양이 병이라고 묻는 것이냐?"라며 저를 꾸짖었다. 그렇게 꾸지람을 들으면서 쑥뜸에 대한 이야기를 듣다 보니 세상천지에 이런 묘법이 또 있을까 싶었다.

중완과 단전에 5분 이상 타는 쑥뜸을 뜨면 12뇌 속에 있는 암 사령부가 궤멸된다. 이것의 끌어당기는 힘이 대단하다. 어디에 숨어 있든지 암세포는 모조리 초토화된다. 이것이 쑥뜸의 오묘한 작용이다. 그런데 소위 전문가라고 하는 이들에게 이야기를 하면 '무슨 귀신 씻나락 까먹는 소리 한다'고 한다. 족삼리에 뜸을 뜨고 의사들에게 보여 주면 '3도 이상의 화상을 입었고, 화상 부위가 곪아서 무릎 위를 잘라야 한다'고 한다.

『논어』의 위정편을 보면 공자가 제자인 자로에게 이런 말을 했다. "知之爲知之(지지위지지), 不知爲不知(부지위부지), 是知也(시지야)." 이 말은 '아는 것을 안다고 하고 모르는 것을 모른다고 하는 것이 바로 진정한 앎이다'라는 뜻이다. 알면 안다고 하고 모르면 모른다고 해야지, 해 보지도 않고 배우지도 않았으면서 빨리 다리를 잘라야 한다는 게 말이 되나.

현대의학은 갑상선에 이상이 있으면 갑상선을 잘라 버린다. 임파선에 문제가 생기면 제거한다. 위암이면 위 절제, 유방암이면 유방을 절제한다. 심지어 맹장염에 걸리면 수술해야 하니 미리 잘라 버리는 경우도 있다. 맹장의 '맹'자는 소경 맹자다. 다른 장기는 이물질이 들어오면 그대로 패

스해 버리지만 눈이 먼 맹장은 다 받아들인다. '내가 끌어안고 죽어야지' 한다. 이물질을 걸러 주는 필터인 것이다. 이렇게 중요한 맹장을 맹장염 걸릴지 모른다고 일부러 잘라야 한다는 발상 자체가 이상한 것이다.

이런 논리라면 머리에 종양이 생겼을 때 어떻게 해야 하나? 목을 잘라 버릴 수는 없지 않나. 이런 발상으로 병을 공격하고 파괴, 제거를 시도하니 이게 될 말인가.

이런 것은 절대 참된 의료가 아니다. 우리 조상들은 이런 얘기를 한마디도 하지 않았다. 지혜로운 명의로 존경받는 분들 중에서 이런 표현을 한 분은 단 한 명도 없다.

단군 옛 기록에 나오는 쑥과 마늘에 담긴 조상의 지혜

일연 스님이 쓴 『삼국유사』에는 환웅천왕에 대한 기록이 있다. 옛날에 환인의 아들 환웅이 천하에 뜻을 두어 인간 세상을 구하고자 했다. 이에 환인은 삼위태백을 내려다보니 인간을 널리 이롭게 할 만하여 천부인 세 개를 주며 다스리게 했다. 환웅이 3,000명을 거느리고 태백산 신단수 아래에 내려와 신시라 하고 환웅천왕이 된다. 이때에 곰 한 마리와 호랑이 한 마리가 있어 같은 굴에 살면서 환웅에게 사람이 되기를 기도했다.

이에 환웅은 신령스러운 쑥 한 타래와 마늘 스무 개를 주면서 이것을 먹고 100일 동안 햇빛을 보지 않으면 사람이 될 것이라고 했다. 곰은 그것을 먹으며 지낸 지 삼칠일 만에 여자의 몸을 얻었으나, 호랑이는 금기를 지키지 못해 사람의 몸을 얻을 수 없었다. 웅녀는 혼인할 사람이 없어 또다시 기도를 하자 환웅이 그녀와 혼인해 아들을 낳으니 그가 곧 단군왕검이다.

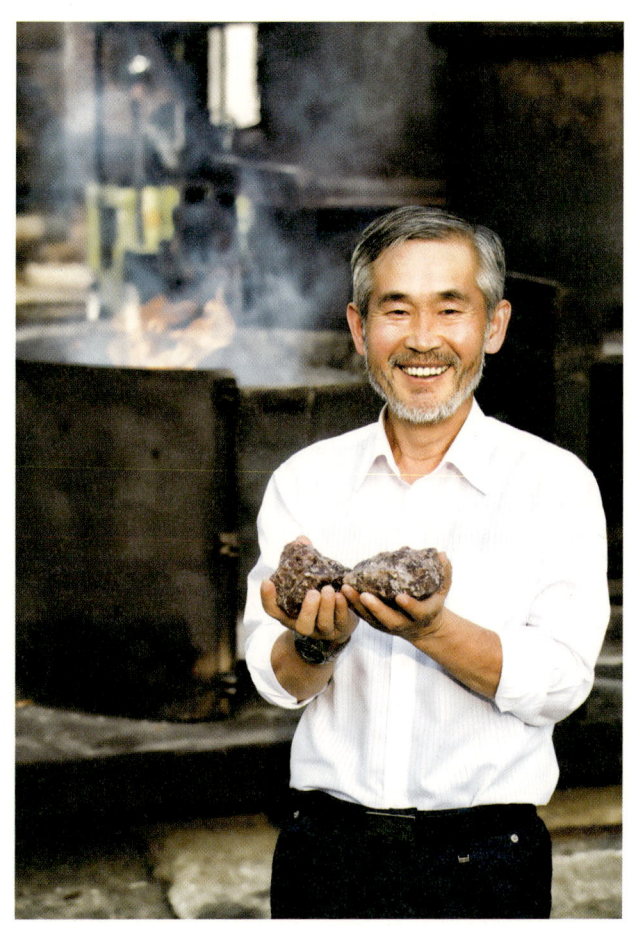

이 이야기를 일본의 사학자들이 왜곡해 온 신화 정도로 인식해서는 안 된다. 우리 조상들의 지혜가 담겨 있는 소중한 기록이다. 서울대학교 의과대학 교수인 고 김두종 박사는 그가 펴낸 우리나라 역사의학서『한국의학사』첫머리에 "삼국유사에 기록된 것으로 보아 우리 조상들은 예부터 쑥과 마늘을 의료용으로 사용한 것으로 판단된다"고 했다.

단군왕검의 이야기를 인산의학에 기초해 다시 설명하면 이럴 것이다. 곰으로 상징되는 한 여자와 호랑이로 상징되는 한 남자가 있었다. 한 남자는 허구한 날 술만 먹고 다니다 간암에 걸려서 말기가 됐다. 여자는 우울증에다 유방암, 자궁암 등 복합적인 암에 걸려 곧 죽게 생겼다. 이들은 사람 구실도 제대로 못할 정도로 병세가 심각했다. 지혜로운 사람들 3,000명을 데리고 묘향산으로 온 환웅천왕에게 병을 고쳐 사람 구실 하게 해 달라고 빌었다. 이에 환웅은 신령한 풀인 쑥과 마늘을 먹고 병을 고치라며 처방전을 써 줬다. 처방전에는 100일 동안 마늘을 구워서 하루에 20통을 먹고 중완과 단전에 쑥뜸을 뜨라고 돼 있었다. 남자는 시키는 대로 마늘 먹고 뜸을 뜨니 양기가 뻗쳐서 미칠 지경이라. 간암에 걸려 1년 넘게 부인 옆에 가지도 못했으니 오죽하랴. 뻗치는 양기를 주체하지 못하고 뛰쳐나가 방사했다. 그러고는 간이 터져서 죽고 말았다. 그러나 여자는 진득하니 처방전대로 시행하니 100일이면 낫는다던 병이 21일 만에 완치돼 정상생활을 할 수 있었다. 그러고는 병을 고쳐 준 분과 혼인해서 아들을 낳았다. 이처럼 4,300년 전 단군 이래 내려온 우리 조상의 지혜가 담긴 묘법 중의 묘법이 바로 쑥뜸과 마늘 요법이다.

감기는 누가 걸리는가? 걸리는 사람만 걸린다. 안 걸리는 사람은 절대 안 걸린다. 왜? 면역기능이 정상이기 때문이다. 면역기능이 저하된 사람은 이놈이 지나가도 걸리고, 저놈이 지나가도 걸린다. 병원에서는 이번 감기가 A형인지, B형인지, 독감인지 감기 바이러스 종류를 알아내느라 바쁘다. 그게 무슨 의미가 있나? 체력이 떨어진 게 근본 원인인데 말이다.

『신약』 세 번 읽으면
인산의학 세계 이해

　인산 선생은 『신약』에 건강하고 행복하게 천수를 누리고 살 수 있는 방법을 밝히고 있다. 참 의료의 비밀을 깨닫고 그것을 내 몸에 적용시켜 비정상적인 몸을 정상화시키는 방법이다. 『신약』을 3번만 읽으면 인산의학의 윤곽이 잡힌다. 읽으면 터득되고, 실천하고 경험하면 완벽하게 깨달을 수 있다.
　병을 '어떻게 극복할 것인가'에 대해 좀 더 치열하고, 좀 더 자신감 있게, 좀 더 확실한 도전정신을 가지고 시작할 필요가 있다. '이게 과연 치료가 될까'라며 이것저것 생각하지 말고 바로 해야 한다. 해 보지도 않고 될지 안 될지 어떻게 알겠나. 시작해 봐야 알 수 있는 것이다.
　의학은 제명을 다하지 않았는데, 병에 걸려 비명에 가는 걸 바로잡는 것이다. 수명을 늘리는 것이 의학이 아니다. 천수를 누리는 방법은 어렵지 않다. 인산의학을 통해 '내 안의 의사'를 깨워 무병장수하시길 바란다.

위 글은 필자가 2014년 3월 7일과 8일 인산연수원에서 진행된 231차 힐링투어에서 '내 안의 의사를 깨우는 쑥뜸'이란 주제로 강연한 내용을 정리한 것입니다.

내 몸에 참 의료 시스템 만들면
암·난치병 재난에서 해방

기업 경영을 할 때 중요한 것은 정도와 원칙을 준수하는 것이다. 특히 안전수칙은 철두철미하게 지켜야 한다. 우리의 생명을 경영하는 것도 마찬가지다. 그런데 요즘 우리 사회를 보면 안전불감증을 넘어서 완전히 무대책, 무방비, 막가파다. 세월호 참사만 보더라도 알 수 있다. 우리의 생명을 경영하는 정도와 원칙에 대해 이야기하고자 한다.

소금 장수이다 보니 심심한 건 못 참는다. 운동을 하더라도 좀 더 짭짤한 것을 찾는다. 한창 마라톤을 하다가 싱거워서 철인 3종을 했다. 그러다 더 좀 짭짤한 게 없을까 생각하다 암벽등반을 하게 됐다. 어느 날 북한산을 올라가다 인수봉 쪽을 보니 사람들이 벼랑 같은 바위를 올라가는 게 아닌가. 예전엔 저길 왜 올라가나 싶었다. 그런데 6년 전에 갑자기 암벽을 타고 싶었다. 그때부터 지금까지 인수봉에서 암벽등반을 한다.

인수봉에서는 한 달에 두세 번 헬기가 뜬다. 헬기가 뜨면 암벽에서 누군가 떨어진 것이다. 암벽을 아무리 오래 탄 사람이라도 매듭 하나 잘못

매면 순식간에 떨어진다. 안전수칙을 잘 알아도 순간적으로 잘못하는 수가 있다. 본인도 안전수칙을 잘 지켜야 하지만 옆에서도 잘 봐줘야 한다.

외국 의학자들 "암 사망 90%는 수술과 항암제로 인한 것"

필자가 암벽 얘기를 하는 것은 걸리면 죽는다는 질병인 암 때문이다. 암벽의 암자는 바위 암자다.

병들어 기댈 역자에 바위 암자를 쓰면 이것이 바로 암이다. 인생을 살면서 인수봉 같은 암벽을 만날 일이 얼마나 있겠나? 암벽등반가 아니면 만날 일이 거의 없다. 그런데 암이라는 병은 누구나 만날 수 있다. 때문에 우리가 암의 벽을 어떻게 넘을 것인가를 생각하지 않을 수 없다. '설마 나한테는 그런 병이 안 오겠지' 생각하지만 모르는 것이다. 물론 안 오면 얼마나 좋겠는가. 그런데 인생살이가 자기 원하는 대로 되지 않는다.

암의 벽에 부딪히면 그 벽을 어떻게 넘을 것인가에 대해 잘 생각해 보라. 길이 있다. 그런데 암에 걸리면 대부분 다 죽는다고만 생각한다. 일본이나 미국의 유명한 의학자들이 이미 밝혔지만 암으로 사망하는 환자의 90%는 수술과 항암제로 인한 것이다.

사람 생명이 그리 쉽게 끊어지질 않는다.

해적에게 피랍됐던 석해균 선장은 죽으라고 자동소총을 쐈는데도 죽지 않고 살았다. 그런데 병에 걸렸다고 해서 금방 죽을 것처럼 울고불고한다.

병에 걸리면 고치면 되지 울 일이 뭐가 있나? 병이라는 것은 살다 보면 걸린다. 건강에 조금만 소홀하고 방심하면 다 걸리게 돼 있다. 병에 걸리면 고치면 되는 거다.

인산 김일훈 선생은 "암에 걸려도 놀라지 않으면 산다"고 했다. 호랑이

한테 물려가도 정신만 차리면 산다는 속담이 있는데 요새 호랑이는 없지 않은가. 요즘은 호랑이 대신 자동차 사고, 암, 난치병 등으로 사망한다. 암은 나를 죽일 수도 있는 질병이지만 정신을 똑바로 차리면 산다.

뱀이 물을 마시면 독이 되고
소가 마시면 젖이 되는 이치

하다못해 세균도 자기를 죽이려고 하면 안 죽으려고 온갖 방어 작전을 편다. 암세포도 항암제를 투여하면 전부 들어가서 숨어 버린다. 그러다 잠잠하면 또 나온다. 항암제를 투여해 암세포가 안 보이면 효과가 있다고 하는데 잠복해 있다 다시 나오는 것이다. 항암제를 투여해 암세포가 안 보인다고 좋아할 필요 없다. 그리고 암세포가 많이 보인다고 해서 두려워할 필요도, 절망할 필요도 없고 고치면 된다. 그런데 못 고친다고 염불을 하고 세뇌를 한다. 너무나 안타깝고 우매하기가 이루 말할 수 없다.

『초발심자경문』에 보면 이런 내용이 있다.

蛇飮水成毒(사음수성독), 뱀이 물을 마시면 독이 되고
牛飮水成乳(우음수성유), 소가 물을 마시면 우유가 된다.
智學性菩提(지학성보리), 지혜로운 학문은 보리를 이루고
愚學爲生死(우학위생사), 어리석은 학문은 생사를 이룬다.

우리는 의료 중에서도 참된 의료를 알아야 한다. 급할 때 나와 내 가족의 하나밖에 없는 귀한 생명을 구할 수 있고, 효과와 효능이 뒷받침된 참 의료 말이다. 그런데 참 의료라는 화두를 누가 한번이라도 생각을 하는가? '제 병은 제 집에서 제 힘으로 한국산 농림축수산물의 약성을 활용해서 고

처야 한다'는 인산 김일훈 선생이 제시한 인산의학이야말로 참 의료다.

　인산 선생은 그의 저서인 『우주와 신약』 『신약』을 통해 평생 경험한 의료를 핵심만 모아 공개했다. 그 이유는 의료계에서 이 의학이론을 받아들여 병을 고치는 데 쓰라는 것이었다. 지구상에 어떤 의사도 자기 의료 비법을 공개하지 않는다. 중국 의서들을 봐도 정작 중요한 알맹이는 다 빠져 있다. 중국 의서 보고 백날 병을 고쳐 봐야 낫질 않는다. 그런데 인산 선생은 인류의 건강과 행복을 위해서 암·난치병이 창궐하는 이 무서운 공해 세상을 건강하게 헤쳐 나갈 수 있는 방법을 전부 공개했다.

마늘보다 더 좋은 암 치료제는 지구상에 없어

　내 몸은 거대한 우주다. 우주에는 별이 몇천억 개가 있는데 내 몸에는 그 별보다 훨씬 많은 60조 개가 넘는 세포가 있다. 60조 개의 생명체를 거느리고 있는 황제가 아프다고 무릎 꿇고 '의사 선생님 살려 주세요' 한다. 이 거대한 우주를 다스리는 황제가 세포들의 속성과 생명 운영의 법칙 정도는 알아야 하지 않겠나.

　정상적인 세포가 제 기능을 상실하고 황제가 하지 말라는 것을 하면 어떻게 해야 하나? 국민이 말 안 듣는다고 해서 자동소총으로 쏴 버리면 되겠나? 암세포를 그런 식으로 처리하면 안 된다. 암도 내 생명을 떠받치는 정상세포였다. 그런데 내가 잘못 다스려서 말 안 듣고 삐딱하게 된 것이다. 그걸 가지고 수술로 제거하고 항암제로 초토화시켜 버린다. 내 몸에 대해 공격, 파괴, 제거를 시도하는 이러한 접근 방법은 결코 지혜로운 것도, 순리도, 자연의 이치도 아니다. 비명횡사의 가능성을 높이는 것이다. 그럼에도 불구하고 이런 일을 밥 먹듯 한다. 그러면서 명대로 살기를 바란다. 이 얼마나 이율배반인가. 맹자가 이야기한 연목구어가 바로 이 상황이다. 물고기를 잡으려면 바다로 가야지 왜 나무 위로 올라가냐는 거다.

인간의 병 중 가장 정확하게 알 수 있는 병이 바로 배고픔병이다. 배고픔병의 치료법은 먹는 것이다. 배고픔병은 누가 가르쳐 주지 않아도 음식으로 잘 고치면서 그 사촌격인 다른 병은 내 몸에 무리를 주는 약을 쓴다. 한의사와 양의사 모두 인정한 세계 최고의 암 치료제는 마늘이다. 유황 다량 함유식품인 마늘보다 더 좋은 암 치료제는 지구상에 없다. 그런데 이름이 항암제니까 암 치료에 도움이 될 거라고 생각해 항암제를 선택한다.

일본의 유명한 원로 언론인이자 환경운동가로서 존경받는 후나세 순스케는 『항암제로 살해당하다』라는 책을 통해 항암제가 맹독성 독극물이라는 사실을 밝혔다. 항암제를 쓰는 건 자신의 선택이다. 그런데 부작용에 대해서도 알고 써야 한다. 우리나라 의료법에서는 항암제의 부작용을 설명해 주게 돼 있지만 지키는 의사는 없다.

여러분이 정말 알아야 하는 것은 의료의 방향이다. 현대의학이 이야기하는 방향이 이러하니까 따라야 하는 거라고 생각하는데 그렇지 않다. 분명히 말하지만 질병을 쫓아다니면서 공격, 파괴하는 의료는 참 의료가 아니다. 질병은 공격, 파괴할 게 아니라 내 안의 의사를 깨워야 하고 내 안의 자연치유 능력을 높여 순리적이고 자연스럽게 병마를 물리치는 게 진정한 근본 치료다.

개한테 돌을 던지면 아주 용맹스러운 개라도 돌을 쫓아간다. 그런데 사자에게 돌을 던지면 사자는 돌을 던진 사람의 목을 물어 버린다. 병이 있으면 병을 쫓아갈 게 아니다. 내 생명력이 약해졌으니 생명력을 북돋아야 한다. 그게 내 안의 의사를 깨워서 내 안의 의사가 활약하게 하는 방법이다.

지금은 상식이지만
지동설을 탄압했던 시절

인산의학은 세상 의학과 달리 있지도 않고, 들어 보지도 못한 전무후무한 그런 패턴의 흐름을 보이고, 그런 주장과 그런 처방을 한다. '그런 걸 어떻게 믿느냐'면서 많은 사람이 믿는 상식적인 것을 따라야 하지 않겠느냐고 한다. 지금 하는 이야기를 잘 들어주기 바란다. 제 비유가 너무 과하다고 생각할지는 모르지만 곰곰이 잘 비교 분석해 보면 지나칠 게 없다.

1543년 책 한 권이 출간됐다. 2,000년 동안 내려온 하늘이 돈다는 천동설을 뒤집은 지동설의 효시가 된 책이다. 이 책이 바로 폴란드 천문학자인 코페르니쿠스가 펴낸 『천체의 회전에 관하여』다. 그는 1530년에 이미 이 이론을 완성했다. 그러나 당시 시대상황으로 볼 때 이 책을 발간하면 즉시 죽을 것 같았다. 그래서 13년 동안 망설이다 끝내 내지 못했다. 그러다 루터교의 한 신부가 책 서문에 단서 조항을 달고 책을 출간했다. 내용인즉 '이 책은 믿을 만한 게 못 된다. 다만 이 책은 천체와 지구와의 거리를 계산하고 역법을 만들 때 도움이 되는 부분이 있기 때문에 이 책을 출간한다'라고 썼다. 이 서문이 붙어 책이 출간되던 날 코페르니쿠스는 71세의 나이로 숨을 거둔다.

그 후 이탈리아 천문학자 브루노가 지구가 돈다는 코페르니쿠스의 이론이 옳다고 주장했다. 교황청은 신성모독죄를 적용해 로마광장 한가운데에서 화형에 처했다. 장작더미 위에 올라가서도 계속 지동설을 주장해 혀에 못을 박아 고정시킨 다음 태워 죽였다.

그로부터 40여 년 후 갈릴레오 갈릴레이가 『별의 전언』이라는 책을 냈다. 코페르니쿠스의 지동설을 재증명한 책이다. 교황청은 즉시 금서로 지정하고 그를 종교재판에 회부했다. 죽여 마땅하지만 그동안 교회에 기여한 공로를 인정해 참회를 하면 목숨은 살려 준다고 했다. 갈릴레이는 지동설을 주장하지 않겠다고 맹세한 후 풀려나면서 '그래도 지구는 돈다'라고 했다. 그는 이후 종신가택연금을 당해 죽을 때까지 집밖으로 나오지 못했다. 그런데 태양을 중심으로 별이 돈다는 이 주장은 과학혁명의 시초가 됐다. 지금은 누구나 알고 있는 과학상식이다.

인산의 혁명적 의학
많은 학자에 의해 속속 증명

인산 김일훈 선생은 홀로 지구상의 의학을 혁명하고 있다. 혁명적 의학의 바이블이라고 할 수 있는 것이 바로 『신약』이다. 이 혁명적 의학은 결국 많은 학자에 의해 속속 증명되고 있다. 인산 선생이 제시한 홍화씨, 마른 명태, 다슬기, 유황오리, 죽염 등 이런 자연물이 정말 효과가 있다고 이야기한다. 얼마 전 방영된 MBN의 '천기누설'에 인산 선생이 제시한 인산의학으로 병을 고친 이들이 다수 출연하기도 했다.

인산 선생은 인산의학을 의료계에서 활용하라고 공개를 했는데 혼란스러운 주장을 한다고 한다. 자연계의 물성을 파악해 약으로 쓰는 법을 세상에 제시했는데 그걸 이해하지 못하는 것이 현실이다. 참 의료의 취지를 이해하지 못하는 것이다.

『신약』『신약본초』를 3~5번 정도만 읽어 봐라. 이 책에 쓰인 내용이 만고불변의 진리라는 것을 어린아이라도 알 수 있을 것이다. 그런 참 의료를 자각하고 활용하고 실천하면 여러분이 건강해지는 것이다. 사람들이 이해하지 못한다고 해서 부정할 필요가 있는가? 의심이 되면 직접 확인하면 된다.

제가 바라는 것은 한 가지다. 우리 주변에서 흔하게 구할 수 있는 농림축수산물의 약성을 이용한 저비용, 고효율의 건강법인 인산의학을 활용하라는 것이다. 나라의 건강보험 재정 적자를 가중시키지 말고 제 집에서 제 힘으로 자연물의 약성을 활용해 나와 내 가족의 병마를 물리치고 건강을 회복해서 행복하게 살아가라는 것이다. 여러분과 여러분의 가족이 건강하고 행복하기를 진심으로 기원하겠다.

위 글은 2014년 4월 29일 서울 강남구민회관에서 필자가 행한 '내 안의 의사를 깨워라' 특별강연 중 주요 내용을 정리한 것입니다.

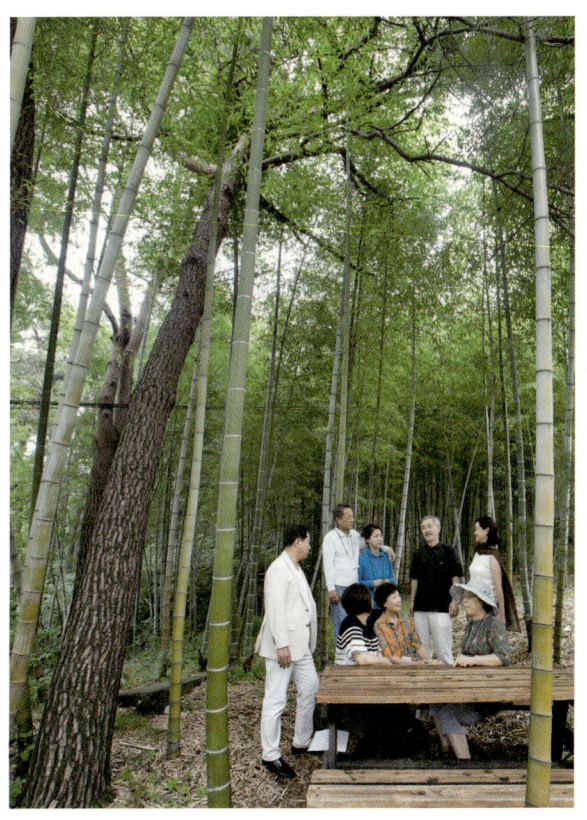

참 의료를 깨닫고 실천하는 게
나와 내 가족을 지키는 길

얼마 전 한 종편에서 '한방에 미치다'라는 프로그램을 방송했다. 뜸에 대해 소개하면서 인산 쑥뜸을 다뤘다. 대부분 한의원은 뜸을 작게 뜨거나 간접 뜸을 뜬다. 소금장수 입장에서 보면 싱겁게 보인다. 인산 쑥뜸은 살에 직접 뜬다. 5분 이상 타는 큰 뜸이다. 의학계에선 단전과 같은 급소에 큰 뜸을 뜨면 큰일 난다고 한다. 내가 족삼리에 뜸을 뜨다가 의사에게 보여 주니 빨리 다리를 잘라야 한다고 하더라. 화독이 들어가 치료가 불가능하다는 것이다. 모르면 가만히 있지 뜸을 떠서 멀쩡히 병을 고치는 사람의 다리를 자르라는 것이 말이 되나.

혹자들은 뜸이 무슨 효과가 있느냐고 반문한다. 그런데 인산 김일훈 선생이 평생 쑥뜸으로 사람의 생명을 살려 왔고 지금도 쑥뜸을 통해 병을 고치는 사람이 있다. 효과가 없는데 어떻게 병을 고치겠는가.

34년 전 일이다. 결핵성 척수염에 걸려 죽어 가던 처녀를 뜸으로 살려 낸 기적 같은 일이 있다. 23세 된 그 처녀는 병증이 심해 대학병원에서조차 더 이상 치료 방법이 없다고 했다. 그러나 그녀의 어머니는 포기하지 않았다. 딸을 살릴 수 있는 방법을 찾아다녔다. 그러다 지인에게서 서울 수유리에 지리산 도사가 있는데 거기 가면 살 수 있다는 얘기를 듣게 됐다. 담당의사는 '어떻게 도사가 사람의 병을 고칠 수 있느냐'면서 극구 말렸다. 심지어 그 도사가 병을 고치면 자기 손에 장을 지진다고까지 했다. 그러나 그 도사가 일러준 뜸으로 병을 고쳤다. 그 도사가 바로 인산 김일훈 선생이다.

당시 병증이 깊었던 처녀는 병원에서 척수염 치료를 위해 스테로이드제를 과다 투여한 나머지 그 부작용으로 아무것도 먹지 못했다. 몸이 꼬챙이처럼 말랐다. 그 모습을 본 인산 선생은 '백골만 하얗게 남았다'라고 했다. 뼈밖에 안 보였던 것이다. 그러던 그녀를 쑥뜸을 떠서 살려 냈다. 모든 의료진이 포기했던 환자를 살려 낸 것이다. 이런 사례가 전국에 수도 없이 많다.

바른말 하면 공격받는 현실…
그래도 할 말은 해야

의료의 목적은 모두 같아야 한다. 어떤 의학이든 병을 고치면 되는 것이다. 그런데 선진의료라고 하는 양의와 한의조차 서로 갈등하고 공격을 한다. 서로를 부정하고 반목을 한다. 인류의 생명을 병마로부터 보호하고 질병을 치료해 생명을 연장시키는 일을 누가 하면 어떤가. 그게 침이면 어떻고 주사면 어떤가. 또 뜸이면 어떻고 수술이면 어떤가. 왜 상대가 하는 것을 부정하고 집단적으로 서로를 비난하는가. 그 이유는 한 가지다. 병을 치료하는 의료의 본질에 충실하지 않기 때문이다. 마음이 콩밭에 가 있다. 치료는 뒷전이고 자신의 이권을 침해받으면 설사 그것이 옳다고 해

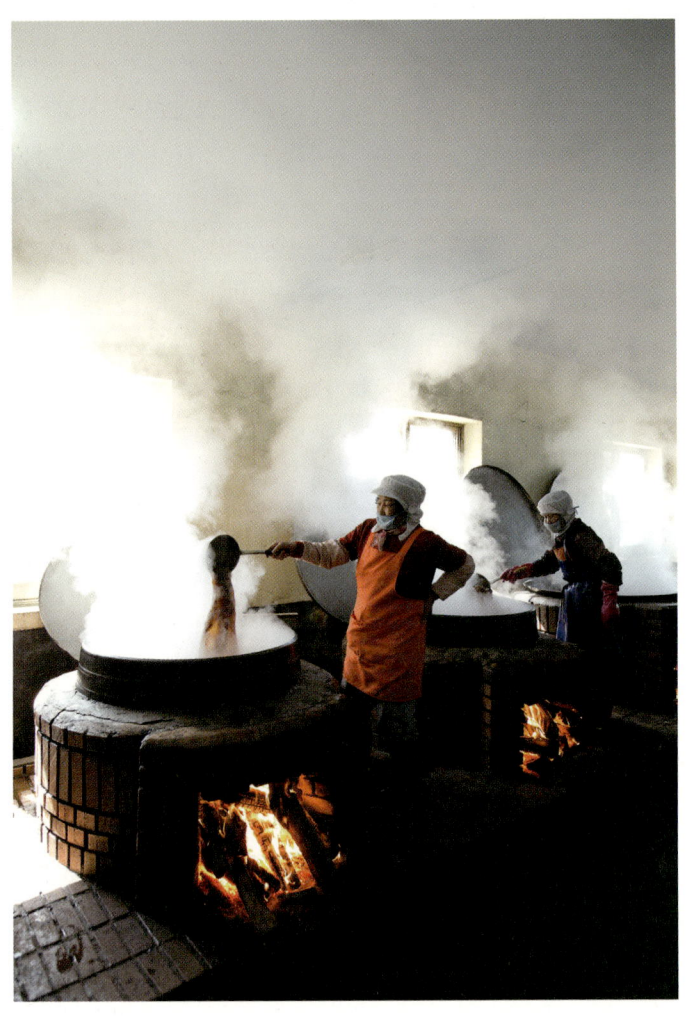

도 공격한다.

성품이 강직하기로 알려진 조선시대 유학자 최익현 선생에 버금가는 판사가 있었다. 울산지방법원 황종국 부장판사다. 황 판사는 우리나라 의료현실의 불합리와 모순을 지적하는 『의사가 못 고치는 환자는 어떻게 하나』라는 제목의 책을 발간하고 얼마 후 옷을 벗었다. 일각에서는 침을 시술한 비제도권 의료인의 구속영장을 기각해 비상한 관심을 끌었던 그에게 죄를 씌워 구속하려 했다. 증거 불충분으로 마무리됐지만 황 판사는 얼마 뒤 자리에서 물러나게 됐다. 바른말을 하면 공격을 받는 게 현실이다. 하지만 저는 여러분께 바른말을 하려고 한다. 이렇게 귀한 시간을 내서 찾아 주신 여러분께 인산 김일훈 선생의 훌륭한 의학에 대해 이야기하려 한다. 세상에 알려진 게 아니기 때문에 그 뛰어나고 독창적인 의술이 빛을 보지 못한다는 것은 안타까운 일이다. 동서고금에 유례가 없는 창조적 의술로 수많은 목숨을 살려 낸 인산 선생의 참 의료를 경험해 보길 바란다.

인산 선생에 대한 강연을 하면 사람들은 '전설 따라 삼천리'라며 믿지를 않는다. 무슨 영화 찍느냐고 비난한다. 자신이 얼마나 무지한지에 대해 스스로 깨달아야 한다.

간이 몸속 어디에 있는지 쓸개는 무슨 역할을 하는지도 모르면서 자신의 생각과 다르면 일단 부정을 한다.

민족의학 90% 이상이
말살되고 생매장

심장은 피를 온몸으로 보내는 장기다. 펌프질을 통해 혈액을 몸속 구석구석으로 보낸다고 알고 있다. 그런데 이 심장박동설이 잘못된 주장이라는 것을 의사들은 잘 알고 있다. 심장 펌프질과 동일한 조건의 마력으로 호스에 물을 보내면 몇십 m도 못 간다. 그런데 혈관 길이는 12만km가 넘는다. 심장 박동 한 번에 지구의 두 바퀴 반이나 되는 거리에 피를 보낸다? 이론적으로는 설명이 불가능한 얘기다. 여러분이 잘 알고 있는 발기부전 치료제 비아그라를 먹고 복상사한 사람이 부지기수다. 본래 비아그라는 심장혈관을 확장시키는 약으로 개발됐다. 그런데 연구원들이 아무리 실험을 해도 심장혈관은 확장되지 않고 엉뚱한 곳에 효과가 난 것이다. 그래서 연구 방향을 바꿔 심장 질환 치료제가 아닌 발기부전 치료제로 판매를 하게 된 것이다. 문제는 심장 질환이 있는 사람이 이 약을 먹으면 혈액이 아래쪽으로 쏠려 목숨을 잃는 일이 생긴다는 것이다. 잘못된 것을 알고 있지만 사실을 인정하지 않는다. 태양을 중심으로 지구가 돈다는 '지동설'도 처음엔 해괴한 낭설일 뿐이었다. 당시 사람들은 지구를 중심으로 태양이 돈다고 알고 있었다. 지동설을 처음 주장한 코페르니쿠스나 갈릴레오 갈릴레이도 교황청에 의해 자신들의 주장을 부정당했다. 신의 존재를 부정하고 교회의 권위에 도전한다는 이유에서였다. 그런데 지금은 모두 지동설을 당연한 사실로 받아들인다.

인산의학도 마찬가지다. 세상의 의학 방향과 다르다고 해서 의학계에서는 부정하고 잘못됐다고만 한다. 그러나 이런 편견을 깨지 않으면 여러분의 건강은 물론이고 여러분 가족의 건강 또한 방치하게 되는 것이다. 이 때문에 내가 전국을 다니면서 강연을 통해 목소리를 높이는 것이다. 현재 민족의학이 90% 이상은 말살되고 생매장됐다. 그 이유는 국가 정부 수립을 할 때 민족의학보다 양의학을 더 신봉했기 때문이다. 인산 선생은 광복 이후 이승만 초대 대통령과 만나 의료 정책에 대해 논의했었다. 양의학과 민족의학을 함께해야 한다는 인산 선생의 주장을 이승만 대통령은 받아들이지 않았다. 미국 유학파였던 이승만 대통령은 선진의료라는 이유로 의료 정책을 미국인들에게 맡겼다. 그들은 염소들이 뜯어 먹는 풀을 약으로 쓰는 것이 의학이냐고 비아냥거렸다. 쇠꼬챙이로 찌르는 게 의학이냐 거들먹거렸다. 인산 선생은 그 자리를 박차고 나왔다. 민족의학을 천대하는 말을 듣고 있을 수 없었던 것이다. 인산 선생은 "이것도 나라의 운명이지"라고 하면서 계룡산으로 들어갔다. 그렇게 민족의학의 맥이 끊어질 수 있었던 것을 시대의 질병 환경에 맞는 새로운 의학으로 부활시켜 『신약』이라는 책을 통해 세상에 공개한 것이다.

의학서적 가운데
가장 많이 팔린 책 『신약』

1986년에 발간된 『신약』은 내가 기자 생활을 하면서 5년 동안 선친인 인산 선생의 구술을 정리해 책으로 낸 것이다. 전세금을 빼 책을 출간했지만 팔린다는 보장이 없었다. 그런데 당시 최대 발행부수의 인기 여성지인 『여원』에 인산 선생의 인터뷰 기사가 실리면서 책이 불티나게 팔렸다. 출판사에서 3,000부만 찍어도 다 팔리면 3년은 걸린다고 했다. 그러나 찍을 때 많이 찍겠다고 우겨 4,000부를 인쇄했다. 그런데 한 달 만에 다 팔렸다.

그때부터 인산의학이 힘을 받기 시작했다. 지금까지 출판된 의학서적 가운데 가장 많이 팔린 책이 바로 『신약』이다. 오늘날 인산의학이 많은 사람에게 알려질 수 있었던 것은 질병 치료에 관심이 있는 분들이 『신약』을 읽고 자기 병을 고치고 가족의 병도 고치고 동네 사람 병을 고치면서 입소문을 낸 덕분이다.

지금 인류는 암, 난치병, 괴질로 비참하게 죽어 가고 있다. 그걸 구경만 하는 것은 사람이 할 짓이 못 된다. 인산의학으로 병을 고치고 참 의료를 경험했다면 병마에 빠져 고통받는 이웃을 건져야 하지 않겠나. 정말 여러분께 부탁드린다. 의협심을 가진 사람이 되길 바란다.

여러분은 인산의학을 철저하게 확인하고 검증해서 이를 실천해 보시기를 바란다.『신약』책을 읽더라도 처음부터 끝까지 정독을 해야 제대로 이해할 수 있다. 간이 안 좋다고 해서 목차를 보고 간 부분만 읽어서는 안 된다. 간의 어머니는 콩팥이고, 그 아들은 심장이다. 그런데 간만 보면 알 수 있겠나. 숲을 봐야지 나무만 봐서는 알 수 없는 것이다.

진리는 멀리 있지 않다. 우리 몸을 암, 난치병, 괴질로부터 고칠 수 있는 방법은『신약』에 있다. 우리 뜰 안에 있는 초목금수어별 안에 다 있다.

죽염 먹어서 탈 난 사람 한 명도 없어

인산 선생의 이야기를 하나 더 하겠다. 인산 선생은 병 고치러 오는 사람들한테 길게 이야기를 하지 않았다. 심술부리는 것이 아니라 원래 그랬다. 자식이 죽어 가도 "너는 떠야 해"라고만 했다. 내가 5번 죽을 고비를 넘겼는데 그때마다 뜸을 떠 주시면서 "너는 떠야 해"라고 하셨다. 그 의미를 몰랐는데 6번째 죽음의 문턱까지 갔을 때 "너는 떠야 해"라는 말이 떠올라 뜸뜨고 살아났다. 환자들이 찾아오면 "죽염 퍼먹어"라고 딱 다섯 글자로 얘기했다. "얼마나 먹어야 합니까"라고 물으면 "배 터지게 먹어"라고 6글자를 답하셨다. 사람들은 대체로 못 알아듣는다. 그런데 알아들은 사람은 전부 살았다. 30년 전에 인산 선생이 죽염 퍼먹으라고 해 퍼먹은 말기 암 환자가 지금까지 건강하게 잘 살고 있다.

사람들은 죽염 퍼먹으라는 말을 이해하지 못하고 비웃기만 했다. 소금을 퍼먹으라는 것이 상식에 벗어난 얘기라는 것이었다. '대나무에 넣고 구웠다고 하니 일반 소금보다는 낫겠지만 소금은 소금일 뿐'이라고 했다. 30년을 죽염 퍼먹으라고 떠들고 다니니 이제 사람들이 이해를 하는 것 같다. 전국에 인산가 회원이 18만 가구에 이른다. 내가 바른말을 하고 생명과 직결된 얘기를 하니 믿는 것이다. 만약 사실이 아닌 잘못된 얘기를 하면 큰일 난다. 죽염을 종이컵 가득 먹으라고 했는데 그대로 했다가 탈이 나면 어느 누가 가만히 있겠는가? 하지만 죽염을 많이 먹어서 탈이 난 사람은 지금까지 한 명도 없다. 소금을 한주먹 입에 넣고 삼켜 봐라. 목구멍을 넘기지도 못한다. 설사 삼켰다고 해도 바로 토한다. 몸이 받아들이지 못한다. 그러나 죽염은 아무런 탈을 만들지 않는다. 내가 죽염 퍼먹고 산 세월이 58년이다. 죽염 먹고 문제 있으면 내가 여기 있겠나.

오늘 힐링캠프에 오신 여러분은 보통 분들이 아니다. 짜게 먹으면 해롭다고 하는 고정관념을 과감히 탈피한 대단하신 분들이다. 그러나 인산의학을 제대로 알려면 『신약』『신약본초』를 반드시 읽어 봐야 한다. 이 책들을 보면 참 의료가 무엇인지 알 수 있다. 이를 실천하면 인산의학의 덕을 볼 수 있다. 참 의료를 자각하는 것, 그리고 그것을 제대로 실천하는 것, 이것이 나와 내 가족을 지키는 가장 훌륭한 방법이다. 인산의학을 잘 활용해서 천수를 누리며 건강하고 행복하게 사시길 바란다.

위 글은 2014년 6월 19일부터 2박 3일간 진행된 제28기 인산가 힐링캠프에서 참가자들을 대상으로 강연한 '내 안의 의사를 깨워라'의 주요 내용을 정리한 것입니다.

생명 원리에 부합하는
인산의학의 新醫方

세상의 모든 의학이 각종 암·난치병 들을 온전하게 치유하지
못할 때 인산의학은 죽염·홍화씨·쑥뜸 등
순리적이고 근본적인 자연요법적 해결방법을 제시했다.

2

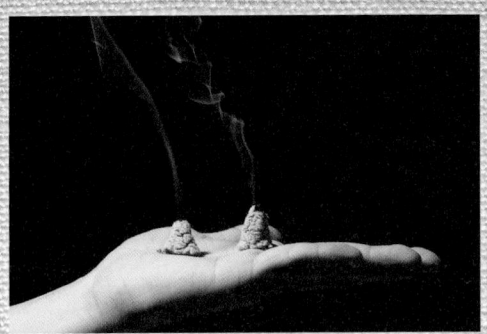

- 072 · 세상의 모든 醫學… 그리고 '仁山의학'
- 082 · 질병 없이 天壽를 누릴 妙法 "내 안의 의사를 깨워라!"
- 092 · 누구나 名醫가 될 수 있는 '참 의료' 妙法
- 100 · "仁山의 경험과 지혜 빌려 癌 극복에 활용하기를…"
- 110 · 仁山의학은 '自力의학'; 제 병은 제 힘으로 고친다
- 120 · "인산의학에는 생명존중 사상이 숨 쉬고 있다"
- 128 · 仁山의학 암·난치병시대 活路를 제시하다
- 136 · 심각한 건강 안전불감증, 인산의학에 탈출구 있다

세상의 모든 醫學…
그리고 '仁山의학'

 누구든지 스스로의 노력으로 건강한 가정, 건강한 대한민국을 만들고 인류 전체가 건강하게 살 수 있는 그런 세상을 만들었으면 한다. 우리들이 사는 이 나라를, 『수호지』의 양산박 사람들처럼 의협심 높은 이들로 넘치고 아름다운 모습으로 가득찬 그런 곳으로 만들어야 할 것이라는 얘기다.
 그러나 현실을 돌아보면 의료의 한 부분만 봐도 너무나 올바르지 못한 지식을 별다른 생각 없이 알려 주고 있다. 먹은 양만큼 이익이 되는 소금이 있음에도 불구하고 짜게 먹으면 해롭고 염화나트륨의 섭취를 줄여야 한다고 말하고 있다. 약초의 정확한 효능과 어떻게 먹어야 하는지도 모른 채 한약을 먹으면 해롭다고 한다. 대한민국 서해안 천일염은 전 세계인들에게 더없이 좋은 자연 항생제다. 우리나라 천일염을 먹고 몸에 해롭다고 하는 것은 앞뒤가 맞지 않는다. 미국·유럽·호주·중국 등의 다른 나라에서는 미네랄이 풍부한 질좋은 소금을 생산할 수 없다. 미네랄이 전혀 포함되지 않은 거의 순수 염화나트륨에 가까운 소금을 먹는 미국에서 "소금이 해롭다"고 하는 것은 이해가 된다. 전 세계를 통틀어 생태계의 최고 보고(寶庫)인 대한민국 서해안 갯벌에서 햇볕을 통해 말려 바닷물이 증발돼 생산된 최고의 보물을 보고 "소금이 해롭다"고 하는 어리석음이 어디서 나오는 것인가? 그러나 인산가를 알게 되고 죽염(竹鹽)을 만나면 그동안 알고 있었던 소금에 대한 잘못된 인식에서 마침내 탈피하게 된다. 의학과 의료는 우리 몸이 정상적인 상태에서 벗어나 이상(異常)이 나타나거나 문제가 생겼을 때 건강을 회복하기 위한 학문이며 의료체계다.

오래전부터 현대 서양의학은 암·난치병·괴질 등의 질병이 머지않아 완치될 수 있다고 이야기해 왔다. 그러나 수년 전 한국 내 대표언론은 특집기사를 통해 "암 정복은 인류가 염원하는 대로 녹록한 것이 아니며 향후 40년 이내에는 희망의 빛이 보이지 않는다"고 보도했다. 만약 40년 후에라도 빛이 보인다면 그것은 아마도 인산 김일훈 선생(1909~1992)에 의해 정립되어 세상에 제시된 인산(仁山)의학의 빛으로부터 시작될 것으로 판단된다. 암·난치병·괴질뿐 아니라 감기 하나조차 절대로 만만하게 생각할 병은 없다. 세상에서 병을 우습게 알고 스스로 건강을 해치는 일이 적지 않게 일어나고 있다.

암, 난치병의 해법을 제시한
'인산의학'

서양의학은 외과질환이나 국소적 치료에는 장점이 있는 데 비하여 동양의학은 근본 원인 치료, 보이지 않는 본질, 유기체적·전인적 치료에 더욱 장점이 있다. 세상 사람들은 동양의학과 서양의학, 제도권 의료와 비제도권 의료, 대체의학과 제3의학 등으로 나누고 있다. 그러나 필자는 세상의 의학을, 지구촌에 존재하는 세상의 모든 의학과 인산 김일훈 선생으로부터 새롭게 제시된 인산의학으로 분류한다. 이와 같이 나누는 이유는 동서양 의료, 제도권·비제도권 의료 등 세상의 모든 의료는 암·난치병·괴질의 근본적 치료에 한계를 드러내고 있기 때문이다. 인산의학에서는 현대의학상 불치병으로 규정된 AIDS를 비롯하여 각종 암·난치병에 대해 "이런 질병은 감기보다 고치기 쉽다"고 선언한다. 세상의 모든 의학이 이러한 질병들을 온전하게 치유하지 못할 때 인산의학은 죽염·홍화씨·쑥뜸 등 다양한 순리적이고 근본적인 자연요법적 해결방법을 제시했다. 인산의학에서 각종 암, 난치병, 괴질을 스스로 물리치고 살아날 수 있는 신묘한 처방과 약물을 알려 주지만 대체로 실천하지 않거나 『신약(神藥)』『신약본초(神藥本草)』를 읽지 않고 주변의 말만을 듣고 가벼운 마음으로 실천하다가 중도에 포기하는 경우가 더 많은 것이 오늘의 현실이다.

전 세계 의료진들은 뼈가 부러지면 깁스 등으로 자연적으로 붙기만을 기다린다. 인산의학에서는 가히 뼈 질환의 신약(神藥)이라 할 홍화씨를 볶아 먹어 좀 더 빨리 뼈를 붙게 묘방(妙方)을 제시해 주고 있다. 인류 역사가 시작된 이래 현대의학이나 전통의학의 의료진 그 누구도 홍화씨의 약성에 대해 알지 못했고 말한 사람이 없다. 인산의학에서 처음으로 홍화씨의 약성에 대해 말과 글로 처방을 제시한 것이다. 홍화씨를 먹으면 여성의 골다공증이 예방될 뿐 아니라 골조가 튼튼한 건물과 같은 몸이 된다. 골조가 튼튼한 건물이 오래가는 것처럼 뼈가 튼튼한 사람은 무병장수하게 되는 것이다. 인산 선생은 천종산삼(天種山蔘)보다 홍화씨가 무병장수에 더 좋다고 말했다. 과거에는 홍화씨가 지극히 귀했지만 현재는 홍화씨 산업이 활발해져 가격도 많이 저렴해졌다. 인산의학은 대한민국 농촌을 바꿔 나가고 있는 유황오리·죽염·다슬기 등 다양한 부가가치 산업을 잉태시켰고 발전시켰다. 우루과이라운드·FTA 등으로 어려움에 처했을 때 대한민국의 농업 경쟁력을 한층 드높게 할 농촌부활의 바탕이론이기도 하다.

동서양 의학자 항암제
부작용 경고

　세상의 의학에서 "더 이상 방법이 없다"고 하면 대부분의 사람들은 자포자기하게 마련이다. 사람 목숨은 파리 목숨이 아니다. 사람 목숨은 바로 앞에서 죽으라고 총을 쏘아도 쉽게 죽지 않는 것이다. 해적이 총으로 난사했지만 기적적으로 살아난 석해균 선장을 보면 알 수 있을 것이다.
　동서양 의학자들은 다양한 서적을 통해 항암제의 부작용과 암 치유 방법을 설명했다. 서울대 병원장을 역임했던 한만청 박사가 저술한 『암과 싸우지 말고 친구가 돼라』에서는 암을 공격하고 파괴하면 오히려 문제가 더 커진다는 점을 지적한 것으로 유명하다. 간암에 걸려 병원에서 치료를 받으며 '참 의료'에 대해 깨달은 뒤에 저술을 통해 종전과는 다른 새로운 견해를 진솔하게 설명하고 있다. 일본 게이오대학 방사선과 교수이자 그 부속병원 과장인 곤도 마코토가 저술한 『암과 싸우지 마라』는 책은 일본의 『문예춘추』에 연재돼 항암제의 부작용에 대해 알게 했으며 일본에서 한때 센세이션을 불러일으켰다. 주된 내용은 현재 일본에서 사용되는 항암제의 90%는 사용할 필요가 없는 암 환자이거나 쓰게 되면 암이 더욱 악화될 사람에게 투여되고 있다고 했다. 항암제 투여 이유에 대해 곤도 마코토 씨는 "병원의 영리추구와 관련이 있는 것으로 보인다"라고 말했다. 미국 하버드 의대 교수인 통합의학의 권위자 앤드루 와일 박사의 저서 『자연치유』, 미국 의학계 중진으로 시카고 마이클 리세 병원장을 역임한 로버트 S. 멘델존의 저서 『나는 현대의학을 믿지 않는다』 등에서 알 수 있듯이 '참 의료'에 대해 깨달은 이들은 동서양 의료를 초월해 세상의 의료진들이 미처 인식하지 못했던 참된 의학적 사실들을 밝혀내고 있다.
　로버트 S. 멘델존은 '현대의학이 이미 종교처럼 되었고 믿을 수도 없고 믿으면 손해만 본다'는 사실을 과학적 증명을 통해 설명하기 위해 『나는 현대의학을 믿지 않는다』를 저술했다고 밝혔다. 또 로버트 S. 멘델존이 쓴 『여자들이 의사들의 부당의료에 속고 있다』에서는 제왕절개·유방암 수술·소파수술 등 의사들의 부당의료 실상에 대해 적나라하게 파헤치고 있다. 환경운동의 종착역은 생명운동이라고 생각한 일본의 환경운동가 후나세 순스케는 자신의 역저(力著) 『항암제로 살해당하다』에서 많은 의사를 인터뷰하고 다양한 실험을 통해 밝혀낸 수많은 놀라운 사실들을 기술해 놓았다. 이 책을 읽는다면 비록 많은 돈을 준다고 해도 아마 항암제를 맞지 않을 것이다. 항암제는 '극약'이며 맹독성 독극물이다. 현재 비교적 부작용이 적으면서 효과는 높을 것으로 기대되는 비소 함유 항암제를 개발실험 중에 있는데 그것도 정도의 차이일 뿐 부작용은 적지 않을 것으로 보는 시각이 지배적이다. 암세포를 공격하려면 매우 위험한 독극물을 써야 한다. 때문에 인체의 정상 세포들도 죽게 만드는 것이다. 항암제를 이용해 암세포를 죽이는 것은 사람의 목숨을 위협하게 되므로 이 같은 방법으로 암을 치유하려는 생각은 버려야 할 것이다. 항암제는 병을 근본적으로 치유해 주지 않는다. 심사숙고하지 않고 항암제를 맞는 것은 어찌 보면 위험한 일에 목숨을 거는 것이다.

의료능력별 의료 라이선스 주어야 할 것

암·난치병·괴질은 절대 요행으로 고칠 수 없다. 전 세계 인류 60억 사람들이 머리를 짜내서 연구해도 해결 방법이 나오지 않는 것은 병이 해부학 상 인체 오장육부에 드러나는 것이 있는가 하면 절대 드러나지 않는 뇌 속 별도의 사령부 즉 12뇌에 자리 잡은 것도 있기 때문이다. 인산 선생은 『신약』 '영구법의 신비'에서 12뇌 속의 암세포를 없애기 전까지 암은 반드시 재발한다고 말했다. 세상의 의학자들은 그 이야기가 무슨 뜻인지도 모르고 공상과학만화 정도로 치부해 더 이상 알려고 들지 않는다. 제도권의 현대 서양의학에서는 '닭 쫓던 개 지붕 쳐다보는 격'으로 "암은 3기만 지나면 고치기 어렵다" "현대의학으로는 더 이상 그 병을 고칠 방법이 없다"라고 말한다. 서양의학이 어떻게 지구상에 존재하는 모든 '현대의학'을 대표할 수 있고 누가 절대적 대표자로 인정해 줄 것인가. 이 시대에 명맥을 유지한 채 존재하거나 활동하고 있는 세상의 모든 의학을 정확히 파악하고 잘 알고 있는가. 대부분의 의료진은 세상의 모든 의학과 전혀 궤를 달리하는 또 다른 인산의학이 있음을 인식하지 못한다.

또 인산의학이 아니더라도 지혜로운 민족의 혈통을 지닌 사람들 중에는 암을 고칠 수 있는 특별한 의료능력자들이 종종 알려지기도 한다. 예를 들면 장두석 할아버지, 김남수 선생, 남상천 선생 등도 병을 잘 고치는 대표적 의료능력자들이다. 그러나 우리 정부는 인류 전체를 위협하는 무서운 침략 세력인 암·난치병과 싸워 이길 수 있는 질병과의 전쟁 명장(名將)들을 제도권의 이기주의에 의한 내부 다툼 또는 음해(陰害)로 인해 모두 국외로 내보내고 있다. 누구를 위해 이런 일들을 벌이고 있는 것인가. 정부는 얼마 전에 김남수 침술사에게 "침은 놓되 뜸은 뜨지 마라"는 이해하기 어려운 행정처분을 한 적이 있었다. 침은 많은 지식과 경험이 필요한 것이고 뜸은 그만큼 어렵지는 않아서 누구든 관심 갖고 배우고 연구하면 뜰 수 있는 것이다. 천하에 어려운 침의 달인에게 상대적으로 덜 어려운 뜸을 못 뜨게 하는 것이 말이 되는 판단인가. 두 가지 치료를 병행하는 것이 질병 치료의 효과를 높이는 데 필수적인데도 아랑곳하지 않고 50여 년 넘게 뜸사 자격 시험을 일절 시행하지 않으면서 뜸 시술 능력을 검증해야 할 책무를 망각한 채 뜸의 시술만을 원천 봉쇄하는 비합리적 조치를 취한 것이다. 김남수 옹은 그 당시 뜸사 자격 시험을 실시하지 않아 뜸사 자격을 취득하지 못한 것이다.

이와 같은 일은 대한민국 국민의 건강에 악영향을 미치고 있는 의료관계 법령 때문이다. 이와 같은 법은 누구를 위해 제정되고 운영되는가. 금년 4·11 총선과 연말의 대선(大選)에서는 국가의 주인 된 국민으로서 주권(主權)을 십분 발휘해서 의료관계 법령을 합리적으로 개정하여 국민보건 향상에 지대한 기여를 할 후보를 뽑아야 할 것이다. 의료관계 법령을 고치지 않으면 우리 후대는 아마도 제명(命)대로 살기 어려울 것이다. 우리나라는 30년 전에 비해 전체 사망자 중 당뇨·암·심혈관 질환 사망자 비율이 10배 이상 늘었다. 세상의 의학이 잘못된 방향으로 가고 있다는 사실을 설명하다 보면 인산의학의 어떤 점이 상상을 초월할 정도로 훌륭한 것인지 설명이 가능할 것이다. 이제 국가는 국민 건강을 위해 의료계의 밥그릇 싸움을 그만두게 하고 의료 종사 지원자들의 의료능력을 과학적으로, 입체적으로 테스트하여 확인된 능력에 부합하는 라이선스를 주는 것이 합리적인 처사라 하겠다.

단군고기가 밝혀 놓은
쑥뜸·마늘요법

4,300년 전부터 면면히 이어져 온 환웅(桓雄)천왕 이야기는 단군의 역사이지 신화가 아니다. 단군의 역사 기록 중 단군고기(檀君古記)가 있다. 삼국유사의 기록을 인용해 서울대 교수 김두종 박사는 자신의 저술인 『한국의학사』에 원시의학·신시(神市)의학이라는 이름으로 환웅천왕께서 쑥과 마늘을 치료약으로 사용한 흔적들이 나타난다고 기술하고 있다. 그 주요 내용을 본다.

"환웅천왕이 하늘무리 3,000명을 이끌고 태백산 꼭대기 신단수(神檀樹) 아래로 하강했는데 그곳을 신시(神市)라고 했다. 그때 곰 한 마리와 호랑이가 함께 동굴에 있다가 신단수 아래로 환웅천왕을 찾아가 사람이 되게 해 달라고 기원했다. 그때 환웅천왕께서는 신령스러운 쑥 한 뭉치(靈艾一炷)와 마늘 20개(蒜二十枚)를 주면서 이것을 먹되 100일 동안 햇빛을 보지 말라고 했다. 호랑이는 금기를 지키지 못해 사람이 되지 못하고 곰은 여성의 몸을 얻게 됐다. 여자의 몸이 된 웅녀(熊女)가 아들을 얻기를 기도했다. 그때 환웅천왕이 짐짓 사람의 몸으로 나타나 웅녀와 결혼해 아들을 낳으니 그가 곧 단군왕검(檀君王儉)이다."

여기서 신령스러운 쑥 한 뭉치는 중완과 단전에 뜸을 뜨라는 것을 의미하고 마늘 20개를 먹으며 100일 동안 햇빛을 보지 말라고 한 것은 마늘을 구워 먹으라는 처방을 말한 것이다. 호랑이로 상징되는 어떤 남자는 양기가 뻗쳐 금계(禁戒)를 지키지 않아 병을 고치지 못했고, 여자는 금기를 잘 지킨 끝에 21일 만에 완전히 병이 나아 여성으로서 온전한 삶을 살게 된 것이다.

인산의학은 단군의학·신시의학·원시의학의 맥을 이어 온 참된 의학이자 민족의 뿌리 깊은 의학의 원형이라 하겠다. 제도권·비제도권·대체의학·제3의 의학 어디서든 "마늘을 구워 먹어라" "소금을 9번 구워 먹어라" "5분 이상 타는 쑥뜸을 뜨라"고 처방한 의학은 단 한 곳도 없다. 4,300년 전부터 이어 내려오던 단군의학의 맥이 전해지는 과정에 어딘가로 사라졌다가 다시금 이 시대에 맞는 의학으로 부활하여 원형을 그대로 보전하면서 진일보해 현대 인류의 질병환경에 맞게 새롭게 정립된 의학이 바로 1980년『우주와 신약』 1986년『신약』이라는, 고금동서에 유례가 없는 책을 통해 세상에 등장한 인산의학이다.

인산의학의 내용을 담고 있는『신약』은 인류 의학서적 출판역사상 가장 많은 50여만 부가 판매되어 대중의학의 새 지평(地平)을 연 책으로 평가받고 있다. 이 책은 새로운 의학이론들이 대거 등장하고 반드시 효과가 나는 방약(方藥)으로 가득하다. 인산의학의 산물인 죽염(竹鹽)은 부지런히 먹으면 우리 몸의 항산화력을 넘어 환원력을 높이는 데 크게 기여한다. 또한 우리 몸의 자연치유 능력을 회복시켜 주는 힘을 길러 준다. 4,300여 년 시공(時空)을 뛰어넘어 우리에게 면면히 이어져 새롭게 부활한 민족 전통의학의 원형인 '참 의료'에 생명을 맡길 때 병은 자연 치유될 것이다. 세상의 의료기관에서 암세포를 제거할 수는 있겠지만 재발이 가능하고 근본적으로 치료하여 뿌리를 제거하지는 못할 것이다. 그러나 인산의학은 해법을 제시했다. 5분 이상 타는 쑥뜸을 병의 경중에 따라 뜨면 12뇌 속의 암세포가 소멸할 수 있다는 것이다.

  필자는 재작년 가을에 암벽등반을 너무 지나치게 하다가 허리가 휘어 통증이 몹시 심한 데다 걷지도 못할 지경에 이른 적이 있었다. 인근의 도립 의료기관에 갔더니 빨리 허리 디스크 수술을 하지 않으면 다리를 잘라야 하는 지경에 이른다고 했다. 그러나 허리 당처에 쌀알 크기의 쑥뜸을 2,800여 장 떠서 15일 만에 허리가 펴졌다. 현대의학으로는 더 이상 방법이 없고 반드시 악화되어 불구가 되거나 죽을 수밖에 없다고 말한 사람들이 대부분이지만 전통요법이자 자연요법인 인산의학으로 치유됐으며 이와 비슷한 암, 난치병 치료 영웅담들은 너무 많아 일일이 다 말할 수 없을 정도다. 이 자리에 참석하신 모든 분들과 가족들의 무병장수를 기원한다.

위 글은 필자가 지난 2012년 3월 22일부터 25일까지 열린 인산가 '제15기 김윤세의 심신치유 프로그램'에서 특강한 내용의 요지를 정리한 것입니다.

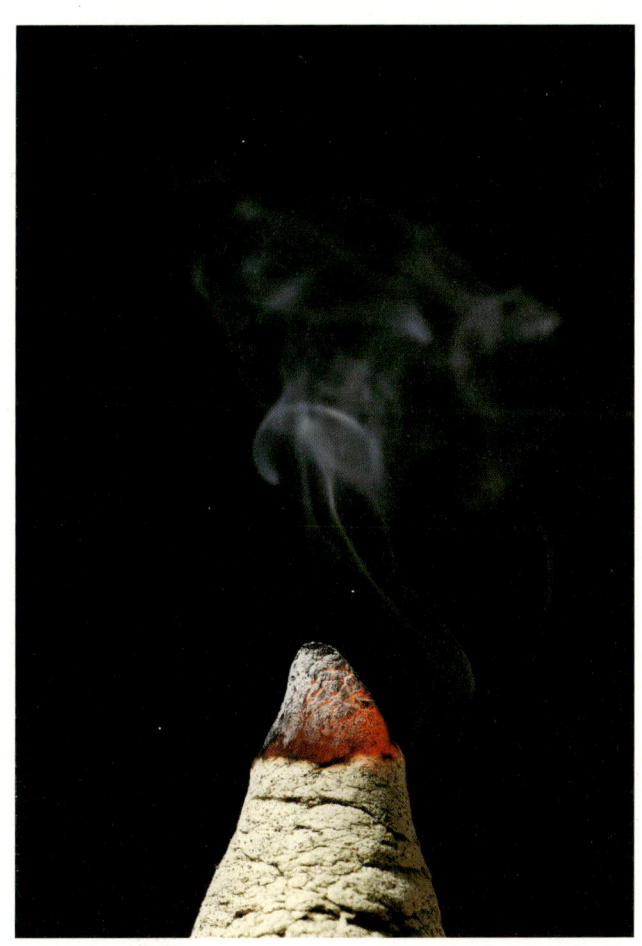

질병 없이 天壽를 누릴 妙法
"내 안의 의사를 깨워라!"

　인산(仁山) 김일훈(金一勳) 선생은 함께 독립운동을 하다가 일본 군경에 의해 죽임을 당한 동지들을 땅에 제대로 묻어 주지 못하고 언 땅에서 죽게 한 아픈 과거를 생각하고 평생 요를 깔지 않고 주무셨다. 선생의 훌륭한 인품을 엿볼 수 있는 소탈한 면모라 하겠다. 인류 전체의 삶의 질을 높일 수 있는 간이(簡易)한 묘법과 암·난치병·괴질을 퇴치할 수 있는 훌륭한 비방들을 제시했지만 세상 사람들은 지금까지 대체로 이해하지 못하고 있다. 선친의 의술 세계를 알리기 위해 '참 의료'를 주제로 30년 넘게 맥락이 같은 내용을 글로 쓰고 강연해 온 '인산의학 이야기'를 책으로 펴내 감회가 새롭다. 『내 안의 의사를 깨워라』라는 책은 내 몸 안의 자연 치유 능력을 말하는 것이다. 부제(副題)를 '암 극복 묘법 인산의학 이야기'라고 달았다. 인산 선생은 순리와 자연에 위배되지 않게 건강하게 사는 법, 병에 걸렸더라도 자연의 이치에 부합하는 치료법을 가지고 자기 병을 스스로 치유할 수 있는 길을 가르쳐 줬다. 이러한 '참 의료'의 이정표가 될 수 있도록 『내 안의 의사를 깨워라』라는 책을 출간했다. 인산의학에서 제시한 독특한 의방(醫方)들은 인류가 질병 없이 천수(天壽)를 누리고 건강하게, 행복하게 살 수 있는 묘법들로 가득하다.

염분 부족하면 우리 몸이 위험하다

'인산의학'에서는 이치로 미루어 보든, 경우에 비추어 보든 모든 면에서 명명백백한 이야기를 하고 있지만 국가 공무원이나 의료종사자들은 물론이요, 국민 모두가 그와 정반대의 이야기를 하고 있다. "짜게 먹으면 안 좋다" "염화나트륨 섭취를 줄여야 한다"고 말하고 있는 것이다. 국민 건강 뿐 아니라 전 인류의 건강을 악화시켜 좋지 못한 많은 질병들을 유발할 수도 있는 위험한 발상이자 발언이라는 점을 명심할 필요가 있다. 여기 계신 분 중 정말 짜게 먹는 사람이 있는가? 전 세계 그 누구도 짜게 먹는 사람은 없다. 지구상 인류 중에 제정신을 가졌다면 그런 사람은 없을 것이다. 짜게 먹는다는 것의 기준은 지극히 주관적 생각이다. 더운 나라와 추운 나라에 사는 사람, 운동을 하거나 하지 않는 사람, 나이가 적거나 많은 사람…. 어떤 경우에도 모두 소금의 섭취량은 다르게 마련이고 계절에 따라, 상황에 따라 소금의 필요량은 모두 다르게 나타나는 것이다. 사람이나 다른 동물들이 봄에 졸린 이유는 모든 초목들이 싹을 틔우고 꽃을 피우는 과정에서 염분을 대량 끌어가기 때문에 나른하고 피곤한 것이다. 무더운 여름 날, 장시간 산길을 걸을 때 물을 많이 먹으면 땀으로 염분이 빠져나가 염분 부족에 의한 탈수와 호흡곤란 증세가 오면서 곧바로 사망할 수도 있다. 염분이 부족하면 항상 위험한 상황이 발생할 수 있다는 것이다. 여러 차례 특전사 부대원들을 대상으로 강의한 적이 있다. 그

때마다 극한 상황 속에 생존해야 하는 특전사 요원들은 소금의 중요성에 대해 상당히 공감하고 관심을 갖는다. 극한 상황에 빠지게 되면 평소 짭짤하게 먹은 사람은 크게 문제가 될 게 없지만 싱겁게 먹어 온 사람들은 당장 위험에 빠질 수도 있는 것이다.

'싱겁게 먹는 것' 상충상극으로 가는 것

선친께서 만년(晩年)에 머물던 함양읍 죽림리 인산연수원으로 '용하다는 소문'을 듣고 말기 암 환자들이 하루에 200여 명씩 밤낮을 가리지 않고 선친을 찾아왔다. 선친은 "천연 소금은 1급 의약품"이라며 "활용을 잘해야 한다"라고 말했다. 현재 우리가 먹고 있는 소금은 엄밀한 의미에서 소금이 아니라 '순수 염화나트륨'이다. "소금이 해롭다"는 말은 미네랄 성분이 많은 천일염을 생산하는 우리나라에는 해당되지 않는 말이다. 미네랄 성분이 거의 없고 염화나트륨 함량이 높은 유럽·미국·중국 등에서 채취하거나 만든 소금에 해당되는 것이다. 우리나라 천일염은 전 세계 생태계의 보고인 서해안 갯벌에서 생산된다. 그러나 염전 폐쇄를 종용하는 국가시책으로 염전 면적이 절반으로 줄었다. 우리나라 서해안 천일염은 30kg을 30만 원에 팔아도 그 이상의 가치를 한다고 생각된다. 그러나 얼마 전까지 천일염 가격이 마사토 흙 값과 크게 다를 바 없는 30kg에 6,000~7,000원이었다. 염전에서 일하는 이들은 "흙 값과 똑같이 천일염 가격이 형성되니 어떻게 먹고살 수 있겠느냐"고 하소연하기도 했다. 온 나라가 소금을 개똥보다 못하게 여기는 데다 매번 싱겁게 먹을 것을 강조하여 국민의 생명력을 약화(弱化)시키고 있는 것이 오늘의 현실이다. 서해안 갯벌에서의 질 좋은 천일염은 국민 건강을 위한 저비용, 고효율의 가장 좋은 명약이다. 하지만 엄밀한 의미에서 소금이라고 말할 수도 없는 순수 염화나트륨과 천일염을 구분하지 않은 채, 뭉뚱그려 짜게 먹는 것이 해롭다고 강조하여 결과적으로 소금 섭취를 줄이게 유도하고 있다. 이것은 결국 우리 몸을 온갖 병마(病魔)로부터 보호하지 못할뿐더러 도리어 상충상극(相沖相剋)의 전쟁터로 만들어 가고 있다는 엄연한 사실을 간과(看過)해서는 안 될 것 같다.

인산 선생, 9세 때
인류를 살릴 죽염 제조법 제시

선친은 보이지 않는 공간색소 중에 약 분자가 존재한다는 사실을 밝히는 것을 필두로 시공간을 초월해 자연만물의 약성(藥性)을 꿰뚫어 보셨다. 당연히 과일·채소·음식물에서 제대로 섭취하기 어려운 미네랄의 가장 큰 보충원이 천일염이라는 사실에 주목하셨다.

그러나 비록 질 좋은 천일염이라 해도 음식으로 필요한 양을 섭취할 때는 문제가 없지만 몸에 발생하는 질병 등의 문제를 해결하기 위해 일정량 이상 다량 섭취할 때에는 소금 속의 수은·비상·카드뮴·니켈 등의 독성물질의 작용으로 인해 위험해질 수도 있다며 그 해결책의 하나로 "천일염을 섭씨 800~1,300도의 열을 가하면 다이옥신 등 맹독성 물질을 대부분 없앨 수 있다"고 말했다. 우리 집안은 10대 이상 내려오는 의가(醫家), 즉 유의(儒醫) 집안이다. 집안은 대대로 약소금을 만드는 비법으로 천일염을 대나무에 넣어 한두 번 구워 다양하게 활용한 내력을 지니고 있다.

선친이 9세 때, 자신의 할아버지(金冕燮)가 대나무에 소금을 넣고 한두 번 굽는 것을 보고 "왜 소금을 대나무에 넣고 한두 번만 굽는가"에 대해 물었다. 그 당시 (필자의) 증조부께서는 "집안 대대로 전해오는 바에 의하면 소금이 약이 된다고 해서 굽고 있는 것이다"라고 답했다. 선친은 "여덟 번 굽되 대나무 입구를 황토로 막아야 하며 마지막 아홉 번째에는 섭씨 1,300도 이상의 고온으로 구워야 진정한 약소금이 된다"고 할아버지께 이야기했다. 하늘 태백성의 쇳가루가 날아드는데, 고온(高溫)이 될수록 태백성의 특별한 쇳가루, 즉 신철분(辛鐵分)이 날아와 합성돼 소금이 마치 다이아몬드처럼 변하면서 천하에 둘도 없는 만병(萬病)의 '신약(神藥)'이 된다는 요지의 '죽염(竹鹽) 제조법'을 제시한 것이다. 증조부께서는 1917년 처음 약소금(죽염)을 만들어 그동안 구워 오던 것과 비교가 안 되는 약소금의 효능·효과를 체험하게 됐다. 그것이 오늘날의 '죽염'이고 천하의 명품으로 탄생하게 된 배경이다.

뿌리 깊은 민족 전통의학을 발굴·계승한 인산의학

우리가 얼마나 지혜롭게 건강하게 살았는가. 나이가 들면서 많은 지혜와 경험이 생긴다. 그러나 요즘은 정년퇴직한 어르신들을 뒷방 늙은이 취급한다. 선친은 나를 47세 때 낳아 할아버지뻘 되는 연세인지라 선친으로부터 지혜로운 가르침을 많이 받으며 자랐다. 어려서 학교 갈 때나 올 때나 항시 아버지께 큰절을 올렸다. 오랜 유의 가문에서 대대로 내려오는 전통에 따라 사서삼경(四書三經)을 읽었고 내림의학 교육을 자연스럽게 받았으며 매일 선친께서 암·난치병·괴질 환자를 고치는 것을 직접 보면서 자랐다. 30년간 선친께 다녀간 암 환자만 해도 약 30만 명이 된다. "서당개 삼 년이면 풍월을 읊는다"라는 말이 있다. 인산 선생 밑에서 30년간 병을 고치는 것을 직접 보고, 공부하고 심부름하면서 가전(家傳) 의학의 묘법을 터득할 수 있었다. 병 고치는 내기를 하면 누구에게도 지지 않을 자

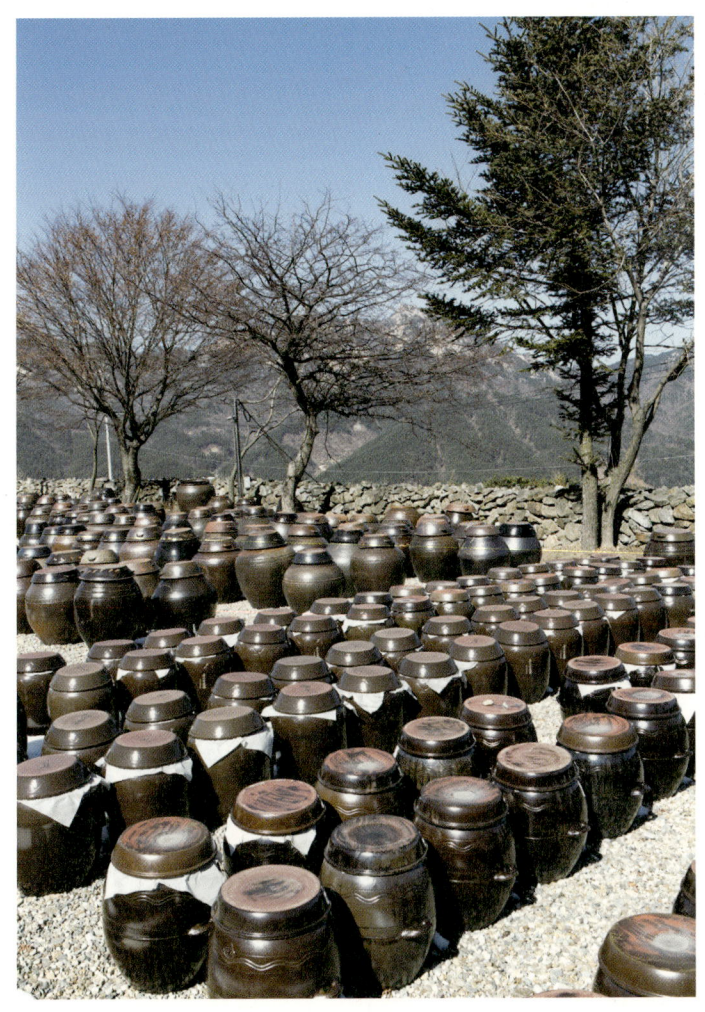

신이 있다. '당뇨'를 1년 이내 흔적도 없이 사라지게 할 수 있다. 당뇨나 고혈압 환자는 죽염을 일정량 꾸준히 먹으면서 운동과 기타 섭생을 잘할 경우 자연스레 병이 낫게 되고 건강해져 더 이상 치료를 받을 필요가 없게 된다. 꾸준하게 먹어서 몸이 좋아지고 효과가 나면 더 이상 먹을 필요가 없어지기 때문에 '소금 장수'이지만 별로 짭짤하지 않을 수도 있는 것이다.

인산 선생이 소개한 처방대로 한다면 자기 병을 스스로 치유할 수 있는 것이다. 이보다 정확한 의학이 어디 있는가. 1989년부터 월간『민의약(民醫藥)』이라는 제호로 대체의학 잡지를 발행해 왔는데 2008년부터『인산의학』이라는 제호로 바꾸어 매달 10만 부씩 발행하는 잡지를 만들고 있다. 메이저 잡지 발행 최고 부수 4만~5만 부를 훨씬 앞선다. 이 잡지에는 그동안 어디에서도 언급하지 않은, 동서고금에 유례가 없는, 독특하면서도 획기적인 새로운 의학이론들이 언급되고 있다. 대형 종합병원에서 암 진단을 받은 뒤 수술을 받고 후속 치료를 받더라도 악화되는 경우가 적지 않다. 병원에서는 "눈부시게 발달된 현대의학의 과학적인 모든 방법을 이용해 최선을 다했지만 더 이상 방법이 없다"고 환자와 가족들에게 말한다. 그렇게 말하는 사람이 어떻게 이 시대의 모든 의학을 대표한다고 말할 수 있고, 환자와 가족들에게 사형선고나 다름없는 그런 결론을 내릴 수 있는 것인가. 말도 안 되는 소리다. 내가 실력이 없어서 못 고치는 병이라고 말해야 하는 것이다. '현대의학'이라고 자부하는 서양의학 중심의 대표적 의료기관에서 모든 병을 다 고칠 수 있다고 단정할 수 있는가. 굳이 거창한 의료기관이 아니더라도 천연물 약초들을 먹여 고친 사람, 음식을 통해 고친 사람, 운동을 통해 고친 사람, 기타 지혜로운 방법을 통해 병을 극복한 사람들이 적지 않다.

과거 어르신들은 심하게 체해 얼굴이 까맣게 되면 바늘로 손끝을 따서 피를 나게 만든다. 손을 따면 새까만 피가 솟구치며 얼굴색이 돌아오면서 다시 살아나게 되는 것이다. 이와 같이 치료하면 안 된다는 법이 있는가.

그러나 요즘은 옛 조상들의 지혜로운 의술이 사라져 가고 있다. '현대의학'이라는 이름 아래 과거의 뿌리 깊은 전통 의술은 미개한 의학으로 취급돼 생매장을 당하거나 외면 속에 사라져 가고 있다. 조상 대대로 전해져 내려오는 전통의학의 의방 속에서 시공(時空)을 넘어 여전히 그 진가(眞價)를 발휘하는 유용한 지혜를 찾아내지 못하고 겉모습만 보며 우습게 알고 발로 차 버린다.

우리 민족의 지혜로운 전통의학을 발굴·계승·발전시켜 이 시대의 새로운 의학으로 정립한 이가 바로 인산 김일훈 선생이다. 이와 같은 내용을 1980년 『우주와 신약(神藥)』이라는 이름의 저술로 출간한 데 이어 이를 좀 더 알기 쉽게 번역해 1981년에 『구세신방(救世神方)』이 출간되었으나 두 권 모두 크게 세상의 주목을 받지 못했다. 이후 필자에 의해 5년 동안 인산 선생의 구술을 받아 신문·잡지 등에 연재한 다음 그 내용을 엮어 1986년에 출간된 책이 바로 '의학의 혁명이자 혁명의 의학을 담고 있다'는 평가를 받으며 50만 부가 넘는 판매부수를 기록해 세인을 놀라게 한 『신약』이다.

인산의학은 무위자연 사상과 일맥상통하는 자연의 묘법

아무리 훌륭한 '인산의학'이라 하더라도 제 건강관리를 잘못해 병고(病苦)로 신음하는 사람들을 자연의 묘방(妙方)과 신약으로 구할 수 있는 것이지 명(命)이 다해 노화(老化)로 자연스럽게 돌아가시는 것은 어쩔 수 없는 것이다. 같은 동네인 함양읍 죽림리 이웃에 권병호(105세) 옹과 김은아(102세) 여사가 사신다. 이미 결혼 80주년이 넘어 몇 년 전 세계 부부의 날에 대상을 받았다. 그들은 자신이 먹고 싶은 것은 몸에 해로운 것이

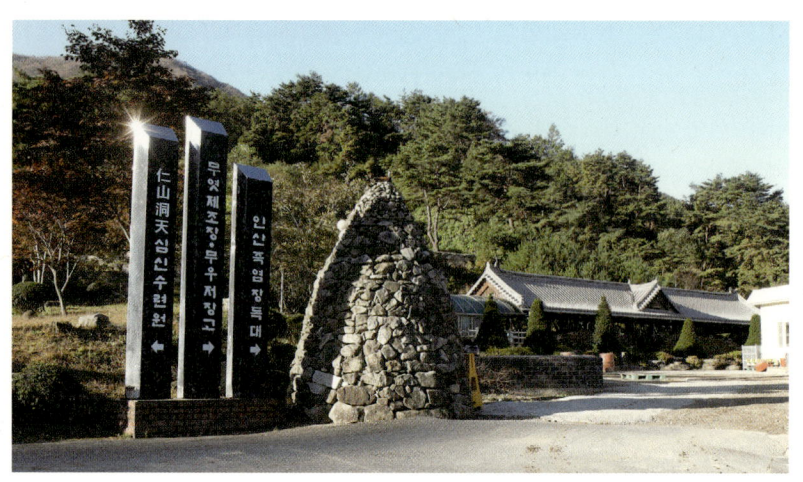

라고 말려도 몸이 원하는 대로 다 먹고, 먹기 싫은 것은 그 누가 몸에 좋은 것이라 권유해도 일절 먹지 않는다.

 자연 그대로, 몸이 원하는 순리적인 방향으로 살아가고 있는 것이다. 권병호 선생은, 내게는 자신의 수명이 114세까지라고 하시더니 그 뒤 함양 군수께는 124세까지 살 것이라고 말했다고 한다. "왜 그렇게 다르게 말씀하신 것인가?"라고 여쭈었더니 그는 자연스레 빙그레 웃더니 "내가 김회장(필자)을 만난 뒤 죽염을 먹기 시작했으니 10년 더 사는 것은 당연한 것 아니겠어?"라고 하시는 게 아닌가. 70세 무렵 정년퇴임 이후 해발 500m 고지의 농촌 마을, 고압선 철탑 바로 아래에서 40년 가까이 거주하고 있지만 권 선생 내외는 아직도 건강하게 살고 있다.

 "고압선 철탑이 건강에 해로울지 모른다"며 옮겨 드리겠다고 하는 함양 군수에게 "나라 예산 낭비하지 말라"며 극구 사양해 그대로 지내고 있다. '인산의학'은 한마디로 표현하면 노자의 무위자연(無爲自然) 사상과 일맥상통한다. 세상의 일반적인 의료를 대입시키지 않고 무위자연 의료를 적용시키면 어떤 난치병·괴질도 자연치유 된다는 것이다. 의학을 세상의 모든 의학, 그리고 인산의학으로 나누는 소이(所以)가 여기에 있다. 세상의 의학을 부정적으로 말하는 것이 아니다. 세상의 의료로 암·난치병·괴질을 고치다가 한계에 봉착해 더 이상 방법이 없다고 할 때 자포자기(自暴自棄)하지 말고 인산의학을 활용하라는 것이다.

다른 의학을 부정하는 것이 아니라 의학마다 각기 다른 특성과 장점이 있기에 이를 잘 활용하면 된다는 점을 말하는 것이다. '인산의학'은 순리와 자연의 의학이다. 자연을 멀리 하면서 병이 오게 되므로 병을 고치려면 자연으로 돌아가라고 이야기하는 것이다. 내가 힘이 조금이라도 있을 때 자연으로 돌아가서 자연으로부터 힘을 얻어서 병을 순리적으로 낫게 해야 한다는 사실을 일깨워 주려는 것이다. 우리 생명을 암·난치병·괴질로부터 구할 수 있는 『신약』, 『신약본초』 전·후편을 읽고 또 읽으면 만고불변의 참의학적 진리와 자연의 묘법을 스스로 터득하게 될 것이다.

이를 통해 '참 의료'를 자각하고 여러분 가족과 주변 모든 분들의 건강을 앞장서서 챙겨 주었으면 한다. '인산의학'을 잘 활용해서 암·난치병을 극복하고 건강을 회복한 뒤 그 경험 내용과 터득한 지혜를 좀 더 많은 분들에게 널리 알려 준다면 크게 도움이 될 것이다. 30여 년 동안 인산의학의 주요 내용에 대해 글 쓰고 말한 것들을 모아 이번에 펴낸 『내 안의 의사를 깨워라』가 여러분의 건강한 삶을 위한 소박한 이정표가 됐으면 한다. 여러분의 생명을 스스로 건강하게 한다면 여러분의 그 힘으로 또 다른 새로운 세상을 창조할 수 있게 될 것이다. 이와 같은 인산의학의 희망과 구원의 메시지를 십분 이해하고 활용하시기 바란다. 건강하게 천수를 온전하게 다 누리고, 나아가 무병장수하시기를 기원한다.

위 글은 지난 2012년 4월 17일 강남구민회관에서 열렸던 필자의 『내 안의 의사를 깨워라』 출판 기념 특강 내용을 정리한 것입니다.

누구나 名醫가 될 수 있는 '참 의료' 妙法

'인산(仁山)의학'은 순리(順理)와 자연(自然)을 중시하는 의학이다. 본래 의학은 이치에 맞아야 하며 자연스러워야 한다. 즉 자연으로 돌아가 순리적 의료를 해야 한다는 것이다. 우리는 '자연으로 돌아가라'고 하면 '원시 시대로 돌아가라'는 이야기로 받아들여 현실과 부합하지 않는다고 생각한다. 선친(先親 ; 仁山 金一勳·1909~1992)은 누구나 쉽게 주변의 농림축수산물 등을 이용해 스스로 병을 고칠 수 있는 '자가(自家)의료'의 방법을 알려 주셨다.

몸을 많이 움직이고 주변에서 흔하게 접할 수 있는 물질을 이용해 자연스럽게 병을 고쳐야 한다는 것이다. 대부분의 의약품은 특정 물질을 추출, 합성해 만든 것으로, 먹을 때는 효과가 나지만 중단하면 다시 원점으로 돌아가거나 예상하지 못한 부작용이 따르게 마련이다. 결국 증상의 완화나 일시적 회복에 그칠 뿐 병의 뿌리를 뽑지 못하는 경우가 많다. 시판되고 있는 소화제는 소화를 촉진시키지만 장기적으로 소화기능을 약화시켜 약이 되는 것이 아니라 도리어 건강에 악영향을 미치는 경우도 발생한다. 습관적으로 먹게 될 경우 약을 먹지 않으면 소화를 못 시키는 결과를 초래하기 때문이다.

혈압 강하제 또한 장기 복용할 경우 우리 몸이 갖고 있는 자율적인 혈압 조절 기능을 약화 또는 퇴화시킨다. 당뇨에 쓰는 인슐린도 장기적으로 쓸 경우 췌장에서 인슐린 생성 기능을 약하게 만든다. 지금 세상의 의료진은 이와 같은 일을 의학이라는 이름 아래 무심코 하고 있으나 인류 스스로 이러한 현실의 문제와 심각성을 인식하지 못하는 것이 더 큰 문제다. 대체로 외국의 의료진은 이와 같은 의학적 부작용을 잘 알기 때문에 항생제 등의 처방을 자제하며 병이 심해지면 어쩔 수 없이 사용하는 경우가 대부분이다.

죽염·쑥뜸이 인생을 바꾼다

인산의학 이야기를 해 보자. 죽염(竹鹽)을 예로 들 경우 꾸준히 먹으면 소화도 잘 시키지만 더욱 중요한 것은 소화기능을 강화한다는 점이다. 몸의 환원력을 높이고 피와 머리를 맑게 하며 신진대사를 원활하게 한다. 쑥뜸을 뜨면 운명마저 바뀐다는 이야기를 제 경험에 비추어 스스럼없이 하는 이들이 적지 않다. 이는 뜸을 뜨면 피가 맑아지고 체력이 강해지며 판단력이 좋아져 무엇을 하든 효율성을 높일 뿐 아니라 좋은 결과를 얻을 수 있게 되어 소속 직장에서도 승승장구할 수 있게 된다는 것이다. 건강이 좋아져 비명횡사하지 않고 장수하게 되면 나뿐 아니라 가족 모두가 행복해지는 것이다. 이 같은 변화는 자신의 운명을 바꾸는 계기로 작용할 수 있다는 이치를 보여 주는 것이라 하겠다.

인산의학의 방침대로 살 경우 순리 자연의 삶을 구가하게 돼 결국 병이 처음부터 생기지 않을 뿐 아니라 설혹 발병했을지라도 크게 힘을 발휘하지 못하고 스스로 소멸하게 되는 환경이 조성된다는 것이다. 인산의학을 알아 죽염을 먹고 병이 낫게 될지라도 그것 때문에 치유됐다고 생각하지 않는 경우가 많다. 말기 암일 경우 백약(百藥)이 무효다. 대다수 한약재는 농약 과다 살포로 인해 병증이 심한 환자가 사용하기에는 적절치 못한 경우가 대부분이다. 한약재를 제대로 재배하려면 국가 차원에서 품질·잔류 독성 등을 검사해야 하지만 너무 많은 종류와 약재를 직접 검사·관리하기에는 불가능할 지경에 이르렀다.
　이처럼 세상이 복잡하게 돌아가고 있기에 여러 정황을 자세하게 모르는 국민은 의료 전문가를 신뢰할 수밖에 없는 상황이다. 가족 중 한 명이 아프면 한 가정의 행복이 무너지고 구성원 모두가 몸과 마음의 고통을 겪게 된다. 우리는 인류 존망의 위기를 부를 수도 있는 화급(火急)한 생명의 문제에 초미(焦眉)의 관심을 가지고 모든 노력을 기울여야 함에도 불구하고 소홀히 하는 경우가 많다. 건강할 때는 절대로 자신의 몸을 챙기지 않는다. 숨이 차게 되면 심장과 폐의 노고를 생각하듯 오장육부(五臟六腑)에 문제가 발생한 뒤에야 오장육부의 존재를 실감하게 되고 그 소중함을 인식해 그제야 문제를 해결할 방법을 찾아 나선다.
　일반적으로 인산의학을 접하는 대부분의 환자와 가족들이 인산 의방(醫方)으로 과연 암·난치병을 치유하고 정상건강을 회복하는 효과가 날까 의심을 떨쳐 버리지 못한다. 제도권 의료에서 모든 방법을 동원해 치료하다가 더 이상 다른 방법이 없고 죽는 길밖에 없다고 하면 그제야 인산의학을 찾는 것은 이 때문이다.
　얼마 전 공개 강연회 석상에서 "세상의 모든 의학, 그리고 인산의학"이란 표현을 한 적이 있다. 세상의 모든 의학이 더 이상 치료법이 없다고 할 때 그래도 희망을 버리지 않고 인산의학에 기대어 자신의 목숨을 구하고 가족을 살려 내는 수많은 사례를 통해 그 표현의 적절성을 믿어 의심치 않는다.

의료행위로 밥 먹고 살지 마라

선친은 8세 때부터 못 고치는 병이 없다고 할 정도로 암·난치병·괴질 등을 잘 고친 불가사의한 행적의 소유자다. 평생 많은 사람들에게 인산 의방을 활용해 암이나 난치병·괴질을 치유할 수 있는 묘법을 일러줬지만 돈을 받지 않았고, 어떤 경우에도 인술(仁術)을 돈벌이 수단으로 활용한 적 없이 막노동을 하며 평생을 야인(野人)으로 살다 가셨다.

선친을 찾아온 환자들 중에는 아주 어려운 사람이 많았고 간혹 부유한 사람도 더러 있었다. 자신과 가족의 고질병을 고쳐 준 것에 대한 고마움의 표시로 정종이나 쌀, 고기 등을 사다 주는 것은 받았지만 '성의(誠意) 표시의 범주'를 넘는 돈은 절대 받지 않고 되돌려 주었다. 인산 선생은 "돈을 벌 줄 아는 사람이 쓰는 것도 제대로 할 수 있다"고 말하고 이어 "나는 쓰레기와 돈을 잘 구분하지 못한다"며 되돌려 주곤 했다.

선친은 "의료행위를 밥 벌어 먹고 사는 수단으로 삼지 말라"며 "의료를 직업으로 하다 보면 생명을 다루는 신성한 사명(使命)을 제대로 인식하지 못하고 돈 버는 것에 더욱 중점을 둘 수도 있게 된다"고 말했다. "그러면 인간으로서 할 짓이 못 되며 자손 대대로 그 대가를 받게 되지 않겠느냐"고 우리 자식들에게 가르쳤다.

또 "의술을 가지고 밥 먹는 사람치고 암·난치병·괴질을 온전하게 고치는 사람은 많지 않다"며 "그런 사람은 의학으로 밥을 먹고 살지 않고 다른 직업을 택한다"고 말했다. 인산 선생은 이러한 자신의 확고한 의학적 철학과 소신에 따라 하루 세 끼니의 밥조차 제대로 먹지 못하면서도 우주의 신비를 밝혀 인류의 생명을 구할 수 있는 의방을 정립해 『신약본초(神藥本草)』라는 이름으로 세상에 모두 공개했다.

인산의학 전문교육기관을 설립하고 싶은 이유는 세상의 모든 인류 건강을 위해 뿌리 깊은 우리 민족의 전통의학에 기반을 둔 '참 의료'를 가르치는 의학교육기관이 꼭 필요하다는 생각 때문이다. 현재 '심신(心·身)치유' 등의 다양한 프로그램에 동참해 인산의학을 알아가는 일은 근본적이라기보다 단기간의 학습에 불과하다. 인산의학이자 자연의학이라고도 할 수 있는 '참 의학'을 공부한 사람이 대거 쏟아져 나오면 세상의 모든 의료기관은 지금보다 훨씬 더 환자가 줄어들어 한가해질 것이다. 인산의학은 인류로 하여금 지나치게 인위·인공적 의료에 의존할 게 아니라 순리와 자연의 삶으로 회귀(回歸)하여 건강할 때 건강하게 살 수 있는 방법을 스스로 터득할 수 있도록 길을 알려 주기 때문이다.

인산의학, 국민 건강의 이정표다

우리나라의 건강보험 재정은 늘 적자에 허덕인다. 의료기관에서 병은 온전하게 고치지 못하면서 천문학적 돈이 계속 의료비로 증발되고 있다. 몸뿐 아니라 마음도 병들어 그로 인한 범죄의 지속적 증가로 국립 교도소도 모자라 이제는 사설 교도소를 만들어야 할 지경까지 이르렀다. FTA 확산으로 외국의 의료기관들이 대거 우리나라에 상륙하여 의료전쟁을 벌이게 될 시점에 접어들었다. 이제는 우리나라 땅에서 국내 병원과 외국 병원이 끝없이 경쟁하는 시대에 접어들게 된 것이다.

국민 건강을 담보로 더 이상 의료산업을 살찌우는 정책은 궁극적으로 국민 건강을 위해 바람직스럽지 못하다는 점을 모르는 이는 없을 것이다. 국민 역시 국가 의료체계를 탓하지 말고 제 병은 제가, 제 집에서, 자연물의 약성을 활용해 고쳐야 하는데 그렇지 못한 것이 현실이다. 이제 정부는 국민 건강을 담보로 의료산업을 비정상적으로 살찌우는 정책을 지양하고 예방의학을 발전시켜 순리적으로 국민 건강에 이바지해야 할 때다. 인산의학은 자기 스스로 건강해지고 가족과 주변 사람까지 건강한 삶으로 인도함으로써 궁극적으로 건강한 한국을 만드는 데 기여하는 '심신건강 이정표'로서의 역할을 훌륭하게 해낼 것으로 기대된다.

죽염산업, 고효율 자연요법의 시작

죽염사업을 처음 시작할 때 신발장사와 같이 소금장사는 우리나라의 대표적 사양산업이었다. 죽염산업에 뛰어든 이유는 돈을 벌기보다 인산 김일훈 선생의 의학이론, 즉 인산의학을 알리기 위한 것이었다. 가장 빠른 효능·효과를 볼 수 있는 죽염을 전략상품으로 내세워 인산의학을 알리겠다는 것이 본래의 생각이었다. 당시에는 우리나라뿐 아니라 전 세계에서 짜게 먹지 말라고 적극 권유하는 상황에 죽염사업을 시작한 것을 보고 주변 사람 모두 무모한 짓이라며 한결같이 만류했다.

1985년 여름, 세 들어 살고 있던 집의 전세금을 빼서 인산의학의 바이블이라 할 『신약(神藥)』 책을 만드는 데 쏟아 붓는 바람에 결국 보증금 100만원에 월세 3만원짜리 집으로 옮겨 살게 됐다. 머리를 감으면 너무 추워 머리칼에 얼음이 주렁주렁 달렸고 비가 많이 올 때에는 지붕 서너 곳에서 비가 샜다. 살고 있는 집은 채 열 평도 안 되는 보잘것없는 단칸방이었지만 인산의학을 알린다는 생각에 마음은 항상 부자였다.

그렇게 해서 세상에 등장한 『신약』을 본 이들이 죽염을 사고자 함양으로 찾아왔다. 돈을 주고 팔지는 않고 필요로 하는 사람들에게 나눠 줬다. 그러다 보니 가족들이 먹기 위해 남겨 둔 비상용 죽염마저 모두 떨어졌다. 어느 날 자신의 남편이 위암에 걸려 죽염이 꼭 필요하다고 전화를 걸어온 부인이 있었다. 그녀는 "죽염이 좋다고 책에는 써 놓고 죽염이 없다고 하면 어떻게 하느냐"며 울음을 터트렸다. 죽염을 필요로 하는 이들이 점차 많아졌고 병든 사람을 더 이상 외면하지 말고 어떻게 해서든 살려야겠다는 생각에 신문 기자를 그만두고 함양으로 내려가 죽염을 산업화해 생산하기로 결심했다. 공장 부지도 없었던 터라 문화재 사찰인 지리산 실상사 마당에서 죽염을 굽기 시작했다. 그 당시(1986년 가을) 실상사의 본사인 김제 금산사 화재로 인해 관할 문화재 사찰에 대한 화재 비상 점검이 이루어졌으며, 매일 밤 실상사 마당에서 불길이 솟구치는 것을 보고 검찰·소방서가 함께 즉시 중지할 것을 요구해 더 이상 죽염을 굽지 못하게 됐다.

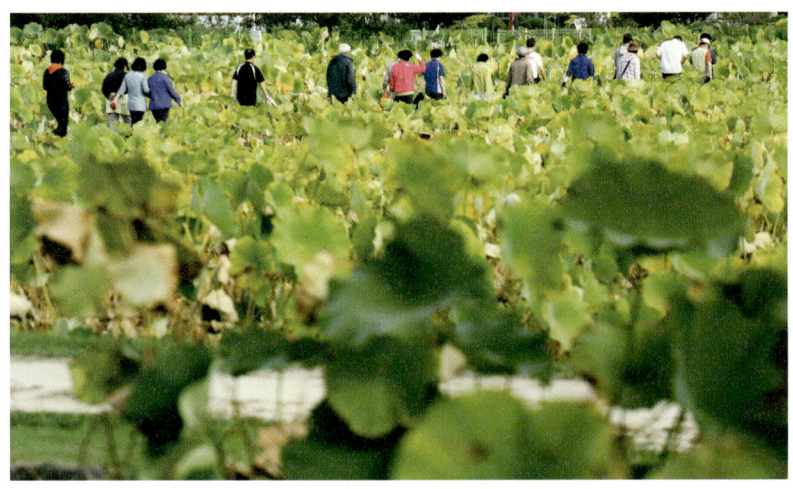

결국 소를 기르다가 호주산 소 수입에 따라 철수한 목장지, 즉 경남 함양군 함양읍 죽림리 삼봉산 아래 지금의 연수원 부지 산림으로 옮겨 와 죽염을 굽기 시작했고, 대량으로 굽다 보니 죽염제조 허가를 받아야 했다.

1986년부터 1987년까지 서류를 준비하여 마침내 1년 만에 함양군 상공계로부터 국내외를 통틀어 처음으로 죽염제조 허가를 받게 되었다. 허가 과정에서 몇 차례 서류가 반려된 이유는 대부분 소금공장이 바닷가에 있는 데 반하여 산골짜기 함양에 소금공장을 설립한다는 점을 선뜻 이해하지 못한 데서 비롯된 것이었다.

1987년 8월 27일 세계 최초의 죽염제조 허가를 받고 죽염산업이 시작된 지도 어언 25년이 됐다. 죽염산업은 인류의 생명력을 강화시켜 주고 건강을 회복시켜 주는 저비용·고효율의 자연요법 물질을 생산한 첫 번째 전략산업이다. 죽염산업이 견인차가 돼 자연요법 위주의 인산의학을 이끌어간다면 지구상의 '참 의료'가 자리를 잡을 수 있다고 생각해 많은 난관을 겪으면서도 현재까지 지속적인 노력을 기울이고 있다. 그동안 인산의학이 널리 퍼진 것은 인산가 12만여 고객 가족들의 관심과 성원 덕택이라 하겠다.

선친은 『우주(宇宙)와 신약(神藥)』 서문에 누구나 천하명의 편작·화타보다 병 잘 고치는 명의가 돼 사람들의 건강을 지킬 수 있도록 경험의방들을 공개한다(此法은 今後 十年이내 扁鵲華陀之術을 使人人으로 全知全能케 하리라)고 선언했다. 죽염산업은 인산의학이자 '참 의료'의 산물이라 하겠다. 12만 인산가족들은 『신약』, 『신약본초』, 『내 안의 의사를 깨워라』, 『한 생각이 암을 물리친다』 등 그동안 인산가에서 출간한 책들을 보면서 인산 선생께서 제시한 '참 의학적 진리'를 깨닫는다면 가족의 건강과 행복을 지킬 수 있는 확실한 방법을 터득할 수 있게 될 것이다.

위 글은 지난 2012년 5월 12일부터 15일까지 열린 인산가 '제16기 김윤세의 심신치유'에서 필자가 강연한 내용의 요지를 정리한 것입니다.

"仁山의 경험과 지혜 빌려 癌 극복에 활용하기를…"

　이 땅에 사는 수많은 암·난치병 환자들 중 상당수가 선친 인산(仁山) 김일훈(金一勳·1909~1992) 선생의 '인산의학'을 받아들여 자신에게 닥친 병마(病魔)를 물리치고 정상(正常)을 회복하여 건강하고 행복한 삶을 영위하게 됐는데도 불구하고 인류의 생명을 구원할 수 있는 '참 의학'의 의미와 가치를 제대로 인식하지 못하고 그래서 다시 건강을 잃는 우(愚)를 범하고 있는 것이 오늘의 현실이어서 매우 안타까울 따름이다.
　인산의학은 이 시대에 새롭게 등장한, 고금동서(古今東西)에 그 유례(類例)를 찾아보기 어려운 전무후무(前無後無)한 '첨단 의학'임에도 불구하고 아직도 그 특성과 효용성을 올바로 인식하지 못하고 여전히 '민간요법', '대체의학'으로 간주하는 정도에 그치고 있어서 좀 더 널리, 좀 더 많은 사람들에게 적극적으로 활용되지 못하고 있는 실정이다.
　우리 국민, 나아가 인류가 점점 더 자연 수명대로 살 가능성이 희박해지고 있다. 지금은 인류의 생명환경 자체가 크게 바뀌고 '공해(公害)물질'

등 알 수 없는 위험인자가 많다. 그런 위험요인들이 급격한 증가를 보임에도 불구하고 오히려 인류는 더욱 안전불감증이요, 무방비 상태라 해도 과언이 아니다.

우리는 하나밖에 없는 자기 생명을 너무나도 소홀히 여기고 있다. 가족들끼리도 건강관리에 무신경(無神經), 무관심(無關心)으로 일관하며 그냥 데면데면 살다가 무슨 질환이라도 닥치면 다른 선택의 여지없이 곧바로 유명 의료기관으로 직행하는 것이 일반적 관행이요, 요즘 사람들의 자화상(自畵像)이다.

실제로 병이 걸리기 전에 지혜로운 섭생(攝生)을 통해 예방해야 하고 질병에 걸리더라도 좀 더 효과적으로 나을 수 있는 자연적, 순리적 방도(方道)를 찾아야 하는데 도리어 비명(非命)에 죽게 할 가능성이 높은 위험한 길을 별다른 생각도 없이 찾아가고 있다. 인산가는 암이나 난치병에 걸리기 전에 미리 적절한 운동과 섭생을 통해 예방하고 병에 걸리더라도 자연요법을 활용해 고칠 수 있도록 실용적 의방(醫方)을 세상에 제시하기 위해 몇 년 전부터 '심신(心身)치유' 프로그램을 운영하고 있다.

이 프로그램에 참여한 인산 가족들은 인류 생명구제의 '참 의료'라 할 인산의학을 배우고 실천하여 우선 자신과 가족들부터 확실하게 건강을 다지고 이어서 다른 이들에게도 이러한 '참 의료의 진실'과 효과적 의방을 널리 전파하여 세상 사람들이 살길을 찾아 헤맬 때 그들에게 병마를 물리치고 되살아날 수 있는 진정한 활로(活路)를 제시해 주길 바란다.

이 땅에는 병 잘 고치는 仙人 道者 神人 적지 않다

전국 방방곡곡을 다니며 자연의학 강의를 하다 보면 우리나라에는 정말 도사(道士)가 많다는 생각이 든다. 이곳에 계신 분들도 반 이상이 도사라 판단된다. 한국은 보통의 사람들이 사는 곳이 아닌 반신반인(半神半人) 즉 신인(神人)들의 세상이라고 생각한다. 이 말이 거짓이 아닌 것을 증명하듯 세계적인 물리학자 고 이휘소 박사를 비롯해 반기문 유엔 사무총장, 김용 세계은행 총재, 골프 박세리·최경주, 피겨여왕 김연아, 수영 박태환, 야구 박찬호 등 각 방면에서 세계인의 이목을 놀라게 한 사람들이 적지 않다는 사실을 깨닫게 된다. 의료계에도 양·한방의학에 다 같이 정통하고 프랑스, 독일, 티베트 등 세계 각 나라의 의학에 통달한 달인들 역시 우리나라 사람들이 인구수 대비 많다는 사실을 실감하게 된다. 과거 고려·조선시대 의학의 달인들은 여성의 손목에 명주실을 감고 임신 여부를 정확하게 판단하였으며 진맥(診脈)만으로도 과거의 모든 병력(病歷)을 낱낱이 파악해 내는 놀라운 진단능력을 보인 이들이 적지 않았다는 사실을 역사가 잘 말해 주고 있다. 만약 누군가 몸이 아프다고 하면 동네에 제도권이든 비제도권이든 그런 문제를 해결해 줄 수 있는 능력을 지닌 명의(名醫)가 있는지 알아볼 필요가 있다.

20여 년 전 필자는 미국 서부 워싱턴 주 시애틀에 살고 있는 친구로서 양·한방의학은 물론이요, 세계 각 나라 의학에 두루 조예가 깊은 한 의학자가 30대 중반의 미국인 여성을 진맥하고 치료하는 광경을 직접 목도(目睹)한 적이 있었다. 그 의학의 달인은 진맥을 통해 과거의 심한 충격을 받았던 사연을 진단해 냈고 그 병의 온전한 치유를 위해 가슴속에 묻어 둔 이야기를 털어놓는 것이 좋겠다는 이야기를 건넸다. 그러자 그 미국인 여성은 한동안 말없이 눈물만 흘리다가 마침내 열여섯 살 나던 해 어느 날 친아버지로부터 성폭행당한 일이 있었다는 사실을 털어놓았고 뒤이어 치료에 임해 양 손바닥 한복판의 노궁혈(勞宮穴)에 침을 꽂은 상태로, 채 한 시간도 지나지 않아 한결 밝아진 표정으로 그 의사와 웃으며 대화를 나누는 믿기 어려운 장면을 보았다.

선친께서는 "우리나라는 선인(仙人) 도자(道者) 신인(神人) 이인(異人) 등 뛰어난 사람들이 많은데 문제는 사기꾼, 도둑놈 비슷한 정치꾼들이 사리사욕(私利私慾)과 집단 이기주의(利己主義)에 사로잡혀 국가의 법과 제도를 잘못 만들어 잘못 운영함으로써 나라 발전을 저해하고 뛰어난 사람들의 특이한 능력들이 사장(死藏)되고 있는 것"이라고 통탄했다.

진정한 '名醫'를 국외로 내모는 안타까운 현실

친한 사람 중에 침 잘 놓는 분이 중풍에 걸려 잘 걷지도 못하는 환자에게 침을 놓아 치료해 주었다. 그 환자는 두어 달 치료를 받으면서 차츰 좋아져 걸을 수 있게 되자 그에 대한 보답을 하는 것이 부담스럽게 느껴졌는지 자신을 치료해 준 사람을 면허가 없다는 이유로 불법 의료행위로 고발하여 버렸다. 치료해 준 분은 치료의 대가는 고사하고 사법처리되어 감옥에 들어가 한동안 곤욕을 치러야만 했다.

뛰어난 의료능력으로 수많은 난치병 환자들을 병고(病苦)로부터 구제하여 세인들의 이목을 집중시켰던 대표적 비제도권 의료인 장병두(105세) 선생의 불법 의료행위에 관한 재판에서는 지난 7월 5일 상고심에서 징역 2년6월에 집행유예 4년, 벌금 1,000만 원을 선고한 원심을 확정하여 최종 유죄판결로 결론지었다.

이러한 결과는 실질적인 질병치료 능력과 환자의 치료효과 여부를 위주로 합리적 판단을 하고 법과 제도를 탄력적으로 운용하는 다른 여러 선진국들의 유연한 분위기와 다른 경직된 법과 제도운영의 단면을 보여 주는 대표적인 사례라 하겠다. 재판부는 "면허 없이 환자를 진맥하고 처방하는 행위는 무면허 의료행위에 해당돼 관련법에 의해 처벌받아야 한다"

며 "단순히 어떤 질병을 상당수 고칠 수 있었다는 사정만으로 사회 상규에 위배되지 않는다고 할 수는 없다"고 판시했다. 선친은 72세 되던 해인 1980년에 펴낸 『우주와 신약(神藥)』 서문에 "재주가 자기(自己)보다 나은 사람을 싫어하고 음해하는 '승기자염지(勝己者厭之)'의 잘못된 폐풍악습을 여전히 버리지 못하고 있다"며 "이러한 분위기와 풍토 속에서는 비록 뛰어난 재능을 지닌 사람이라 하더라도 제대로 능력을 발휘하여 국가사회 발전에 기여하거나 세상 사람들에게 도움 되는 일을 하기 어렵게 된다"고 토로한 바 있다.

요즘에는 과거와 달리 우리 시대의 달인, 실질적으로 재능이 뛰어난 사람들을 존중하고 배려하는 풍토로 바뀌어 가고 있기는 하지만 아직도 자신보다 잘난 사람을 배척하고 음해하는 덜 깬 부류들이 일부 존재하는 것이 사실인 만큼 이러한 풍토를 몰아내고 하루속히 미풍양속(美風良俗)으로 바로잡을 필요가 있을 듯싶다. 비록 비제도권 의료인이라 하더라도 자신의 의료능력을 가지고 이웃사람들의 질병문제 해결에 도움을 주는 사람에게 질병문제 해결의 실질적 효과 여부를 떠나 '과학적 검증이 안 됐다', '면허가 있는가', '허가를 받은 건가'라는 등의 비본질적 사안만을 중점적으로 따진다는 것은 아마존강 유역의 미개한 원시 부족국가에서도 있을 법하지 않은 이야기다.

국민 건강에 초점 맞춘
합리적 의료관계 법령 마련되어야

우리나라에서는 의료법상 아무리 의료능력이 뛰어나도 의술을 펼 수 있는 길은 오직 하나다. 100살이 넘었더라도 대입 수능시험을 봐서 아주 높은 점수를 받아 의대(醫大) 또는 한의대(韓醫大)에 입학해 졸업을 하고 국가고시에 합격해야 한다. 그 외 다른 길은 없다. 그러나 미국, 중국 등 다른 나라에서는 그 분야에서 실력이 인정되면 심의위원회를 열어 국가에서 다각적인 검증절차를 거쳐 자격심사에 합격한 사람에게는 면허(免許)를 내주어 영업을 할 수 있도록 해 준다. 이 때문에 우리나라 침술사가 미국에서는 합법적으로 치료를 하고 있는 것이다. 미국이 후진국인가, 야만국가인가. 침 잘 놓는 사람이 자신의 침술을 이용해 병고(病苦)로 신음하는 사람들을 치료해 주거나 도움을 주는 것을 범죄로 규정하여 처벌하는 국가의 처분이 과연 국제사회의 건전한 상식에 부합하는 일인지 깊이 생각해 볼 일이다.

우리나라는 세계 일등의 인천공항을 비롯하여 10위권의 경제력과 고속도로 4,000km 시대로 들어서는 선진국 진입 문턱에 다다른 정말 대단한 나라로 변모하고 있다. 이제는 동네 뒷골목까지 포장이 되고 있는 상황에다 IT 산업의 발전, 인구 대비 컴퓨터·스마트폰 보유 대수 역시 따라잡기 어려울 정도로 놀라운 발전을 거듭하고 있는 반면에 유독 국민의 생명에 직간접적으로 지대한 영향을 미치는 의료관계 법령이 마치 미개한 나라의 법령처럼 적지 않은 모순을 내포하고 불합리하게 제정됐음에도 불구하고 개정되지 않고 계속 그대로 시행된다면 후손들에게 막대한 악영향을 미칠 수밖에 없을 것이다.

智異山은 神藥 靈藥 妙藥의 寶庫…
의료타운 건립 절실

지리산(智異山)은 아주 지혜롭고 특이한 사람들이 모여 사는 산이라는 뜻을 가지고 있다. 방장산, 청학산, 방호산, 두류산 등 이름이 10가지가 넘는다. 주위가 800여 리에 달한다는 웅장한 지리산 기슭 골짜기에 깃들어 사는 도인들도 줄잡아 3,000명이 넘는다고 한다. 지리산 골짜기 50여 곳에서 뜻한 바 있는 도사들에 의해 죽염이 구워지고 있다. 원래 '덕이산(德異山)'이라 불리던 덕유산(德裕山)은 덕스러운 사람이 많다는 뜻을 지니고 있다. 지리산과 덕유산 사이에 위치한 함양은 한마디로 '도인(道人)들의 세상'이다.

지리산은 전체가 천하 명약(名藥)의 보고(寶庫)다. 그러나 지리산은 국립공원관리공단에서 약초 한 뿌리, 나무 한 가지조차 뽑거나 꺾어서 밖으로 가지고 나갈 수 없도록 철저히 관리하고 있다. 한신계곡을 올라가다 보면 당귀가 엄청나게 많이 있다. 지리산 당귀 한 뿌리를 뽑아 주전자에 넣고 끓이면 주위 전체가 향기로운 냄새로 가득해진다.

지리산이라는 세계 신약 영약의 보고가 살아 움직여 국민 건강에 이바지하는 곳으로 승화되었으면 한다. 또 외국인이 우리나라를 찾아와 병을 고치고 나갈 수 있는 거대한 의료타운이 그 일대에 만들어졌으면 하는 바람이다.

간절한 마음으로 참 의학의
眞理 구하면 活路 열린다

선친은 우리나라에서 좋은 약재를 구할 수 없어 앞으로는 어떻게 해야 하는가 항상 고민했다. 대안으로 '대량 생산이 가능한 천하명약 서해안 천일염(天日鹽)을 대나무와 소나무 장작불을 이용해 법제하여 죽염을 만들어 활용하라', '오리에게 유황을 먹여라', '아무 데나 잘 자라는 흔한 농림축수산물의 약성을 알고 활용하여 병마 퇴치의 약재로 쓰라'고 했다. 인산의학에서는 흔하디흔한 인동초의 꽃 '금은화(金銀花)'와 민들레 전초를 말린 '포공영(蒲公英)'을 암·난치병 퇴치를 위한 중요한 기능을 하는 주된 약재로 사용하고 있는 것이다.

선친은 위암·간암 등 각종 암에 걸린 사람들이 찾아오면 "죽염 퍼먹어"라고 말해 주고 "선생님! 짜게 먹으면 안 된다던데요…"라고 의심하면 "그럼 먹지 마! 가 봐"라고 했다. 그 환자가 그렇게 반응한 원인은 선친의 처방대로 하지 않는다면 지구상 어떤 것도 그 사람을 치유할 수 없을 뿐 아니라 누구도 병마를 극복하고 살 수 있는 지혜로운 묘법을 제시할 수 없을 정도의 단계에 이른 현실을 제대로 인식하지 못한 채 세상의 의학적 상식과 그 치료 방식에서 크게 벗어나지 못했기 때문으로 판단된다.

그 환자는 '인산의학'에서 제시한 간이(簡易)한 의방(醫方)의 의미와 가치를 모르고 시골의 할아버지가 용하다고 하여 지푸라기라도 잡는 심정으로 찾아온 까닭에 살길을 찾기 위한 간절한 염원(念願)이 아니라 "살면 좋고, 아니면 말지"라는 가벼운 마음으로 왔기 때문에 지혜롭지 못한 행동과 말이 나오며 스스로 병고를 극복하고 살 수 있는 길을 놓치고 마는 것이다. 스스로 살아날 수 있는 방법에 대해 진리(眞理)를 갈구하는 구도자의 간절한 마음으로 절실하게 물어보고 실천할 때 아마도 활로가 열릴 것으로 판단된다.

현실을 직시하지 못한 경망스런 생각과 말과 행동은 때로는 자신의 신세를 망치고 목숨까지 잃게 하는 계기로 작용할 수도 있는 것이다. 자신이 '참 의료'의 살길을 알아채지 못하고 거부하는 우(愚)를 범할 게 아니라 항시 스스로 마음의 문을 열고 맑고 밝게 순리적으로 살아야 한다. 그것이 천우신조(天佑神助)를 부르는 가장 현명한 삶이 될 듯싶다.

선친의 독특한 인산의학 이론을 배우다 한의사·양의사가 된 사람도 있다. 양의사이거나 한의사인데도 불구하고 어려운 질병의 전부 또는 일부를 인산의학으로 다스리는 사람도 이제는 적지 않다. 암·난치병의 위협으로부터 자신의 목숨을 구할 수 있는 묘법을 찾을 때는 양의사·한의사, 제도권·비제도권 따질 이유가 없다. 지혜로운가, 공정한 마음을 가졌는가, 사리사욕이 없는 사람인가, 제대로 효과가 날 수 있는 방법인가를 따져 보는 것이 중요하다. 즉 의자(醫者)의 인품과 능력을 보아야 한다는 것이다.

독성 함유한 약재의 안전장치
유황오리·다슬기·마늘·파

선친께 구술(口述)을 받아 신약을 집필하고 있을 때 "죽염이 어디에 좋습니까?"라고 물으면 "만병통치약"이라고 했다. '해부를 한 것 이상으로 나는 다 보이지만 세상 사람들은 믿지 못한다'고 했다.

모 신문의 문화부장이 선친과 인터뷰를 하며 핀잔 조의 이야기를 들은 적이 있다. "자네는 무엇을 얻으려고 묻는가? 자네와 내가 아는 세계는 근본적으로 다르네"라고 했다. 풀이 자라면서 물을 끌어올려 빨간 꽃, 파란 꽃으로 피어나는 현상조차 말이나 글로 제대로 표현하기는 매우 힘들다. 사람의 생명체는 털구멍 8만4,000개, 육장육부에 해당되는 12뇌가 있지만 해부학적으로 우리 눈에는 보이지 않는다고 했다.

선친은 공해(公害)가 창궐하는 세상이므로 아무런 공해도 없던 시절에 쓰인 400년 전의 『동의보감(東醫寶鑑)』 처방으로는 현대 난치병들을 근원적으로 고칠 수 없다고 했다. 감기 근절을 위해서는 먼저 독을 풀어 주어야 한다는 원칙에 따라 인산의학에서는 『신약(神藥)』에 제시한 '영신해독탕(靈神解毒湯)'이라는 감기약을 쓴다. 이 약의 특징은 체내의 독을 먼저 풀어 주는 것이다. 『신약』의 많은 처방에는 '가미(加味)'라는 용어가 붙는다. 그 처방에는 주된 주장약, 즉 군약(君藥)의 용량을 과거 전통 처방의 2~5배 이상으로 늘려 3첩 이내의 첩약을 복용하게 한 획기적 처방들이다.

선친은 국내에 유통되는 약재가 대부분 중국 약재인 만큼 효과를 기대하기 어렵다는 판단 아래 그 해결 방안으로 전통 처방의 200배에 달하는 한두 가마니 분량의 많은 약재를 대형 가마솥에 한데 넣고 끓였다. 센 불에 끓이면 독이 흘러나온다는 점을 감안해 약한 불에 살살 끓여서 짜지 않고 체에 밭쳐서 약물만 나오게 한 다음 그것을 졸여서 무시로 먹게 했다.

이러한 '약재 달임'의 숨겨진 이치를 인식하지 못하고 선친의 처방약재를 센 불에 푹 끓여 짜면 약재의 독성과 중금속이 그대로 탕약 안에 포함되는 문제를 야기하게 된다.

독성 중금속 약재에 대한 이중 삼중의 안전장치로 유황오리, 다슬기, 마늘, 대파 등을 가미하여 달이도록 함으로써 문제를 해결하는 경험적 지혜도 엿보인다. 이러한 내용을 전혀 알 길 없는 일부 의료인들은 『신약』 처방대로 약을 쓸 경우 즉사(卽死)할 수 있다고 한다. 『동의보감』 처방의 200~400배에 달하는 용량의 약재를 한데 넣고 끓여 무시로 먹으라 했기 때문이다. 그러나 인산의학 처방은 해독 작용이 강한 유황오리, 마늘, 대파, 다슬기 등의 약재가 함께 들어가 어린아이가 먹어도 안전하다.

결국 시대가 변해도 『불경(佛經)』 『성경(聖經)』 『신약』 『신약본초(神藥本草)』 등 진리를 담은 책들은 영원불멸의 생명력을 지닌 채 수많은 사람들에게 지속적으로 읽히고 있는 것이다. 우리 모두 만고불변(萬古不變)의 '참의학적 진리'를 학습하고 실천하는 과정에서 깨달음을 얻는다면 아마도 자연스레 천수(天壽)를 온전하게 누릴 수 있을 것이다.

위 글은 필자가 지난 2012년 7월 12일부터 15일까지 인산연수원에서 열린 '제17기 김윤세의 심신치유'에서 특강한 내용의 요지를 정리한 것입니다.

仁山의학은 '自力의학' 제 병은 제 힘으로 고친다

전국 유명한 산사(山寺)에 가면 절 입구에 "입차문래 막존지해(入此門來 莫存知解)"라는 글귀가 보이는데 그 의미는 "이 문 안으로 들어와서는 그동안 당신이 알고 있는 지식을 잠시 내려놓기 바란다"는 뜻이다.

자신이 알고 있는 지식이나 상식을 고집하지 말아야 새로운 것을 받아들일 수 있다는 뜻에서 하는 이야기다.

또 "삼일수심 천재보 백년탐물 일조진(三日修心 千載寶 百年貪物 一朝塵)"이라는 글귀 역시 눈에 자주 띄는데 "삼 일간 마음을 닦는 것은 천년의 보배이지만 백년 동안 물욕을 탐하는 것은 하루아침의 티끌에 불과한 것"이라는 뜻을 담고 있다.

이와 같은 마음가짐으로 자기 생명에 대해 공부를 해야 할 것이다. 3일간의 프로그램을 마치고 이곳을 떠날 때에는 몸과 마음의 건강이 이미 혁신적으로 바뀌겠지만 그 뒤에도 지속적으로 인산의학의 핵심 취지를 좀 더 명확하고 완벽하게 받아들여 터득하고 실천할 필요가 있겠다.

인산의학 제일의 묘방이라 할 죽염(竹鹽)을 먹어도 뜨뜻미지근하게 먹지 말고 제대로 효과 나게 먹어야 한다.

쑥뜸을 뜰 때도 뜨는 시늉만 해서는 비명(非命)에 염라국 가는 것을 면하지 못할 수도 있다.

쑥뜸을 뜨려면 제대로 떠서 죽음의 위기에서 자신을 구해야 할 것이다. 호기심에서 장난으로, 취미 생활로 쑥뜸에 도전하지 말고 자신이 병에 걸렸다면 나을 수 있도록 제대로 떠야 할 것이다.

인산의학에서 제시한 의방(醫方)들은 보기와 달리 엉뚱한 부작용을 초래하거나 인체에 무리를 주는 일이 결코 없다. 그러나 많은 사람들이 이와 같은 의방을 실천하는 것에 대해 대단히 복잡하다고 여기거나 피곤하게 받아들인다.

대개 특별한 경우가 아니라면 현실의 삶에서 무사안일주의로 살아가고 있기 때문이다.

자기 생명을 경영하는 것에 대한 별 개념 없이 데면데면 살다가 병을 얻고도 정신을 차리지 못한 상태로 쑥뜸을 뜨거나 죽염 등의 요법을 실천하게 된다면 건강 회복이나 증진에 별 도움이 되지 못할 것이다.

仁山으로 가는 길을 찾는가

천년 전에 중국 당나라 천태산에서 전설처럼 살다가 어느 날 홀연 세상에서 사라진 거지 모습의 한 선지식이 있었다. 그분은 정신세계의 깊이와 높이를 짐작하기조차 어려운 희대의 기인(奇人)으로서 많은 이들에게 문수(文殊)의 화신(化身)으로 일컬어지는 한산(寒山)이다.

동시대의 습득(拾得)이라는 이와 함께 유명한 화가들의 그림에 자주 등장할 정도로 널리 알려진 인물이다. 한산의 주옥 같은 시 300수가 전해지고 있으며 그 시 중에는 마치 '인산(仁山)의학' 이야기를 하는 듯한 시들도 적지 않다. 필자의 저서 『내 안의 의사를 깨워라』에는 그이의 시를 적지 않게 인용하여 순리와 자연의 '참 의료 이야기'를 설명한 바 있다.

人間寒山道 (인문한산도)
세상 사람들이 한산(인산)으로 가는 길을 묻지만
寒山路不通 (한산로불통)
한산(인산)으로 가는 길은 열려 있지 않다네
夏天氷未釋 (하천빙미석)
여름날에도 얼음이 녹지 아니하고
日出霧朦朧 (일출무몽롱)
해가 떠도 안개가 자욱하다네
似我何由屆 (사아하유계)
나 같은 사람은 어떻게 온 것일까
與君心不同 (여군심부동)
그대들과 마음이 다르기 때문이라네
君心若似我 (군심약사아)
만약 그대들의 마음이 나와 같아질 수 있다면
還得到其中 (환득도기중)
문득 그 속에 이미 들어와 있으리라

오늘날 세상은 암·난치병·괴질이 창궐하는 공해시대다. 그러한 질병들을 물리치고 건강을 회복하는 것이 그리 간단하지 않다는 사실을 겪어 본 사람들은 어느 정도 짐작하지만 그렇지 못한 이들은 꿈에도 상상하지 못하고 살아간다.

현대의학이 과학발전에 힘입어 눈부시게 발달했다는 이야기에 안심하고 몸과 마음을 다같이 무장해제 상태로 살다가 어느 날 느닷없이 난치성 병마의 침공을 받고는 그저 혼비백산 망연자실 어찌할 바를 모르고 허둥대지만 이미 위험은 목전으로 다가와 생존을 위협하는 지경에 다다른다.

인산의학은 세상의 모든 의료가 더 이상 방법이 없다며 포기할 때 인산 선생의 천부적 혜안(慧眼)과 팔십 평생의 경험에 근거해 제시한 바 있는 지혜로운 의방을 활용해 온갖 병고(病苦)를 극복하고 재생의 기쁨을 누릴 수 있게 하는, 희망과 구원의 복음(福音)으로 떠오른다.

自然으로
돌아가야 하는 이유

우리는 대체로 복잡한 세상, 분망한 삶을 살다가 어떤 이유로 체력이 저하되면서 암이나 난치병·괴질에 걸려 위기에 처하게 되면 갑자기 머릿속이 하얘지며 나아갈 바를 몰라 극도로 방황하게 된다.

이때 가족이나 주변 사람들은 깊은 우려와 많은 생각 속에 휩싸여 조금이라도 효과 있다거나 좋다는 이야기를 들으면 이치를 생각해 볼 겨를도 없이 이것저것 해 보게 되고, 이렇다 할 효과를 거두지 못한 채 차츰 실망감이 절망감으로 바뀌면서 자포자기(自暴自棄) 단계로 접어들게 된다.

일단 암이 3기 이후가 되면 백방(百方)으로 노력해도 '백약(百藥)이 무효'인 단계로 접어들게 되지만 주변 사람들이 전하는 자신이 경험한 내용부터 들은 이야기까지 방약(方藥)에 대해 듣고 실천해 보다가 대개의 경우 이렇다 할 성과를 거두지 못하고 비명(非命)에 생을 마감한다. 나를 살릴 수 있는 순리와 자연의 '참 의료'를 먼저 자각(自覺)하여 철두철미하게 실천하지 않으면 병마(病魔)를 근본적으로 물리치기 어려운 법이지만 그것을 만나기도 쉽지 않을뿐더러 만난다고 해도 충분히 이해하고 받아들여 실천하는 것 역시 생각처럼 간단하지 않다는 데 문제의 심각성이 있다.

우리는 어려운 현실에 닥치고 나서야 정신을 차리게 되고 병마로 인해 비명에 허망하게 생을 마감하지 않겠다고 결심한 사람들의 경우 무리(無理)와 비자연(非自然)으로 점철된 제 삶의 궤적을 돌아보면서 병고를 극복하고 살 수 있는 참 의료의 신약(神藥)과 묘방(妙方)을 찾게 된다. 마음을 비우고 정성을 다하여 백방으로 찾다 보면 마침내 '참 의료의 활로(活路)'에 들어서게 되고 그 의방을 스스로 터득하게 된다.

혹자는 인산 선생의 『신약』에서 제시한 방약이 활용하기 어렵다고 하지만 지구상에 어떤 의서도 『신약』보다 더 간단명료하게 암·난치병·괴질을 물리치는 묘방과 신약을 제시한 의서가 없다는 사실을 올바로 인식하기를 바랄 뿐이다.

그러나 사람들은 대체로 『신약』을 제대로 읽어 보거나 실천하기 위해 그 어떤 노력도 기울이지 않고 마치 감나무 밑에서 그저 입 벌리고 누워 감이 떨어지기만을 기다리는 식으로 접근하는 게 고작이다. 그런 안일한 자세와 게으른 접근법으로 어떻게 세상에서 고치기 어렵다고 결론이 난 암·난치병·괴질을 제대로 물리칠 수 있겠는가.

제 병, 제 힘으로 고치는
'自力의학'

선친은 8세 때부터 경천동지할 기발한 의방을 창안하고 제시해 각종 암, 난치병을 고쳤으며 천문과 지리에 능통했다. 선친은 21년 전인 1992년에 84세를 일기로 선화(仙化)하신 바 있다. 이미 오래전에 세상을 떠나

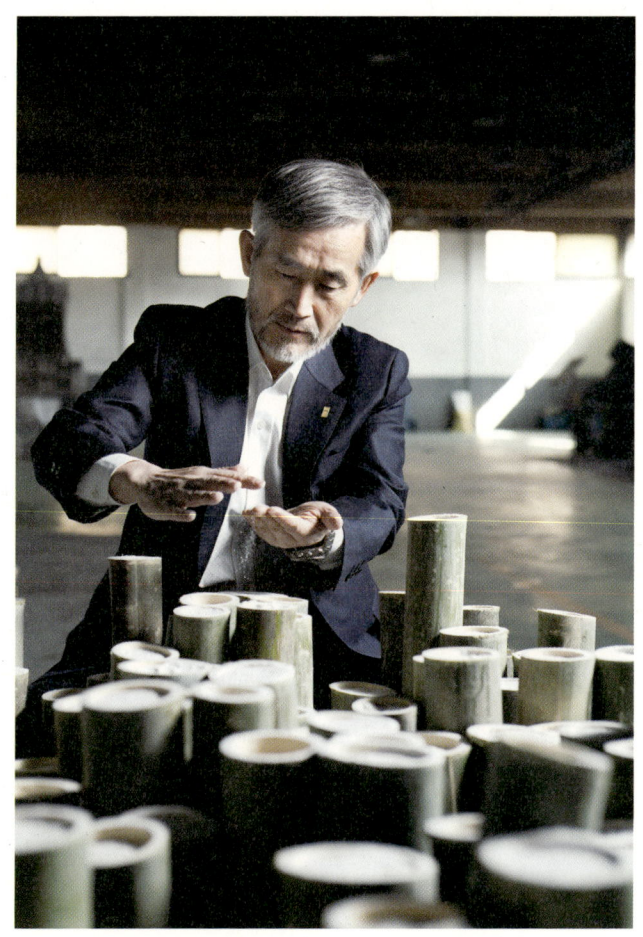

신 선친을 과대 선전해서 과연 여러분께 무엇을 얻을 수 있겠는가? 필자는 다만 고금동서에 그 유례(類例)를 찾아보기 어려운 선친의 독특한 의학이론과 그 방약의 놀라운 효용성에 대해 설명하기 위해 앞서 이해를 돕는 차원에서 선친 인산 김일훈 선생이 어떤 분인지, 무슨 이유로 그 독특하면서도 독창적인 의학이론을 세상에 제시한 것인지에 대해 말씀드리는 것이다.

광복 직후 우리나라는 미국 방식의 서양 의료체계를 국가의 중심 의료체계로 받아들였다. 정부 수립 당시, 우리나라 전통의료에 비해 적어도 외견상(外見上)으로는 놀라운 발전을 이룬 것으로 보이는 '선진국의 의료를 받아들여야 한다'는 이승만 초대 대통령의 소신과 방침에 따라 보건정책에서 전통의학을 배제함으로써 뿌리 깊은 민족전통의학의 많은 장점들이 빛을 보지 못하고 사장(死藏)되는 한국의학사 최대의 비극을 초래한 바 있다. 필자는 철이 들기 시작하면서 23세 때인 1977년부터 선친의 독특한 의방은 인류의 생존을 위협하는 난치성 병마를 퇴치하는 데 효과적인 것임을 간파하고 국가 차원에서 국민보건과 인류 건강을 위해 활용할 필요가 높다는 사실을 알리기 위한 노력을 30여 년간 지속적으로 기울여 왔다. 처음부터 인산의학을 알릴 목적으로 1981년 기자가 되었고 선친의 구술을 5년 동안 받아 적어 모 주간신문에 게재한 뒤 그것을 모아 1986년 6월, 고금동서를 통틀어 전무후무한 신의학적 이론서 『신약』을 펴냈다.

200자 원고지 3,000여 장에 달하는 원고를 작성했으나 출판비를 마련할 길이 없어서 당시 살고 있던 서울 강서구 화곡동 아파트의 전세금을 모두 빼서 자비(自費)로 출판했었다. 이러한 저간의 사정이 알려지면서 1986년 7월호 유명 여성지 『여원(女苑)』에 "기적의 의술을 숨겨온 기인 김일훈 옹… 죽을 목숨 살린 것만 해도 수천 명이 넘지"라는 제목의 기사가 7페이지에 걸쳐 대서특필됐다. 당시 선친의 예언대로 세상은 이미 암·난치병이 급증하기 시작했고 『신약』은 크게 세상의 주목을 받아 출판된 지

30일 만에 4,000부가 완판됐으며 그 이후 현재까지 지속적으로 판매되어 지금까지 전 세계를 통틀어 의학서적 출판 역사상 가장 많은 60만 부의 판매부수를 기록하고 있다. 바로 이 불멸의 인산의학 저술『신약』을 통해 죽염·유황오리·오핵단 등 인산 선생의 독특하고 독창적인 의학이론과 방약이 세상에 널리 알려지게 되었던 것이다.

인산 김일훈 선생이 세상에 제시한 것은 "암·난치병·괴질은 자연물의 약성을 이용해 제 몸의 자연치유 능력으로 극복해야 한다"는 지극히 상식적이고 합리적인 이론이다. 그러나 우리 의료현실은 서양의료 중심의 의료체계 하에서 양·한방의 반목과 갈등이 끝없이 이어지고 국민의 생명에 지대한 악영향을 미치는 비합리적인 의료관계 법령이 엄연히 존재하고 있다. 의료관계 법령은 일반인들은 물론이고 전문가들도 읽어 보기조차 어렵게 기술돼 있다. 우리나라 의료관계 법령은 국민의 생명을 보호하기 위한 본래의 목적보다는 양의사와 한의사, 약사 간의 이해관계를 조정하는 데 더욱 초점이 맞춰져 있어 결국 그 법으로 인한 불이익은 고스란히 환자와 그 가족들, 나아가 전 국민에게 돌아가게 되어 있다. 이와 같은 불합리한 법령을 가지고 있는 나라가 전 세계를 통틀어 과연 몇 나라나 존재하겠는가?

우리 국민은 마음이 착해서인지 몰라도 현실 의료의 잘못된 부분에 대해 전혀 지적하거나 시정을 요구하는 일이 거의 없고 그나마 법적으로 보장된 환자의 권리마저 쉽게 포기한다.『삼국지』의 삼파전을 연상시키는 의사·약사·한의사 간 밥그릇 싸움에 또 다른 제3의 의학이 가세할 경우 기존의 제도권 의료는 연합전선을 펴서 진입을 막기 위해 온갖 수단과 방법을 동원해 저지하는 후진적 모습을 여전히 탈피하지 못하고 있는 실정이다.

인산의학은 "제 병은 제 힘으로 고친다"는 기본적인 생각에서 출발하는, 자력(自力)의학의 전형(典刑)을 보여 주고 있다. 필자는 1981년부터 인산의학에 대해 글을 쓰고 강연한 내용을 정리하여 2012년 4월『내 안의 의사를 깨워라』라는 책(1,118페이지)으로 출판했다. '자력'이라고 하는 것은 생명과 함께 지니고 온 '자연치유 능력'을 의미한다. 내 몸 안에 본래부터 존재하는 자연치유 능력이 '자력'이다. 인산의학은 자력의학이다. 제 힘으로 제 병을 물리쳐야 한다는 의학적 철학과 소신을 바탕으로 제시된 이론이다.

　인산의학은 누구나 쉽게 인식하고 받아들여 활용할 수 있는 간이(簡易)한 이론체계와 방법론을 제시하고 있다. 따라서 우리말을 잘 알아듣지 못하는 3살배기·5살배기가 아니라면, 즉 한글을 터득하여 어느 정도 이해하는 수준이라면 누구나 받아들여 실천해 효과를 거둘 수 있는 순리와 자연에 근거한 '생활의학'이라 하겠다. 인산의학의 또 다른 특징은 세상의 모든 의학과 조화를 이룰 수 있는 '상생(相生)과 조화(調和)의 의학'이라는 것이다. 인산의학의 방식대로 제 난치병을 극복한 초등학교 5학년 어린이가 '인산 쑥뜸법'을 활용해 할머니의 허리 아픈 것을 고쳐 준 사례는 여러 가지 면에서 시사하는 바가 적지 않다.

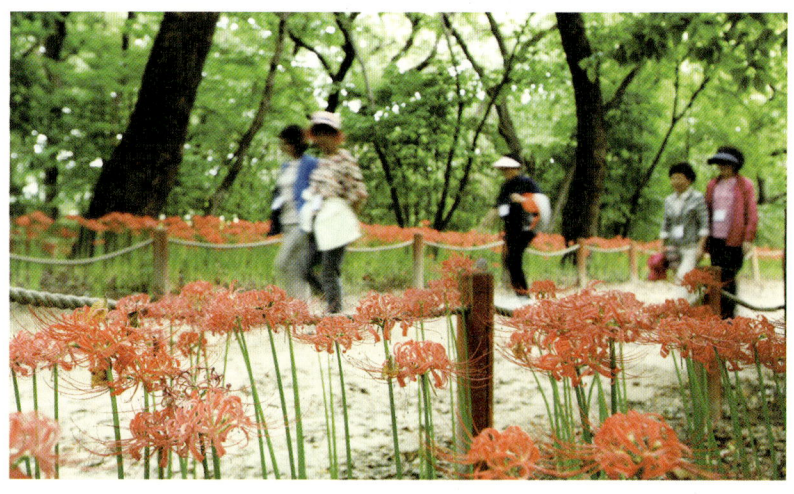

세상의 모든 의학에서 더 이상 치료가 불가능하다, 힘들겠다는 등 뭐라고 하든지 '참 의료의 묘리(妙理)'를 터득한 뒤에는 그런 견해는 그리 중요한 것이 아니다. 사람의 능력은 무한하다. 불가능하다는 것은 그냥 스스로 한계를 정해 놓은 그 말을 한 그 의료인 자신의 생각이고 끊임없이 더 효과적 방법을 찾아보기 위한 노력을 게을리하는 안일한 마음일 뿐이다. 너무나도 안일한 우리 마음을 다잡는 것이 더욱 중요한 일이다.

정말 몸에 좋은 약은 입에 쓰고(良藥苦口利於身) 나의 행실에 도움 되는 충언은 귀에 거슬리는 법(忠言逆耳利於行)이다. 듣기 싫은 쓴소리를 한다고 외면해 버리는 그런 편협한 자세를 가지고 어떻게 사람의 생명을 구하는 인술(仁術)을 제대로 펼 수 있겠는가? 저세상 가는 일이 뭐가 그리 바쁘다고 서둘러 비명횡사를 마다하지 않고 갈 이유가 있겠는가. '개똥밭에 굴러도 이승이 낫다'고 한 우리 속담을 음미하면서 최소한 생물학적 천수(天壽)인 125세까지 건강하고 행복하게 살 수 있도록 새로운 목표를 설정하고 그에 맞추어 인생 설계를 변경할 필요가 있을 것 같다. 필자는 인산 선생의 『신약』『신약본초(神藥本草)』, 노자(老子)의 『도덕경(道德經)』을 100번도 더 읽었다. 곁에 두고 틈틈이 읽으면 하나하나 깨달음이 오는 법이고 하나를 깨닫고 지속적인 노력을 기울여 그것을 믿고 또 하나를 더 깨닫게 된다. 이렇게 끊임없이 노력을 기울여 나가다 보면 더 이상 깨달을 것이 없는 최고의 경지에 오른 상태, 즉 '삶의 자연(自然)과 참 의료의 대도(大道)'를 터득하여 온갖 병마와 재액(災厄)의 속박으로부터 해탈(解脫)한 자유자재(自由自在)의 존재로 명이 다하는 날까지 살아갈 수 있게 되는 것이다. 이곳에 계신 분들과 이 글을 읽는 모든 분들의 삶이 그런 삶으로 승화되기를 충심으로 기원하면서 말과 글을 마친다.

이 글은 필자가 지난 2013년 10월 18일부터 20일까지 경남 함양 인산연수원에서 열린 '제24기 인산가 힐링캠프'에서 특강한 내용의 요지를 정리한 것입니다.

"인산의학에는
생명존중 사상이 숨 쉬고 있다"

　세상 사람 모두가 짜게 먹으면 몸에 해롭다고 주장할 때 지구상의 딱 한 사람은 죽염을 퍼먹으라고 했다. 그분이 바로 인산의학을 세상에 제시한 인산 김일훈 선생이다. 쑥뜸도 밤톨만 한 크기로 몸에 직접 뜨라고 했다. 자신의 잣대로 보면 절대 못 알아듣는다. 이것은 대롱(빨대)으로 하늘을 보는 것과 같은 것이다. 노자는 "대롱으로 하늘을 보면서 하늘이 크다, 작다라고 말하는 것은 지혜롭지 못하다"고 했다. 이런 선입견을 가지고 인산의학을 비교분석한다면 여러분은 더 헷갈릴 뿐이다. 제 이야기를 아무리 들어도 의혹만 더 커질 뿐 별 도움이 안 된다. 귀한 시간을 내서 함양까지 오셨으니 마음은 비우고 귀는 기울여 여러분의 인생을 완전히 바꾸고 여러분 가정의 건강을 증진시킬 수 있는 기회가 되길 바란다.
　제가 선친인 인산 김일훈 선생의 의학이론을 세상에 알리기 위해 글을 쓰고 말하기 시작한 것이 1977년이다. 올해로 38년 됐다. 지난 1986년 6월 15일 효능과 효과가 뒷받침되지 않고, 뭘 하긴 하는데 성과가 없는 그런 의료체계를 송두리째 뿌리부터 바꿀 책이 세상에 등장했다. 그것이 바로 『신약』이다.

인산가 고객 30년 새
20만 가정으로 늘어

　제 일생의 목표는 인산 선생의 훌륭한 의술을 전 세계인에게 알리는 것이다. 이를 위해 직접 신문기자가 됐고 인산 선생의 구술을 정리해 책을 펴냈으며, 지금까지 열심히 노력하고 있다. 다행스러운 건 제 이야기에 귀 기울여 주고 공감해 인산의학이 제시한 약과 처방들을 활용하는 여러분 같은 고객 가족들이 20만 가정이다. 4인 가족을 기준으로 하면 80만 명이나 된다.

　30년 전과 비교하면 상전벽해 같고 격세지감을 느낀다. 대한민국 인구가 5,000만 명이 넘는데 20만 가정 속에 여러분이 포함됐다는 것은 여러분이 대단히 높은 선구자적 혜안을 가지고 있는 것이다.

　월간 『신동아』의 연재물 중 '세상을 바꾼 책' 이야기가 있었다. 여기서 코페르니쿠스의 『천체의 회전에 관하여』라는 책을 소개했는데 이 책은 당시 과학에 혁신을 안겨 준 대단히 중요한 책이다. 신 중심의 우주관에서 과학적 우주관으로 바꾼 주인공이 바로 코페르니쿠스다. 당시엔 지동설을 주장하면 종교재판에 회부돼 사형을 당하기도 했지만 지금은 누구나 지동설이 진리라는 것을 알고 있다.

　『신약』이라는 책도 바로 이런 배경에서 바라볼 필요가 있다. 현대의학의 의료체계는 병을 쫓아가 때려잡는다. 언뜻 보면 맞는 것 같기도 하다. 그러나 이는 잘못된 것이다. 세상사람 99.9%가 맞다고 해도 그건 아주 잘못된 것이다. 병을 공격하면 우리 몸이 편할 날이 없다. 우리 몸이 전쟁터가 된다. 그러나 인산의학은 질병 치료의 접근 방법 자체가 다르다.

예를 들어 보겠다. 감기에 걸렸을 때 조상으로부터 내려온 지혜로운 치료법은 생강이 들어간 음식을 먹고 땀을 푹 내는 것이다. 제가 감기에 걸리면 죽염이나 복해정(서목태 유황오리 죽염간장)을 먹는다. 양주잔 한 잔 정도 양의 복해정을 맥주잔에 넣고 뜨거운 물과 섞어 두 잔을 마신 다음 뜨거운 방에서 땀을 낸다. 제가 감기를 물리치는 데 걸리는 시간은 딱 반나절이다. 이 방법은 의학적으로 다 확인된 것이다. 세계적인 면역학자로 우리나라에 온열요법 열풍을 일으켰던 일본 니가타대학교 아보 도루 교수(의학박사)는 자신의 저서에서 "체온이 1도 낮아지면 면역력은 36% 저하되고 체온이 1도 올라가면 면역 기능은 40% 상승한다"고 했다. 여기에 우리 인체의 중요한 비밀이 있다.

감기에 걸리면 열이 난다. 감기 바이러스를 죽이기 위해 몸의 방어 시스템이 작동해 자연치유 차원에서 열을 내는 것인데 현대의학은 해열부터 한다. 열이 심하면 후유증이 있을 수 있어 예방 차원에서 해열을 한다지만 살아 있는 생명체인 우리 몸은 그리 단순하지 않다. 감기 바이러스는 열에 약해 체내에 들어왔을 때 열을 가하면 사멸한다. 그렇기 때문에 감기에 걸리면 열이 오르는 것이다. 아무리 독한 암세포도 43도가 되면 모조리 전멸한다. 이것이 바로 온열요법이다.

한국은 OECD 회원국 중 항생제 남용 1위

감기 치료에 있어 만고불변의 진리는 가만히 내버려 두는 것이다. 손대지 말고 가만히 두면 우리 몸이 알아서 한다. 정상적인 의료체계에서 진료를 받는다면 '집으로 가라'고 할 것이다. 선진국에선 아이가 감기에 걸려 병원에 가면 집에 가서 뜨거운 물과 비타민C를 먹이면서 기다리라고 한다. 그런데 우리나라는 항생제를 처방한다. OECD 회원국 중 우리나라가 항생제 남용 1위다.

항암제도 항생제 못지않게 많이 쓴다. 미국은 항암제 한 대를 놓더라도 환자와 가족에게 부작용에 대해 자세히 설명해 준다고 한다. 효과에 비해 부작용이 많다는 사실을 설명했는데도 불구하고 항암제 치료를 원하면 진행한다. 그런데 우리나라는 의사나 간호사 누구에게서도 항암제의 부작용에 대해 설명을 들을 수 없다.

항암제에는 4대 부작용이 있다. 몸에 털이 빠지고, 음식물 섭취가 어려울 정도로 토하며, 몸을 지탱하는 골수세포와 생명을 생산하는 정자세포가 초토화된다. 이렇게 몸을 망가뜨리는데 무슨 힘으로 버텨 낼 수 있겠나. 그런데도 우리나라만 항암제를 암 치료제로 잘못 알고 암 치료를 위해 항암제를 선택한다.

전 세계 의료진의 99%가 소금은 몸에 해롭다고 한다. 정말 그럴까? 아니다. 여러분 앞에서 죽염을 숟가락으로 푹푹 퍼먹고도 혈압이 안 오른다는 것을 보여 줄 수 있다. 순수 염화나트륨으로 구성된 '소금 아닌 소금'을 이렇게 먹으면 금방 혈압이 오르고 위 점막에 출혈이 생긴다. 염화나트륨이 건강에 해롭다고 이야기하면 맞지만 소금이 몸에 해롭다는 것은 맞지 않는다.

청강수(염산)를 마시면 바로 사망한다. 양잿물도 마시면 즉사한다. 그런데 청강수와 양잿물을 섞어 마시면 아무렇지도 않다. 극강의 독약이 서로 만나면 중화 작용이 일어난다. 이처럼 배합 중화의 묘가 있는 것이다.

서해안에서 생산되는 천일염은 만병통치약인데 우리나라 사람이 소금을 해롭다고 하면 되겠나. 천일염은 대부분이 암염인 외국의 소금과는 비교할 수 없을 정도로 월등하다. 세계에서 가장 유명한 소금이 프랑스 게랑드 소금인데 각종 미네랄 등 원소 함유량은 국산 천일염의 절반 정도밖에 안 된다. 그런데 흔히들 말하는 강남스타일은 천일염의 1,000배나 비싼 게랑드 소금을 먹는다. 이것이 강남의 소금 섭취법이다.

한국 100대 명품기업으로
선정된 자신감

인산가는 산업통상자원부 산하 한국표준협회에서 뽑은 한국의 100대 명품기업 중 하나다. 산업통상자원부 모 국장이 "인산죽염이 세계무대에서 히든챔피언이 될 수 있겠느냐"고 물었다. 그래서 저는 "전 세계 소금은 물론 화성이나 금성, 목성에서 소금이 생산된다면 그 소금과 경쟁해서도 이길 자신이 있다"고 했다. 세계적으로 이름난 천일염인 뉴질랜드 말보로 소금과 프랑스 게랑드 소금, 그리고 서해안 천일염으로 만든 인산죽염을 가지고 수십 가지의 비교 실험을 해 보았다. 최종 결과는 인산죽염이 압도적 우위였다.

소금물에 철근을 담가 놓으면 일주일이면 붉게 산화한다. 그러나 9번 구운 죽염을 넣은 물에서는 5년이 지나도 변하지 않는다. 이를 산화 환원력이라고 한다. 사실 여부를 확인하려면 인산가 죽염 제조장에 가면 볼 수 있다. 발효식품 연구의 세계적 석학인 박건영 부산대학교 식품영양학과 교수는 "죽염이 활성산소를 제거하는 효과가 뛰어나다"는 실험결과를 발표하기도 했다.

죽염 외에도 산화 환원력이 높은 것이 참옻나무 껍질이다. 나무에 옻칠을 하면 만 년 이상 간다. 얼마 전 불에 탄 일본의 국보1호가 옻칠을 한 목조반가상인데 1,500년 전에 만들어진 것으로 추정되지만 산화에 의한 훼손이 거의 없다. 이처럼 옻이 활성산소 제거 효과가 높은데 암 치료는 아무것도 아니다.

옻을 질병 치료에 활용하려면 옻의 독을 중화시켜야 하는데 그것이 바로 닭이다. 자연 방사를 해서 키운 닭에 마른 옻나무 껍질 1,200g 이내를 넣고 끓여 먹으면 암 치료에 도움이 된다. 옻 속에 들어 있는 산화 환원력이 기울었던 생체를 제자리로 돌려놓는다. 그런데 이해할 수 없는 것이 가끔 눈에 띈다. 옻닭 전문점에 옻닭을 먹으러 가 보면 메뉴판에 '옻이 오르지 않는 옻닭'이라는 안내 문구를 써 놓은 집이 있다. 왜 옻닭을 먹는지 알고 음식점을 운영하는 것인지 의심스럽다. 옻의 훌륭한 약성을 활용하고자 옻닭을 먹는 것인데 그 효과를 빼면 옻닭을 먹을 이유가 없지 않은가.

일본에서는 냄새가 나지 않는 마늘을 개발했다고 한다. 이런 이치에 맞지 않는 일을 왜 하는 것인가. 지구상 최고의 명약이 산삼과 사향, 웅담이다. 천년 묵은 산삼은 값을 매길 수가 없다. 우리나라 지리산에서 자란 곰의 쓸개는 상상을 초월하는 약성을 지니고 있다. 누구나 알고 있는 사실이지만 돈이 있다고 해서 쉽게 구할 수조차 없다. 그런데 마늘은 산삼의 약성을, 죽염은 사향과 웅담의 약성을 지니고 있다. 죽염은 병 치료는 물론 상처가 났을 때 지혈, 소독, 봉합, 살균까지 된다. 상처에 죽염을 뿌리고 반나절이 지나면 물로 씻어도 상관없다. 이처럼 산삼의 효과를 갖는 마늘과 사향, 웅담의 약성을 지닌 죽염을 활용해 암과 난치병, 괴질을 효과적으로 치유하는 저비용·고효율의 묘법을 인산 김일훈 선생이 제시했다. 그런데 생명을 살리는 길을 두고도 인산의학을 현대의학과 비교만 하다 손도 써 보지 못하고 죽음을 맞는다. 참으로 안타까운 일이다.

체내 독극물을 모조리 빼 주는
인산쑥뜸

우리나라 자연물의 약성을 활용한 최고의 신약이 바로 쑥뜸이다. 『신약』

제25장 '영구법의 신비'를 보면 쑥뜸을 왜 떠야 하는지, 왜 5분 이상 타는 뜸을 떠야 하는지 그 이유를 자세하게 밝히고 있다. 『신약』을 읽고 충분히 이해한 다음 쑥뜸을 떠야지 아무것도 모르고 뜨게 되면 쑥뜸불의 뜨거움에 놀라 뜸 얘기만 나와도 진저리를 치게 된다. 작은 뜸은 경혈을 자극해서 오장육부를 개선하는 효과는 있지만 근본적인 치유가 되지는 않는다. 인산쑥뜸은 몸속 깊숙이 박혀 있는 독극물을 모조리 빼낸다. 5분 이상

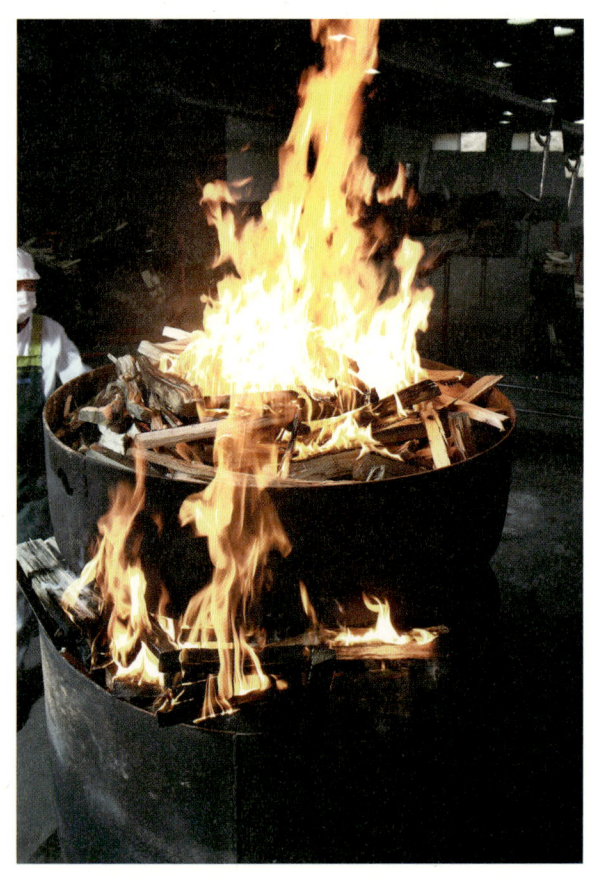

타는 뜸이 아니면 이처럼 독극물을 제거함에 있어 온전한 효과가 나지 않는다. '어떻게 생살을 태워서 병을 고친다고 하는지 모르겠다'고 말하는 사람들이 있다. 그러나 생전에 쑥뜸 한번 떠 보지 않은 사람의 말은 들을 필요 없다. 저는 30년 넘게 쑥뜸을 수천 장도 넘게 떴는데도 아무런 문제없이 이렇게 건강하게 잘 지낸다. 나와 같은 사람이 전국에 수도 없이 많다.

인산의학을 받아들이고 관심이 있어 이 자리에 오신 여러분도 지금보다 좀 더 정확하고 깊이 있게 알아야 한다. 여러분도 뜨뜻미지근하게 알지 말고 세상의 의료이론과 어떤 것이 다른지를 직접 체험을 통해 알아보아야 한다. 그리고 이를 자신만 알고 있지 말고 병으로 고통받는 이웃에게 알려 치유의 길을 안내해야 한다. 병으로 인해 절망과 자포자기 속에서 암울한 삶을 살고 있는 이들에게 한 줄기 희망의 빛을 선물하는 것이다. 그러나 사람들은 화장실 들어갈 때와 나올 때가 다르듯 병을 고치고 나면 나 몰라라 한다. '병만 고쳐 주면 뭐든 다 하겠다'고 하지만 병을 고치고 난 뒤엔 달라진다. 이웃이 자신과 같은 병으로 고통받고 절망 속에서 살고 있다면 병을 치료할 수 있는 길을 안내해 주는 것이 도리다.

인산 선생께서 생명을 살리는 묘법을 명명백백 공개한 『신약』과 『신약본초』를 읽고 또 읽으면 참 의료의 이치를 하나하나 깨닫게 된다. 이를 통해 여러분과 여러분 가족의 생명을 보호하며, 건강하고 행복하게 천수를 누리며 사시길 기원한다.

위 글은 김윤세 인산가 회장(광주대학교 생명건강과학과 교수)이 지난 2015년 3월 13일부터 14일까지 인산연수원에서 진행된 제237차 힐링캠프에서 참가자를 대상으로 진행한 '인산의학 특강' 내용을 정리한 것입니다.

仁山의학
암·난치병시대 活路를 제시하다

생명에 대한 공부를 소홀히 하면 반드시 그에 따른 대가를 받게 된다. 생명 공부는 머리가 좋거나 기억력이 좋고, 좋은 성적을 거두었다고 잘하는 것은 아니라고 생각한다. 얼마나 자연의 법칙을 깨닫고 실천하기 위해 노력했는지가 더 중요하다는 판단을 하게 된다. 그러나 우리는 모두가 이같은 마음 자세를 갖지 않는다.

無爲자연의 삶이
생명건강을 지켜 준다

1981년 5월부터 모 신문에 '인명(人命)과 체험의학'이란 이름으로 선친(仁山 金一勳·1909~1992)의 의학이론에 대한 글을 쓰기 시작했다. 현재까지 30여 년, 1만 일이 훌쩍 넘는 시간 동안 줄곧 같은 주제의 '인산

(仁山)의학 이야기'를 반복하고 있다. 인산의학의 목적은 인류의 생명에 대해 제대로 인식하고 생명운영의 법칙에 따라 순리적인 삶을 살아야 한다는 것이다.

순리적인 삶은 생명의 건강을 지켜 줄 수 있는 힘을 가져다준다. 노자는 자연에 순응하는 무위자연(無爲自然)의 삶을 살아갈 것을 역설했다. 무학(無學)은 배운 게 없다는 뜻이 아니라 인도말로 하면 '아라한'이란 말로 더 이상 배울 게 없는 상태의 수준 높은 공부의 경지를 뜻한다.

노자의 무위자연에서 무위는 인위적(人爲的)이지 않은 것을 말한다. 인위, 인공(人工), 조작(操作), 기술, 지식, 이와 같은 것은 노자의 무위자연과는 정반대의 뜻이다. 과거에는 땅을 파서 산을 만들며 백성을 고달프게 하는 일, 수만 명의 백성을 동원해 땅을 파서 호수를 만드는 일, 만리장성을 쌓는 일 등 인위적이고 인공적인 일들이 많았다. 만리장성이 역사상 전략적·전술적으로 큰 도움이 없었다. 그러나 만리장성의 길이만큼 사람들이 죽었다. 즉, 만리장성은 피로 쌓은 장성이다. 인류 역사상 가장 쓰임새가 없는 물건이 만리장성이다. 이와 같은 행태를 노자는 이해하기 어렵

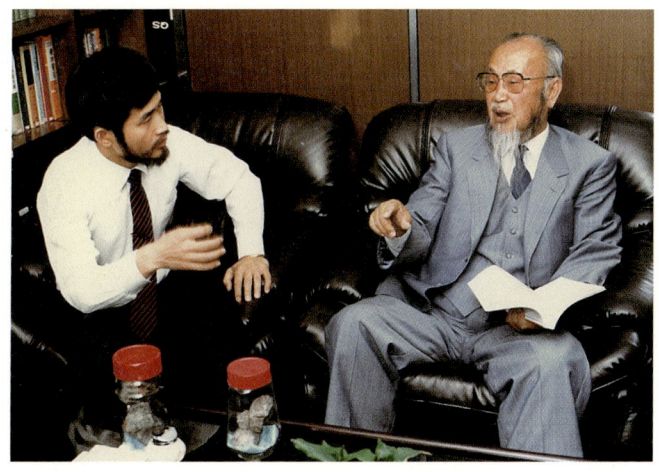

다는 것이다. 우리 조선, 고려의 임금도 마찬가지로 그랬고 현재도 비슷한 상황이다. 의료기관의 의료진이 병을 고친다고 하면서 인위, 인공, 지식, 기술, 조작 등의 방법들을 총동원해 "과학적으로 이런 것 같은데…"라며 짐작으로 치료하다가 많은 사람들이 죽어 갔다. 환자를 살려야 한다는 절박한 마음 때문에 어떤 의사는 수술을 앞두고 걱정스러운 마음에서 술을 많이 먹기도 한다.

자연을 거스르는 행위가 몸을 상하게 한다

선친은 천지자연의 대지혜를 터득하신 분이다. 선친이 5세 때, 증조할아버지와 유명한 도승, 대학자가 모여 "서양 천문학 책이 대단하다"며 극찬했다. 이를 본 선친은 "할아버지들 천문학 서적이 무엇인 줄 아세요?"라며 "망원경의 성능이 10배, 100배 나아지면 그만큼 더 많은 별이 보이고 천문학 책은 계속 다시 수정되어 쓰이게 될 것"이라고 지적했다. 이 말을 들은 증조할아버지가 선친을 나무라자 "제가 사실을 말하는데 왜 입을 막으려 하십니까"라며 "보이는 세계보다 보이지 않은 세계가 훨씬 더 광대무변하다"라고 반박했다. 실제로 현재 천문학 서적은 계속 이론의 수정을 거치며 조금씩 진화하고 있다. 오늘날 의서(醫書)는 새로운 의학지식이 등장하면 바뀌고 있다. 10년 전에 발표된 심장박동설이 잘못된 지식이라고 바뀌었고 세계보건기구(WHO)는 지난 1980년대에 전 세계 의료진들에 해열제 사용에 신중을 기하라는 권고문을 보내기도 했다. 과거에는 "감기약을 먹고 사망했다"는 기사가 종종 났다. 감기로 인한 열이 최고조로 올랐을 때 해열제를 쓰면 생명이 위험할 수도 있다는 사실이 밝혀진 데 따른 조치였던 것이다. 이는 역천이 되는 것이며 이치를 거스르는 행위이다. 인체에 감기 바이러스가 들어왔을 때 우리 몸은 이를 죽이기 위해 발열작용을 일으킨다. 우리 몸의 발열작용은 감기 때문에 일어난 부작용이나 문제가 아니라 감기 바이러스를 죽이기 위해 자구(自救)행위, 방어행위, 자연치유인 것이다. 이 같은 행위를 해열제를 통해 막게 되면 몸에 해를 끼칠 수 있고 죽을 수도 있는 것이다. 그러나 의료계가 지금까지 오랜 기간 써 왔던 해열제에 대한 부작용을 전면 시인하기 어려운 사정으로 인해 세계보건기구가 "이후부터 해열제 사용에 신중을 기할 것"이라고 발표하였던 것이다. 이와 같은 상황에 눈치 없고, 너무 지식이 많거나 치료를 망설이는 사람 등 많은 이들이 비명횡사하고 있다.

현재 암, 난치병으로 죽어 가는 사람들을 보면 가난하거나 지식이 없어서가 아니라 명문대 나오고, 나름대로 출세한 사람들도 많지만 문제는 제 생명에 대한 올바른 인식이 부족하고 생명을 구할 수 있는 '참 의료'에 대한 지식이 부족하다는 특징을 보인다. 이들은 고액의 건강검진을 받고 그 결과 아주 작은 암세포가 발견되면 수술을 하게 된다. 암세포는 반대로 생각하면 우리 몸과 함께 있어도 되는 물질이다. 과거 할머니들은 암세포와 오랫동안 살아 온 경우도 있다. 10년 전 아기 주먹만 한 암세포가 이제는 어린아이 머리만 하게 커졌다고 이야기하면서도 그럭저럭 밥 먹고 살고 있는 것이다. 이와 비슷한 경우 무리하게 암세포 제거 수술을 하게 되면 결국 더 빨리 죽게 되는 결과를 초래하는 것이다. 현대 의료체계 안에서는 암이 발병하면 암의 발생 조건과 환경은 그대로 둔 채 단순히 암 덩어리만을 제거한다. 암세포 제거 수술 후에도 맹독성 독극물인 항암제로 암세포는 물론 정상세포까지 초토화시킨다. 이미 암세포는 없고 정상세포만 있는데 항암제를 투여하면 정상세포마저 죽게 되고 결국 면역력도 떨어져 죽게 될 수 있는 것이다. 우리는 암 덩어리를 제거하라고 할 때 잊지 말아야 할 단어가 '자연'이다. 자연으로 돌아갈 생각을 해야 한다. 자신이 제 발로 스스로 돌아가지 않으면 꽃상여 타고 타의에 의해 이 세상을 떠나 자연으로 돌아가게 될 것이다.

많은 환자들이 "아마도 세계 1등의 의사들은 나의 병을 고칠 수 있을 것이다"라고 생각한다. 만약 미국의 최첨단 의학에서 고칠 수 없다면 "나는 꼼짝없이 죽는다"고 생각한다. 암이 심하게 악화돼 죽는 것이 아니라 고치지 못한다는 생각 때문에 더욱 죽음을 빨리 맞이하게 되는 것이다.

지식인, 보건복지부 장관, 국무총리, 대통령도 똑같이 한목소리를 내고 있다. 자연을 전혀 생각하지 않고 자연의 이치가 무엇인지 연구하지 않고 관심도 없다. 자연법칙에 어긋나는 삶을 살고 위배되는 치료를 하고 있다.

죽염에 만고불변의
진리가 있다

선친은 8세부터 암, 난치병, 괴질 등 세상에서 더 이상 방법이 없다고 포기한 환자들을 숱하게 고치셨다. 그 모습을 30여 년 보고 커 왔다. 선친에게 "암을 어떻게 하면 고칠 수 있나요"라고 질문하면 "죽염 퍼먹어"라고 간단하게 답하신다. 1990년 심부전, 콩팥부전, 자궁암, 위암 등 4가지 질병을 가진 30대 후반의 여성이 선친을 찾아왔다. 선친의 처방은 간단했다. "죽염 배 터지게 퍼먹어"라는 말뿐이었다. 그 여인은 어떤 반문도 하지 않고 죽염을 정말 배 터지게 먹었다. 그래서 병이 낫게 됐고 현재까지 건강하게 살고 있다. 죽염은 소금에 대한 일반적 생각과 달리 그 요법 속에는 만고불변의 진리가 있는 것이다.

의학적으로나 식품영양학적으로 판단하는 것과는 달리 학문의 차원을 넘어 생명의 진리를 담고 있는 물질이 바로 죽염이다. 우리의 몸이 생명체로 만들어질 때 처음에는 한 방울의 소금물이었다. 부정모혈(父精母血)인 것이다.

염분 농도 약 1%의 어머니 자궁 속 양수에서 한 방울의 소금물이 자리 잡고 성장하여 아이가 태어나게 되고 아이 중량의 80%는 소금물 즉 혈액으로 이뤄지게 된 것이다. 우리 몸에서는 눈물, 콧물, 땀 등 항시 대가를 지불해야 할 일이 있을 때에는 반드시 소금물이 흐른다. 맹물은 송장에서만 나온다.

한 방울의 소금물로 시작한 씨앗이 배태되어 완성된 사람이 소금 알기를 우습게 아는 것은 이치에 어둡고 근본을 모르는 처사라 하겠다. 다른 음식을 먹을 때는 골라서 먹으면서 소금은 왜 질을 따지지 않고 아무거나 먹는가? 짜게 먹으면 해롭다고 하지만 싱겁게 먹는 것이 얼마나 위험한지 누구도 말하지 않는다.

소금에 대한 잘못된 인식은 불합리한 의료체계와 국민의 그릇된 상식에 편승하여 온 국민에게 지대한 악영향을 미치고 있다.

과거 침을 잘 놓는 침구사들이 아픈 환자나 위급한 사람들을 치료해주다가 굳이 죄라고 단정하기 어려운 죄를 뒤집어쓰고 감옥에 갔다. 그들은 다시는 침을 놓지 않는다.

경락 침의 대가인 남상천 선생 등 침 잘 놓는 사람이 대거 외국으로 떠나갔다. 그들의 노력에 의해 미국에서는 합리적 판단에 근거하여 침구사법이 제정됐다.

그러나 우리나라는 있는 법도 시행하지 않는다. 침을 잘 놓는 능력을 가진 사람의 치료를 의료관계법이 막아 환자를 수수방관한 채 구경만 해야 한다.

『의사가 못 고치는 환자는 어떻게 하나』라는 저서를 펴낸 황종국 판사는 "대한민국 의료법은 대단히 불합리한 법"이라고 책에 기술했다. 이와 같이 불합리한 의료관계 법령이 대한민국 정부수립 이후 계속 바뀌지 않았다.

대한민국은 침구사법에 대해 하나도 바뀌지 않았다. 침구사들의 행위는 여전히 불법 의료행위로 간주됐다. 김남수 선생에게 침사 자격증은 있으나 뜸사 자격은 없다고 하여 "침은 놓을 수 있으나 뜸은 뜨지 말라"고 했다. 그 문제가 계속 제기되자 최근에서야 헌법소원에서 뜸을 뜬 것이 불법행위가 아니라는 최종 판결을 받았다. 이러한 경직된 국가 분위기 속에서 김남수 선생도 결국 중국으로 건너갔다. 이런 뛰어난 사람들이 한국을 떠나면 얼마나 많은 환자들이 치료 기회나 살 수 있는 기회를 놓치고 죽게 되는가? 사람이 얄팍하게 머리를 굴려 자연을 거스르면 병을 고칠 수 있겠는가? 병이 오는 것은 섭생을 잘못하고 생명경영을 잘못해 자연계로부터 경고를 받은 것이다.

자연을 거스르며 사는 것을 보면 비명횡사를 하기 위해 경쟁하는 것처럼 비춰진다. 그러나 어느 누구도 문제를 제기하지 않는다.

인산의학은
의학 이상의 의학이다

생명의 화두는 '참 의료'다. 참 의료는 국내외 유명병원에서 치료를 받는 것이 아니라 자신의 몸속의 자연치유 기능, 면역능력으로써 만병을 치유하는 것이다. 이를 돕는 처방이 인산의학이다. 인산의학에서 추구하는 의방(醫方)은 죽염, 오리, 마늘 등을 먹게 하는 식이요법이지만 의학 이상의 의학이요, 지식을 넘어 불멸의 진리이다.

선친이 "죽염 퍼먹어"라고 말하거나 "밭마늘과 죽염 먹어라"라고 말하면 "아들이 소금장사를 해서 그런 거죠"라며 말도 안 되는 편견을 갖고 의심부터 한다. 선친은 돌아가시기 전 5년 동안 말기 암 환자를 10만 명도 넘게 봤다. 그들이 찾아와 아버님과 대화하는 것을 보면 '살 수 있겠다', '잘하면 살고 아차 잘못하면 죽을 것이다', '살기 어렵겠다'라는 것을 판단할 수 있었다. 생사는 환자의 깊숙한 마음속에서 갈리기 때문이다. 나는 30

년 동안 줄곧 같은 주제의 이야기를 하고 있다. 여러분에게 말하는 것이 대단히 망설여지지만 우리 형제들 중에도 아버님의 말씀을 신뢰하지 않고 실천하지 않는 경우도 있었다. 나는 선친이 "불구덩이 속에 생명을 구하는 약이 있어"라고 말하면 "꼭 들어가야 합니까"라고 반문하지 않고 바로 뛰어 들어갈 수 있다. 그만큼 선친을 철두철미하게 신뢰했다. 수행비서, 경호비서, 서기 등의 역할을 했으며 5년 동안 서울에서 함양으로 천리 길을 매주 왕래하면서 죽염을 비롯하여 인산의학에 대한 광범위한 이야기를 선친에게 듣고 기록하여 펴낸 것이 1986년에 발간된 『신약(神藥)』이라는 책이다. 1981년부터 '인명과 체험의학' '수행인의 건강학' 등으로 모 신문에 칼럼을 5년여 연재하기도 했다. 만일(萬日) 동안의 강연, 강연 내용, 선친에 대한 기록내용, 기고한 글 등 3분의 1은 『신약』 책에 있다. 3분의 2는 앞으로 발간될 『인산의학 이야기』에 100건이 넘는 원고가 수록될 예정이다. 아라비안나이트는 천일야화(千日夜話)지만 인산의학 이야기는 만일야화(萬日夜話)이다. 하나의 이치로써 모든 것을 꿴다는 일이관지(一以貫之)가 핵심인 것이다. 인산의학 속에는 자연이 있고, 길이 있고, 의방(醫方)도 들어 있는 것이다.

내 몸의 자연을 실현하는 수단은 인위, 인공, 조작을 멀리하는 무위(無爲)이다. 그동안 잊고 지냈던 자연이란 단어를 떠올리면서 앞으로 내 삶을 혁신하여 자연주의 삶을 영위할 것인지 생각해야 한다.

이와 같이 살려면 생명을 위한 공부가 필요하며 반드시 열심히 길을 닦아야 한다. 삼일수심(三日修心)은 천재보(千載寶)라는 말의 참뜻을 되새기며 우리 모두 생명에 대한 공부를 어떻게 할 것인지, 섭생을 어떻게 할 것인지 깊이 생각해 보는 소중한 시간을 가졌으면 하는 바람이다.

위 글은 지난 2011년 12월 9일부터 13일까지 인산연수원에서 열린 '제14차 김윤세의 심신치유'에서 강연한 내용을 발췌한 것입니다.

심각한 건강 안전불감증
인산의학에 탈출구 있다

　강영중 대교그룹 회장이 국민생활체육회 회장 취임사에서 "내가 환갑이 넘어서야 '다르다'와 '틀리다'가 구분이 되더라"고 했던 말이 생각난다. 교육자로서 교육 사업을 하며 평생을 교육과 함께한 강 회장이 이 단어의 차이를 몰라서 이런 말을 했겠나. 나와 의견이 다르면 모두 '틀렸다'고 생각하는 현재의 갈등과 반목을 우회적으로 이렇게 표현한 것이다.
　양의사와 한의사 사이에서도 '다르다'는 것을 인정하지 않고 서로 '틀렸다'고 한다. 양의사들이 말하는 현대의학은 이 시대에 현재 성행하는 의학을 말한다.
　그들이 주장하는 현대의학은 서양의학, 즉 서양식 의학체계를 말하는 것이다. 한의학도 엄연히 말하면 현대의학이다. 현대 서양의학과 현대 동양의학이라고 구분해야 맞지 않겠나. 나와 생각과 방식이 다르면 틀렸다고 공격하고 무시하는 이런 현실의 의료체계 속에서 우리가 살고 있다.

상당수 의학상식은
세뇌된 홍보성 정보

　진도 앞바다에서 세월호가 침몰할 때 어른들은 구경밖에 한 것이 없다. '나가지 말고 자리 지켜라'고만 했지 구할 생각은 하지 않았다. 구조헬기가 와도 소속이 아니라고 쫓아 버렸다. 사고 나면 무조건 사람부터 구해야지 소속이 뭐가 중요한가. 세월호가 침몰한 지 꼬박 1년이 지났지만 정부나 국회에서는 여전히 해결의 실마리를 풀지 못하고 있다. 그러는 사이 전국은 싱크홀에 의해 주저앉고 있다. 언제 어디서 땅으로 꺼질지 알 수 없다.
　이런 사회적인 안전불감증도 심각하지만 내 가족의 건강 안전불감증은 더 심각하다. 여러분은 여러분의 생명과 건강에 관해 공부하겠다고 어려운 시간 내서 여기 모였으니 현명하신 분들이다. 정말 잘 오셨다. 지금 여러분이 마땅히 해야 할 가장 시급한 공부가 바로 이것이다.

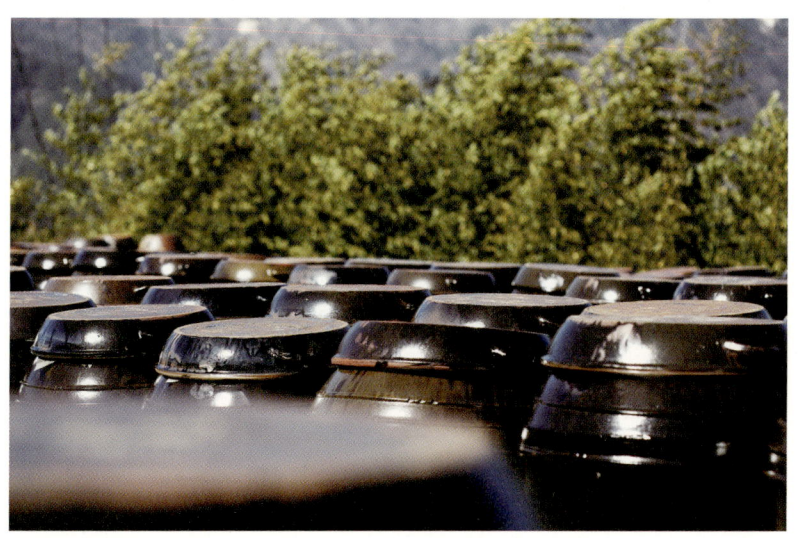

여러분이 지금까지 배운 생물학이나 의학상식 등이 진리일까. 내가 지금 알고 있는 것은 상식이고 맞다고 생각할 수 있다. 그러나 거두절미(去頭截尾)하고 감히 말씀드린다. 여러분이 알고 있는 것은 처음부터 끝까지 모조리 사실과 다르고, 이치에 맞지 않는 세뇌된 특정 의학의 홍보성 정보이다. 저도 제 선친인 인산 김일훈 선생의 슬하에서 태어나 보고 배우지 않았더라면 참 의료에 대해 전혀 모르고 있었을 것이다.

한 가지 분명한 건 제 가족이 암·난치병·괴질에 걸려 고생할 때 쉽고 간단한 방법으로 병을 고쳐 건강하게 살 수 있는 법을 정확히 알고 있다는 것이다.

감기 하나 제대로 정복 못하는 현대의학

세계 유수의 의과대학이나 암 연구기관에 물어봐도 말기 암 환자를 고친 사례를 찾을 수 없다. 눈부시게 발전하는 현대의학이라면 과학에 힘입어 뭔가 할 수 있을 것 같지만 그렇지 않다. 옛날부터 암은 곧 정복될 것이라고 했지만 지금까지 감기 하나 정복하지 못했다.

감기는 내가 태어날 때부터 몸속에 갖고 있는 면역기능을 정상으로 회복시키면 낫는다. 그런데 항생제를 투여해 병을 키운다. 예를 들어 이 강의실 안에 독감 바이러스가 나타났다고 해 보자. 걸리는 사람만 걸리지 모두가 독감에 걸리진 않는다. 독감은 면역력이 약해졌을 때 걸리는 것이다.

또 감기에 걸리면 열이 나는 것은 당연하다. 몸속에 있는 발전소를 가동해 체온을 서서히 올려 감기 바이러스를 죽이려는 자연적인 현상이다. 그런데 해열제를 먹인다. 해열제를 먹어 체온을 1도 낮추면 면역력이 40% 떨어진다. 감기가 낫지 않는 이유다.

우리는 감기 걸리면 약 먹고 주사 맞으면 된다고 생각한다. 그런데 이것은 오늘 편하자고 미래를 비참하게 만드는 일이다. 여러분의 건강과 여러분 가족의 건강을 누가 챙겨 주겠는가. 내 건강은 내가 건강할 때 내 스스로 지키는 것이 정답이다.

현대의학은 병을 쫓아가서 공격·파괴해 제거하면 된다고 생각한다. 어떻게 보면 맞는 것도 같지만 잘못된 것이다. 함양에서 서울을 간다면서 북쪽이 아닌 남쪽으로 가는 것과 같다. 이론상 지구는 둥그니까 지구를 한 바퀴 돌다 보면 언젠가는 서울에 도착할 수 있다. 그러나 북쪽으로 가면 서울에 금방 도착한다. 쉽고 빠르게 갈 수 있는 합리적인 방법이 아니라 시간도 많이 걸리고 비용도 많이 드는 방법이 옳다고 한다. 병을 때려잡는다는 이야기가 바로 이런 것이다.

인산의학은 모두가 맞다고 하는 현대의학의 의료방향과 다르다. 세계에서 유일하게 현대의학의 문제점을 지적하고 새로운 의학방법을 제시한 분이 바로 인산 김일훈 선생이다. 여러분의 이해를 돕기 위해 한 가지 예를 들어 보겠다.

의학에 혁명적 이론을
제시한 것이 『神藥』

『천체의 회전에 관하여』를 쓴 코페르니쿠스의 지동설은 당시엔 아무도 믿지 않았다. 그러나 지금은 누구나 절대 변하지 않는 진리로 알고 있다. 코페르니쿠스의 지동설은 과학 혁명의 시발점이었고, 뉴턴에 의해 완성됐다.

여러분이 진리가 아닌 천동설이 맞다고 주장해도 여러분의 삶에 어떠한 불이익이나 피해는 없다. 사는 데 아무런 지장이 없다. 그러나 의학적 진리를 잘못 알고 있으면 비명횡사할 가능성이 높다. 과학의 혁명이 된 코페르니쿠스의 『천체의 회전에 관하여』처럼 의학에 혁명적 이론을 제시한 책이 바로 1986년 6월 15일 출간된 『신약』이다. 지금까지 어떤 의학도 참 의료에 관해 가르치지 않았다.

소위 전문가라고 하는 이들은 제대로 알지도 못하면서 짜게 먹으면 해롭다고 싱거운 소리를 한다. 그러나 인류 건강에 지대한 영향을 미친 가장 위대한 의약품이 바로 소금이다.

가장 오래된 항생제이고 가장 이상적인 살균 소독제이며 가장 오래된 소화제이다. 화학적 용도가 1만4,000가지나 된다. 산해진미(山海珍味)를 요리하면서 소금을 넣지 않으면 그 음식은 먹을 수 없다. 목으로 넘어가질 않는다. 우주의 진리를 상징하는 것을 딱 하나 고르라면 바로 소금이다.

2,000년 전 예수께서 이야기한 마태복음 5장 13절에 보면 "너희는 세상의 소금이니 소금이 만일 그 맛을 잃으면 무엇으로 짜게 하리요. 후에는 아무 쓸데없어 밖에 버려 사람에게 밟힐 뿐이니라"라고 했다. 소금 장수 먹고살게 하려고 이런 말씀을 했겠나.

소금은 우리 몸을 썩지 않게 하는 부패방지위원장이고, 몸을 깨끗하게 하는 정화위원장이다.

외부로부터 몸이 공격당하면 방어를 하는 국방부 장관까지도 겸하고 있다. 이렇게 중요한 소금을 멀리하라고 한다. 만약 소금을 멀리해 병에 걸리면 누가 책임지나.

염화나트륨 먹고 병 걸리고선 소금이 나쁘다?

우리 국민이 소금을 멀리하게 된 이유가 있다. 박정희 대통령 시절 염관리법이 제정된 이후 어느 시점부터 소금은 정제염만 먹도록 했다. 천일염은 광물질로 분류해 먹지 못하게 했다.

1963년 염관리법이 제정된 이후 경제개발 5개년 계획에 의해 모 지역에 석유화학공업단지가 조성됐다. 공업용수를 공급해야 하는데 바닷물을 그냥 쓸 수 없었던 것이다. 바닷물을 전기분해로 탈염한 후 공업용수는 확보했지만 산더미처럼 쌓인 순수 염화나트륨은 정제염이라는 이름을 붙여 전국민으로 하여금 대부분 이 소금을 쓰도록 했다. 식당이나 식품제조업에선 어쩔 수 없이 정제염을 써야 했다.

그런데 이 순수 염화나트륨은 소금이 아니다. 엄연히 말하면 산업 부산물염일 뿐이다. 쓰레기를 소각하면 나오는 염화나트륨을 부산물염이라고 하는데 부산물이라는 점에서는 크게 다르지 않다. 나라에서 '정제염'이라고 그럴듯하게 이름 붙인 염화나트륨을 쓰게 된 이후 우리나라 국민들의 위장병은 물론 고혈압과 당뇨병, 각종 암까지 급격한 증가 추세를 보이기 시작했다. 소금이 건강에 해롭다는 이야기가 이 때문에 나온 것이다.

우리나라 서해안은 세계 5대 갯벌이다. 그곳에서 나오는 천일염은 그 자체가 보약이다.

서양의 소금은 대부분이 암염이다. 순수 염화나트륨하고 크게 다르지 않다. 그런 나라에서 소금이 나쁘다고 하면 이해가 되지만 왜 아무 죄없는 천일염까지 나쁘다고 하는가.

지난해 우리나라에서 특별 강연을 한 미국 캘리포니아대학교 식품영양학과의 데이비드 맥캐런 교수는 "염분 섭취량은 사람의 뇌가 판단할 문제이지 공공정책이 제한하는 것은 문제가 있다"고 지적했다.

맥캐런 교수는 소금을 하루 최소한 7.1~13.9g까지 먹어야 한다고 했다. 이런 합리적인 얘기를 매스컴에서는 관심 갖고 보도하지 않았다.

세상의 의학에 대한 생각을 근본적으로 바꾸려면 이 이야기를 기억해야 한다. "한로축괴(韓獹逐塊) 사자교인(獅子咬人)"이라는 옛 선인의 말이다. 우둔한 개에게 돌을 던지면 개는 돌을 쫓아 달려가지만 사자에게 돌을 던지면 사자는 돌 던진 사람을 쫓아가 목덜미를 물어 버린다는 뜻이다. 보이는 현상에만 집착하고 문제의 본질에 접근해 근본적으로 해결하려는 노력을 기울이지 않는 이들을 일깨워 주려는 옛 선인의 지혜가 담겨 있다.

감기가 들었는데 감기를 쫓는 것은 돌을 쫓는 개와 같다. 감기에 걸린 것은 면역력이 약해졌기 때문인데 근본적인 해결방법은 생명력, 즉 면역력을 회복하는 것이다. 내 면역력이 강화되면 몸속의 방어진(防禦陣)이 강화돼 병균은 들어올 수 없다. 면역력이 정상인 사람에게 병원균이 어떻게 들어가냐. 세계 최강의 국방력을 자랑하는 미국을 섣불리 공격하면 오히려 공격한 나라가 박살날 것이다.

참 의료를 깨닫고 터득하면 질병에서 해방

내가 섭생을 잘못해서 내 세포에 문제가 생긴 것이 바로 암인데 암세포를 공격·파괴한다. 내 자식이 10명이 있다고 가정해 보자. 그런데 부모가 방치해 사회적 문제아가 됐다고 해서 자동소총으로 쏴 죽인다면 말이 되겠냐. 이것은 해결책이 아니다. 지금 현대의학이 하고 있는 것이 바로 이런 것과 같다. 그런데 이에 대해 전혀 문제 제기를 하지 않는다.

말기 암 환자라고 해 보자. 그렇게 발달했다는 현대의학을 총동원해 모든 노력을 기울였지만 "이제 더 이상 방법이 없습니다. 집에 가서 하고 싶은 것 하시고 맛난 것 많이 드세요"라고 말한다. 말은 예의 바르게 잘하지만 이 말은 너무나 무섭고 위험한 말이다. 환자에게 삶의 희망을 버리게 하는 치명타를 날리는 것이다. 이런 말을 듣지 않았다면 어떻게든 살길을 찾아다닐 텐데 그냥 삶을 포기하게 만든다.

누구도 고칠 수 없다고 한 질병을 해결할 수 있다고 한 의학이론이 인산의학이다. "5분 이상 타는 쑥뜸을 계속 뜨면 병을 고칠 수 있다"고 하면 믿지 않는다. 그 자리에서 즉사할 것이라 한다. 의학을 공부한 사람들이라면 더 그렇다. 제가 30년 넘게 쑥뜸을 떴는데 즉사는커녕 이렇게 건강하다. 어떻게 떠 보지도 않고 알 수 있나. 그런 사람들의 얘기를 믿고 고개를 끄덕이는 모습을 볼 때면 안타깝다. 코미디언 이주일 씨가 국회의원 그만둘 때 "코미디 잘 보고 갑니다"라고 했다는데 이 무슨 코미디 같은 얘긴가.

여러분이 건강하려면 인산 선생의 『신약』『신약본초』를 읽고 또 읽어 참 의료를 터득해서 실천하면 된다. 인산의학이 추구하는 자가요법, 자연요법으로 자기 자신과 가족의 병을 고칠 수 있다. 지금까지 인산의학의 의미와 가치에 대해 이야기했다. 이 강의를 듣고 실사구시(實事求是)의 자세로 내 병의 해결책이 무엇인지 제대로 터득하길 바란다.

구도(求道)의 마음으로 찾고 노력하면 여러분의 생명을 구하고도 남을 참 의료를 깨닫고 터득할 수 있다. 성경에서 이야기하는 자연 수명인 120세까지 건강하고 행복하게 천수를 누리며 사시길 바란다.

위 글은 김윤세 회장(광주대학교 생명건강과학과 교수)이 지난 2015년 4월 17일부터 18일까지 인산연수원에서 진행된 239차 1박 2일 힐링캠프 쑥뜸수련회에서 참가자를 대상으로 진행한 인산의학 특별 강연 내용을 정리한 것입니다.

자연 속에 불치병의 해답이 있다

우리 몸이 원하는 대로 자연스럽게 해야 된다. 왜 자연으로 돌아가려고 하지 않는가. '내 안의 의사를 깨워' 자연치유 능력과 불가사의한 힘이 있다는 것을 몸소 확인해야 한다.

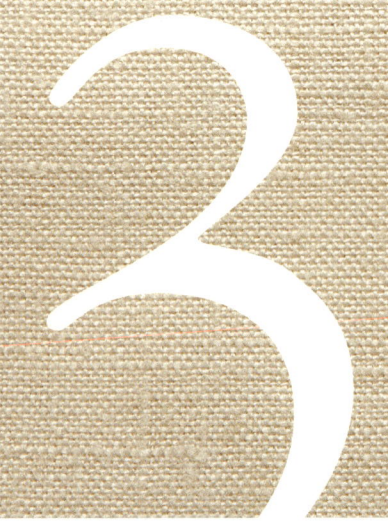

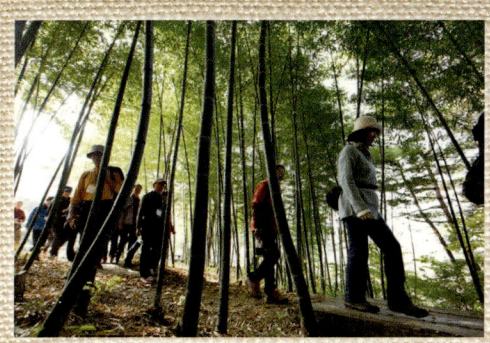

146 • "天壽 누리려면 自然으로 돌아가라"
160 • '自力의학'의 새 시대를 연 선각자
170 • '心身건강 新天地'로 떠나는 힐링 여행
180 • "세상의 모든 의학이 포기하더라도 나를 살리는 '참 의료' 方道 있다"
192 • 의학은 實學… 고치면 살고 못 고치면 죽는 것
202 • 生命의 물 맑게 하고 불 돋우는 妙方
212 • 天文 보고 만물의 藥性 밝힌 新醫學
220 • "심신 건강의 신천지로 가려면 인산의 참 의료 정신 깨달아야"

"天壽 누리려면 自然으로 돌아가라"

인산 선생이 제시한 醫方의 가치는
시공간을 초월한다

  인산가에 오셨다면 그동안 갖고 있던 자신의 생각을 새롭게 전환할 좋은 기회다. 새로운 생각으로의 전환뿐 아니라 더 훌륭한 생각을 가질 수 있도록 해야 한다. 어제 살던 대로 오늘 살고 오늘 살던 대로 내일 사는 것은 자기혁신이 없는 일반적 삶이다.
  혁신이 없는 삶이 지속된다면 자신의 앞날을 좀 더 훌륭하게 변화시키는 것은 어렵다. 어제보다는 오늘이 좀 더 나은 삶이 되기를 꿈꾸며 내일을 맞이해야 할 것이다.

자신의 생명에 대한 인식의
변화가 필요하다

　자신의 생명에 대한 생각의 변화를 촉구하고 강조하는 것이 바로 인산의학의 주장과 논리다. 인산 선생께서 우리에게 전하고자 하는 메시지를 깨닫게 된다면 여러분의 삶은 완전히 달라질 수 있다. 자신의 생명에 대한 인식의 변화를 위해 노력하지 않고 변화를 거부하는 삶을 사는 날까지 그대로 유지한다면 무병장수(無病長壽)는 고사하고 명대로 살기조차 쉽지 않을 것이다. 필자는 32년 동안 선친의 뛰어난 의학철학과 독창적 인술(仁術)을 세상에 알리기 위해 강연을 하고 책을 저술하는 노력을 지속적으로 기울이고 있다. 이는 단순히 돈벌이를 위해서가 아니다. 만약 그랬다면 그보다 훨씬 더 쉽고 많이 벌 수 있는 다른 기술과 방법을 찾아내 노력해 왔을 것이다.

　필자는 1997년 11월에 『심신(心身)건강 천자문』을 지어 펴냈다. 2,000년 전에 주흥사(周興嗣)는 '하늘 천(天), 따 지(地), 검을 현(玄), 누를 황(黃)'으로 시작되는 『천자문(千字文)』을 하루 만에 짓고 하룻밤에 머리가 하얗게 세었다고 전해진다. 그래서 세상 사람들은 그 천자문을 일명 백수문(白首文)이라고 부른다. 그만큼 1,000자의 글자를 가지고 우주자연의 법칙과 인간의 문화, 역사를 글로 표현하는 것이 그리 쉽지 않은 일임을 상징적으로 보여 주는 이야기다.

　그동안 『천자문』은 『역(易)천자문』『광(廣)천자문』『조선역사천자문』 등 10여 종이 저작됐다. 그중 『심신건강천자문』은 '김윤세의 양생(養生)천자문'이라는 칼럼명으로 세계일보에 1996년 3월 1일부터 1997년 4월 30일까지 1년2개월간 매일 387회를 연재한 뒤 중복된 한자 없는 1,080자의 한자를 이용해 동양의학의 원리와 역사, 인산의학과 자연요법을 서술해 펴낸 역사상 처음으로 완성된 '의학 천자문'이다. 또 6년에 걸쳐 불서

(佛書)를 번역한 책이 동국역경원 편찬 『한글대장경』에 올라가 있다. 『신약(神藥)』이라는 인산의학 서적도 5년 동안 선친의 구술을 받아 200자 원고지 3,000여 장 분량의 책으로 1986년 6월에 펴냈으며 선친의 32차례 대중 강연 내용을 녹취해 『신약본초(神藥本草)』 전·후편으로 출판했다. 그동안 필자가 집필한 책을 나열하면 많은 이가 "귀하가 정말 혼자 다 썼느냐?"며 놀라는 일이 많다. 대필(代筆)이 많은 시대인지라 필자가 기업을 설립해 경영하는 가운데 그 많은 글을 직접 썼으리라고 믿지 않는 이가 적지 않기 때문이다.

필자가 실력이 뛰어나고 지금까지 뭔가 잘했다는 이야기를 하려는 것이 아니다. 인산 선생께서 제시한 것 가운데 몇 가지를 산업화해 업으로 삼았다고 해서 단순히 돈벌이에 연연하거나 먹고살기 위해 선택한 것이 아니라 이들 산업을 통해 인산의학의 진면목을 세상에 알리려 한 것이라는 필자 나름의 진실을 말하고 싶은 것뿐이다. 만에 하나라도 돈벌이에 마음을 두었더라면 먹고사는 데 크게 구애받음이 없을 정도인 직장을 그만두고 아버지의 독특한 인술 내용을 알리기 위해 그 당시 신발산업 다음으로 대표적 사양산업으로 분류되던 소금산업에 종사할 리가 있겠는가?

이해관계를 초월한 노력으로
인류 건강에 기여하기를…

오늘날 세상에서 하는 말과 선친의 논리는 거의 정반대로 들린다. 필자가 하는 일도 거대한 흐름의 아마존 강을 거슬러 올라가는 일과 같다. 사력(死力)을 다해 물의 흐름을 거슬러 올라가면 물살에 떠밀려 내려오는 것을 반복하지만 아주 조금씩 거슬러 올라서 오늘에 이르게 되었다. 수많은 매스컴과 기관, 단체 등에서 인산의학과 죽염, 유황오리 등의 의미와 가치를 올바로 인식하고 긍정적으로 평가하는 이가 많지만 부정적 시각으로 바라보며 비판적으로 거론하는 사람들 역시 적지 않다. 개중에는 더러 과학적 사실이나 합리적 논리에 근거하지 않은 악의적 비방의 글을 써서 세상에 유포하기도 한다.

여러 차례 이 같은 사건을 겪으면서 죽염업체 절반이 도산했다. 근거 없이 비방하는 기사가 나간 뒤 해당 기업은 바로 큰 타격을 입게 되고 누명을 벗기 위해 줄기찬 노력을 통해 그 보도 내용이 사실과 다르고 과학적 검증을 거쳐 그렇지 않다는 해명 기사가 뒤늦게 나간다 한들 이미 엎질러진 물이고 피해의 원상회복은 불가능하다는 사례를 우리는 적지 않게 보아 왔다. 이는 소위 합리성과는 거리가 먼 것으로, 매스컴이나 특정 기관 단체 본연의 직무범위를 넘어 언론과 권력의 횡포로 간주할 수밖에 없는 일이라 하겠다.

인산가는 1987년 8월 27일 창립 이래 줄곧 이 같은 시련과 난관 속에서 그나마 세상에 알려지고 있고 추구하는 바 진실이 이제 조금씩 사람들에게 인식되고 있다. 우리 사회는 매스컴에서 어떤 문제점을 부각시켜 보도하면 그 내용의 사실여부를 떠나 액면 그대로 받아들이게 되고 별다른 생각이나 확인 없이 그냥 끝내 버린다. 보도했던 내용과 일치하지 않음을 증명했다고 하여 매스컴이나 국가에서 보상해 주는 것은 아니다. 이 모두 누구를 탓하겠는가. 단지 이해관계가 엇갈리면 계속해서 문제를 삼고 악의적으로 비난하고 상대에 타격을 입혀 이권을 쟁취하면 그만인 것이다. 상업주의 사회에서는 참으로 극복하기 어려운 부분이다. 굴지의 대기업도 악의적인 보도 한 번에 엄청난 피해를 보며 무너지는 사례를 종종 보지 않았는가? 인산가는 조그마한 중소기업이지만 많은 회원가족과 인산요법을 체험한 이들이 물심양면으로 성원하고 열렬히 지지해 준 덕택으로 오늘날 세상에서 사라지지 않고 그나마 어려운 가운데서도 편견과 외로운 전쟁을 벌이며 꿋꿋하게 존재하고 있는 것이다.

인산의학에서 말하는 이론을 세상에서는 맞지 않다고 여기거나 의아해 하는 경우가 대부분이다. 자연의 법칙과 생명의 원리에 부합하는 내용임에도 불구하고 깊이 생각해 보지 않은 채 '황당한 내용이며 신뢰하기 어려운 주장에 불과하다'고 받아들인다. 자신의 생명과 인류 전체의 건강에 직결되는 내용을 깊이 있게 확인하고 취재하기보다는 이해관계의 끄트머리에서 '기싸움'을 하고 있는 것이다. 이런 부분의 진실은 여러분께서 현명하게 판단하길 바란다.

오리는 유황의 독성을 *解毒*하는 초정밀 기계다

1986년에 출간된 『신약』에 의해 인산 의방(醫方)이 세상에 알려지면서 죽염산업, 유황오리산업, 홍화씨산업, 마른명태산업 등의 다양한 산업이 등장해 우리 농어촌경제에 적지 않은 활력을 불러일으키고 있는 것이 사실이다. 한국의 농림축수산업에서 『신약』의 천연물 요법의 방식을 받아들여 유황 밭마늘, 홍화씨, 유황오리, 마른 명태를 재배하고 기르고 말려서 누구나 활용할 수 있도록 유통시키고 있다.

그러나 대다수 식당에서 판매되는 유황오리의 가격을 보면 과연 오리가 유황 냄새라도 맡아 봤을까 하는 의문이 든다. 오리에게 1년 동안 유황을 먹이면 기르는 방식에 따라 약간씩 차이가 나기는 하지만 대략 원가만도 15만 원 전후의 비용이 소요된다. 유황은 강한 독성을 지니고 있지만 오리에게 먹일 경우 오리는 잘 죽지 않는다. 오리의 뇌수 속에 강력한 해독제(解毒劑)가 있어 어떤 물질이든 해독한다는 것이 인산 선생의 지론이고 실제로 길러 보면 그 말이 틀리지 않다는 사실을 확인할 수 있다. 선친은 강력한 해독기능을 갖는 오리를 이용해 유황의 독을 제거한 뒤 그것

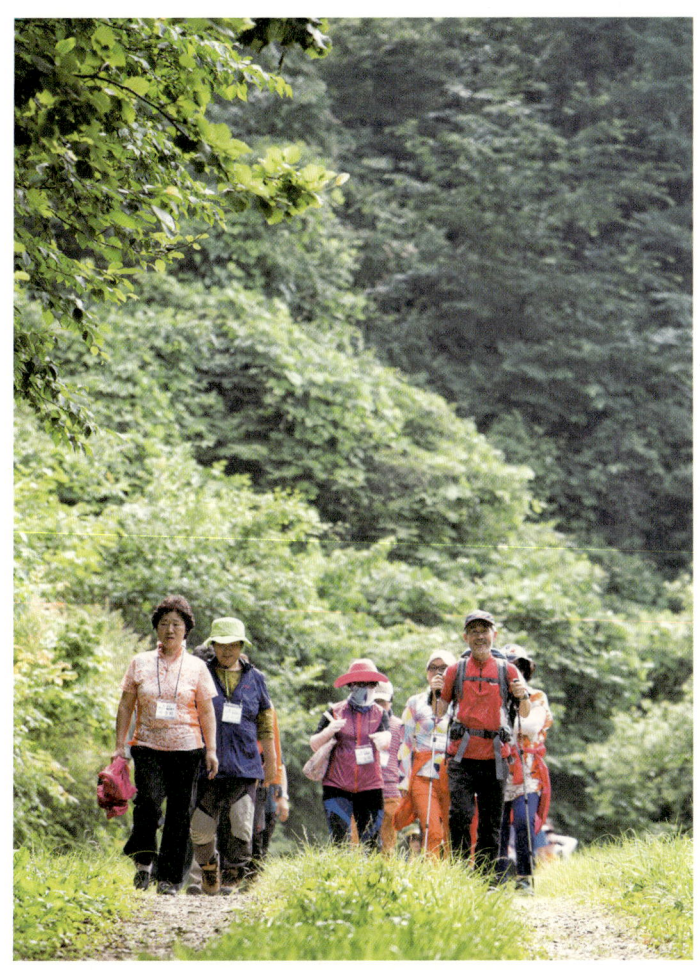

을 사람에게 먹게 하여 죽음의 병으로부터 사람을 살리고자 했다. 비록 무고(無辜)한 오리가 죽는 것은 안타깝지만 다급한 상황에서 사람 목숨을 살리기 위해서는 어쩔 수 없는 선택이라고 선친은 불편한 심사(心思)를 토로(吐露)하곤 했다.

유황오리는 단지 자연물의 약성을 활용하는 것뿐이다. 유황은 좋은 약성을 지니고 있지만 초정밀 기계가 아직 개발되지 않아 약성을 살리는 동시에 독성을 제거하는 방식의 법제(法製)를 제대로 하기는 어렵다. 당장 난치성 병고(病苦)로 신음하는 사람들을 살려야 하고 유황을 법제하는 기계가 개발되려면 먼 미래에나 가능한 일이기에 '자연적 초정밀 기계'라 할 수 있는 오리의 생명시스템을 이용하는 것이다. 단지 유황 독을 해독하는 기계로 오리를, 인삼(人蔘) 독을 해독하는 기계로 개를, 부자(附子)의 독을 해독하는 기계로 돼지를, 음양곽(淫羊藿)을 해독하는 기계로 염소를, 독사(毒蛇)의 독을 해독하는 기계로 닭을 사용한 것이다. 인산 선생은 이 다섯 가지 동물을 이용해 각종 난치병을 물리치는 힘을 지닌 '오핵단(五核丹)' 만드는 방법을 제시했다.

시골 병원의 유명하지 않은 보통 의사라 할지라도 대체로 자신의 처방을 공개하지 않는다. 선친은 80세가 넘도록 살면서 생득적(生得的) 지혜의 안목을 이용해 훌륭한 약을 만들고 응용하는 법 모두를 전혀 숨기거나 빠뜨림 없이 『신약』, 『신약본초』를 통해 세상에 모두 공개했다. 지금 세상 사람들은 이 책을 보고 그러한 것들을 집에서 만들어 먹으면 되는 것이다.

인산의학에서 제시한 죽염요법, 쑥뜸요법, 밭마늘요법, 유황오리요법, 마른명태요법 등 대부분의 요법은 한국산 천연물의 약성을 활용한 것이다. 만약 이러한 난치병 극복의 노하우를 활용해 장사를 했더라면 억만금을 벌 수도 있었겠지만 선친은 평생 집도 절도 없이 가난하게 살면서 물어물어 찾아와 마지막 살길을 묻는 이들에게 아무런 대가 없이 자신의 경험적 처방을 제시해 줄 뿐이었다.

소금 섭취의 진리는
몸이 원하는 대로, 입맛 당기는 대로

『신약』에는 세상의 이론과 반대되는 내용이 적지 않다. 항생제, 항암제, 스테로이드제를 남용함으로써 초래할 수 있는 제반 문제를 지적하고 우리나라 서해안에서 생산되는 천일염을 위시해 지리산 등 한국 산야(山野)에 가득한 지구상 최고의 약재들을 활용해 병마(病魔)를 물리칠 것을 강조한 것은 깊이 새길 중요 명제라 하겠다. 한마디로 우리나라 전역의 고을 안에, 울타리 안에, 부엌 안에 있는 것이 모두 신약(神藥), 영약(靈藥)인데 훌륭한 약들의 약성에 대해 알려고 노력하지 않고 오히려 외면하면서 부작용이 적지 않은 약을 별다른 생각 없이 쓰는 것은 과연 무엇을 의미하는가? 현대의학으로 완치시키기 어렵다는 암, 난치병, 괴질에 대해 전통적으로 이어져 내려온 쑥뜸을 떠서 저비용·고효율의 근본 치료를 위한 노력을 게을리하는 이유는 무엇인가?

 소금을 충분히 먹지 않거나 질적으로 좋지 않은 순수 염화나트륨으로 구성된 소금을 섭취할 경우 우리 몸의 피가 탁해지면서 점성은 높아지며 여러 가지 위험을 초래하게 된다. 우리 몸의 피가 탁해지고 악혈(惡血)과 독혈(毒血)이 생성되면서 인체의 건강은 서서히 악화되기 마련이다. 질 좋은 천일염을 위시해 국산 천일염을 대나무 통에 넣어 아홉 번 구워 만든 죽염을 섭취할 경우 피가 맑아지고 혈액의 점성은 낮아지면서 피의 흐름이 좋아지게 되고 혈색이 좋아지는 것을 확인할 수 있게 된다.

 인산 선생은 왜 소금이 좋은 약이 된다고 생각하는가? 세상에서는 또한 왜 소금에 대한 편견에서 벗어나지 못한 채 진실을 호도하는가. 오늘날 소금 문제의 시작은 모 지역 석유화학공업단지의 공업용수 확보를 위해 탈염공업을 하면서 시작됐다. 바닷물을 전기분해해 염화나트륨을 제거하고 공업용수를 만드는 과정에서 부산물로 생긴 것이 순수 염화나트륨으로 구성된 '소금 아닌 소금'이다. 이 소금을 소비시키기 위해 식품 제조 가공 기업이나 음식점 등의 조리업소 등에서 천일염을 식품으로 사용치 못하게 하고 그 소금만 사용토록 만든 법이 염관리법이다. 우리는 부산물 염을 위생적으로 만들어진 질 좋은 소금으로 간주해 전 국민이 먹도록 법으로 규정해 놓았던 것이다. 미국, 유럽, 중국, 호주, 히말라야 등지에서 수입해 시판되는 소금은 대부분 미네랄이 거의 없는 순수 염화나트륨으로 구성된 소금들이다. 다만 프랑스 국립 게랑드 염전에서 생산된 갯벌 소금은 미네랄이 다량 함유돼 있는 것으로 알려졌다.

 2008년 3월 28일 개정 염관리법의 대통령령이 시행돼 천일염을 식품으로 사용할 수 있도록 조치했지만 아직도 그 내용을 아는 사람이 많지 않다. 순수 염화나트륨을 전 국민이 먹도록 법으로 규정해 놓음에 따라 빚어진 국민건강상의 문제가 심각하다는 사실에만 집착 '소금 유해론'을 내세우며 소금 섭취 줄이기 캠페인을 벌이지만 이는 결코 합리적 판단도 아니고 자연 법칙이나 생명 원리에 부합하는 논리적 타당성을 지니는 것도 아니라는 점을 간과(看過)하지 말아야 한다. 매스컴 종사자들 역시 더욱 중요한 소금의 질에 대해 폭넓은 취재를 통해 사실관계를 확인할 생각을 하지도 않고 소금 문제의 본질이 무엇인지를 파악하지 못한 채 염화나트륨 섭취를 줄여야 한다고 캠페인을 벌이고 있다. 이러한 노력은 인체가 필요로 하는 염분 섭취의 적정량을 인체 스스로 자연스럽게 판단해 알맞은 분량을 섭취하도록 끊임없이 조절하는 '정교한 몸의 판단'을 도외시한 인위적·인공적 판단을 부추기는 우(愚)를 범하게 함으로써 도리어 건강에 악영향을 끼치게 된다는 사실을 깨달아야 할 것이다. 우리나라 사람들이 다른 나라에 비해 염화나트륨을 3~4배 많이 먹고 있다고 하지만 채식 위주의 식생활을 하는 사람들로서 인체 필수 미네랄을 다량 함유한 질 좋은 소금을 섭취할 경우 다소 소금을 많이 섭취하더라도 혈압이 올라가거나 다른 문제를 야기하는 일이 거의 없다는 사실에 주목할 필요가 있다.

우리나라 염전에서 생산되는 천일염은 인체 필수 미네랄 함유량을 감안할 때 세계적으로 품질이 우수한 소금이지만 생산 방식에 따라 질적인 차이를 보이게 된다. 염전 바닥을 무엇으로 까느냐에 따라 토판염, 타일염, 장판염 등이 생산되고 있는데 처음에는 타일이 위생적으로 처리했다고 생각했지만 천일염에서 타일 부스러기가 적지 않게 나옴에 따라 그 후 비닐장판을 이용해 장판염을 만들기 시작했다. 그러나 장판염은 바닷물과 땅의 기운이 제대로 교류하지 않고 강·하천을 통해 유입된 유기·무기 독성물질들이 그대로 포함되는 문제를 지니는 데 반해 흙판을 잘 다져서 그 토판에서 소금 결정을 하게 하는 토판염의 경우 가격이 다소 비싸기는 하지만 비교적 질이 가장 우수한 소금으로 알려져 있다.

천일염에 미량 포함된 수은, 납, 카드뮴, 니켈, 크롬 등 독성 원소들은 섭씨 1,000~1,700도의 불을 가하면 독성이 모두 소멸되는 특징을 지니고 있다. 죽염은 천일염을 대나무 통에 넣고 황토로 입구를 막아 소나무 장작을 연료로 하여 섭씨 1,700도 내외의 고온으로 가열해 독성을 제거하는 한편, 미네랄 함량을 증가시킨 '소금 너머의 소금'으로 전 세계를 통틀어 유례가 없는 질 좋은 소금이라 하겠다.

만고불변(萬古不變)의 소금의 진리는 몸이 원하는 대로, 입맛 당기는 대로 먹으면 된다. 짜다고 느끼면 음식을 더 넣고 싱겁다고 느끼면 소금을 더 넣으면 되는 것이다. 임산부가 사과가 먹고 싶으면 뱃속의 아이가 원하는 것이다. 우리는 소금을 얼마나 먹을 것인지 왜 복잡하게 생각하고 잔머리를 굴리는가? 내 몸이 원하는 대로, 내 몸이 필요한 만큼 먹으면 된다. 갈증이 느껴지면 갈증이 가실 때까지 물을 먹으면 되는 것이다. 배고픔도 아픔의 일종이다. 배고플 때는 밥이 약이다. 맛있게 먹다가 배부르면 숟갈 놓으면 되는 것이지 몇 숟갈 먹어야 하는지, 칼로리는 얼마나 섭취해야 하는가를 따지는 것은 잔머리에 불과하다. 배고프면 먹고 졸리면 자는 것이 우리 몸의 자연이요 순리인 것이다.

자연으로 돌아가야
자신의 명대로 살 수 있다

우리 몸이 원하는 대로 자연스럽게 해야 된다. 왜 자연으로 돌아가려고 하지 않는가.

일본의 언론인이자 환경운동가인 후나세 순스케는 『항암제로 살해당하다』 『콘크리트의 역습』이란 책을 통해 항암제의 부작용에 대해 밝히고 콘크리트에 살면 9년 일찍 죽는다고 했다. 2,500여 년 전에 살았던 노자(老子)의 『도덕경(道德經)』 속에서도 자연주의가 강조됐고 프랑스 철학자 장 자크 루소 역시 '자연으로 돌아가야 한다'고 말했다. 그의 자연주의는 노자가 『도덕경』에서 말한 자연주의 이론과 시공(時空)을 초월해 일맥상통하는 면모를 보인다. 이제 의료문제도 인문학적 접근이 필요하다. 서울대 천문학과를 졸업하고 한때 발명가로, 사업가로, 70년대에는 백범사상연구소를 이끌면서 재야 운동가의 삶을 살았던 김영길 씨는 모든 것을 놓고 강원도의 심산 속으로 들어가 '방태산 화타'라는 닉네임으로 불리며 자연주의 의료를 실천하고 있다. 『누우면 죽고 걸으면 산다』는 그의 저술은 '병원에 누워 있다가 보면 건강을 회복하는 경우는 거의 드물다'는 통찰을 바탕으로 원시림 속을 끊임없이 걸어 다니면서 몸과 마음을 정화(淨化)하는 것이 암, 난치병을 극복하고 건강하게 사는 길이라는 사실을 일깨워 주고 있다.

실제로 자연으로 돌아가서 깊은 산 원시림에서 자신의 난치성 병마를 극복하고 명대로 사는 사람이 적지 않다. 서울, 부산, 대구, 광주, 울산, 인천 등 대도시에 사는 사람들은 특히 암에 걸렸을 경우 모든 것을 놓아 버리고 지리산이든, 설악산이든 자신과 연고가 닿는 자연으로 돌아가야 한다. 산속에서 트레킹을 하면서 능선의 산정기를 받고 계곡의 음이온으로 자신을 정화하며 몸도, 마음도 온전하게 새 사람이 되는 길을 스스로 열 수 있게 되는 것이다.

그런데 우리는 왜 위험한 상황을 자초하려고 하는가. '내 안의 의사를 깨워' 자연치유 능력과 불가사의한 힘이 있다는 것을 몸소 확인해야 한다. 자연으로 돌아가 살면서 유황오리, 홍화씨, 밭마늘, 마른 명태 등의 천연물의 약성을 활용할 경우 암을 극복하고 본래의 수명대로 살 수 있는 가능성을 스스로 높이는 전화위복의 계기를 마련하게 될 것이다.

여러분들께 인산의학이 전하고자 하는 메시지는 자연법칙과 생명원리에 부합하는 '참 의료'를 자각(自覺)해 그것을 활용해 암·난치병·괴질을 물리치고 건강하게 살 수 있도록 분명한 이정표를 제시하는 것이다. 거기에는 크게 두 가지 잣대가 있다. 하나는 순리(順理)다. 병을 치료하되 순리적으로 접근하고 순리적으로 치료해야 한다. 그러나 우리는 암이 생긴 원인과 환경, 조건을 그대로 둔 채 암 덩어리만 제거하려 든다. 수술로 암을 제거하는 것은 서두르지만 추후에 다른 곳으로 전이·확산되는 것은 어찌할 방법을 찾지 못하는 것이다. 이 같은 치료방식들이 우리 사회에서 얼마나 심각한 문제를 내포하고 있는지 제대로 인식하고 말하는 사람은 거의 없다.

얼마 전 어떤 의사가 『의사는 수술 받지 않는다』라는 책을 집필했다. 의사 스스로 수술 받지 않는다는 것이다. 이 책을 집필한 의사는 다른 의사들에게 비난을 받을까 걱정했지만 의외로 용기 있게 말했다고 격려해 주는 이가 더 많았다고 한 라디오 프로그램 인터뷰에서 말했다.

일본 게이오대학의 곤도 마코토의 『암과 싸우지 마라』, 환경운동가이자 언론인인 후나세 순스케의 『항암제로 살해당하다』, 미국 로버트 S. 멘델존의 『나는 현대의학을 믿지 않는다』 등의 다양한 서적은 이러한 사정들을 잘 설명해 주는 '참 의료'의 훌륭한 이정표라 하겠다. 특히 멘델존 박사는 '나는 현대의학이란 종교를 믿지 않는다'고 전제한 뒤 인류가 지금보다 건강하려면 지구상의 의료체계를 모두 없애야 한다고 말했다.

인산 선생이 제시한 醫方의 가치는
시공간을 초월한다

　인산 선생은 『신약』의 서문을 통해 '의료기관도, 의료인도, 약도, 처방도 필요 없는 건강한 지구촌이 되기를 갈망하는 마음에서 이 책을 펴낸다'고 밝혔다. 인산 선생과 로버트 멘델존 박사는 시공을 초월해 같은 맥락의 의료관을 피력한 분들이다. '참 의료'를 지향하는 사람들은 나라와 시대가 달라도 주장하는 바의 맥락은 같은 것이다.

　'인산의학'은 우선 사실에 입각해 이론을 전개하고 나아가 '참 의료의 진실'을 밝히고 있음에도 불구하고 대부분의 의학자가 인산의학 이론에 대해 여전히 황당하다고 생각한다.

　몸이 원하는 대로 먹어야 하는 것은 만고불변의 진리다. 매운 것, 짠 것, 단 것, 신 것, 쓴 것 모두 마찬가지다. 신 것도 빙초산을 물에 희석해 많이 먹으면 위험하지만 천연 식초는 식성대로 섭취해도 해롭지 않으며 소금이라고 해서 모두 같은 소금이 아니고 술이라고 모두 같은 술이 아니다. 여러분이 인산의학을 열심히 공부하고 터득해 제대로 활용할 경우 자신과 가족뿐 아니라 국민건강에도 이바지하는 길이다. 『신약』 등 인산의학과 관련된 책을 심취해서 읽다 보면 '참 의료의 실상(實相)'에 대한 올바른 판단이 설 수 있을 것이다. 자신과 가족들의 생명을 온전하게 지킬 수 있는 '참 의료의 원리'를 자각하고 터득해 천수(天壽)를 다 누리도록 건강하고 행복한 삶을 사시기를 충심으로 기원한다.

위 글은 필자가 지난 2013년 4월 19일부터 21일까지 경남 함양 삼봉산 인산연수원에서 열린 '제20기 인산가 힐링캠프'에서 특강한 내용을 정리한 것입니다.

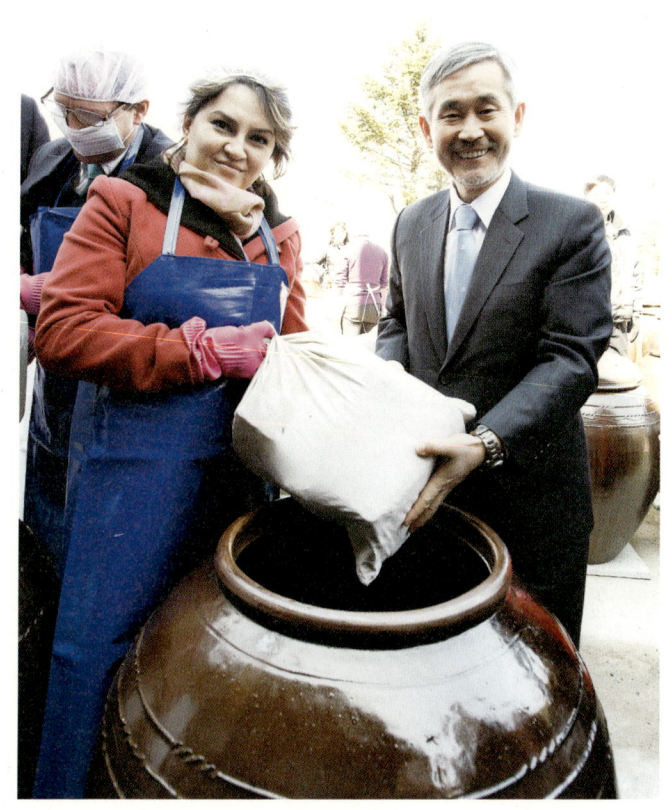

'自力의학'의
새 시대를 연 선각자

인산의학, 난치성 병마 퇴치의
새로운 희망을 제시

 '의료 정의'를 실현해야 한다는 이야기는 세상 의료의 문제를 탓하자는 게 아니라 진정으로 환자의 생명과 건강을 생각하고 그들의 병마(病魔)를 내 병처럼 여기며 모든 지혜로운 방법을 동원해 고치기 위해 노력했던, 그리고 이러한 노력을 통해 '참 의료 세상'이 이뤄지기를 기대하셨던 선친의 염원이 실현되기를 바란다는 이야기다.

 필자는 선친의 염원을 바탕으로 인산의학, 그리고 '의료 정의'를 실현할 수 있는 자연요법의 신묘한 의방을 세상에 알리고 있다. 주위에는 선친의 훌륭한 의방을 실천하여 자신의 암·난치병·괴질을 극복하고 새로운 삶을 영위하는 사람들이 적지 않다.

 그러나 건강을 되찾은 뒤에는 절망과 고통 속에서 병고(病苦)로 신음할 때, 살길 찾아 헤매던 시절의 간절한 마음과 달리 다른 이들에게 인산의 학을 적극적으로 알려 주는 것에 신경 쓰지 않는 경우가 적지 않다. 심지어 병고 극복에 도움 되기를 바라면서 경험 내용을 들려 달라는 간절한 부탁을 귀찮게 여기는 이들도 많다. 내가 인산의학의 자연요법을 활용해 이런 병을 극복한 바가 있다는 정확한 '극병(克病) 체험담'을 주변에 많이 알려서 훌륭한 활인묘방(活人妙方)이 세계로 퍼져나가 전 인류가 비명횡사하는 일이 줄도록 해야겠다. 세상에는 다양한 의료체계가 있지만 암·난치병·괴질을 완벽하게 물리치는 데에는 한계가 있게 마련이다.

세상의 의료보다 더 중요한 것은 '내 안의 의사'를 일깨워 암·난치병을 근원적으로 물리칠 수 있도록 자연치유 능력을 길러 주는 것이 참된 의료라 하겠다.

우리는 '내 안의 의사'를 가두어 놓은 채 약물과 화학요법을 사용해 병원체(病原體)들을 공격, 파괴, 제거하려고 노력하지만 그러한 노력은 우리 바람대로 좋은 결과가 나타나지 않는다는 것을 오랜 경험을 통해 지속적으로 확인했을 것이다.

仁山선생, 仙化 이후
불멸의 존재로 거듭나는 까닭

인산 김일훈 선생은 1909년에 태어나서 이 땅에 우리와 함께 살다가 1992년 5월 19일(음력 4월 17일), 84세 나이로 세상을 떠나셨다. 선친께서는 세상을 떠났지만 그것은 '사망(死亡)'이 아니다. 노자께서『도덕경』을 통해 밝힌 바대로 세상의 가장 부자는 마음이 부자인 사람, 즉 만족할 줄 아는 사람이 진정한 부자(知足者富)인 것이다. 만족을 모르는 사람은 늘 불만족스럽고 껄떡거리고 돈이 많은데도 불구하고 욕심을 과하게 부려 감옥도 가게 되며 비명횡사한다. 만족을 아는 사람이 진정한 부자다.

또한 세상에서 육신은 죽었지만 세상 많은 사람들에 의해 언제나 기억되고 그를 생각하며 사랑하고 추모하는 분은 죽어 없어지는 것을 의미하는 사망이 아니라 사이불망자(死而不亡者)이다. 사이불망자수(死而不亡者壽) 즉, '몸은 죽어도 그의 빛나는 사상과 행적이 사라지거나 잊혀지지 않는 사람이 진정으로 장수(長壽)를 누린다'는 뜻이다. 선친께서는 비록 이 삼봉산의 밝은 산마루에 누워 계시지만 사라진 것이 아니라 온갖 병마로부터 인류를 구원할 수 있는 '참 의료의 묘방(妙方)'을 제시해 주는 이정표 역할을 하면서 늘 우리 곁에 살아 숨 쉬고 있다고 생각한다.

여러분은 왜 그이를 생각하고 추모하는가. 인산 선생은 자신, 가족, 우리나라 사람만을 위한 삶을 살지 않았기 때문이다. 전 인류의 건강과 행복을 늘 염원하면서 어떻게 하면 쉽고 간단하게 어려운 병을 물리칠 수 있을까 하는 일념(一念) 속에 사시다가 자신의 아들에게만이 아닌 전 세계의 모든 이들을 대상으로 자신의 지혜와 경험을 담은 의방(醫方)을 전면 공개했다. 선친의 저서 『신약(神藥)』은 영문으로 번역돼 있으며 현재 중국어 번역도 진행 중에 있다. 선친의 의학이론은 세계인들의 관심을 모으고 있으며 많은 과학자들에 의해 증명되고 있다. 이미 죽염의 과학적 연구 실험에 의해 많은 성과물들이 발표되고 있다.

뼈 부러진 것을 고치는 약으로 홍화씨가 탁월한 효과를 낸다는 것은 고금동서(古今東西)의 어떤 의료인도 의료기관에서도 말한 적이 없다. 인산 선생이 처음 『신약』이라는 저서를 통해 발표한 이후 홍화씨가 골절에 확실하게 좋다고 증명한 논문이 현재 100편이 넘는다. 많은 의학자들의 과학적 연구 실험을 통해 이미 확인되고 있다. 그렇다면 인산의학의 나머지 의학이론도 당연히 연구해 볼 필요가 있다는 점도 미루어 짐작할 수 있다. 맹독성 독사에게 물려서 죽어 갈 때, 연탄가스 중독으로 죽어 갈 때 세상 대부분의 의료시스템에서는 이렇다 할 어떤 치료법도 없다는 결론에 도달하게 되는데 인산의학에서는 '마른 명태 다섯 마리를 한꺼번에 푹 삶아서 그 국물을 먹이면 소생시킬 수 있다'는 독특한 의방을 제시하고 있다.

전 인류에 경험 의방을 공개하며
참 의료 이정표 역할 自任

이처럼 쉽고 간단한 방법으로 어려운 문제를 해결하는 것은 지혜다. 지식의 한계에 부닥쳐 어떤 문제에 직면하게 되면 해결하지 못할 때가 적지 않다. 서해안 간척사업을 할 때 많은 공학자들이 시도하다가 포기했다. 조수간만의 차가 너무 심해 아무리 흙을 메워도 되지 않았다. 이런 상황에서 당시 현대그룹 정주영 회장은 사용하지 못하는 상선(商船) 하나를 가져오라고 지시했다. 상선으로 바다를 막은 후 흙을 메우기 시작했으며 결국 불가능을 가능으로 바꾸어 오늘날 대한민국 지도가 달라질 정도로 서해안에 수억만 평의 토지를 조성했다.

이는 정 회장이 공학교수에게 배워 얻게 된 지식이 아니라 타고난 지혜다. 현대중공업을 세울 때 정 회장께서 외국의 선박회사에서 돈을 빌리려 할 때 "당신네 나라에서 큰 배를 만들어 본 적이 있는가?"라고 물었더니 정 회장이 순간적 기지(機智)를 발휘해 500원짜리 지폐에 그려 있는 거북선을 보여 주며 "우리 조상들은 대대로 배를 잘 만들어 왔다"고 설명해 수주(受注)에 성공했다는 것은 유명한 일화다. 인산 선생께서는 인류의 암·난치병·괴질의 병마를 물리치는 탁월한 지혜를 가지고 계셨다. 선친은 8세 때부터 환자들의 병을 고쳤으며 천하의 둘도 없는 명의였다. 증조할아버지께서 8세 선친이 병을 고치는 것을 보고 낙심해 "앞으로 네가(인산) 처방은 모두 하라"고 말했다고 한다. 평생 명의로서 명성을 날리던 증조할아버지께서는 하늘이 보낸 명의가 있는데 무슨 처방을 하겠느냐고 했다.

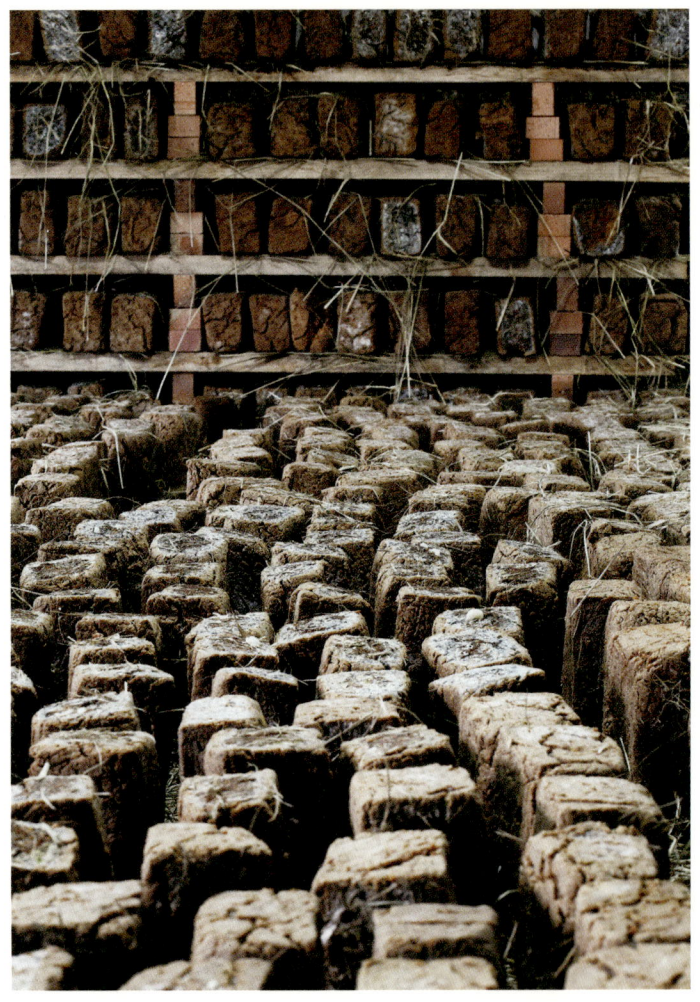

필자가 불교신문사 기자로 있으면서 약 5년에 걸쳐 함양과 서울을 오가며 선친의 구술(口述)을 받아 200자 원고지 3,000장으로 정리하여 1986년 6월 15일에 펴낸 『신약』은 지금까지 약 50만 부가 발간되어 세계 의학서적 출판역사상 가장 많은 부수가 판매됐다.

당시 여성지 『여원』에서 선친을 인터뷰하여 "죽을 목숨 살린 것만 해도 수천 명이 넘지"라는 표제로 7페이지에 걸쳐 천하의 명의 인산 김일훈 선생의 비하인드 스토리가 게재됐다. 그 덕택에 한 달 만에 『신약』 초판 4,000부가 모두 팔리는 기적 같은 일이 생겼다. 그 뒤 다른 매스컴들도 잇따라 보도하면서 『신약』 책은 지금도 여전히 시대를 초월한 자연요법의 이정표이며 참 의학의 바이블로서 모든 이들의 가슴속에 남아 있다.

그 후 6월 20일 한국일보 대강당에서 『신약』의 저자 인산 김일훈 선생 초청 특강'을 열었다. 강당이 330석인데도 불구하고 500여 명이 넘는 사람들이 구름처럼 몰려와서 대성황을 이뤘다.

그런 열기가 오늘까지 이어지는데 그것은 인산 선생이 인물이 잘났거나 돈이 많아 남에게 베풀어서도, 사회적으로 활동을 많이 해서도 아니다. 그분은 인류 건강을 위해 자신의 지혜와 경험이 담긴 훌륭한 의방을 아무 조건 없이 세상에 공개하며 훌륭한 참 의료의 이정표 역할을 했기 때문이다. 그래서 많은 사람들이 기억하고 사랑하고 추모하는 것이 지금까지 이어지고 있는 것이다.

평생을 청빈하게 살면서
대가 없이 병자를 구하다

인산 선생은 평생을 청빈하게 살았으며 나라를 되찾기 위한 독립운동에 투신해 집도 절도 없이 다니다가 1945년 광복 이후 1992년 84세를 일기로 선화(仙化)하실 때까지 마지막 거처인 통나무집을 지어 드리기 이전까지 83번 이사를 했다. 필자 역시 선친을 따라서 40번을, 혼자 20번을 이사했다.

 선친께서 평생을 집도 절도 없이 살았던 것은 재주가 없고 기술이 없어서가 아니다. 처음부터 '돈'을 벌어야겠다는 생각을 하지 않았으며, 자식이 몇 끼니를 굶고 추운 겨울날 얼마나 헐벗었는지조차 잘 모르셨다. 다만 어떻게 하면 인류의 암, 난치병, 괴질을 물리칠 신약 묘방(妙方)을 개발할 수 있겠는가 하는 명제에 온 심혈을 기울였을 뿐이다.

 비용 들이고 공들여 만든 죽염을 소문 듣고 찾아오는 환자들에게 어떤 대가도 없이 주었고, 그들의 병마 퇴치에만 온 마음을 썼다. 아들인 필자가 학비도 제때 내지 못하고 양말도 신어 본 일이 없이 지내도 선친은 자식이 헐벗고 무엇을 먹는지조차 몰랐지만 사람들 병 고치는 것은 마치 자신의 아픈 몸을 고치는 것처럼 생각했다. 결코 자기 아버지의 자랑이나 늘어놓고자 하는 말이 아니라 선친은 정말 세상의 명리(名利)를 아득히 초월한, 대한민국이 낳은 '인술(仁術)의 아버지'이며 '민초(民草)들의 의황(醫皇)'이라는 이야기를 하려는 것뿐이다.

자연물 약성에 안목이 열리면
개똥도 약이 된다

 『신약』『신약본초(神藥本草)』를 읽고 또 읽다 보면 내 가족의 생명을 내 힘으로, 내 집에서, 자연물의 약성을 활용해 고칠 수 있는 '참 의료' 묘방을 깨달을 수 있을 것이다. 자신의 병을 자기 힘으로, 자신의 집에서, 자연물의 약성을 활용해 고칠 수 있다는 자력(自力), 자가(自家,) 자연(自然)으로 요약되는 혁명적 신의학 이론을 제시한 것이다. 책을 통해 모든 노하우를 공개함으로써 세계적으로 유례가 없는 획기적 물질인 죽염을 누구나 만들어 쓸 수 있게 되었고, 따라서 현재 국내에서 죽염을 제조하는 업체만 해도 공식적으로 50여 개가 된다.

인산 선생 때문에 새롭게 생긴 산업이 유황오리산업, 죽염산업, 밭마늘산업, 마른명태산업, 다슬기산업 등 한두 가지가 아니다. 이런 자연물의 약성을 활용하는 쉬운 방법으로 어려운 병을 고친다는 것이다. 선친이 마늘 장수를 염두에 두고 마늘의 약성을 밝힌 것도 아니고, 죽염을 판매하라고 필자에게 소금 장수를 하게 한 것이 아니다.

필자가 죽염제조업을 탄생시키고 제조 기업을 직접 설립해 지금까지 26년 동안 경영해 온 것은 많은 이가 인산의학을 올바로 이해하지 못하고 신뢰하지 않는 현실의 벽을 극복하기 위해서였다. 사람들이 죽염을 먹어 보고 효과 나면 믿어 주리라고 생각했기 때문이다.

다수 대중이 인산의학을 신뢰하고 죽염의 효용성을 깨달아 생활화하는 것을 계기로 '소금 장수'를 그만두려고 했지만 인산가를 신뢰하는 12만 가정의 고객회원들께서 죽염 이외에 인산의학에서 제시한 다른 식품들까지 추가로 만들어 줄 것을 강청(强請)해 현재까지 기업을 운영하고 있으며, 30년 넘게 같은 주제의 인산의학 이야기와 죽염을 이야기하고 있다.

자연물의 약성을 올바로 인식하고 잘 활용하면 개똥도 약이 되지 않겠는가. 과거 6·25전쟁 때 인민재판을 받으면 집단으로 몽둥이로 매질을 당했지만 죽지 않고 살아난 사람이 있다. 어떻게 살아났겠는가. 똥통의 물을 퍼서 삼베로 걸러 코를 막고 그 물을 먹고 살아났다. 그 물을 마신 사람은 살았고, 그걸 어떻게 먹느냐고 먹지 않은 이들은 온몸의 어혈(瘀血)이 악화돼 모두 죽었다. 그 물을 마신 사람은 어혈이 풀려서 살아난 것이다. 똥도 약이 된다는 사실과 그 이치를 모르고 세상은 선친에 대해, 또 인산의학에 대해 부정적 시각에서 크게 벗어나지 못하고 있는 것이 현실이다.

내 안의 의사를 깨워
자연치유 능력으로 萬病 물리친다

  필자는 30여 년 동안 인산의학을 강연하고 글을 쓴 내용을 모아 지난해 4월 『내 안의 의사를 깨워라』라는 제목의 1,118페이지의 책을 발간했다. '내 안의 의사'는 자연치유 능력, 면역 능력을 지칭하는 것이며, 자연치유 능력을 온전하게 발현시켜 암·난치병·괴질을 물리치는 것이 합리적 '참 의료'요, 가장 효과적이면서 부작용 없는 자연의학적 치료라 하겠다. 자연의 법칙과 생명의 원리에 부합하는 '내 안의 의사'가 만병(萬病)을 물리치게 하는 것이 인산의학에서 궁극적으로 제시하는 방법이다. 지구상에 의료인도, 의료기관도, 약도 필요 없는 그런 사회가 이뤄지기를 바라면서 이 신약 묘방들을 세상에 공개한다고 선친은 말했다. 우리는 건강은 빌릴 수 없으나 지혜는 빌릴 수 있다. 『신약』『신약본초』를 통해 인산의학의 지혜를 빌려서 무병장수를 누릴 수 있도록 활용할 필요가 있겠다. 여러분과 함께 오늘의 봄소풍을 즐기며 아울러 104년 전 탄생한 분을 추모하는 것도 의미 있는 일이고, 지리산 정기를 받는 일도 좋은 일이다. 더 좋은 일은 실제로 여러분께서 인산의학의 지혜를 다시금 확연히 터득해 나와 내 가족, 우리 이웃이 모두 건강하게 자연 수명을 다 누리며 행복한 삶을 영위하는 것이다. 그것이 인산 선생이 여러분에게 바라는 참뜻이다.

  다시 한 번 이 뜻 깊은 자리에 만사 제치고 동참해 주신 여러분께 감사드리며 여러분이 건강하고 행복한 삶을 누릴 수 있기를 거듭 기원한다.

위 글은 필자가 지난 2013년 5월 4일 경남 함양 인산연수원에서 열린 인산(仁山) 김일훈(金一勳) 선생 탄신 104주년 기념 '인산가족의 날' 행사에서 발표한 기념사 요지를 정리한 것입니다.

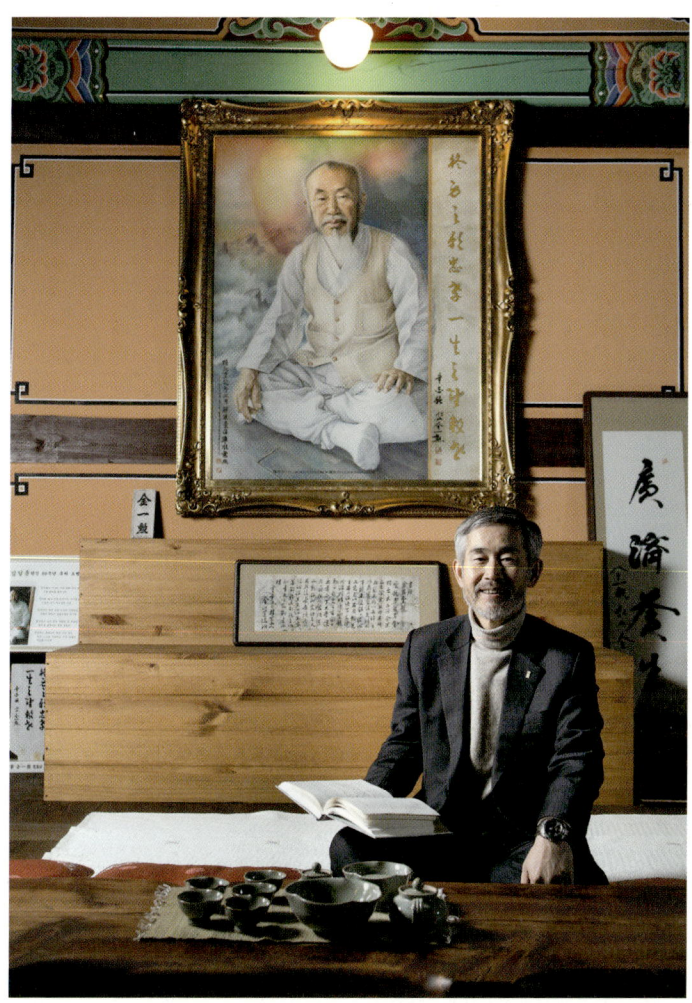

'心身건강 新天地'로 떠나는 힐링 여행

人間寒山道(인문한산도) 寒山路不通(한산로불통)
夏天氷未釋(하천빙미석) 日出霧朦朧(일출무몽롱)
似我何由屆(사아하유계) 與君心不同(여군심부동)
君心若似我(군심약사아) 還得到其中(환득도기중)

사람들이 한산 가는 길을 묻나니
한산 길은 세상과 연결되어 있지 못하네
한여름에도 얼음이 미처 녹지 않고
해가 솟으면 자욱한 안개에 길이 보이지 않네
나 같은 사람은 어떻게 이곳에 와 있는 걸까?
그대들과는 마음이 다르기 때문이라네
만약, 그대들의 마음이 나와 같아질 수만 있다면
그대들은 문득 한산 속에 당도해 있으리라

천년 전의 한산(寒山, 唐나라 禪僧)은 300여 수의 주옥 같은 시를 남겼는데 그중 '한산 가는 길을 묻기에(人間寒山道)'라는 시는 특히 유명하다. 이 시는 마음먹기에 따라 사는 곳을 천국이나 극락세계로 대표되는 신천지로 만들 수도 있고 또는 지옥이 되게 할 수도 있음을 보여 준다. 우리들의 몸과 마음을 잘 다스려 심신이 다 같이 건강해지면 사는 곳이 곧 신천지(新天地)가 될 것이요, 건강을 잃고 병마의 고통 속에 지낸다면 사는 곳을 지옥으로 만들게 된다. 자신이 사는 공간을 어떻게 만드느냐는 그 사람 마음먹기 나름이다. 귀한 시간을 내서 이 자리에 모인 만큼 심신 건강을 위해, 그 건강을 기초로 누릴 수 있는 행복한 삶을 위해 모든 노력을 기울여 좀 더 가치 있는 시간으로 만드시길 바란다.

세계적으로 수준 높은
뿌리 깊은 민족 전통의학

선친(先親) 인산(仁山) 김일훈(金一勳) 선생께서 난치성 병마로부터 인류를 구제하고자 하는 큰 뜻을 펴기 위해 이 세상에 제시한 새로운 의학 이론을 대부분의 사람은 깊이 살펴보지도 않은 채 그저 큰 범주에서 대체(代替)의학으로 부른다. 왜 우리는 뿌리 깊은 전통의학을 '대체의학'이라 부르며 스스로 비하하고 있는가. 우리 민족의 전통의학은 세계적으로 수준 높은 의학이다.

그러나 광복 이후 정부를 수립하여 새 정부가 출범하면서 안타깝게도 우리 손으로 뿌리 깊은 우리 민족의 전통의학을 생매장시키는 안타까운 일들이 일어났다. 조상 대대로 이어져 내려오는 지혜롭기 그지없는 전통의학의 맥이 대부분 끊어지거나 실종되고 현재 근근이 존재하는 의학은 예전의 의학과 다른 모습을 하고 있다. 공해도 없을뿐더러 효과가 상대적으로 월등히 뛰어난 자연산 약재를 채취하여 쓰던 시절의 처방에, 대부분 농약 비료에 의존하여 재배하는 국산 약재와 중국산 수입 약재를 쓸 수밖에 없는 현실을 직시할 필요가 있다.

 인산 김일훈 선생은 과거 빛나는 우리 선조들의 전통의학의 원형을 세상에 부활시키기 위해『우주와 신약(神藥)』『구세신방(救世神方)』과『신약(神藥)』『신약본초(神藥本草)』전·후편 등을 통해 우리 의학의 드높은 효용성과 그 가치를 대내외에 알렸으며 이러한 모든 노력의 결실로 인산의학은 비로소 그 모습을 갖추게 되었다. 상식적이고 과학적인 의료지식을 가진 대다수 국민은 인산의학의 의미와 가치를 제대로 이해하지 못한 채 황당무계한 의방으로 치부하고 있다. 진정으로 나를 살리는 촌철활인(寸鐵活人)의 묘방임에도 불구하고 그 의미와 가치를 모르고 뜨뜻미지근하게 실천하면서 "효과가 나지 않는다"고 말한다.

진정 살길을 찾는다면
구도의 마음으로『神藥』을 읽어야

 선친은 1909년, 이 땅에 등장해 천부적 혜안(慧眼)과 오랜 경험을 통해 체득한 신약 묘방(妙方)들을 아무런 조건 없이 인류 건강을 위해 기록해 공개하셨다. 세상의 모든 의료진이 '절대로 되살릴 길이 없다'고 했을 때 명명백백하게 활로(活路)를 제시했으나 어려운 문제를 너무 쉽게 해결할 수 있는 방법을 제시함으로써 도리어 세상 사람들의 불신(不信)을 초래하게 되었다.

 선친의 의학이론은 천문(天文) 지리(地理)를 관찰하여 뭇별들의 정기와 만물의 상관관계를 파악해 새로운 이론으로 정립한 것이어서 우주 자연의 법칙과 생명의 원리에 밝은 지혜로운 사람이 아니면 무슨 말인지 알아들지 못하는 태생적 문제를 지니고 있다. 그것은 인산의학의 문제라기보다 세상의 인식의 범주를 벗어난 데서 비롯되는 것이라 하겠다.

인산의학 제 서적들의 특징 중 하나는, 나에게 해당되는 것만 읽는다면 이해하기 어렵다는 것이다. 『논어(論語)』『중용(中庸)』『주역(周易)』『금강경(金剛經)』『도덕경(道德經)』『성경(聖經)』 등 성현(聖賢)들께서 저술한 책들의 특징 역시 처음 접할 때에는 선뜻 잘 이해가 되지 않더라도 여러 번 읽다 보면 차츰 그 의미를 깨달을 수 있게 된다. 예를 들어 '무아(無我)'라는 개념을 언뜻 접하면 도대체 '내가 없다'는 말이 무슨 뜻인가 이해하기 대단히 곤란하고 적지 않은 혼란을 느끼게 된다. 그러나 마음을 비우고 성인들께서 인류에게 전하고자 한 참뜻이 무엇인지를 깊이 생각하고 또 생각하다 보면 어느 시점에 이르러 정확한 인식 없이 제 생각을 고집하거나 돈이 많고 지위가 높다는 것을 내세워 제 생각대로 좌지우지하려 드는 아집(我執), 아견(我見), 아전인수(我田引水)의 자기 한계를 극복하는 매우 훌륭한 도구가 될 수 있는 차원 높은 개념이라는, 무아의 진리성에 눈 뜨게 된다.

무아는 나를 내세우지 말아야 하며 마치 자신이 없는 듯 바람처럼 존재해야 한다는 철학적이고 숭고한 의미를 담아 가르침을 주었음에도 불구하고 그 참뜻을 깨달아 제대로 받아들이지 못하면 마음으로는 무슨 뜻인지 이해하지 못한 상태에서 입으로만 염불(念佛)하는 것과 다를 바 없는 것이 된다.

실천이 수반되지 않는 공허한 이론들이 우리 주변에는 얼마나 많은가? 종교의 성직자들이 수도자(修道者)로서 인류 중생을 위해 도(道)를 닦고 그들에게 뭔가 깨달을 수 있는 계기를 만들어 주는 본연의 임무를 다한다면 저절로 세상 사람들로부터 존중과 예우를 충분히 받게 될 것이다.

스스로의 노력을 통해 살길로 찾아가는 사람은 살고, 별다른 생각 없이 죽을 길로 가는 사람은 죽게 될 것이다. 진정 살길을 알고 싶다면 인산 김일훈 선생이 집필한 『신약』을 이정표 삼아 불퇴전(不退轉)의 정진(精進)을 함으로써 명료하게 깨달을 수 있을 것이다. 『신약』은 글을 통해 명명백백하게 지혜와 경험을 모두 쏟아 부어 펴낸 의서(醫書)로서 지구상에 이와 같은 책은 단 한 권도 없을 것이다. 성현들의 말씀은 읽고 또 읽는다면 그 뜻을 조금씩 깨달을 수 있게 된다. 그러나 우리는 한두 번 읽고 다 이해한 것처럼 생각하고 말한다. 만약 제대로 『신약』을 읽었다면 "이 책을 읽고 인생이 바뀌었다"거나 "죽음의 병마를 물리칠 수 있게 해 준 생명의 복음서"라는 등의 찬사를 마다하지 않을 것이다.

『신약』은 경천동지(驚天動地)할 획기적 방약을 제시함으로써 지금까지의 의학 역사를 완전히 바꿀 수 있는 전무후무한 의서다. 자신의 안목이 부족해 책의 내용을 제대로 이해하지 못한 채 절대로 효과 나지 않을 정도의 적은 양을 쓰고는 "효과 나지 않는다"며 죽염을 쓰레기통에 버리기도 한다. 죽염의 효과를 제대로 느끼려면 충분한 양을 섭취해 서서히 피가 맑아지게 해야 한다. 죽염을 많이 먹게 된다면 우리 몸에 어떤 영향을

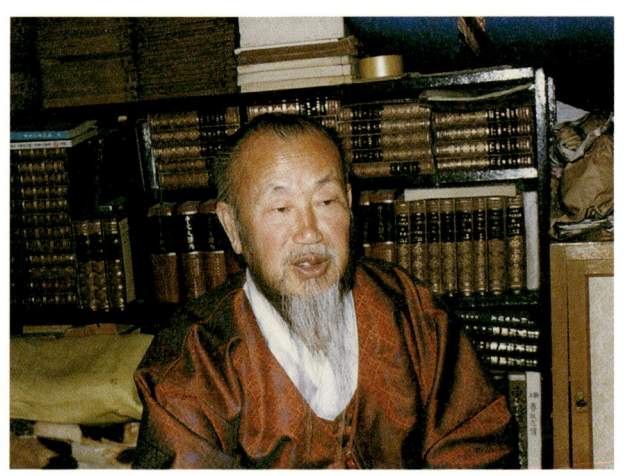

끼칠지 걱정하는 이도 있을 것이다. 필자는 죽염을 시도 때도 없이 한껏 퍼먹고 산 세월이 50년이 넘는데 만약 해가 있다면 벌써 탈이 나지 않았 겠는가.

『神藥』, 우리 생명을 구할 수 있는 驚天動地의 醫方書

인산의학은 의학적으로 가히 '혁명'이라고 말할 수 있다. 과거부터 현재까지 병은 의사가 고친다고 생각한다. 전문기술이 있는 사람, 장비가 있어야 하는 의학이며, 그것은 전문가의 의학이다. 또한 누군가로부터 치료를 받아야 한다. 『신약』『신약본초』에서는 병에 걸리면 의료인이나 의료기관을 찾아가 고치라고 말하지 않는다.

의서는 기술과학 서적으로서 고도의 전문적 지식과 기술이 필요하다. 『신약』에서는 "이제는 전문가의 손에 의한 의료의 시대는 끝나고 내 손으로 내 병을, 내 집 부엌에 있는 농림축수산물을 활용해 병마를 물리치고 건강을 회복하게 하는 것"이라며 "이는 나뿐 아니라 가족도 모두 건강하게 만드는 법"이라고 전하고 있다.

국민 모두에게 지대한 영향을 미치는 의서는 그리 흔치 않을 것이다. 시중에 나와 있는 의학 서적들은 대개 그들만의 지식이고 기술이기에 일반 대중은 이해하기 어렵다. 그러나 인산의학은 초등학교 5학년만 돼도 책을 보고 자신의 병을 치료할 수 있다. 『신약』은 단순한 의학 서적이 아닌 생명을 구하는 서적이다. 그러나 자신의 지식에 집착하고 고집을 내세우는 사람들은 대체로 황당무계한 이론이라고 말하기도 한다.

천일염은 천연적인 약이 되지만 수은, 납, 비상, 카드뮴 등의 독성물질을 미량이나마 함유하고 있다. 과거 우리 조상들은 천일염의 간수를 3년간 제거해 볶아서 먹었다. 더구나 소금을 직접 섭취하지 않고 2~3년에 걸쳐 간수가 빠진 천일염으로 김치, 간장, 된장을 담가 먹었다. 간장, 된장, 젓갈을 통해 염분의 장점을 간접 섭취하면서 소금의 폐해를 줄이고 약은 모두 취하도록 하는 조상의 지혜가 엿보인다.

염분 부족은 우리 몸을 더욱 위험하게 한다

죽염을 많이 먹게 되면 자연스럽게 콩팥에 좋은 영향을 미치게 된다. 몸 안의 수정(水精)·수기(水氣)를 관장하는 콩팥이 좋아지면 자연스럽게 기억력이 좋아지며 머리가 명석해지고 치매가 오지 않을 가능성이 높다. 현재 대한민국 국민 치매 발생률이 10%를 넘어서고 있다. 정부는 '전 국민 싱거운 사람 만들기 프로젝트'를 펼치고 있다. 우리 몸의 수정·수기가 부족하면 기억력이 급격히 나빠진다. 귀는 콩팥의 창이다. 이명(耳鳴)증이 있다면 콩팥에 이상이 있는지 먼저 살펴봐야 한다. 신장의 수기가 약화되면 귀에서 소리가 나는 증상이 생기고 소리를 잘 듣지 못하게 된다.

싱겁게 먹기 시작한 이래 본격적으로 늘어나는 질병이 치매다. 온 가족을 불행하게 만드는 질병이다. 국가 보건정책 중 식품영양 분야에서 소금 하나를 잘 몰라서 이와 같은 큰 피해를 보고 있는 것이다. 염관리법을 제정한 이래 천일염은 식품이 아닌 광물로 분류돼 식염으로는 순수 염화나트륨으로 구성된 특정 소금을 주로 먹게 하면서 다수 국민의 위(胃)와 장(腸)을 헐게 했으며 위암 환자가 늘어나게 만들었다. 또한 소금의 독을 거르지 않고 그냥 섭취하게 함으로써 간암 발병에도 적지 않은 영향을 미치게 했을 것으로 판단된다. 국민의 암·난치병을 예방하고 심신(心·身)건강을 획기적으로 증진시키기 위한 훌륭한 방안의 하나로 생활체육을 활성화시킨다면 눈덩이처럼 증대되고 있는 국가 의료비 지출을 크게 줄일 수 있다는 것(암 발생의 10%, 뇌·심혈관 질환 발생의 20%를 예방)이 연구결과 밝혀진 바 있다.

국가 차원의 생활체육진흥을 위한 모든 노력에 반드시 감안하지 않으면 안 될 중요 사안 중 하나가 바로 국민의 올바른 소금 인식이라 하겠다. 등산을 비롯한 모든 운동을 할 때 항상 질 좋은 소금 섭취에 각별히 신경을 써야 한다. 극심한 운동이나 등반을 할 때 땀으로 빠져나간 염분을 감안하지 않고 그저 수분만을 섭취한다면 염분 부족에 의한 탈수로 인해 온 몸의 힘이 빠지고 정신이 혼미해지며 호흡곤란을 일으켜 목숨을 잃게 되는 불행을 자초할 가능성이 높아진다.

계속 물만 먹으면 피의 염분농도가 심하게 낮아지면서 제때 적정량의 염분을 섭취하지 않으면 예기하지 못한 죽음으로 이어지게 되는 것이다. 생사(生死)의 기로(岐路)에 서는 이렇듯 매우 위급한 상황에서 소금의 유무(有無)에 따라 삶과 죽음이 갈리게 되는 것이다. 이러한 경우 죽염은 나의 체력을 유지하고 나의 가족뿐 아니라 주변 이들의 목숨을 구해 줄 수도 있는 소중한 물질이 되는 것이다.

'心身건강 신천지'로 떠나는 3일간의 힐링 여행

인산가에서 제작하는 『인산의학』이라는 월간지는 한국 국민의 올바른 건강인식에 기여하고 이 땅에 '참 의료'의 새로운 이정표를 제시하고자 현재 매달 12만 부를 발행하고 있다. 중소기업뿐 아니라 대기업의 유명 월간지에 비해서도 적지 않은 예산을 들여 많은 부수를 발행하는 소이(所以)는 보는 이들로 하여금 인산의학을 읽고 그 의방(醫方)을 실천함으로

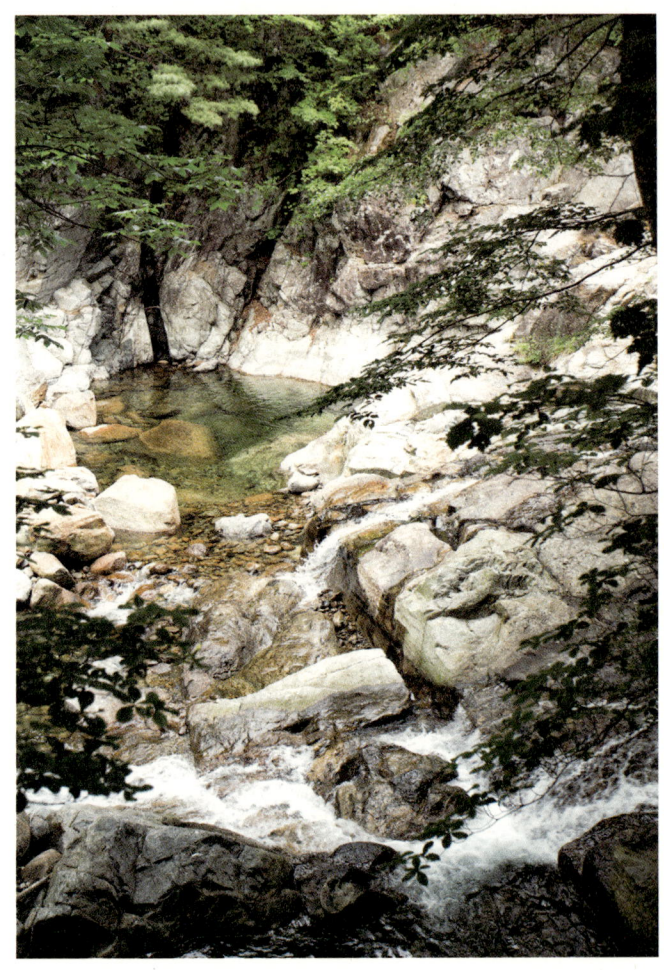

써 자신과 가족들의 암·난치병을 물리치고 생명을 구하는, 참 의료의 이정표가 되기를 바라는 마음에서다. 필자는 26년 전에 인산 의방의 대표적 물질인 죽염을 전 세계 최초로 산업화한 장본인으로서 한국죽염공업협동조합 설립을 주도하여 5대 14년간 이사장을 역임한 바 있다. 현재는 죽염을 제조하는 곳이 전국에 50여 개 업체가 넘는다. 유황오리산업, 홍화씨산업, 마른명태산업, 다슬기산업이 인산의학을 기반으로 등장했다. 다양한 산업이 현재까지 살아남을 수 있는 이유는 그 물질들 스스로 효능·효과를 증명했기 때문이다.

선친은 앞으로 암·난치병 같은 괴질이 창궐하여 인류의 생존을 위협하는 시대가 곧 닥치게 되는데 세계 각국의 의료진에게는 난치성 병마를 물리칠 묘방이 없다는 것을 잘 알고 있었다. 돈이 많은 사람만이 실행할 수 있는 처방을 하지 않고 저비용으로 누구나 쉽게 구하여 쓸 수 있는 흔한 재료를 가지고 묘약을 만들었다는 두드러진 특징을 지니고 있다.

소금은 인체 생명을 영위함에 있어서 필수물질이다. 그러나 소금에는 천연적 독성이 있기에 독성은 중화시키고 안전성을 높일 수 있도록 대단히 지혜로운 소금 가공처리방법을 세상에 제시했다. 죽염의 효용성과 드높은 가치는 지금까지 진행되어 온 폭넓은 과학적 연구에 의해 입증됐다. 과학적 연구결과에 근거해 인산가 제품을 애용하는 단순 소비자의 차원을 넘어 한국의 대표적 대체의학으로 손꼽히는 인산의학에서 제시한 다양한 방약을 이용해 심신건강을 증진시키기를 바랄 뿐이다.

인산의학의 세계는 심신건강의 별천지로의 여행이기에 여러분께서 인산의학의 핵심 내용을 파악해 여러분의 마음·몸 건강에 적지 않은 도움이 되기를 바란다.

위 글은 필자가 지난 2013년 5월 24일부터 26일까지 경남 함양 삼봉산 인산연수원에서 열린 '제21기 인산가 힐링캠프'에서 특강한 내용을 정리한 것입니다.

"세상의 모든 의학이 포기하더라도 나를 살리는 '참 의료' 方道 있다"

누구라도 꼭 해야 할 일은 '참 의학의 도리(道理)'를 깨우쳐 자신과 사랑하는 가족의 몸에 실천하는 일이다. '참 의학'은 희망의 등대(燈臺)와도 같은 것이다.

선친은 심지어 네 가지, 다섯 가지 말기 암을 가지고 있는 사람들의 병을 치유해 주었으며 20년 이상 건강하게 살고 있는 분들이 적지 않다. 세상의 모든 의료기관이나 단체에서 "절대 못 고친다"고 선언한 죽음의 질병을 선친의 의방(醫方)으로 고친 뒤 20년, 30년, 40년 넘도록 지구상에 머물며 호흡하면서 우리와 함께 건강하게 사는 모습을 지금도 볼 수 있다는 사실은 많은 것을 생각하게 한다.

지난 10월 17일 부산 국제신문사 빌딩에서 개최된 강연회 자리에 1980년 중반 무렵, 유명 대학병원 정형외과, 신경외과 전문의들로부터 "이런 병이 낫는다면 내 손에 장을 지지겠다"는 참혹한 이야기를 들었던 당시 20대 초반의 한 여성 환자가 50대 중반이 되어 다리를 약간 절뚝거리는 모습으로 나타났다.

당시 그 병원에서는 결핵성 척수염으로 하반신이 마비돼 수술을 해도 못 살고 그대로 두면 서너 달도 못 넘긴다고 진단했었다. 그때 선친은 그녀에게 영구법(靈灸法)으로 불리는 인산쑥뜸법을 처방했고 그녀는 그 의방을 실천하여 비명횡사(非命橫死)를 면하고 죽음의 위기로부터 되살아났다. 58년 개띠(戊戌生)이며 당시 23세 여성인 그녀는 결핵성 척수염으로 오래 누워 있어 욕창이 나고 밥을 먹지 못해 창자가 썩어 가고 있었다. 환자가 누워 있는 방 안 전체에 고약스런 냄새가 진동해 본인 스스로 코를 막고 누워 있을 정도였다. 그녀의 어머니는 늘 '딸이 죽으면 나도 따라 죽겠다'고 말하여 마을에서는 줄초상을 치르게 될 것 같다는 이야기가 나돌기도 했었다.

1980년 겨울, 선친은 23세 처녀를 물끄러미 내려다보다가 "너 살고 싶으냐?"고 했고 그녀는 살고 싶어서가 아니고 뭐라도 해 보다가 죽을 기회를 얻고 싶은 마음에 그냥 무작정 "살고 싶다"고 했다. 선친은 "내가 시키는 대로 하겠니?" 했더니 기력이 다한 그녀는 고개만 끄덕였다. 선친은 엄지발가락을 볼펜으로 찔러 보고 그녀에게 "내가 시키는 대로 하면 내년 이맘때 네 힘으로 스스로 일어설 수 있고 걸을 수 있게 된다"고 했다. 그 광경을 지켜보던 동네 사람들은 "송장이나 진배없는데 어떻게 걸을 수 있겠느냐"며 모두 믿지 않았다. 선친은 중완(中脘)과 관원(關元)에 쑥뜸을 뜨면 병마를 물리치고 제명대로 살 수 있다고 말했다.

그녀는 삶의 희망을 비롯한 모든 것을 포기하고 절망 속에 살아왔지만 선친의 희망의 한마디를 구원(救援)의 복음(福音)으로 받아들여 치료를 위한 각고의 노력을 기울여 정확히 1년 뒤에 두 다리를 사시나무 떨 듯 떨며 일어섰다. 이어 한 달쯤 뒤부터 방 안을 걷기 시작했고 또 한 달 뒤에는 마당을 걸었으며, 또 한 달 뒤부터는 동네를 걸을 수 있게 됐다. 그녀는 몇 년 뒤, 서울에서 부산으로 이사하여 비교적 건강하게 살고 있다.

'참 의학' 실천해
天壽 누리기를

우리는 암·난치병·괴질에 걸리면 우선 절망, 자포자기, 우울증까지 겹쳐 살아도 산목숨이 아니며 어떤 치료도 효과가 없는 비참한 시점이 온다. 바로 그때 우리를 살리는 것은 단 한마디의 희망의 메시지이며 그 메시지가 우리 몸 안의 병든 조직을 되살리며 내 몸 안의 의사이자 하늘의 의사인 '자연치유 능력'을 되살아나게 하는 신묘(神妙)하기 그지없는 활력(活力)으로 작용하게 되는 것이다. 아무리 치료하기 어렵다는 난치성 병마(病魔)라 해도 종내에는 그것을 물리치고 새로운 삶을 얻을 수 있게 된다.

현재 인류 의료계는 의료라는 이름 아래 내 안의 의사가 어떤 역할도 하지 못하도록 손발을 묶는 행위를 도리어 효과적 치료법이라고 확신하여 환자들에게 적용하고 있는 실정이다. 이 같은 불합리한 의료를 내 머릿속에서 지워야 '참 의료의 길'이 보이게 되는 것이다. 여러분들의 밝은 눈으로 잘 살피면 '참 의료의 도리'를 볼 수 있을 것이고 현실 의료의 불편한 진실 또한 깨달을 수 있을 것이다.

기존의 의료지식과 편견에 기초한 의심을 바탕으로 생각한다면 100년을 생각해도 '참 의료의 도리'를 깨우치지 못할 것이다. 그리고 그러한 도리를 깨닫기 전에는 병마 퇴치의 효과적인 방도(方道)를 알 수 없을 것이며 그동안 세뇌되고 길들여져 있는 마음의 지식을 비운다면 비로소 필자의 이야기를 받아들이고 이치에 맞는 선택을 할 수 있을 것이다.

우리는 모든 것을 초월하여 반드시 이치에 맞는 선택을 해야만 한다고 생각한다. 만약 그렇지 못하다면 암·난치병·괴질이 창궐하는 작금의 공해시대에 제명대로 살 수 없게 될 것이다.

부디 '참 의료의 도리'를 깨닫고 실천하여 여러분 모두 천수를 온전하게 다 누리시기를 기원할 뿐이다.

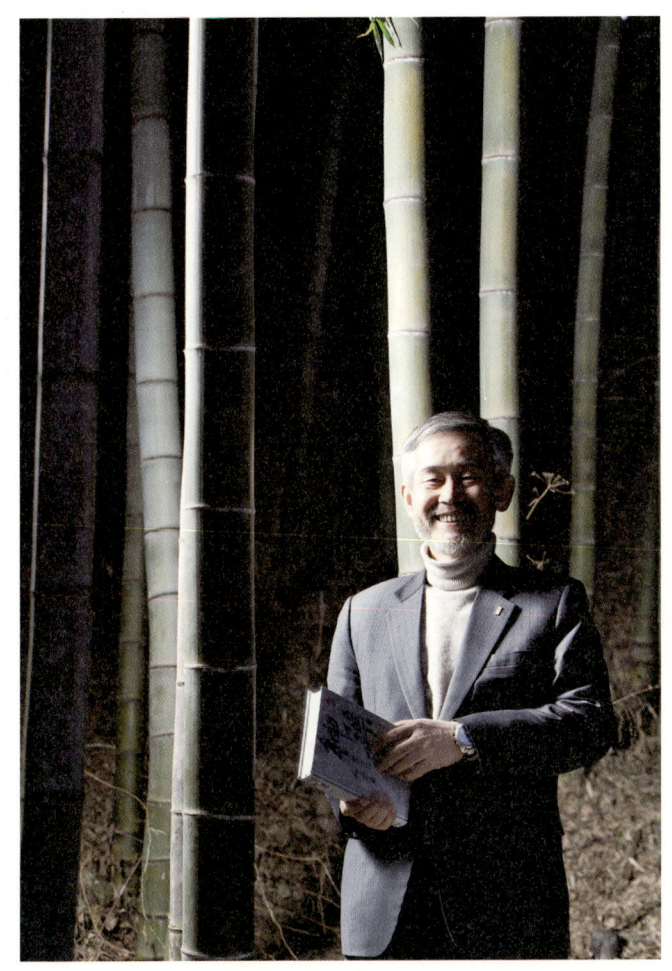

제3장 • 자연 속에 불치병의 해답이 있다

잘못된 편견을 버리고
인생을 바꿔라

  이곳에 오면서 '세상을 바꾸는 18분의 기적, TED'라는 프로그램을 봤다. 바람을 이용해 전기를 공급하고 지하수를 끌어올려서 지역사회의 오랜 고민을 해결한, 특별난 사람들의 이야기를 다뤘다. 우리도 이 자리를 통해 여러분의 인생을 바꾸는 60분의 기적이 일어나길 바란다.

  마음을 정화시키면 몸도 맑아진다. 여러분의 몸과 마음이 맑아진 뒤에 싸이의 말춤 '강남스타일'의 본고장인 강남을 기점으로 우리나라 전체가 맑아지게 될 것이다. 유엔 회원국보다 더 많은 나라에서 한국 싸이의 말춤과 노래를 지켜보며 즐기고 있다. 이는 대한민국 역사가 시작된 이래 처음 있는 일이다. 앞으로도 더욱 이런 분위기가 확산돼 대한민국의 음식과 의료, 음악이 전 세계를 휩쓸고 변화시키기를 기대해 본다. 오늘 이 시간부터 각자 자신이 알고 있는 잘못된 의학지식을 모두 버리고 인산의학에서 제시한 '참 의학의 도리'를 깨닫는 계기가 되길 바란다.

  우리 마음과 생각 속에는 여전히 현재까지 축적해 놓은 의학적 지식과 상식이 자리하고 있어서 우리 생명을 구할 수 있는 '참 의료의 길'을 향해 한 발짝도 못 나가고 헛된 시간을 보내고 있다.

  스스로 생각을 혁신한다면, 자연의 법칙과 생명원리에 부합하는 차원 높은 생각으로 바뀌게 되는 것이다. 이러한 '참 의료의 도리'에 대해서는 그동안 집필한 『한 생각이 암을 물리친다』, 『내 안의 의사를 깨워라』 등에 자세히 설명되어 있다.

  감기에 걸리면 별다른 생각 없이 병원에 가서 항생제를 맞는 것이 정말 잘하는 일인가? 우리는 더없이 소중한 생명의 온전한 보호를 위해 결코 섣부르게 해서는 안 되는 일을 했음에도 아무도 가르쳐 주거나 말리지 않는다. 더구나 스스로 깨닫기는 더욱 어려운 일이다.

우리는 수천 년 동안 조상대대로 내려온 지혜로운 처방과 약물의 전통의료를 광복 직후에 모두 생매장해 버리는 우(愚)를 범하였으며 그 대가로 무고(無辜)한 백성들이 암·난치병·괴질에 걸려 쓰러져 가고 있다.

믿지 못하면
효과가 제대로 나지 않는다

선친의 독창적이면서도 독특한 의학을 '인산의학'이라고 부르고 있다. 미국에서는 대체의학의 각종 요법이 정통의료보다 사용빈도가 높아 이제는 통합의료라는 명칭을 사용하고 있다. 과거 미국 의료인들이 동양의학을 얕잡아 보면서 일괄적으로 오리엔탈 메디슨이라고 부르다가 이제는 아시안 메디슨, 코리안 메디슨이라고 칭하고 있다. 한국의 전통의학, 현대의학 가릴 것 없이 모든 의학을 통틀어 인산의학은 여러 가지 면에서 전혀 유례(類例)가 없는 독창적인 처방과 약물들로 가득하다. 고금동서(古今東西)를 통틀어 비슷한 예를 찾아볼 수 없고 화타, 편작, 히포크라테스 등 지구상 어디에도 등장한 적 없는, 전무후무(前無後無)한 새로운 의학적 이론을 제시한 것이다.

그러나 인산의학의 참된 의미를 모르다 보니 우리는 엉뚱한 말과 생각을 하고 있다. 죽염을 퍼먹으라고 말을 하면 대부분이 99.9%가 효과 나지 않게 찔끔찔끔 먹는다. 뜸도 효과가 나지 않게 뜨뜻미지근하게 뜨고 있다. 이는 편견과 무지(無知)가 머리를 가득 채우고 있어 인산의학의 훌륭한 '참 의학적 도리'가 마음속에 와 닿지 않아 그런 것이다.

"죽염은 하루에 몇 그램씩 먹어야 할지?" 고민하고 "짜게 먹으면 해롭다"는데 정말 죽염을 다량 복용해도 되는지, 혈압에 악영향은 없는지? 등의 궁금증과 우려 속에 평생 먹어도 효과 나지 않을 정도로 소량씩 먹고 있다. 절대 효과가 나지 않을 정도로 죽염을 먹고 쑥뜸을 뜨는데 효과가 나지 않는 것은 당연하지 않겠나? 병마를 물리치고 고통에서 해방됐으면 하는 간절한 생각만 해도 부족할 터인데 우리는 오히려 제 생명의 건강과 아무런 관련이 없는 망상(妄想)에 사로잡혀 공연한 의문 제기와 잔소리, 불만으로 투덜댄다.

말기 암을
죽염으로 극복하다

세상의 모든 의료체계에서 방법이 없다고 할 때 인산의학에서 제시한 독창적 의방은 환자들을 온갖 병마의 고통으로부터 벗어날 수 있게 할 효능·효과를 지니고 있지만 세상의 기존 지식이 발목을 잡고 편견이 방향을 혼란스럽게 하고 있다. 22년 전인 1990년 5월, 당시 37세였던 이영남 씨는 심부전(心不全)·신부전(腎不全)·자궁암·위암을 앓고 있어서 물 한 모금을 넘기지 못하고 토했던, 그래서 최장 2개월 이상 생존이 불가능하다는 의료계의 진단을 받았었지만 당시 그녀는 인산 선생을 만나 그 의방대로 노력해 최악의 상황을 극복하고 지금도 건강하게 살고 있다.

세상의 그 어떤 의료에서도 일절 희망의 메시지를 주지 않아 지푸라기라도 잡는다는 심정으로 1990년 5월의 어느날, 마지막 실낱 같은 희망의 끈을 붙잡고 함양을 찾아왔던 이영남 씨의 이 이야기는 지난 『인산의학』 11월호에 상세하게 소개됐다.

이 여사는 당시 인산 선생을 만난 자리에서 "할아버지 어떻게 하면 살 수 있겠습니까?"라고 여쭈었고 선친은 "죽염 퍼먹어"라고 말했으며 그동안 아무도 말해 주지 않았던 "살 수 있다"는 희망적인 이야기를 듣게 된 것이었다.

그녀가 "죽염을 얼마나 먹어야 합니까?" 물어보니 선친은 "배 터지게 먹어. 영광굴비 알지? 소금으로 절여 놓으면 상하지 않지. 아기엄마 몸도 영광굴비 절이듯 죽염으로 푹 절이면 암이 퍼지겠나, 세균이 번식하겠나? 병마를 물리치고 명대로 살 수 있고 나중에 명대로 살다가 명이 다해 죽은 뒤에 시체도 썩지 않고 미라가 돼"라고 말했다.

그는 통증이 너무 심해 죽으려고 시도했다가 남편과 아이들 때문에 무산됐다. 극심한 고통을 참기 위해 아랫입술을 깨물어 피투성이가 된 채로 눈물로 살아왔다. 그랬던 그가 네 가지 암을 모두 물리치고 22년이 지난 지금까지도 건강하다. 한 사람의 병마 퇴치 이야기를 통해 인산의학의 특성을 매우 상징적으로 설명하고 있지만 이 일화의 뒤에는 각종 암, 난치병으로 죽음의 위기에 처했다가 기사회생(起死回生)한 많은 사람들의 사례가 있다. 암, 난치병, 괴질의 악화로 인해 세상의 모든 의학에서 방법이 없다 하여 죽음 직전에 다가갔다가 절망과 좌절과 고통 속에 인산선생과 인산의학을 만나 희망의 불씨를 다시금 돋우고 참 의료를 받아들여 실천한 사람들의 이야기는 각종 암, 난치병, 괴질이 창궐하는 오늘의 인류에게 참 의료의 진리가 과연 어떠한 것인지 시사하는 바 적지 않다. 암·난치병·괴질을 물리치는 데 유황오리, 죽염, 쑥뜸, 홍화씨 등 천연물(天然物) 신약(神藥)을 약으로 사용하면 피를 맑게 하고 원기를 돋워 우리 몸의 잠재된 '내 안의 의사' '하늘의 의사'가 제대로 활동할 수 있게 된다. 죽염이 암을 쫓아가 박살내고 물리치는 것이 아니라 암세포는 그대로 있는데 환자를 괴롭히던 여러 가지 증세도 없어지고 체중도 늘게 된다. 더러 체중이 늘게 된다고 인산의학을 실행하지 않는 경우도 있다. 이는 과체중이 아니라 그동안 빠졌던 것이 회복되는 것인데 이를 오판하지 말아야 한다. 잘 모르면 주변의 경험자 또는 아는 사람들에게 물어 확인하되 엉뚱한 판단을 하지 말아야 하며 종내에는 참 의료의 도리를 내가 먼저 깨닫고 다른 사람들도 일깨워 주면 더욱 좋지 않겠는가?

우리는 몸에 병이 나면 병원에 가면 된다고 가볍게 생각하여 자연을 거스르는 치료를 통해 '내 안의 의사'를 통제 봉쇄해 놓는다. 몸 안에 들어가서 전쟁을 일으키는 독극물, 항생제, 스테로이드제 등 인체의 면역기능을 악화시키는 약물을 생각 없이 투여한다. 과연 우리 몸이 좋아지겠는가!

『성경』 마태복음 5장 13절에는 "너희는 세상의 소금이니 소금이 만일 그 맛을 잃으면 무엇으로 짜게 하리오. 후에는 아무 쓸데없어 다만 밖에 버려져 사람에게 밟힐 뿐이니라"라는 예수 그리스도의 가르침이 등장한다. 이 이야기 속에는 만고불변의 의학적 진리가 담겨 있다.

소금은 우리 몸에 들어가서 신진대사를 활발하게 해 주며 피를 맑게 하고 부패를 막아 주는 국가 정화위원장과 같은 존재이다. 소금이 있어야 소화도 잘되고 모든 장기가 제 기능을 잘하게 되는 것이다. 만약 싱겁게 먹는다면 우리 몸에는 세균이 과도하게 번식하게 될 것이고 병도 낫지 않게 되며 피가 맑지 않으므로 정신도 흐려질 것이다.

참 의학을 외면한 대가를 받고 있다

필자와 나이가 같은 스티브 잡스가 그토록 아팠으면 나에게 전화라도 했더라면 하는 아쉬움이 남는다. 스티브 잡스가 일군 애플사(社)는 현금으로 현대자동차 세 개를 살 수 있는 세계 초일류 기업이다. 기업 경영을 그렇게 잘했듯이 자신의 생명경영도 소홀히 하지 말고 그와 같이 잘했으면 하는 바람이 있으며 그만큼 아쉬움도 크다. 생명경영에 대한 노자(老子)의 가르침은 『도덕경(道德經)』 제50장 귀생(貴生)의 장에 잘 설명되어 있다.

出生入死(출생입사).

살 수 있는 땅에서 제 발로 나가 죽음의 땅으로 들어간다. 삼풍백화점 붕괴사건에서 보듯이 살 수 있는 공간에서 죽음의 공간으로 스스로 들어가는 사람과 죽음의 땅에서 삶의 땅으로 제 발로 나오는 사람이 있다는 것을 상징적으로 설명한 것이라 하겠다.

生之徒十有三(생지도십유삼), 死之徒十有三(사지도십유삼).

人之生(인지생), 動之死地(동지사지), 亦十有三(역십유삼).

삶의 땅의 무리가 열의 셋이고, 죽음의 땅의 무리가 열의 셋이며 살 수 있는 곳에서 죽음의 땅으로 이동하는 사람 또한 열의 셋이다.

夫何故(부하고), 以其生生之厚(이기생생지후).

왜 그런가, 어제 살던 대로 오늘 살고 오늘 살던 대로 내일 산다. 이는 생명을 경영하기 위한 어떤 노력도 없이 죽음이 오면 죽고, 살면 사는 그런 삶, 즉 별다른 생각 없이 산다는 것이다.

蓋聞善攝生者(개문선섭생자), 陸行不遇兕虎(육행불우시호), 入軍不被甲兵(입군부피갑병).

내가 들으니 섭생을 잘하는 사람들은 육지를 다녀도 물소나 호랑이를 만날 일이 없고 전쟁터에 들어가도 갑옷을 입고 싸울 일이 없다.

兕無所投其角(시무소투기각), 虎無所措其爪(호무소조기조), 兵無所用其刃(병무소용기인).

물소가 들이받을 곳도 없고 호랑이가 할퀼 곳도 없으며, 무기가 파고들 곳도 없다.

夫何故(부하고), 以其無死地(이기무사지).

왜 그런가? 그는 죽을 땅에 있지 않으며 따라서 그에게는 죽음의 땅이 없기 때문이다.

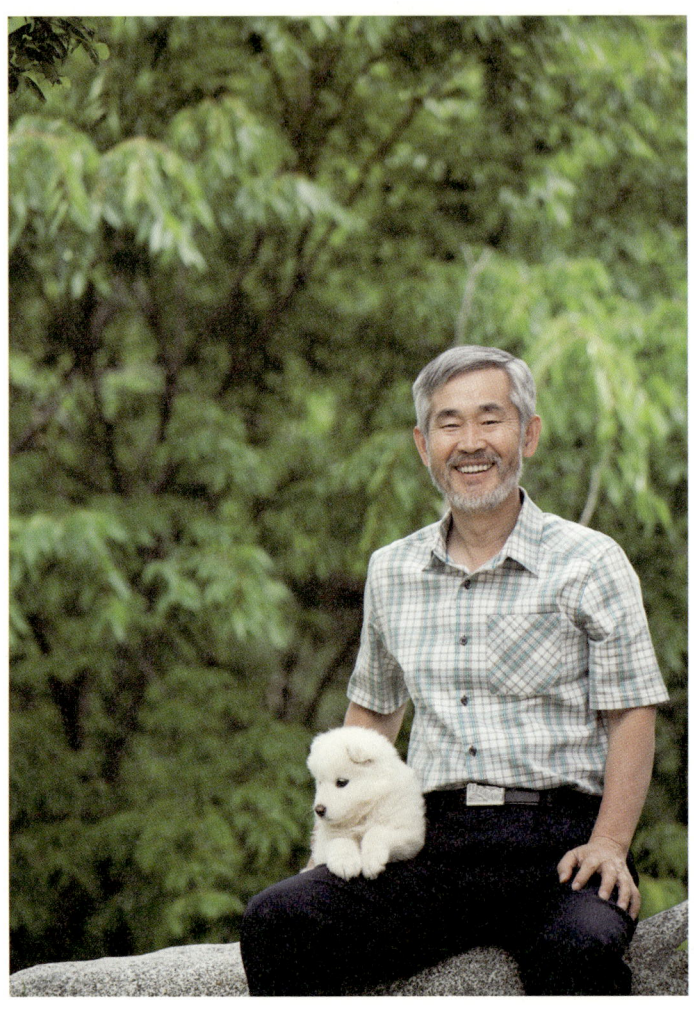

죽염 많이 먹으면
반드시 달라진다

    세상의 모든 의학이 뭐라고 하든지 미리부터 절망하여 스스로 소중한 제 생명을 해치는 우를 범하지 말고 죽염을 활용해 면역능력을 환원시켜 그 힘으로 병마(病魔)를 자연스럽게 물리치라는 것이다. 현대의학에서 "암이 퍼져 못 산다" "현대의학으로는 방법이 없다"고 말한다 하더라도 그것은 그렇게 말한 그 의료인이 아는 지식과 기술로 치료를 못한다는 것을 의미하는 것이지 정말 전 세계 모든 의학에서 방법이 없다는 이야기가 결코 아닌 만큼 미리 자포자기하여 스스로의 생명을 해치는 우(愚)를 범하지 말아야 하겠다.

    필자는 지난 1981년부터 현재까지 이와 같은 주제의 이야기를 지속적으로 해 온 지 햇수로 만 31년이 지났고 날수로는 1만1,500일이 지났다. 의료는 방향이 중요하다. 의방이라는 말이 시사하듯 치료의 방향을 올바로 잡고 순리적으로 병을 치료하되 자연요법에 의존하여 치료에 임하면 무리(無理) 없이 치료의 성과를 거둘 수 있게 될 것이다.

    이 자리에 참석하신 여러분과 가족 모두 천수(天壽)를 온전하게 다 누리시기를 바라며 아울러 건강한 몸과 마음을 바탕으로 새로운 세상을 열고 행복한 삶을 누리시기를 충심으로 기원한다.

위 글은 지난 2012년 10월 30일 서울시 강남구 강남구민회관에서 400여 명이 참석한 가운데 '내 안의 의사를 깨워라'라는 연제로 열린 필자의 특별강연회 내용을 정리한 것입니다.

의학은 實學···
고치면 살고 못 고치면 죽는 것

매년 해가 바뀔 때마다 "올해에는 이것을 반드시 해야겠다"고 결심하는 이들이 적지 않지만 초심을 연말까지 일관되게 가져가며 결심한 대로 실행에 옮기는 이들은 그리 흔하지 않은 것으로 판단된다. 연초에 결심하기를 작심삼일(作心三日)하지 말고 3개월 하면(作心三月) 쑥뜸을 제대로 뜰 수도 있다. 뜸을 다 뜬 후에는 마음이 흐트러지지 않는다. 당나라 때의 고승(高僧) 황벽희운(黃檗希運) 선사가 세상에 던진 유명한 시가 있다. 사람의 운명을 바꿀 수 있을 정도로 유명하고 어떤 이가 자신이 집필한 책의 이름으로 삼을 정도로 영향력이 지대한 시 한 수를 소개한다.

迥脫塵勞事非常 *(형탈진로사비상)*
티끌 세상 벗어나 생사를 초월하는 일, 쉬운 게 아니라네.
緊把繩頭做一場 *(긴파승두주일장)*
하나, 단단히 고삐를 부여잡고 한바탕 달려 볼 일이다.

不是一番寒徹骨 (불시일번한철골)
한번 뼈에 사무치는 추위를 겪지 않고서야
爭得梅花撲鼻香 (쟁득매화박비향)
어찌 콧등을 때리는 매화의 짙은 향내를 맡을 수 있겠는가.

 매화는 엄동설한의 혹독한 추위를 겪으면서 오랜 인고(忍苦)의 세월을 보낸 뒤 훈훈한 봄바람이 시작되자마자 가장 먼저 눈 속에서 짙은 향내를 내뿜으며 고결한 자태의 꽃을 피운다. 고고함과 순결함의 이미지를 아울러 지닌 매화는 2월에 피기 시작한다.
 이처럼 뼈에 사무치는 혹독한 추위를 겪고 나서야 비로소 매화의 자태를 보고 향내를 맡을 수 있듯이 역시 뼈에 사무치는 쑥뜸의 혹독한 고통을 겪은 뒤에야 우리 몸에 알게 모르게 들어오는 온갖 병마(病魔)를 물리치고 고통과 시련의 겨울을 넘어 꽃 피고 새 우는 훈풍의 봄을 맞이할 수 있게 되지 않겠는가?
 지금 우리가 살고 있는 이 시대는 암·난치병·괴질이 창궐하는 공해시대임에도 우리는 조선시대, 신라시대 사람처럼 스스로 건강을 해칠 만한 관리상의 잘못이 없는 만큼 내 몸에는 크게 문제가 없을 것이라고 여기며 살고 있다.
 비록 몸을 험하게 다루며 생활하더라도 아프게 되면 병원에 가면 대체로 해결되리라고 생각한다.
 그러나 몸을 험하게 다루며 살다가 암이나 난치병, 괴질에 걸리게 되면 졸지에 비명횡사(非命橫死) 가능성이 갑자기 높아지게 된다는 사실을 모르고 산다. 세상 사람들은 대부분 이러한 엄연한 사실을 제대로 깨닫지 못하고 있다. 병을 우습게 알기도 하려니와 설혹 질병에 걸리더라도 '세상의 의학'으로 그리 어렵지 않게 고칠 수 있을 것이라고 생각한다.
 필자도 과거에는 이와 같은 생각을 하던 사람이기에 어느 면에서 이해가 되기도 한다. 이곳에 참가하신 분들은 뭔가 생각이 남다르기 때문에 이곳까지 온 것이라 생각된다.

우리 몸을 해칠 수 있는 난치성 병마들의 특공대가 이미 온몸의 주요 부위를 점령하고 있다. 위기를 짐작하지 못하고 우리는 뜨뜻미지근한 방법으로 병마들을 다스리면서 '설마 낫겠지'라고 생각한다. 과거 어른들은 "설마가 사람 잡는다"고 했다. 아버지, 할아버지, 삼촌 등 가족 대부분이 당뇨에 걸렸음에도 '설마 내가 그 병에 걸리겠는가' 하고 생각한다. 자신의 생명에 대해 가장 기초적이고 기본적인 상황을 올바로 인식하지 못하고 조심하지도 않는 삶의 자세를 개선하기 위한 그 어떤 노력도 기울이지 않는다는 데 문제의 심각성이 있는 것이다.

우리는 질병문제의 심각성에 대해 스스로 깨달으려는 어떤 노력도 기울이지 않으면서 자연계에서 부여받은 명(命), 즉 천수(天壽)를 온전하게 다 누린다는 것은 대단히 어려울 것으로 판단된다.

고치면 살고 못 고치면 죽는 것이 의학이기 때문에 의학은 어느 학문보다도 더욱 철저한 실학(實學)일 수밖에 없을 것이다. 뜨뜻미지근하게 적당히 해서는 결코 명대로 살 수 없다는 엄연한 사실을 망각하지 말아야 하겠다.

의료시설이 훌륭하고 유명 대학을 나온 의료인들이 많은 곳이면 아마도 암·난치병을 잘 고칠 것이라 기대하지만 그것은 바람일 뿐 오늘날 우리의 현실은 그렇지 못하다는 것을 여러 부면에서 잘 보여 주고 있다.

'현실의료'에 대한 올바른 인식을 토대로 제 생명의 위대한 속성을 온전하게 자각(自覺)하고 나아가 스스로 지닌 '자연치유 능력'을 십분 활용하여 자신의 병을 무리 없이 근본적으로 고칠 수 있는 유일한 사람은 나 자신뿐이라는 사실을 깨달아야 하겠다.

자신의 몸에 대해 제대로 알지 못하는 사람에게 무엇을 물어보고 어떤 조치를 해 달라고 할 것인가.

특정 의학이론에 대한 지식인으로서의 한계와 직업인으로서의 속성을 크게 벗어나기 어려운 현실을 직시(直視)할 필요가 큰 것이다. 세상의 현대화된 의학, 과학적으로 뒷받침된 의학이라는 뜻으로 특정 의학을 지칭하지만 대표적 의학이라 해서 그 의학에서 치료가 불가능하다고 판단할 경우 다른 의학으로도 역시 치료가 불가능하다고 결론 내리는 것은 다른 의학에 대한 무지(無知)와 무시(無視)를 넘어 아상(我相)에 사로잡힌 편견의 소유자라 할 수 있는데 그런 사람들에게 나와 내 가족의 생명을 송두리째 맡긴다는 것은 합리적이지도 않을뿐더러 위험을 자초하는 일이기도 하다.

仁山 선생, 전무후무한 上醫이지만 삶은 노숙자보다 못했다

인산(仁山) 선생은 항상 인류의 건강, 인류가 전멸할 위험에 처하게 될지도 모른다는 점을 늘 걱정했다. 늘 혼자서 이런저런 약을 실험하고 아픈 사람들을 고쳐 줬다. 논을 팔고, 집을 팔아 치료여행을 다니다가 종내에는 지병을 고치지 못하고 몸이 만신창이가 된 상태로 선친(인산 선생)을 찾아오면 선친께서는 안쓰러워하면서 "저 사람 죽으면 안 될 텐데"라고 말하곤 했다. 그 환자는 "저 좀 살려 주세요. 할아버지 미리 말씀드리지만 제 병을 고쳐 주신다고 해도 이제는 가진 것이 없습니다"라고 말한다. 그럴 때마다 선친은 자신이 미리 만들어 둔 죽염이나 보유하고 있는 기타 약재들을 주면서 그냥 먹고 빨리 병 고쳐서 건강하게 살라고 격려하시곤 했다. 선친께서 사람들의 병을 고치는 방법은 세상 사람들이 하찮게 생각하는 흔한 재료들을 가지고 고치는 것이었다. 선친은 다양한 방법으로 병을 고칠 수 있었지만 돈을 벌어야겠다는 생각은 가지고 있지 않았다. 병을 고치는 것은 세계 어느 유명 의료인보다 잘 고쳤으나 돈 버는 것은 아예 마음이 없어 삶은 거리의 노숙자들이나 진배없을 정도로 청빈한 삶을 사셨다. 과거 어릴 적에는 다른 의료인들 역시 명색(名色)이 의사(醫師)인데 선친처럼 병을 못 고치겠는가 생각했다. 모두 병을 고친다고 부산하지만 병의 뿌리를 뽑는 이는 거의 없다. 대체로 병이 나은 것처럼 보이지만 일시적인 효과일 뿐, 근본적 치료를 통해 발본색원(拔本塞源)하지 못하는 것이 현실의료의 현주소이다. 인산 선생은 고금동서 즉 예나 지금이나, 동양이나 서양을 통틀어 전무후무한 상의(上醫)였다. 동서양을 막론하고 그 어떤 명의들도 병입고황(病入膏肓)하면, 즉 뼛속까지 병이 들면 고치지 못한다고 했지만 인산의학은 그 시점부터 치료를 시작한다. 사정이 그런 만큼 암, 난치병, 괴질 환자들 중에서 1,000명 중 하나가 병이 완치되었다 해도 대단한 일이다. 전 세계 의료진들이 못 고친다고 결론 내린 환자들을 살려 내는 기적과 같은 일들이 펼쳐진다. 만약 인산 선생이 일찍이 광복 직후에 보건복지부 장관이 되어 '신한국의료'를 발전시켜 나갔더라면 우리나라 의료체계가 양·한방 통합의료를 구축해 가장 효과적인 의방(醫方)으로 전 세계 암, 난치병 환자들에게 희망과 재생의 기쁨을 안겨 줄 수 있는 의료선진국으로 우뚝 섰을 것으로 판단된다.

싱겁게 먹어
암·난치병 공화국 만든다

얼마 전 주요 일간지 제1면에 대한암환우(완치)협회 명의의 광고가 5단 전단으로 게재된 적이 있었다.

양방의사는 "한약 먹으면 죽는다"고 하고 한의사는 "항암제 하면 죽는다"고 하고 이 무슨 짓들 하는 것입니까?
매년 10여만 명의 환자가 이런 얘기를 들으면서 죽어 갑니다. 지난 30년간 이렇게 약 200여만 명이 사망했고 1,000만 명의 유가족은 원통해합니다. 죽어 가는 4기 암 환자를 대상으로 몹쓸 짓을 하면 안 됩니다. 지난 7개월간 "성공환자 찾기" 캠페인 결과 비정규 의료의 암 치료 성공은 단 1건도 없음이 확인되었습니다. 이젠 정규 의료 차례입니다. 대한의사협회와 대한한의사협회 두 단체에 공개 요청합니다. 완치 성공사례를 제시해 주십시오. 12월 30일까지 공개 요청합니다.

최근 국내를 방문한 세계적 석학 A교수도 토론회에서 '4기 암은 치료법이 없다'는 견해를 내놓은 바 있습니다. 미국 국립 암연구소는 공식 웹사이트에 '4기 말기 암 치료법이 없다'는 결론을 내놓았습니다. 최소 재현성 있는 치료법을 국가와 국회에 '암 치료법'으로 채택되도록 정식 요청하겠습니다.

— 조선일보 2012년 12월 11일자 1면 광고 —

전 세계에서 4기 암이 완치된 것으로 확인된 경우는 지금까지 없다는 것이 의료계의 공식 입장이다. 그러나 우리 의료진들은 무슨 이유로 그런 주장을 하는지 선뜻 이해가 가지 않지만 "암이 80%가 완치된다"고 말한다. 의학에 조금만 관심을 갖고 살펴보더라도 그건 세계적으로 있지도 않고 있을 수도 없는 일이라는 사실을 알게 된다. 오는 5월 4일은 인산탄신 기념일이다. 지리산 부근의 해발 1,187m 산의 해발 500m 지점에 자리한 인산연수원에서 개최되는, 20여 년 전에 세상을 떠나신 이의 탄신기념식에는 전국 각지에서 대략 1,500명 내지 2,000여 명이 참가해 인산 선생의 활인구세(活人救世) 공덕을 기리고 인산의학의 의미와 가치를 되새기는 기념행사를 거행한다. 그곳에는 인산 선생의 간이(簡易)한 의방에 따라 온갖 암, 난치병, 괴질을 극복했거나 인산의학으로 효과를 보고 실천하고 있는 이들이 대거 참여한다. 이들 모두가 인산가 회원으로서 활동하고 있음에도 바깥세상에서는 전부 눈과 귀를 막고 못 본 척, 못 들은 척하는 것으로 일관한다. 물이든, 밥이든, 소금이든, 짜든, 맵든, 시든 제 식성에 따라 입맛 당기는 대로 먹다가 배부르고 물리면 그쳐야 하는 음식섭생의, 만고불변(萬古不變)의 진리를 부정하며 "짜게 먹으면 해롭다"며 염화나트륨 섭취를 줄이는 운동을 대대적으로 벌이고 있다. 염분 과다 섭취의 폐해를 강조하는 것을 뭐라 할 이유는 없는 것이지만 정작 중요한 소금의 질을 논하지 않고 섭취분량의 다과(多寡)에만 집착해 주장하는 것도 비합리적일뿐더러 지나치게 적게 섭취할 경우 초래하게 될 위험에 대해서는 일언반구도 언급하지 않는 것이 과연 현명한 것일까? 이러한 비합리적 주장에 따라 우리나라 사람들의 몸은 대체로 싱겁게 먹어 도리어 세균 바이러스에게 좋은 환경을 만들어 주고 있다는 사실을 간과하지 말아야겠다.

진정 국민건강을 위해 의약전문가를 위시하여 건강전문가, 식품영양학자들이 대한민국을 '싱거운 공화국'으로 만들어 가고 있다는 엄연한 사실을 하루속히 자각할 필요가 높다는 고언(苦言)을 드리지 않을 수가 없다. 오늘날 소금 문제의 본질은 99% 이상 염화나트륨으로 구성된 '소금 아닌 소금'을 소금으로 인식하고 섭취한 데서 오는 폐해일 뿐 우리나라처럼 서해안 갯벌에서 인체 필수 미네랄을 다량 함유한, 그래서 세계적으로 가장 우수한 소금을 생산하는 나라에서 '소금의 과다 섭취가 해롭다'는 논리는 소금의 진정한 가치와 그 물질의 특성에 대한 이해가 부족한 데서 비롯된 오해의 확산일 뿐이다. 유럽의 여러 나라에서는 99% 이상 염화나트륨으로 구성된 소금의 경우 생체 필수 미네랄을 첨가하여 짐승의 사료에 넣어 쓰도록 규정하고 있지만 우리나라의 경우 거꾸로 99% 염화나트륨으로 구성된 그 '소금 아닌 소금'만을 식품으로 쓰도록 염관리법으로 규정해 놓아 위장병, 당뇨병을 위시해 고혈압 환자를 급증하게 하는 등 국민 건강상의 악영향을 자초한 우(愚)를 범하게 된 것이 소금 문제의 본질이요, '소금의 진실'이라 하겠다.

어릴 때부터 평생 죽염과 마늘을 먹는다면 몸은 쇳덩어리같이 건강해질 것이다.

암·난치병 환자가 득실득실해서는 건강한 국가가 되지 못한다. 수용소에 왜 정치범이 우글거리는가. 정치가 안정되지 못해 그런 것이다. 의료도 마찬가지다. 훌륭한 의료가 못 되기에 암·난치병 환자가 급격하게 늘고 있는 것이다.

질병은 건강할 때 미리 대비하면 예방이 가능하지만 그냥 두면 암 환자가 더욱 늘어나게 될 것이다. 국내 굴지의 신문이 최근 1면 기사로 '암 환자 100만 명 시대, 당뇨 환자 1,000만 명 시대'라는 표제의 보도를 한 바 있다. 당뇨 환자 1,000만 명 시대라는 뜻은 대한민국 국민의 20%가 당뇨를 앓고 있거나 앓을 가능성이 높다는 것이다. 세상의 대부분 의료에서는 바깥의 용병(傭兵)과 지원병을 끌어들여 내 안의 병든 세포를 공격하고 파괴하고 제거하는 무리한 치료를 감행하고 있다. 그것은 자연의 법칙에 따른 순리적 치료도 아니고 정상적인 치료도 아니며 근본적인 치료도 아니다.

인산의학은 '차원이 다른 의학'이다

필자는 선친 인산 선생께서 제시한 '인산의학' 이론을 세상에 알리기 위한 목적으로 1980년 무렵 모 주간 신문사의 기자가 됐다. 한 원로 언론인의 권유에 따라 직접 기자가 되어 아버지의 의학 세계를 글로 써서 국민들로부터 심판을 받아 인산의학을 널리 확산시키는 방법을 택한 것이다. 1981년 5월부터 1986년 5월까지 5년여에 걸쳐 서울과 경남 함양을 오가며 인산 선생을 인터뷰해 1986년 6월 15일, 불멸(不滅)의 명저(名著)로 일컬어지는 『신약(神藥)』을 펴냈다.

이 책은 의학 서적 초유의 베스트셀러로, 출간 이래 지금까지 50만 부가 넘게 발매되어 수많은 암, 난치병, 괴질 환자와 그 가족들은 물론 양·

한방의 의료인들에게까지 '참 의료'의 이정표로 사랑을 받고 있는, 그야말로 인산의학의 바이블이라 하겠다. 자신 사후(死後)에 공개해 달라는 인산 선생의 유언에 따라 1992년 7월, 6년여에 걸쳐 행해진 32차례 대중공개강연 내용을 녹음해 이를 그대로 글로 옮긴 것이 『신약본초(神藥本草)』전편이고 그 6년 뒤 1998년에 『신약본초』 후편을 출판했다. 얼마 전 필자는 30년간 집필하거나 강의한 내용을 정리해 『내 안의 의사를 깨워라』는 책을 펴냈다.

1,118페이지 책을 펴낸 이유는 '내 안의 의사'를 제대로 활동하게 하여 우리 몸 스스로 자연치유 능력을 십분 발휘해 암·난치병을 소리 없이 근본적으로 물리치도록 하는 것이 휴머니즘에 입각한 인산의학의 본래 취지이자 참 의료가 지향해야 할 올바른 방향이라는 사실을 밝히기 위함이다. '화학적 독극물인 항암제를 위시하여 부작용이 심한 치료법을 왜 굳이 거의 모든 환자들에게 예외 없이 해야 하는가'라는 의문을 던지는 한편 자연의 이치에 부합하는 순리적 의료에 대한 강한 소신에 따라 의론을 전개했다. 기술과학을 인문학적인 접근으로 설명했다는 점에서 다른 책들과는 확연하게 구분되는 일면을 지니고 있다. 1986년에 출간된 『신약』을 보고 스스로 병을 고쳤다는 사람이 속출했으며 암 환자뿐 아니라 암 환자의 가족들도 탐독하는 사람들이 많아 전 세계 곳곳으로 책이 퍼져 나갔다. 이 책을 읽고 자신과 가족들의 암·난치병·괴질을 스스로 고쳤다는 사람이 한둘이 아니다. 그들이 "세상에서 절대로 못 고친다는 병을 고쳤다"고 스스로 말하지 않았다면 그런 내용을 알지 못했을 것이다. 그것이 거짓이라면 그들이 직접 함양을 찾아와서 자신의 어떤 병을 치료했다고 일부러 이야기하겠는가.

인산의학은 차원이 높은 의학, 즉 상의 중 상의이다. 역대 중국의 명의(名醫)라고 불리는 이들 중에 장수(長壽)비결을 세상에 공개해 놓고도 자신은 정작 60을 못 넘기고 사망함으로써 스스로 신뢰를 실추시킨 예가 적지 않다. 당나라 때 유명한 의학자로서 100세 넘게 장수한 손사막(孫思邈)은 그런 면에서 충분히 신뢰받을 만한 명의라 하겠다. 그는 그의 저서 『천금방(千金方)』이라는 책을 통해 '상의는 치미병(治未病)'이요, '중의(中醫)는 치욕병(治慾病)'이며 '하의(下醫)는 치이병(治已病)'이라고 밝혔다. 상의는 병이 나기 전에 치료하고, 중의는 병이 막 생기려고 할 때 치료에 착수하며, 하의는 병이 이미 깊어졌을 때 치료를 시작한다는 이야기이다. 선친은 모든 우리나라 사람들로 하여금 병이 생기기 전에 미리 대비하거나 다스려 건강하게 천수(天壽)를 누리게 할 수 있는 천부적(天賦的) 혜안(慧眼)과 의료능력을 지녔던 상의다. '참 의학'의 진리는 극단적으로 논하자면 심지어 약을 안 써도 병을 고칠 수 있다. 뜸을 뜨는 것을 굳이 의학적 치료라고 할 수 없으며 기초식품인 죽염을 먹는 것이 의학적 치료라고 말할 수 있겠는가. 인산의학에서는 연탄가스 중독이나 맹독성 독사에게 물려 생명이 위급할 때에 "명탯국을 먹으라"고 한다. 명탯국을 마시게 하는 것이 무슨 의학이고 치료다운 치료라고 하겠는가. 그런데 그 속에 참 의료가 있다. 참 의학의 진리를 적용시키면 지구촌의 모든 사람들이 암·난치병과 괴질에 걸리지 않을 수 있다.

 인산의학에서 제시한 쑥뜸법은 의학 역사상 유례가 없는 독창적 의방으로서, 기적이라고밖에는 달리 설명할 방도가 없는, 놀라운 질병퇴치 효과를 거둘 수 있는 훌륭한 묘법 중의 묘법이라 하겠다. 『신약』, 『신약본초』 전·후편, 『내 안의 의사를 깨워라』, 『인산쑥뜸요법』을 한 번 읽으면 제대로 이해가 가지 않는다. 세 번 내지 다섯 번가량 읽으면 평생 건강과 질병에 대해 남에게 묻고 치료할 일이 없을 것이다. 스스로 자가 요법을 활용해 어려운 병들을 고칠 수 있을 것이다.

위 글은 필자가 지난 2013년 2월 22일 인산연수원에서 열린 '제223차 인산가 힐링투어'에서 150여 명을 상대로 특강한 내용을 정리한 것입니다

生命의 물 맑게 하고
불 돋우는 妙方

'인산(仁山)의학'의 창시자 인산 김일훈 선생(1909~1992)은 앞으로 화공 약독이 증가하고 공해가 증가할 때 공기, 물, 음식이 모두 오염된다고 했다. 정말 무서운 것은 우리가 알든 모르든 체내에 쌓여 가는 독성 물질이다. 이를 해독하지 않으면 우리 몸은 정말 위험해진다며 경고했다.

인산 선생은 만병의 근원인 어혈(瘀血)의 독을 풀 수 있는 지구상 최고의 파혈(破血)·청혈(淸血) 해독제는 지리산 반달곰의 쓸개라고 했다. 우리 몸에 혈전(血栓)이 생기면 뇌혈관, 심혈관 질환의 원인이 되는 경우가 많다. 오랜 기간 혈전이 뭉쳐 있다고 해도 웅담(熊膽)을 먹으면 즉시 뭉쳤던 어혈이 풀린다. 그래서 제대로 된 웅담을 잘 활용할 경우 비록 말기 간암 환자라 하더라도 빠르게 회복되는 놀라운 효과를 거두게 된다. 웅담은 죽은피를 깨뜨리는 파혈작용을 한다. 그러나 현실에서는 곰을 잡는 행위 자체가 불법이며 돈을 주고 제대로 효과가 날 수 있는 토산(土産) 웅담을 구하는 것은 불가능에 가깝다.

선친은 인류 병마를 물리치기 위해 항상 고심했다. 한국의 토종 곰쓸개가 좋다고 하더라도 과연 세상의 몇 사람이나 그것을 구해서 먹을 수 있겠는가. 이같이 특별한 물질을 처방한들 서민에게는 그림의 떡일 뿐이다. 선친은 전 인류에게 웅담과 같은 효과를 내는 식품을 누구나 먹게 할 수 있는 방법은 딱 하나뿐이라고 하셨다. 태평양 물이 마르기 전까지는 계속 생산할 수 있는 소금, 즉 천일염(天日鹽)을 웅담·사향의 효능을 갖도록 만드는 것이라고 하셨다.

죽염, 웅담보다 못하지 않은
청혈 해독제 된다

소금을 대신할 수 있는 물질은 세상에 단 하나도 없다. 소금은 내 생명을 유지시켜 주는 생명력의 원천이자 만병을 물리치는 강력한 힘을 지닌 물질이다. 그러나 이러한 소금의 중차대한 역할과 기능을 올바로 인식하지 못해 소금을 멀리하거나 기피하거나 적게 먹으면 반드시 그 대가를 받게 된다. 만일 소금을 적게 먹는 사람이 무더운 땡볕 아래 무거운 배낭을 지고 지리산 종주를 하며 지속적으로 땀을 흘리게 되면 배출되는 땀을 좇아서 염분이 대량 소모되므로 몸속 염분이 부족하게 된다. 이때 염분 보충 없이 물을 계속 마실 경우 염분 부족에 의한 탈수증세가 시작된다. 몸속에 수분이 1% 부족하면 갈증이 시작되고 2% 부족하면 갈증이 더욱 심해진다. 5%가 부족하면 혈액이 손상되고 호흡곤란 증상이 오면서 정신이 혼미해진다. 8% 이상 부족하게 되면 헛소리를 하고 앞이 캄캄해지고 호흡곤란이 와서 결국 사망에 이르게 된다.

우리 몸은 일주일 동안 밥과 물을 먹지 않아도 견딜 수 있다. 그러나 소금은 우리 몸에서 불과 몇 %만 부족해도 하루를 넘기지 못하고 사망에 이를 수 있다. 이 같은 위험에 닥쳤을 때 죽염을 물에 타 맥주잔으로 4잔 이상 마시게 하면 10분 후면 걸을 수 있을 정도로 빠르게 회복되는 것을 볼 수 있다. 생사(生死)의 기로(岐路)에 섰을 때 소금을 섭취하면 살고, 먹지 않으면 죽게 되는 것이다. 정치, 경제 등 사람은 어떤 일을 하든지 건강이 바탕이 돼야 한다. 건강한 생명의 밑바탕은 소금이다. 생명력을 굳건하게 다지기 위해서는 선대 성현(聖賢)들의 지혜로운 말씀을 잊지 말아야 한다.

'내 안의 의사'와 함께
病魔를 물리치려면

죽염(竹鹽)에 대한 의미와 가치를 깨닫게 된다면 어디를 가든지 가지고 다닐 것이다. 시간이 날 때마다 먹고 음식에도 죽염을 넣어서 먹는다. 차를 타고 다니다가도 죽염을 먹고 나면 졸음이 달아나고 피로도 풀리는 것을 느낄 수 있다.

대체로 암은 3기·4기가 되면 어떤 약을 사용해도 크게 효과 보기가 어렵다. 즉 '백약(百藥)이 무효(無效)'라는 옛말이 실감 날 정도다. 마늘을 껍질째 구워 죽염에 찍어 계속 먹으면 방귀가 나오면서 몸 안에 스며 있던 유독성 물질들이 기화(氣化) 배출되는 한편 원기가 좋아지면서 면역기능이 서서히 회복되는데 '내 안의 의사'를 깨울 수 있는 좋은 방법이다.

'내 안의 의사'는 하늘이 또는 자연이 나의 생명과 함께 내 몸에 보내준 '자연의 의사'다. 이를 면역체계 또는 자연치유 능력이라고 한다. 죽염을 꾸준히 먹으면 내 안의 의사, 내 생명을 구할 수 있는 면역력이 서서히 되살아난다. 죽염은 내 생명과 함께 보낸 '내 안의 의사'와 더불어 병마를 물리칠 수 있는 힘을 갖게 해 준다.

그러나 우리는 생명을 보호하고 온갖 병마를 극복하기 위해 몸 안의 자연치유 능력을 제대로 활용하는 것이 아니라 도리어 '의료'라는 이름으로 건강한 생명 유지에 무엇보다도 중요한 자신의 면역기능을 약화시키거나 파괴하고 있다. 현대의학에서는 감기에 걸려 열이 나면 해열제를 사용한다. 감기에 걸리면 내 몸 안의 의사는 바이러스를 소멸시키기 위해 열을 발산한다. 우리 몸이 발산한 40℃ 전후의 열이 감기 바이러스를 죽이며 소멸시킨다. 그러나 내 안의 의사가 활동하는 타이밍에 관계없이 해열제를 쓴다면 우리 몸이 바이러스를 죽이는 행동을 멈출 것이며, 당연히 우리 몸도 위험해지게 된다.

많은 의료인이 그동안 별다른 문제의식 없이 관행적으로 해열제를 사용해 왔다. 1980년대 중반 무렵 세계 모든 의료기관의 대표기구라 할 WHO, 즉 세계보건기구가 전 세계 의료진에게 해열제 사용에 신중을 기하라고 전하며 그 위험성을 경고한 바 있다. 우리 선조들은 감기에 걸리

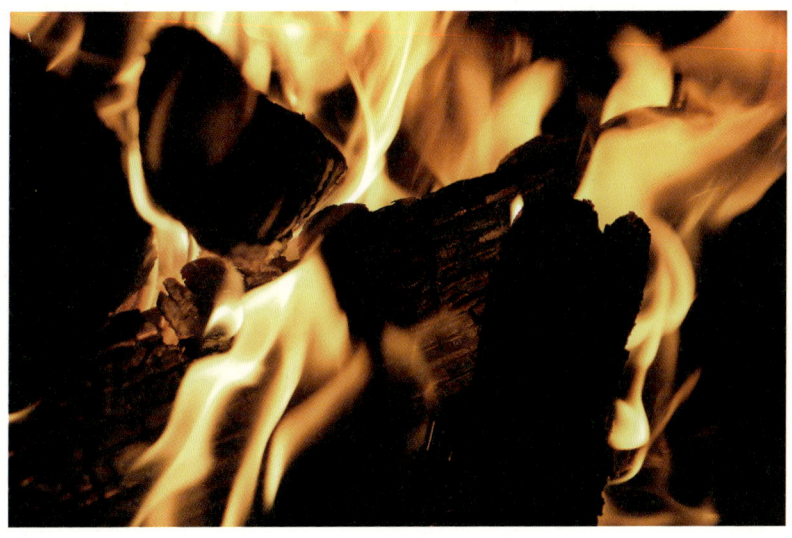

면 뜨거운 방에서 이불을 덮고 몸에 열을 내어 땀을 흘리게 했다. 이처럼 우리 몸에 열이 높아지면 바이러스도 함께 죽는다. 바이러스가 죽으면 열은 자연스럽게 내리게 되는 것이다.

하늘의 뜻이 무엇인지, 자연계에서 나에게 요구하는 것이 무엇인지 제대로 파악해야 할 것이다. 자연의 법칙에 역행하면서도 제도권의 '의료'라는 이름 아래 궁극적으로 사람의 생명을 해쳐도 되는 것인가. 오늘 편하자고 장래에 더욱 고통받거나 죽을 일을 해도 되겠는가. 여러 가지 의약품들, 즉 항암제, 항히스타민제, 항우울제, 스테로이드제 등 어떤 약물이라 하더라도 인체의 면역기능을 약화시키거나 파괴하지 않는 의약품이 있겠는가. 서양의학의 비조(鼻祖)로 불리는 히포크라테스도 음식으로 고칠 수 없는 병은 어떤 약으로도 고칠 수 없다고 했다. 생명의 물질인 죽염은 모든 병을 한꺼번에 공격해서 죽이는 것이 아니다. 먼저 생명 환경을 정화하여 서서히 깨끗하게 만들어 주는 역할을 하는 것이다.

몸속 불기운을 돋게 하는 물질이 있다

물과 불은 부부관계다. 콩팥과 심장도 부부관계다. 심장이 탈나면 콩팥도 반드시 탈이 난다. 땀을 많이 흘릴 때 체온이 떨어지는데 이때 염분 보충이 필요하다. 체온을 유지·관리하는 데 소금은 상당히 중요한 역할을 한다.

필자가 한때 과음(過飮)과 과로(過勞)로 인해 건강을 잃고 죽음의 강을 건널 때 선친이 매번 오셔서 쑥뜸으로 위기를 극복하고 죽음을 면하게 해주신 관계로 5년 동안 모두 2,000여 장의 쑥뜸을 뜬 바 있다. 죽음의 위기를 극복하게 해 준 쑥뜸 덕택에 그 이후 손, 발, 복부가 항상 따뜻해졌다. 몸이 따뜻한 사람은 불기운이 많은 것이다. 불기운은 올라가게 하는 작용을 하고 나무는 곧거나 굽은 특성을 보이며 물은 항상 윤택하게 만들며 내려가게 한다. 몸 안의 불기운이 정상이어야 우리 몸은 따뜻한 체온을 유지하여 활발하게 활동하며 건강하게 살 수 있다.

유황은 불기운을 머금은 물질이며 인체 필수 원소 중 꼭 필요한 생명의 미네랄이다. 유황을 다량 함유한 식품을 먹으면 몸이 따뜻해진다.

물의 정기(精氣)를 대표하는 죽염은 피를 맑게 하며 불의 신기(神氣)를 대표하는 유황(硫黃)을 다량 함유한 물질인 마늘은 몸을 따뜻하게 해 준다. 몸이 따뜻하면 항상 몸이 가벼워 활동성이 증가하며 몸이 냉하면 항상 처지고 기운이 없다. 몸이 냉할 경우 불기운을 돋우어 주어야 한다.

마늘을 먹고 유황오리를 먹으면 내 몸에 불기운을 돋게 한다. 또 지리산, 치악산에는 불기운을 돋게 하는 세상에서 가장 좋은 '참옻나무'가 자란다.

방사하여 기른 토종 중닭 한 마리에 말린 참옻나무 껍질 600~900g을 넣고 푹 달인 것을 복용하되 10여 마리 이상 먹을 경우 환자의 병세가 완연하게 호전되어 달라지는 것을 느끼게 된다.

인산 선생은 하늘에는 인간세계에 살기(殺氣)를 보내는 천강성이라는 별이 있는데 그 무서운 화독(火毒)이 옻나무에 내려온다고 저서『신약(神藥)』을 통해 밝히셨다. 그 화독을 머금은 참옻 진액은 최상의 자연 방부제로서 나무에 바르면 1만 년이 지나도 썩지 않고 쇠에 바르면 그 쇠 역시 1만 년이 지나도 녹이 슬지 않는다. 여러분의 위와 장에 옻의 진액을 바르면 어떻게 될까?

우리 조상들은 오래전부터 말린 참옻나무 껍질을 닭과 함께 삶아서 먹었다. 닭 한 마리에 깃든 약기운이 옻의 독을 중화시켜 안전하게 만들어 병마를 물리치게 해 준다.

이는 천강성의 무서운 살기와 화독을 닭 한 마리가 지닌 묘한 약성으로 중화시켜 사람의 생명을 해치지 않고 병원체들만 공격해 파괴하는 묘방(妙方) 중의 묘방이라 하겠다. 이처럼 우리나라의 지리산, 치악산 등지에서 자라는 토산 참옻에는 무한한 약성의 신비가 들어 있다.

토종 웅담과 같은 강력한 혈전 용해 효능을 참옻 껍질이 지니고 있으며, 그래서 간이 나쁜 사람일수록 옻을 잘 활용할 필요성이 더욱 높다고 할 것이다.

강력하고 신속한 파혈 작용, 즉 혈전 용해 작용을 하는 것은 참옻의 약성이 제일이고 일정한 시간을 통해 피를 서서히 맑게 하여 궁극적으로 문제를 해결하는 것은 죽염이다.

참옻은 피를 맑게 하고 혈전을 깨뜨리는 작용을 하는 것이어서 간에 더욱 좋다. 또한 옻의 화기(火氣), 즉 양기(陽氣)를 통해 우리 몸의 불기운을 돋우게 할 수 있는 것이다.

생명의 불꽃을 살리는 쑥뜸의 신비

몸 안의 불기운을 돋우고 생명의 불꽃을 되살리는 방법 중 최고는 쑥뜸이다. 쑥뜸은 생명의 불꽃을 되살리는 최상의 묘방으로서 영구법(靈灸法) 또는 영천구법(靈泉灸法)이라 한다. 신령스러운 힘이 샘솟게 하는 것이다. 배꼽 밑의 단전을 '영천(靈泉)'이라고 한다. 영천은 생명의 불이 생성되어 늘 머무르는 곳이다. 생명 영위에 가장 지대한 영향을 미치는 두 가지 힘이 있는데 그것은 간단하게 말해 물과 불이다. 물은 체액, 즉 소금물이며 또 하나는 생명의 불을 피우는 단전(丹田)의 불을 말한다.

배꼽 정면 뒤쪽이 명문(命門)이며 단전은 생명의 불이 생성되어 항상 머무는 곳이다. 생명의 불이 식어 들어가지 말아야 하는데 나이가 먹을수록 점차 체온이 떨어지며 몸이 식어 들어간다. 그 불이 식어서 꺼지는 순간 생명은 끝이 나는 것이다.

우리 몸의 혈액 순환이 잘되게 하기 위해서는 죽염을 많이 먹어 피를 맑게 해야 한다. 혈액 속의 불순물과 유해물질이 제거되어 피가 맑아져 모세혈관까지 소통이 잘되게 해야 하며 몸의 온기를 떨어뜨리는 일이 없도록 해야 한다.

세계 의학자들의 공통적 이론은 체온이 1℃ 떨어지면 암 발생률이 5~10배 높아진다는 것이다. 우리 몸의 체온은 질병 발생에 상당히 중요한 영향을 미친다. 체온 관리를 소홀히 하면 면역력도 함께 떨어질 수 있기 때문이다.

국민 건강에
서광이 비치게 하는 방법

쑥뜸은 일반적으로 온열요법으로 인식하고 있지만 '인산 쑥뜸법'은 세상에 알려진 일반적 쑥뜸법과는 완전히 차원이 다르고 그 신비한 효과는 상상을 초월하며 내용을 아는 이들은 대부분 기적이라고 표현할 뿐이다. 몸에 뜨거운 쑥뜸의 불기운이 들어오면 우리 몸은 체내에 존재하는, 그 불의 화독을 막을 수 있는, 불에 강한 물질과 진통물질을 모두 그곳으로 집결시킨다. 이 때문에 쑥뜸을 올려놓아도 뜨겁기는 하지만, 또한 피부와 살이 타지만 화상(火傷)으로 인한 어떤 문제도 발생하지 않으며 인내심을 갖고 노력하다 보면 어느 단계에 이르러 그냥 견딜 만할 정도로 진전되는 것을 느끼게 된다.

상당수의 쑥뜸 경험자들은 뜸을 시작한 지 며칠 지난 뒤부터는 전혀 뜨겁지 않고 오히려 안락함과 기쁨을 느꼈다고 체험을 말한다. 자연계나

하나님께서 보너스로 뜨겁지만 기쁨을 누리도록 해 주겠노라고 했는지 쑥뜸을 뜨는 사람의 배나 다리의 뜸 부위 살은 지글지글 타며 숯불구이 냄새가 나지만 정작 쑥뜸을 뜨는 당사자는 드르렁드르렁 코를 골며 깊은 잠을 자게 된다. 얼마나 깊은 단잠에 들었는지 10시간을 넘게 자고 일어나서도 단지 10분 정도 깜박 졸았다고 생각한다. 이는 진통이 아니라 무통의 상태로 바뀐 것이며 오도(悟道), 즉 깨달음의 기쁨으로 표현되는 법열(法悅)을 체감한 것이라 하겠다.

우리 몸은 40세 이후부터는 생명의 불꽃이 점점 사그라지며 피는 탁해지기 시작한다. 혈색을 보면 피가 맑지 않으면 안색도 맑지 못하고 정신도 함께 맑지 않은데 알던 것도 잊어버릴 판에 어떻게 제대로 공부를 할 수 있겠는가. 육신과 정신의 생명의 불꽃을 북돋워 주는 것이 참의학적 진리라 하겠다. 양대 불꽃을 지핀다면 국민 건강에 서광이 비치게 되리라고 생각한다. 하늘의 불기운을 우리 몸속에 들어오게 하는 것이다. 여러분 몸의 배터리가 방전되면 다시 충전시킬 수 있겠는가? 방전된 몸에 다시금 우주 에너지를 넣어 주면서 배터리를 충전시키는 작용을 하는 것이 바로 인산 쑥뜸이다. 아무쪼록 이번 기회에 '참 의학의 진리'를 터득하여 심신(心身)건강의 이정표로 삼기 바라며 아울러 여러분들의 건강과 행복을 충심으로 기원드린다.

위 글은 필자가 지난 2013년 6월 13일부터 15일까지 경남 함양 인산연수원에서 흰돌선교센터(이사장 이광복 목사) 주관으로 열린 '제1회 역사적 전천년주의 신학회 수련회'에서 특강한 내용의 요지를 정리한 것입니다.

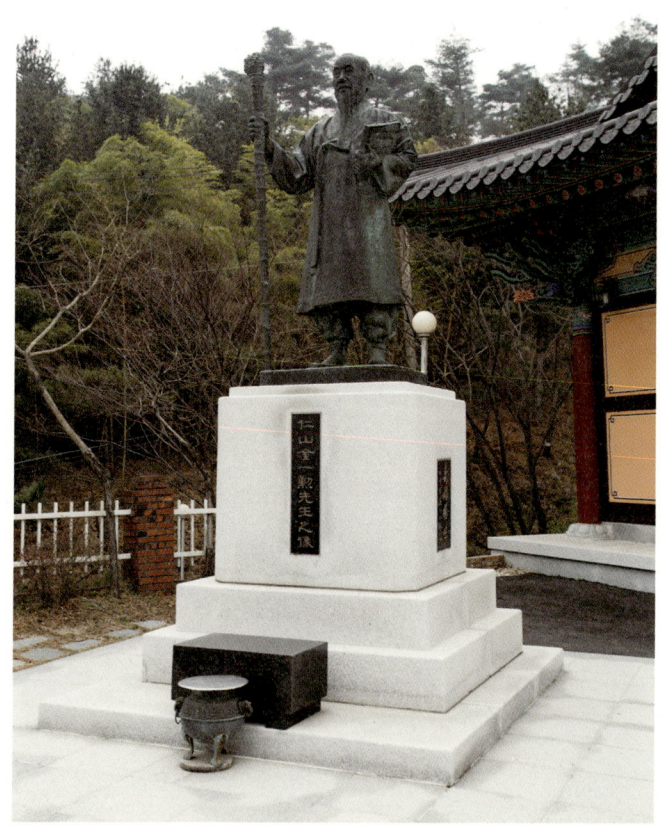

天文 보고
만물의 藥性 밝힌 新醫學

　인산가가 자리하고 있는, 상봉산과 마주보고 있는 오봉산은 정상 부위의 봉우리가 5개이며 그 산의 원래 이름은 서리산이다. 서리가 내려 희끗희끗하다고 해서 서리산인데 정기는 강하고 신선하다.
　일본의 아기발도 소년 장군이 1380년 고려 말엽에 군사를 이끌고 금강 포구를 경유해 우리나라로 쳐들어왔을 때 많은 양민들이 살해당했으며 고려 말 유명한 장군들이 대거 희생당했다. 고려 조정에서는 당시 가장 강력한 전력을 보유하고 있던 이성계 장군을 급파하여 나라의 위기를 해결하고자 했다. 이성계 장군은 전라도 인월, 운봉의 황산들에서 역사상 유명한 황산대첩을 거두어 왜구들을 섬멸하고 나라의 위기를 해결한 바 있다. 서리산은 그때 이성계 장군이 장병을 매복시켰던 산으로 유명하며 여러 바위 능선 중 대표적인 한 암릉 구간을 태조 리지로 부르기도 한다. 워킹 산행을 하더라도 이곳 태조 리지로 안내하면 다들 좋아한다.
　인생은 꿈을 꾸고 살고 있는데 그 꿈속이라 하더라도 차라리 놓아 버리면 좋을 때가 훨씬 많다. 애욕, 재물도 마찬가지다. 집착에서 현실의 엄청난 속박이 나오는 것이다. 이 때문에 어디를 가고 싶어도 쉽게 가지 못한다. 직장인, 공무원 등 모두 너나 할 것 없이 강한 속박 속에 살고 있다. 속박을 벗어나는 방법은 자신의 마음을 놓는 과감한 결단이 필요하다. 원하지 않아도 속박에 매어 있는 경우가 있는데 바로 난치성 질병이다. 난치성 질병의 속박에서 자신의 기술만으로는 벗어나기 어렵다. 특히 벗어나기 가장 어려운 것은 무지(無知)와 편견(偏見)의 속박이다. 지위고하 남녀노소를 막론하고 누구도 쉽게 벗어나기 어렵다.

필자는 선친 곁에서 30년 동안 병자를 치료하는 것을 봐 왔다. 선친은 문제의 핵심을 푸는 혜안(慧眼)이 정말 밝으셨다. 약, 침, 자연요법에 조예가 깊었으며 선친을 정확히 안다면 참으로 놀라운 분이라는 것을 깨달을 수 있다. 여러분이『신약(神藥)』『신약본초(神藥本草)』를 첫 자부터 끝자까지 마음을 비우고 자신의 지식의 잣대로 재지 말고 오랫동안 읽고 또 읽다 보면 어느 순간 이해가 되고 그 신약 신방(神方)의 도리를 깨닫게 될 것이다. 인산 김일훈(金一勳·1909~1992) 선생이 어떤 의료인이며 정치인이고 독립운동가이었는지를 알 수 있을 것이다. 혜안이 뛰어났으며 그 혜안을 바탕으로 제시한 독창적 의학이론은 시간과 공간을 넘어 고금동서에 전무후무한 것이다.

선친께서는 세상에서 처음으로 소금을 대나무에 넣고 굽는 것을 아홉 번 반복하여 오늘날의 죽염으로 완성하여 전혀 차원이 다른 물질로 재창조하고 그 제조방법과 인류의 온갖 병마 퇴치에 활용하는 방법을 세상에 공개했다.

『신약』에는 과거 우리 조상들이 오랜 옛적부터 죽염을 만들어 왔다고 기술(記述)되어 있다.

이는, 인산 선생께서 내가 발명했다고 기술하기를 원하지 않았기 때문이다. 공자는『논어(論語)』에서 '술이부작(述而不作)'이라 하여 "나는 옛사람의 학설에 따라 기술했을 뿐 창작한 것은 아니다"라고 전하고 있다. 선친 역시 옛 성현의 전철(前轍)을 따랐을 뿐이지 자신이 발명한 것이 아니며 조상의 지혜로운 전통을 받아 후대에 물려줬을 뿐이라고 『신약』을 통해 전하고 있다.

선친은 "좋은 것은 나눠 먹어야지. 혼자 먹으면 도둑놈이지. 경쟁을 하려면 다 만들 수 있게 하여 품질로 승부하면 되는 거야. 좋은 것은 누구나 만들어 먹게 해야지. 모든 것이 우주 자연의 법칙에 근거한 것이지. 자연의 일급비밀을 세상에 알려 주는 것은 자연계의 비밀이지 내 것이 아니야. 이들의 혜택을 보게 하는 것 역시 생색낼 일도 아니고 독점할 일도 아니야"라고 말했다.

天文 보고
만고불변의 의학적 진리 밝혀내

선친은 천문(天文)에 대단히 밝으셨다. 제갈량 같은 분이 천문을 잘 본다고 해도 선친을 능가하기 어렵고 화타·편작 같은 명의(名醫) 수백 명이 모인다 한들 선친의 신묘한 의술을 당할 사람이 없을 것이다. 고금동서의 모든 치료 방법을 동원해도 치료가 불가능하다는 난치병, 불치병을 근본적으로 해결할 수 있는 신약 묘방(妙方)을 명명백백하게 제시한 의서가 과연 존재하는가?

과거의 의서『동의보감』을 비롯해『황제내경』『본초강목』등 모든 의서를 검색해도 인산의학에서 제시한 오핵단(五核丹), 죽염(竹鹽), 유황오리, 홍화씨 등의 비슷한 예를 찾아볼 수 없다. 인산의학은 과학자들이 첨단과학을 모두 동원해 개발에 착수한다 해도 향후 50년 이내에 만들기 불가능할 것으로 판단되는 신약의 제조법을 이미 50년 전에 제시한 바 있으며 그 제법으로 만든 결과물인 오핵단을 실제로 만들어 신비의 치료효과를 증명해 보인 바 있다.

어떤 명의도 천문을 보고 어느 식물, 동물의 체내에 어떤 별정기가 깃들어 어떤 질병에 효과가 난다고 말한 이는 단 한 사람도 없다. 병법의 귀재 손자(孫子)는 천문을 보고 군사를 움직인 바 있지만 천문을 보고 사람의 병을 고치는 명의는 없었다. 그 누구도 밝히지 못한 전혀 다른 차원의 만고불변의 의학적 진리를 말한 것이다. 나는 의학에 문외한인데 어떻게 병을 고칠 수 있겠는가라고 생각할 게 아니라 인산의학이 제시한 의방에 따라 죽염을 열심히 퍼먹거나 마늘을 구워 죽염에 찍어 먹고 유황오리를 먹으면 대부분 소기의 효과를 거둘 수 있다는 사실을 깨달을 필요가 있겠다.

인산 선생이 어떤 분이며 인산의학의 의미와 가치를 세세하게 말씀드리는 이유는 그 의미와 가치를 먼저 깨달아야만 제대로 효과를 볼 수 있기 때문이다. 만약 필자의 말만 듣고는 이해가 되지 않고 잘 기억나지 않는

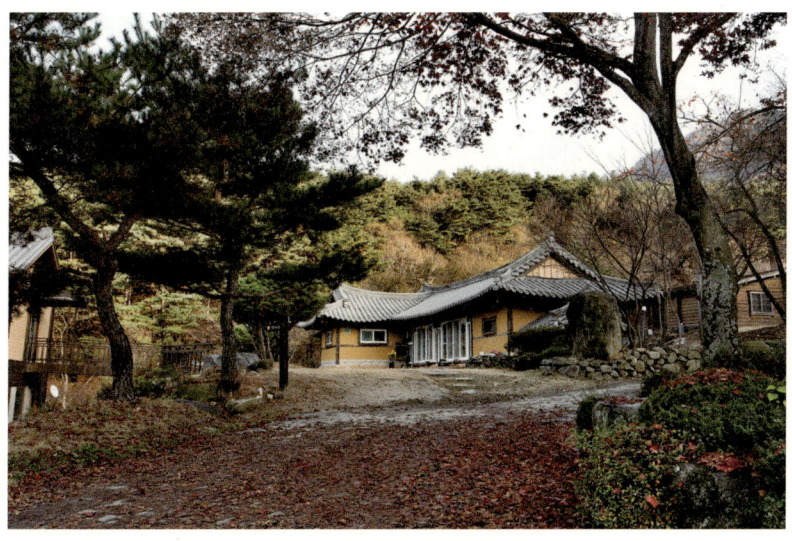

다면 『신약』『신약본초』를 열심히 읽어서 스스로 터득하는 것이 더욱 중요한 일이라고 생각된다.

인산의학 이론을 만약 책으로 남기지 않았다면 선친의 의학이론은 20~30년만 지나도 신화(神話)나 전설이 되고 믿는 이들도 거의 없을 것이다. 불교의 『불경(佛經)』도 석가모니 열반 후 제자들이 결집을 통해 기록한 것이며 『신약성경(新約聖經)』도 많은 부분을 사도 바울이 기록한 내용이다. 성인의 뜻이 한번 전달 매체를 거치면 본뜻이 제대로 전달되지 않을 가능성이 있다고 생각한다. 『신약』은 선친을 인터뷰해서 기록한 것이고 『신약본초』는 선친께서 대중을 상대로 한 32차례 공개강연을 모두 정확하게 녹취하여 기록해 펴냈다.

自力의학… 열심히 하면 효과 볼 수 있다

인산 김일훈 선생께서 제시한 인산의학이 참 의학의 도리(道理)임에도 그 내용을 잘 이해하지 못해 무슨 황당무계한 이야기인가 생각하는 이들도 있다. 지구상 전체를 통틀어 『신약』보다 간단명료하게 병 고치는 법에 대해 서술해 놓은 의서는 없다. 초등학생 아들이 아버지와 할아버지의 병을, 남편이 부인의 병을 고칠 수 있도록 자세히 설명돼 있다.

기존의 의학은 다른 사람의 힘, 기술, 장비, 시설을 빌려야 고칠 수 있지만 인산의학은 자력의학이다. 자신의 힘으로 자신의 집에서 자연물의 약성을 활용해 가족끼리 병을 고칠 수 있다. 전문성이 필요하지 않고 쉽고 간단한 묘법이기 때문에 열심히만 하면 얼마든지 효과를 볼 수 있다는 특징을 지녔다.

죽염을 짜다며 깔짝깔짝 먹을 바에는 먹지 않는 것이 좋다. 죽염을 제대로 알고 아껴 가면서 귀하게 생각하면서 먹어야 한다. 어떤 이는 죽염을 먹을 때마다 절하면서 먹는다고 한다. 내 생명을 구할 수 있는 신비하고 귀한 물질에게 어떻게 절을 하지 않고 먹을 수 있겠는가라고 말한다. 죽염을 얼마나 먹어야 약이 되나? 이게 소금이지 약이냐며 깔짝깔짝 먹는 이는 효과가 나지 않는다. 아무리 좋은 약도 믿음 없이 의심을 가지고 스스로 소량을 먹으면 효과가 나지 않는다. 지혜는 인산 선생께 빌리면 되지만 정성과 노력은 스스로 해야 하는 몫이다.

면역력 높아지면
병도 물러간다

　죽염을 조금만 먹으면 갈증이 없어진다. 소갈증이 시작될 때 죽염을 먹으면 없어진다. 당뇨가 심하더라도 죽염을 먹고 운동을 꾸준히 한다면 병 걱정이 없어질 것이다. 원소 조성이 다르면 인체에 미치는 물리화학적 작용도 다르게 마련이다. 소금 중에서도 정제염은 염화나트륨 99%이며 천일염은 대략 염화나트륨 80~85%, 인체필수 미네랄 15~20%의 구성 비율로 이뤄진 것이다. 소금도 그 종류에 따라 성분 함량이 다르기 때문에 우리 몸에 제각기 다르게 반응할 것이라는 점은 충분히 짐작할 수 있을 것이다.
　당뇨병은 전 세계 의료계에서 불치병 중 몇 번째 안 가는 것으로 공인돼 있다. 당뇨병을 왜 못 고치는 병이라고 단정하는가. 모든 병에 소금은 약이 되지만 특히 당뇨병은 소금 먹고 운동을 열심히 하면 약 1년 전후하여 스스로 낫게 되는 대표적 질병이다. 당뇨병을 고치기 위해 우리는 더 이상 인체에 무리가 따르는 치료에 연연(戀戀)하지 않아도 되리라 생각된다.
　최악으로 치달을 경우 다리를 자르고 눈이 실명될 수 있는 병이 당뇨병이다. 오늘날 유행하는 치료가 부르는 결과라 하겠다. 인산 선생은 "병원에서 하는 것과 반대로 해"라고 했다. 그러나 우리는 수치에 연연한다. 통계의 함정에 빠지지 말고 내 생명환경을 바꿔 주고 피를 맑게 하며 원기를 돋게 하여 면역력을 높여 병을 자연스럽게 물리칠 수 있는 조건을 만들어 주는 것이 스스로 해야 할 일이다. 광복 후에 조병옥 박사께서 "빈

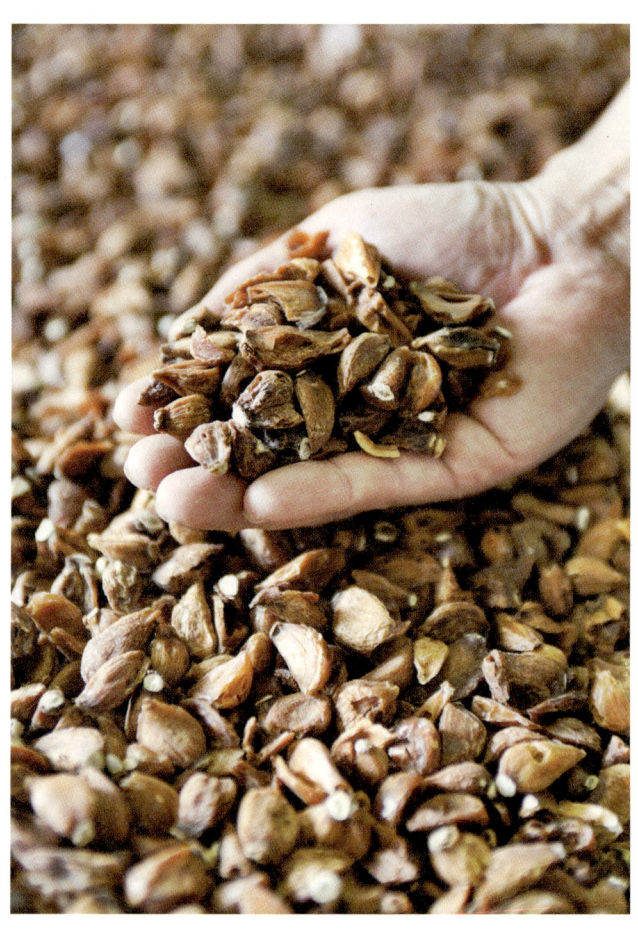

대 잡자고 초가삼간을 태울 수 없는 법"이라고 했다. 내 몸의 병을 쫓아다니면서 파괴하려는 시도는 생명력 또한 약화시킨다는 사실을 간과하지 말아야겠다. 서양의학이 전 세계 의료체계를 지배하고 있다시피 한 현실을 감안할 때 인산의학에서 제시하는 기이한 의방(醫方)들은 황당하게 느껴지거나 선뜻 이해가 되지 않을 수 있다.

미국 하버드대 의과대학 교수이자 통합의학의 권위자인 앤드루 와일 박사는 자신의 저서『자연치유』라는 책을 통해 암에 걸리거나 감기에 걸리면 첫 번째 할 일은 절대로 서양 의학적 치료를 받으면 안 된다고 했다.

미국 하버드대 의대 교수가 서양의학 치료를 받지 말라고 한 이유는 무엇인가. 이 책에는 부추, 생강, 마늘 등을 부지런하게 복용해야 사람의 면역기능이 좋아져서 병을 궁극적으로 고칠 수 있다고 했다.

인산 선생은 인산의학 처방을 세상에 제시하는 이유에 대해 저서『신약』을 통해 "앞으로 미래 세상에 약도, 처방도, 의료기관도, 의료인도 필요 없는 그런 건강한 지구촌이 되기를 바란다"고 했다. 미국의 국가의학감독관을 지낸 중진의사 로버트 멘델존 박사 역시 "나는 이 지구상의 모든 의료체계가 없어져야만 지구촌 인류가 지금보다 훨씬 더 건강해질 수 있을 것으로 판단된다"고 자신의 저서『나는 현대의학을 믿지 않는다』를 통해 밝힌 바 있다. 한국의 의자(醫者)와 미국의 의료인이 어찌 같은 맥락의 논리를 펼칠 수 있었는지 신기할 따름이다. 동서양을 막론하고 참 의료에 대한 깨달음의 결과는 서로 일맥상통한다는 점을 새삼 느끼게 된다.

마음을 비우고 인산 선생의 저서를 정독하여 그의 탁월한 인술(仁術)의 지혜를 터득해 여러분의 것으로 만드는 것이야말로 건강하게 천수(天壽)를 다 누릴 수 있고 행복하게 살 수 있는 길이라 판단된다.

위 글은 필자가 지난 2013년 7월 19일부터 21일까지 경남 함양 삼봉산 인산연수원에서 열린 '제21기 인산가 힐링캠프'에서 특강한 내용을 정리한 것입니다.

"심신 건강의 신천지로 가려면 인산의 참 의료 정신 깨달아야"

진정한 공부와 깨달음의 의미

구도(求道)의 열정은 대한민국 발전의 원천(源泉)이다. 그러나 학문적인 열정을 좀 더 승화시킬 필요가 있음에도 불구하고 너무 1등주의와 제도 교육에 집착한다. 이로 인해 점점 인간성은 상실하고 도덕윤리가 없어지는 데도 말이다. 자녀한테 재산을 빨리 물려주면 용돈 안 줘서 굶어 죽고, 그렇다고 재산을 안 주면 안 준다고 맞아 죽는 일이 발생하고 있다. 우스갯소리가 아니다. 영화에서나 있을 법한 일들이 우리 주변에서 실제 일어나고 있다. 이런 일들이 1등주의, 고학력 중심의 사고 때문에 생기는 것이 아닐까 싶다. 공부를 하는 것도 좋지만 공부하는 목적이 좋은 직장에 들어가는 것이어서는 안 된다. 이는 치열한 경쟁만 있을 뿐 모두 집단적 정신병에 걸리는 것이다.

공부는 정말 뼈가 빠지게 열심히 해야 한다. 그러나 제도권 교육에 너무 연연할 필요는 없다. 저는 공부의 중요성을 누구보다 잘 안다. 밤낮 책을 놓지 않았다. 지금도 노자의 『도덕경』을 매일 읽는다. 몇백 번은 읽었을 것이다. 공부는 자신 있지만 세상에서 만든 입학시험, 취직시험, 국가고시 등 사회나 국가에서 요구하는 시험은 왜 저런 걸 하나 싶다. 그다음으로 많이 읽은 것이 『신약』이다. 읽고 또 읽어도 새롭다. 평생 읽어도 읽을 때마다 새로운 것이 성인들이 남긴 글이다. 『성경』『불경』『논어』『맹자』 등은 읽을 때마다 항상 다른 깨달음을 얻는다. 깨닫는다는 말이 무슨 의미인가? '깨달을 각(覺)'자에는 '볼 견(見)'자가 있다. 깨달으면 보인다는 것이다. 그동안 보이지 않던 것이 보이게 된다. 아는 만큼 보인다는 말이 있다. 깨달아 알게 되면 보인다는 의미다. 배우거나 공부하지 않고 노력도 안 하면서 깨달음이 저절로 오는 법은 없다.

초·중·고·대학교에서 배운 내용을 사회에 나가서 단 하나라도 다시 써 본 적 있나. 명문대학교에 들어가 수준 높은 학문이라며 공부하지만 대기업 들어가려는 수단으로 쓰이지 사회생활에서는 실제 사용하지 않는다. 제도권 교육이 국민의 교육과 지성을 높이는 데 기여하는 것이 아니라 남하고 경쟁해서 이겨야 산다는 무한경쟁주의만 부추긴다. 부모들도 자식이 월급을 많이 받고 고위 공직자가 되는 것만 바란다. 명문대 졸업한 뒤 공직생활하면서 허접한 돈 받고 감옥 가는 게 교육의 본질은 아니지 않은가.

한 치 앞도 모르는 세상에 물욕에만 빠져

인산 김일훈 선생의 저서인 『신약』『신약본초』는 내 생명과 내 가족의 생명을 구할 수 있는 참된 의료를 제시하고 있다. 효능과 효과가 뒷받침되는 참된 의료임을 스스로 증명하고 있다.

우리는 이런 것을 공부해야 한다. 우주와 자연, 인간은 어디서 왔으며 어떻게 살아야 하는지를 화두 삼아 공부해야 한다. 또 떠날 땐 어떻게 떠나야 하는가에 대해서도 관심을 가져야 한다. 아무리 돌머리라고 해도 한 분야를 30년 이상 공부하면 머리가 트인다. 공부하지 않고 요령만 부리니 머리가 트이지 않는 것이다. '병은 왜 걸렸을까' '어떻게 해결할까' '부작용 없이 병마를 해결할 수 있을까' '내 수명대로 살 수 있을까' 등 자신의 건강에 대해 관심을 갖고 이를 화두로 삼아야 하는데 '어떻게 하면 돈 많이 벌까' '어떤 직장을 다녀야 하나' '어떻게 하면 좋은 집에서 살까' 하며 먹고 입고 사는 이런 걱정만 한다. 우주 자연의 법칙 중에서 무엇을 깨달아야 하는지에 대해선 생각하지 않는다. 한마디로 '팔자가 늘어졌다'고 할 수 있다. 밥벌이가 중요한 게 아니다. 초미(焦眉)의 화급을 다투는 문제가 바로 '어떻게 살 것인가'다. 반드시 생명과 직결된 공부를 해야 한다. 이것이 무엇일까 의문과 의심을 갖고 모든 노력을 기울여야 한다. 참 의료의 진리를 깨닫고 실천해야만 우리 삶은 120세 천수를 누릴 수 있는 것이다. 내일 어떻게 될지, 1년 뒤에 어떻게 될지 알 수 없다. 지금 벼랑 끝을 향해 걷고 있지만 한 치 앞을 모르는 것이 사람이다. 100년 동안 물욕(物慾)을 탐한들 무엇 하나. 금세 사라지는 물거품에만 온 신경을 쓰는 것이다. 2박 3일 힐링캠프 기간 동안 여러분은 참 의료의 진리를 깨닫고 실천할 수 있는 공부를 해야 한다.

여러분의 인생을 바꾸고 생각을 혁신해야 한다. 오늘, 내일, 1년, 10년? 의미 없이 반복되는 삶을 살다가 죽을 수는 없지 않은가. 섭생(攝生)을 잘못하고, 운동 잘못하고, 맥 놓고 살다 보면 암·난치병·괴질에 걸리는 것이다. 살길을 찾으려는 게 아니라 암에 걸려 혼비백산(魂飛魄散)해서 앞이 안 보이니 이리 뛰고 저리 뛰고 하다 죽음의 길로 스스로 걸어 들어간다. 자신의 병은 자기 스스로 죽을 길로 갔기 때문이다. 본인이 암 걸릴 일을 해서 암에 걸린 것이다. 대통령이 암을 선물한 게 아니지 않나.

내가 암에 걸릴 수밖에 없도록 살았다는 걸 깨닫지 못하고 어떻게 암을 고칠 수 있겠나.

그러나 대부분 자신이 왜 암에 걸렸는지 모를뿐더러 인정하지도 않는다. 자신이 모르면 누가 아나. 몸과 마음이 다 같이 건강한 새로운 세상이 바로 심신(心身) 건강(健康) 신천지(新天地)다. 이것은 여러분의 의지로 열 수 있다. 다른 사람이 여는 것이 아니라 본인 스스로 하는 것이다. 여러분도 건강이 허락할 때 좀 더 공부해 점점 단계를 올라가 생명의 비밀을 깨닫기를 바란다. 그래서 이 세상 떠날 때 즐거운 마음으로 웃으며 떠나길 바란다. 죽음 앞에서 울고불고하는 것은 내가 어디로 갈지 모르는 불안감에서 비롯된 것이다. 이 불안한 마음을 가슴에 담고 죽으면 혼비백산한다. 내 인생을 더 훌륭한 인생으로 만드는 것은 자신만이 할 수 있다. 누가 대신해 주지 않는다. 의사나 아내가 나 대신 아프거나 죽어 줄 수 없다. 내 몸에 있는 자연치유 능력으로 암·난치병을 물리쳐야 하는데 면역력은 떨어졌고, 갈길은 바쁘고, 어떻게 하겠나. 그냥 어물어물하다가 손도 못 쓰고 가는 것이다. 병에 걸려 고생하지 말고 지혜롭고 슬기롭게 살아갈 필요가 있다. 그런데 대부분 그렇게 하지 않는다.

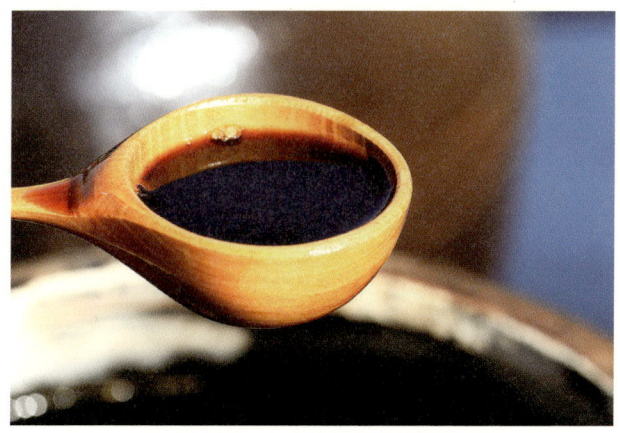

지인들과 술자리를 하면 앞에 앉은 사람이 쓰러지는 걸 보고서야 들어간다. 6학년(60세)이 돼서도 그러면 대부분 철이 덜 들었다고 한다. 그러나 전 아직 기운이 조금 남아 있기 때문에 가능하다. 전 나이에 비해 비교적 건강한 편이다. 돋보기를 안 쓰고도 신문을 잘 본다. 눈도 귀도 밝은 편이다. 지금도 암벽등반이나 빙벽등반, 지리산 종주까지 거뜬히 해낸다. 등산할 때 젊고 체력 좋은 사람 뒤를 따라가도 뒤처지지 않는다. 적어도 내 몸과 마음이 건강하지 않으면 인생 자체가 고달프다. 인생의 희로애락(喜怒哀樂)은 제 마음에 달려 있다. 몸이 건강하고 깨달음이 있으면 그는 살아서 천국과 극락을 경험할 것이다. 꽃이 인사를 하고, 나비가 손짓하는 자연의 아름다움도 몸이 건강해야 보인다. 몸이 아픈데 꽃이 눈에 들어오겠나.

암·난치병·괴질에서 해방되려면

당송 팔대가의 한 사람인 소동파(蘇東坡)는 많은 고승이 인정한 당대 최고의 문장가였다. 그는 도(道)가 높은 사람이 있다고 하면 어디든 찾아가서 문답을 하곤 했다. 그러던 그가 제대로 임자를 만났다. 명성 높은 상총선사의 소문을 듣고 그를 찾아갔는데 상총선사는 "소 선생은 그 많은 스님에게 법문을 들으러 찾아가 유정설법(有情說法)만 듣고 왜 무정설법(無情說法)은 들으려 하지 않습니까"라고 했다. 바위나 물 등 무정물(無情物)이 진리를 말한다고 하니 이해하기 힘들었다. 상총선사 앞에서 진땀만 뻘뻘 흘리다 나왔다. 그러나 상총선사의 법문은 그에게 또 다른 화두가 됐다. 밤이 늦도록 그 생각만 하다가 잠을 청하려는데 계곡 물소리가 너무 크게 들려 잘 수가 없었다. 그 소리에 소동파는 깨달음을 얻었다. 그때 그가 읊은 시는 그의 깨달음의 경지를 짐작하게 하는 오도(悟道)의 게

송(偈頌)이다.

계성편시장광설(溪聲便是長廣舌)
계곡을 흐르는 물소리는 부처님의 법문이요
산색기비청정신(山色豈非淸淨身)
푸른빛의 산은 비로자나 부처의 청정 법신일세.
야래팔만사천게(夜來八萬四千偈)
밤새 물소리로 들려준 팔만사천 게송을
타일여하거사인(他日如何擧似人)
뒷날 어떻게 다른 이들에게 설명할 수 있으랴.

 지금 현재 여러분의 생명과 관련된 가장 중요한 화두는 암·난치병·괴질이다. 생사는 나중 문제다. 우선 이 화두가 왜 제기된 것이고, 이 화두에 대해 인산 김일훈 선생은 어떤 이야기를 했는가를 찾아봐야 한다. 그리고 그 가르침에 따라 실천해 보고 깨달아야 한다. 깨달음을 얻지 못하고는 어떤 이야기를 들어도 받아들이지 못한다. '죽염 많이 먹으면 병에 도움 된다'는 얘기를 듣고 한두 번 먹어는 보지만, '이거 왜 이렇게 짜. 소금 많이 먹으면 혈압 올라간다는데 먹어도 되나' 하고 망설인다. 죽염을 사긴 했는데 주변 지인들이 '배운 사람이 그런 걸 믿느냐'며 핀잔을 주면 먹던 죽염 뚜껑을 닫고 만다. 그런데 깨달음이 있으면 누가 뭐라고 하든 먹는다. 죽염을 먹을 땐 죽염이 암에 어떤 작용을 하는지, 죽염을 섭취하는 것이 궁극적으로 인체에 어떠한 영향과 혜택을 주는지 알아보고 파악해야 한다. 그런데 물어보지도 않고 알려고 하지도 않는다.

위 글은 김윤세 회장(광주대학교 생명건강과학과 교수)이 지난 2015년 5월 21일부터 23일까지 인산연수원에서 열린 힐링캠프에서 강연한 내용을 정리한 것입니다.

順理 自然의 생명경영과 무병장수 비법

내 생명을 살리는 참 의료는 과연 무엇인가. 인산 김일훈 선생은
참 의료로 가는 길을 『신약』이라는 이정표로 알려 줬다.
그 이정표를 따라가면 몸과 마음이 건강해진다. 심신건강
신천지로 가는 길, 이것이 바로 인산의학이다.

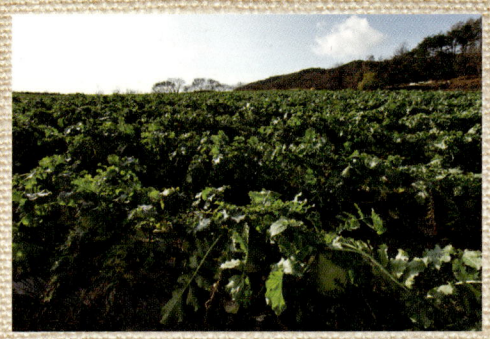

228 · "장수의 비결은 몸이 원하는 대로 순리대로 사는 것"
236 · "참된 의료가 어떤 것인지 깨닫고 터득해야 천수 누려"
244 · "고정관념을 깨면 무병장수의 길이 보인다"
252 · "의료의 주인은 의사가 아닌 당신, 생명경영을 잘해야 장수한다"
260 · "제 식성대로 먹는다는 것은 동서양 만고불변의 법칙"
268 · "내 몸속의 자연치유 능력은 상상을 초월한다"

"장수의 비결은 몸이 원하는 대로 순리대로 사는 것"

인산 선생은 1992년 84세를 일기로 작고하셨다. 인산 선생의 자연의학은 우리 몸의 병은 우리 몸의 자연치유 능력으로 극복할 수 있다는 내용을 담고 있다.

인산 선생은 항일운동을 하다 잡혀 형무소에서 온갖 고문을 당해 죽음 직전까지 갔다.

그러나 스스로 뜸을 떠 건강을 회복시켰고, 출소 후 지리산 자락인 경남 함양군 함양읍 조그만 초가집에 들어가 평생을 막노동하면서 조용히 은둔하며 지냈다.

그런데도 소문을 듣고 각종 불치병에 걸린 환자가 일주일이면 서너 명씩 찾아왔다.

최고의 항암제
마늘의 신비와 죽염

지푸라기라도 잡는 심정으로 인산 선생을 찾아와 병 고치는 방법을 알려 달라고 하면 긴말 하지 않았다. "죽염 퍼먹어" 딱 다섯 글자만 말했다. "한 번에 몇 g씩 몇 번을 먹어야 하냐"고 물으면 "배 터지게 먹어"라고만 말했다. 소금을 배 터지게 먹으면 살 수 있겠나? 그런데 그 한마디를 듣고 실천한 말기 암 환자들이 20~30년이 지난 지금까지 건강하게 살고 있다.

현대의학의 아버지라고 불리는 히포크라테스는 "음식으로 고칠 수 없는 병은 어떤 약으로도 고칠 수 없다"고 했다. 음식은 사람의 질병을 근본적으로 치유하는 가장 훌륭한 약이라는 얘기다. 음식을 조리할 때 들어가는 양념은 한자로 약 약자, 생각할 염자를 쓰는데 이를 발음하기 편하게 부르면서 양념이 됐다고 한다. 이를 풀어 보면 음식이 약이라는 사실을 염두에 두고 있다가 병이 들었을 때 이것을 잘 활용하라는 뜻이다. 음식을 병을 고치는 약으로 활용한다는 조상들의 지혜가 담긴 말이다.

인산의학은 명태, 오리, 마늘, 된장, 간장, 고추장 등 우리가 먹는 음식으로 병을 고치는 자연요법이다. 이는 부작용도 없고 비용도 많이 들지 않는다. 예를 들어 보자. 마늘이 최고의 항암제라는 사실은 매스컴을 통해 많이 알려져 있다. 특히 대한민국의 마늘은 세계 최고의 암 치료제다. 암 3기 정도면 어떤 약을 써도 암세포가 미동하지 않는다. 특히 4기 이후에는 뭘 먹어도 반응이 없다. '백약이 무효'라는 것은 이것을 두고 하는 말이다. 백약이 무효일 때 밭마늘을 껍질째 구워서 죽염을 찍어 먹어 봐라. 성인 기준으로 한 번에 5통 정도 먹을 수 있는데 하루에 20통 이상 먹으면 얼굴색이 달라진다. 며칠 먹다 보면 하루에 방귀가 300번 이상 나온다. 냄새가 매우 독한데 몸속 세포 구석구석 스며들었던 독성물질이 밖으로 배출되는 것이다.

세상을 바꾼 스티브 잡스
자기 생명 경영엔 소홀

사람으로 태어나서 천수를 누리고 하늘나라로 가야 하는데 병에 걸려 고통 속에 비명횡사한다. 명이 다한 후 하나님 앞으로 가는 건 좋지만 사명이 있는데도 불구하고 부랴부랴 죽는 것은 하나님도 좋아하지 않을 것이다. 대표적인 사람이 바로 스티브 잡스다. 나와 나이가 같은데도 췌장암에 걸려 일찍 하늘나라로 갔다.

내 생각에는 스마트폰을 지구인들만 쓰니까 하나님께서 "잡스야! 하늘나라에 와서 여기 사람들도 쓸 수 있는 스마트폰 좀 개발해라"라며 빨리 부른 것 같다. 심증은 있는데 물증은 없다(웃음).

애플이라는 세계적인 기업을 훌륭하게 경영한 스티브 잡스도 자기 생명 경영은 제대로 하지 못했다. 천수를 누리지 못하고 비명에 가는 건 지혜로운 게 아니다. 생물학적 천수는 125세라고 한다. 세상에 태어났으면 적어도 125세까지 건강하고 행복하게 살다가 천국에 가야 하지 않겠나?

의학은 제명대로 살지 못하는 사람에게 약을 처방해 수명대로 살게 하는 것이다. 200세까지 살게 하는 게 의학이 아니다. 자연 수명을 건강하게 다 누리고 행복하게 살다가 자기 할 일 다 마치고 떠나는 것이야말로 훌륭한 삶이다.

대표적인 사람을 소개한다. 미국의 경제학자인 스콧 니어링 교수가 행복하게 살다가 자연 수명을 다해 죽음을 맞은 사람이다. 그는 돌과 흙과 나무를 가지고 직접 집을 지어 살았다. 설탕 대신 단풍나무 수액을 끓여 시럽을 만들어 먹고, 전자제품을 사용하지 않으며 자연 속에서 살다가 자연으로 돌아가는 그런 삶을 살았다.

태어난 지 100년 되던 해에 그는 아내 앞에 앉아 세상에서 가장 편안한 얼굴로 웃으며 눈을 감았다. 그가 죽기 전 남긴 유언이 유명하다. 그는 유언에서 "인생의 마지막 순간이 오면 나는 자연스럽게 죽게 되기를 바란다"며 의사를 부르지 말라고 했다. 의학은 삶에 대해 아는 것이 거의 없어 보이며 죽음에 대해서도 무지하다는 이유에서다. 단식을 하며 죽음을 맞겠다고 했고, 장의업자들 손에 자신을 맡기지 말라고 했다. 그리고 작업복을 입힌 뒤 침낭 속에 넣어 화장을 하고 바다가 보이는 나무 아래 뿌려 달라고 했다. 그는 유언대로 죽음을 맞았다. 죽음을 앞둔 환자의 산소호흡기를 제거하면서 존엄사라고 이야기하는데 진정한 존엄사는 인간의 존엄성을 잃지 않고 존엄하게 죽는 스콧 니어링의 죽음일 것이다.

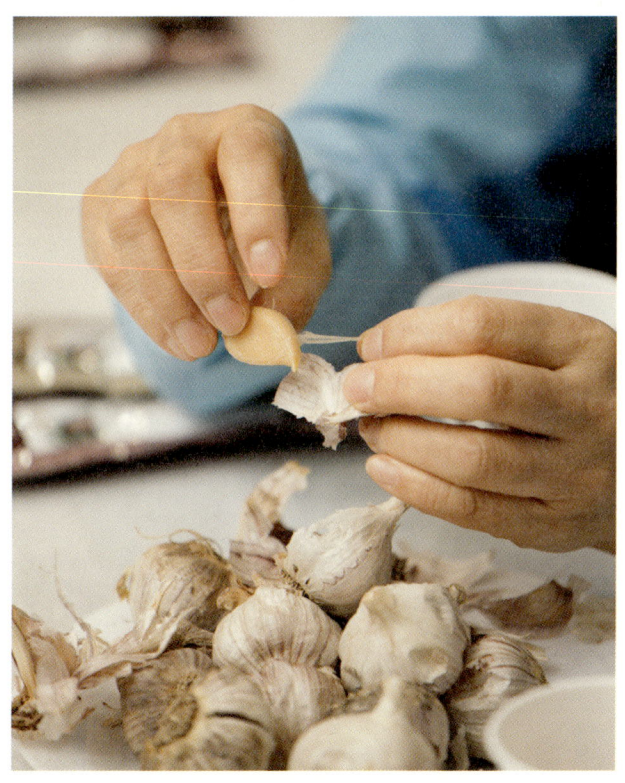

107세·104세 노부부가 지금도 건강하게 사는 이유

우리나라에도 스콧 니어링과 닮은 분이 있다. 함양에 사시는 권병호 선생과 그 부인이다. 이들 부부는 세계 부부의 날 대상을 받기도 했다. 부부가 함께 100세 넘게 장수한 세계에서 유일한 분들이다. 국방부 정훈국장까지 지내셨고 3개국어에 능하신 권병호 선생은 1908년생으로 올해 107세이고 부인은 104세이다. 몇 해 전 할머니가 안방 전구를 갈다 의자에서 떨어져 갈비뼈가 부러졌다. 119 구급대가 할머니를 응급실로 이송하는데 "가만히 있으면 낫는데 병원은 왜 가"라고 해 차를 돌려 되돌아왔다고 한다. 할머니 말이 맞다. 갈비뼈는 어긋나지 않은 이상 가만히 두면 낫는다. 지금은 뼈가 잘 붙어서 건강하게 다니신다.

권병호 선생께 "장수 비결이 뭡니까?"라고 물으면 "내가 먹고 싶으면 멀리 가서라도 반드시 먹어"라고 하신다. 몸이 원하는 대로 한다는 것이다. 목마르면 물 마시고, 배고프면 밥 먹고, 술 마시고 싶으면 마시면서 사신다. 이를 다른 말로 하면 자연의 이치에 따라서 물 흐르듯 순리대로 자연의 삶을 사는 것이다. 그분이 몸으로 보여 줬듯 그런 삶이야말로 병 없이 행복하게 사는 삶이다.

뉴질랜드 산악인 마크 잉글리스는 20대 중반에 산악구조대 활동을 하다가 조난을 당해 양다리를 잘라 냈다. 더 이상 산에 오르지 못하게 됐지만 그는 절망하지 않았다. 그는 2006년 두 다리에 의족을 끼고 에베레스트 정상에 올랐다. 그에게 의족을 제작해 준 친구이자 후원자인 매튜 페이드는 "잉글리스는 항상 '왜 안 되지'가 아니라 '어떻게 하면 되지'라고 묻는다"며 "언제나 해결책을 찾기 위해 노력하는 그에게 경의를 표한다"고 인터뷰했다. 이 감동의 드라마를 통해 말기 암 환자들도 의지만 있으면 충분히 극복할 수 있다는 희망을 가졌으면 좋겠다.

바위로 된 벽을 암벽이라고 한다. 사람들은 암벽을 극복하느냐, 포기하느냐 하는 선택의 순간에 서게 될 때가 있다. 이때 암벽을 오르겠다고 마음먹으면 불가능해 보이는 일도 가능해진다. 북한산 인수봉에 가면 암벽이 하늘과 수직을 이루고 있다.

6년 전 인수봉을 오르고 싶어 암벽학교에 참가 신청을 했다. 교육 첫날 인수봉을 올려다보니 까마득했다. '설마 첫날부터 이걸 올라가라고 하진 않겠지' 했는데 한번 올라가 보란다. 두렵기도 했지만 올라갔다. 조금 오르다 쭉 미끄러져 무릎이 까지고, 팔뚝이 까지고 성한 곳이 없었다. 그런데 다른 사람들은 잘도 올라갔다. 잡고 오를 게 아무것도 없다고 하자 "거기 콩알만 하게 튀어나온 거 잡고 올라가면 됩니다"라고 했다. 그렇게 시작해 지금까지 인수봉을 수십 번 오르내렸다. 안 될 것만 같았던 인수봉 등반도 포기하지 않고 오르다 보니 길이 보이기 시작했다.

이 말씀을 드리는 이유는 사람의 건강도 이와 마찬가지기 때문이다. 인생을 살면서 우리는 암과 같은 절벽을 만날 때가 있다. 처음 만나면 자포자기하는 심정으로 삶을 포기하게 된다. 암이나 암벽 모두 넘기 어려운 벽이다. 그러나 방법을 알면 넘을 수 있다. 오르는 방법을 끊임없이 찾는 사람은 넘게 돼 있다.

식품공전에 천일염 올랐어도 정제염 쓰는 식당 많아

짜게 먹으면 건강에 좋지 않다며 정부 차원에서 나트륨 줄이기 운동을 권장하고 있다. 그러나 인산의학에서는 질 좋은 소금을 선택해 배 터지도록 먹으라고 권한다. 아무리 좋은 약이라도 필요 이상으로 먹으면 좋지 않지만 소금은 예외다. 제가 지금 강연을 하는 동안에도 호흡으로 소금이 배출된다. 소변을 봐도, 땀을 흘려도 나오는 것이 짠 소금이다. 살아 있는 사람의 경우, 소금 없이 어떤 물도 밖으로 배출시키지 못한다. 때문에 소금은 충분히 먹어야 한다.

그러나 우리가 일반적으로 소금으로 알고 먹는 정제염은 엄밀히 말해 소금이 아니다. 미네랄이 함유돼 있지 않은 소금은 소금이라고 할 수 없다.

물을 구성하는 것은 수소와 산소다. 물은 화학기호로 'H_2O'라고 하는데 이 H_2O는 사람이 먹을 수 없다. 붕어도 살지 못한다. 사람이 먹는 물은 광천수, 즉 미네랄워터다. 물의 주성분이 'H_2O'이긴 하지만 이것이 물은 아니다. 소금도 염화나트륨이 주성분이긴 해도 이것이 소금은 아니다.

동해 모 지역의 석유화학공업단지에서는 바닷물의 염분을 제거해 이를 공업용수로 사용한다. 바닷물을 그대로 사용하면 기계가 부식되기 때문이다. 여기서 나오는 순수 염화나트륨은 대한민국 국민이 1년간 먹는 양의 2배 이상이다. 우리나라는 정제염이 생산되기 시작한 이후 지금까지 이곳에서 나오는 염화나트륨 99%의 정제염을 식품으로 쓰도록 규정했었다. 유럽에서는 순수 염화나트륨을 짐승의 사료에도 그냥 쓰지 말고 생체 필수 미네랄을 첨가하여 쓰도록 규정하고 있다. 순수 염화나트륨을 짐승이 먹으면 젖이 나오지 않고 생체에 혼란을 일으키기 때문이다. 이런 문제점들이 계속해서 지적되자 정부에서 법을 개정했다. 이전까지 천일염은 광물로 분류돼 먹을 수 있는 식품이 아니었다. 그러나 2008년 3월 28일부로 법이 바뀌고 식품공전에 천일염을 식품으로 분류해 놓았다.

그런데 문제는 사람들이 이 사실을 크게 신경 쓰지 않는다는 것이다. 음식점 주인이나 주방장이나 이렇게 법이 바뀌었는지 모른다. 나와는 상관없는 일이란 생각에 예전에 먹던 정제염만 사용한다. 점심 메뉴는 까다롭게 고르면서 정작 건강을 좌우하는 소금은 아무거나 먹는다.

인산의학에서 먹으라는 소금은 질이 좋은 소금이다. 천일염도 좋긴 하지만 생활 오수와 공장 폐수 등으로 서해바다가 오염되면서 소금도 그냥 먹으면 안 된다. 인산의학에서는 대나무에 천일염을 넣고 황토로 봉한 뒤 소나무 장작불에 아홉 번 구운 죽염을 먹도록 권한다. 그러면 소금 속에 있는 중금속과 불순물 등이 제거된다. 이런 소금은 한 컵을 먹어도 문제가 없다.

병을 쫓아다니며 싸우지 말고 자신의 생명력을 키워야

오늘 이후 여러분은 짭짤한 인생, 짭짤한 건강을 지향할 필요가 있다. 인산의학의 기초가 되는 『신약』과 『신약본초』를 보면 우리 몸을 어떻게 관리하고 경영해야 하는지 쉽게 나와 있다. 천수를 누리며 건강하고 행복하게 사는 방법이 하나부터 열까지 다 수록돼 있다. 의학을 공부하지 않은 사람이라도 이 책을 읽으면 직접 실천할 수 있다. 초등학생들도 할 수 있다. 훌륭한 의술은 방법이 쉽고 간단해야 한다. 인산의학은 누구나 쉽고 간단하게 실천할 수 있다. 참 의학은 내 안의 의사를 깨워서 내 몸 안에서 자연치유 능력을 발휘해 병을 물리치게 하는 것이다. 병을 쫓아다니면서 파괴하고 공격하지 마라. 병을 쫓아다니면 내 몸이 전쟁터가 된다. 어떤 병이든 뿌리는 생명이다. 생명력이 약화돼 병이 생기는 것이다. 생명력을 강화시키면 병은 저절로 물러간다. 그 방향을 인산 선생께서 제시했다.

여러분이 건강하고 행복하게 살 수 있도록 쉽고 간단한 처방들을 『신약』에다 공개해 놨다. 여러분이 조금만 관심을 갖고 읽어 보면 충분히 이해하고 이를 활용해 여러분의 건강에 보탬이 될 수 있다. 인산의학을 통해 천수를 다 누릴 때까지 건강하게, 행복하게 사시길 기원한다.

위 글은 필자가 지난 2014년 2월 6일 충남 논산군에 있는 장애인복지시설 성모의마을에서 진행한 '내 안의 의사를 깨워라' 강연 내용을 정리한 것입니다.

"참된 의료가 어떤 것인지 깨닫고 터득해야 천수 누려"

　남녀노소, 지위고하를 불문하고 누구나 건강관리에 신경 써야 한다. 병에 걸려 혼쭐이 나기 전에는 정신을 못 차리기 때문에 문제가 심각해지는 것이다. 내 발로 걸을 수 있고, 밥 먹은 것이 소화가 돼 변으로 나올 수 있을 때 노력하면 병마를 물리치고 자기 생명을 구해 명대로 살 가능성이 높다. 그런데 꼭 '더 이상 치료방법이 없다'는 얘기를 듣고서야 '물에 빠진 사람이 지푸라기라도 잡는 심정'으로 필자를 찾아온다.
　인산 김일훈 선생이 살아 계실 때 환자들이 찾아오면 이런 이야기를 많이 했다. 병원에서 말기 암 판정을 받고 더 이상 방법이 없다며 인산 선생을 찾아와서는 "선생님 용하다는 소문 듣고 지푸라기라도 잡는 심정으로 왔습니다"라고 얘길 한다. 그러면 인산 선생께서는 빙그레 웃으면서 "물에 빠진 사람이 지푸라기를 잡으면 어떻게 되겠나. 그냥 빠져 죽는 거야. 제대로 잡을 걸 잡고 자기 목숨을 스스로 구해야지 그 지푸라기를 잡고 살려고 하면 되겠느냐"고 하셨다. 이 짧은 대화에도 아주 중요한 메시지가 담겨 있다. 병에 걸리면 미리 절망을 이야기할 게 아니라 희망을 갖고 자기 자신을 구하려는 노력을 해야 한다는 것이다.

세월호의 교훈은 우리 건강에도 그대로 적용

요즘은 안전불감증이 너무 심각하다. 사회적인 안전불감증도 문제지만 자신과 가족의 생명에 대한 안전불감증도 대단히 심각한 수준이다. 자기 생명이 마치 세월호처럼 기울고 침몰해 가고 있는데 어느 누가 기다리겠는가. 세월호 침몰 때 자리에서 기다리라며 골든타임을 그냥 흘려보내 많은 생명을 살릴 수 있는 기회를 놓쳤다.

우리 국가와 사회가 반드시 되새겨야 할 교훈이다. 혹시 여러분의 생명이 이와 같지 않은지 이중, 삼중, 사중으로 점검하고 확인할 필요가 있다. 문제가 있으면 빨리 손을 써야 한다.

인산 선생께서는 40여 년 전 이미 오늘을 예견하셨다. 앞으로 2000년대가 넘으면 온갖 독에 중독돼 길 가다가 주저앉아 코와 입으로 피 흘리며 죽고, 자다가 피 토하고 죽는다고 했다. 지금 우리 몸은 독극물로 가득 차 있다. TV 드라마를 보면 임금의 어명으로 사약을 마시는 장면이 나온다. 한 사발 들이켜면 피를 토하고 죽는다. 지금 우리는 그간 사약을 한 사발씩 마신 것과 같은 수준이다. 음식으로 인해 몸속으로 들어오는 독들이 우리가 생각하는 것보다 훨씬 많다. 식품의약품안전처에서 식품에 대한 안전성 검사를 하고 있지만 모든 먹거리를 검사하고 유해성을 확인하기란 불가능하다.

몸속에 들어온 수은, 납 등 독성 중금속은 해독이 불가능하다. 어느 순간 스르르 가 버린다. 이런 병을 명명백백하게 거울처럼 들여다보고 병의 원인과 처방까지 인산 선생은 알려 줬다. 그것이 바로 마른 명태다. 생활 속에서 우리 몸속에 쌓인 독을 해독하려면 일반 해독제로는 어림도 없다. 그런데 이를 해독하는 최고의 해독제가 마른 명태다. 마른 명태를 5마리 단위로 끓여 먹으면 세계 어떤 의료진도 해결할 수 없는 연탄가스 중독이나 독사의 독까지 해독한다. 핵 중독의 해독제 또한 대한민국의 명태밖에 없다.

참 의료의 힘…믿음은 많은 기적을 만들어 내

인산 선생은 남들이 더 이상 해결방법이 없다고 해도 "사람이 숨이 넘어가지 않았는데 노력하면 살길이 열린다"고 했다. 모두가 포기할 때 생명을 구할 수가 있다는 희망을 인산의학을 통해 전했다. 중국의 의학자들은 자신만의 처방전을 밀방이라고 해 자식에게조차 가르쳐 주지 않았다. 양의학이든 한의학이든 의사가 자신들만의 처방과 약 제조 비법을 공개하는 것은 보지 못했다.

기독교 성자인 예수 그리스도는 그가 살던 동네에서 그저 목수의 아들일 뿐이었다. 불교의 창시자인 석가모니도 인도에서는 잘 알려지지 않았다. 그런데 전 세계인들이 이들을 우러러보며 신앙을 갖는다. 인산 김일훈 선생도 동네에서는 잘 알려지지 않았다. 옛말에 '동네 무당 용한 줄 모른다'고 했다. 심지어 우리 아버님과 평생을 사신 어머니조차 인산의학을 믿지 않았다. 의미와 가치를 모르니까 그냥 그런가 보다 하고 넘긴다. 저는 감기가 걸리면 9회 죽염을 두 숟가락 푹 퍼서 먹고 뜨거운 이불 속에 들어가 30분 정도 땀을 내면 끝이다. 그런데 다른 가족은 감기에 걸리면 약국에 가서 약을 사 먹지 왜 죽염을 퍼먹느냐고 한다. 이렇게 가족도 잘 못 알아듣는데 동네 사람들이 어떻게 알아듣겠는가.

　인산 선생의 저서인 『신약』 『신약본초』 전·후편을 첫 자부터 끝 자까지 충분히 읽어 본 후 그 의미와 가치를 터득하고 깨닫게 되면 여러분과 여러분 가족의 생명을 구할 수 있는 참 의료를 자각하게 된다. 열심히 정성스럽게 실천만 하면 누구나 그 혜택을 볼 수가 있다. 예수, 석가모니, 노자, 공자 등 성인들의 글은 얼마나 좋은가. 성인의 글을 읽고 또 읽으면 금방은 못 알아들어도 나중에 자신이 영적으로 성숙해지는 것을 알 수 있다.

　믿음이라는 생각의 힘은 많은 기적을 만들어 낼 수 있다. 『불경』에서도 믿을 신자를 강조한다. 『성경』에도 '믿음이 너의 병을 고친 것이다'라는 대목이 나온다. 서양의학의 '플라세보 효과'를 예로 들어 보자. 이를 두고 '가짜 약 효과'라고 하는데 그건 잘 몰라서 하는 소리다. 이 약을 먹으면 반드시 나을 수 있다는 믿음, 의사를 믿고 따르는 마음이 자기를 구한 것이다.

현대의학이 무슨 종교도 아닌데 맹신하는 세상

　2006년 7월 『한 생각이 암을 물리친다』라는 책을 쓰고 광주MBC에서 90분 동안 '생각을 바꾸면 암은 치유된다'라는 주제로 강연을 했었다. 그런데 공교롭게도 일본의 한 의사가 『생각을 바꾸면 암은 치유된다』라는 제목으로 책을 썼다. 일본 사람들도 우리와 생각은 같은가 보다. 그리고 오카모토 유타카라는 일본의 유명한 의사는 『병의 90%는 스스로 고칠 수 있다』라는 책을 냈다. 이 책에서 그는 의사가 필요 없는 미병이 질병의 90%이고 의사가 치료해야 할 병은 10%라고 했다. 그는 "많은 사람이 미병의 단계에서 병원을 찾아가 피해를 본다. 의사들은 환자가 오면 표준 치료라는 매뉴얼대로 대응할 뿐이다. 병을 의사가 고친다는 것은 치명적인 착각이다. 진짜 병이든 사소한 병이든 병을 치료할 수 있는 사람은 자기 자신뿐이기 때문이다. 즉 병은 스스로 고쳐야 한다. 의사들의 진짜 역할은 환자가 이 사실을 깨닫도록 돕는 것이다"라고 설명했다.

우리나라에도 이와 유사한 책을 낸 의사가 있다. 서울시립병원의 김현정 박사는 『의사는 수술 받지 않는다』라는 책을 통해 양심선언을 했다. 책에서 그는 환자들이 암에 걸려 오면 무조건 수술을 하게 하면서 의사나 의사 가족이 암에 걸리면 수술을 받지 않는 것을 보고 '이건 아니다'라고 생각해 책을 냈다고 했다. 서울대병원장을 지낸 한만청 박사도 『암과 싸우지 말고 친구가 돼라』는 책을 통해 암을 극복하는 새로운 방법을 제시했다.

한번 생각해 보라. 현대의학이 무슨 종교도 아닌데 무조건 믿고 있다. 항암제의 부작용에 대해 물어보지도 않고 그냥 받아들인다. 손님은 왕이라고 하면서 병원만 가면 종이 된다. 의사 눈치만 보고 있다. 우리나라 의료법에는 부작용에 대해 환자와 가족에 설명하도록 돼 있다. 그런데 누구 하나 묻지 않는다.

미국 국가의료감독관으로 평생 의료사고를 조사해 온 로버트 S. 멘델존 박사는 『나는 현대의학을 믿지 않는다』라는 책을 통해 "전체 환자의 50%는 병원에서 병을 얻는다"고 했다. 현대의학을 구성하는 의사, 병원, 약, 의료기구의 90%가 사라지면 현대인의 건강은 당장 좋아질 것이라고 했다. 인산 선생이 『신약』을 통해 처방전을 공개할 때 했던 말도 이와 같다. 인산 선생은 "지구촌의 모든 인류가 의료인, 의료기관, 약, 처방도 필요 없는 건강한 세상이 되기를 염원하는 마음에서 이 모든 것을 공개한다"고 했다.

대표적인 것이 바로 유황오리다. 유황은 먹으면 죽는 독이다. 오리는 유황의 독을 처리할 수 있는 유일한 짐승으로 염산을 먹여도 죽지 않을 정도로 해독능력이 뛰어나다. 인산 선생은 그런 오리에 유황 섞은 보리밥을 먹여 약으로 쓰도록 했다.

　죽염도 마찬가지다. 나트륨을 먹으면 해롭다고 하지만 인산 선생은 서해안 천일염을 대나무통에 넣고 아홉 번 구워 퍼먹으라고 했다. "얼마만큼 먹을까요?" 하면 "배 터지게 먹어"라고 했다. 제 양껏 먹으면 된다는 말을 못 알아듣고 "하루에 몇 번씩 몇 g을 먹어야 되냐"고 재차 묻는다. 생각해 봐라. 목마르면 물 몇 cc를 먹어야 하나? 양이 차면 그만 먹으면 된다. 밥을 먹을 때 몇 숟가락을 먹어야 하는지 물어보고 먹는 사람이 어디 있나. 배부르면 숟가락을 놓으면 된다. 아스피린은 복용법에 맞게 먹지 않으면 부작용이 심각하다. 한 번에 두 알 먹으면 장내 출혈이 생긴다. 이런 약들은 반드시 복용법대로 먹어야 한다. 그러나 자연물의 약성을 활용한 것은 얼마나 먹든 아무 상관이 없다. 물어봐야 할 것과 물어볼 필요가 없는 것이 있는 것이다.

미국 연구서 죽염 1회 150g까지 먹어도 장기 출혈 없어

　미국 하버드 의대 데이나파버 암센터에 죽염 시료를 보내 안전성과 독성 테스트를 했다. 그런데 거기서 보내온 자료를 보고 깜짝 놀랐다. 얼마나 먹어야 안전한가를 검증하는 안전성 테스트 결과, 미국인 평균 체중 75kg의 남성이 1회 150g까지 먹어도 위나 장내 점막에 출혈이 일어나지 않았다고 밝혀졌다. 종이컵에 가득 채우면 90g 정도 된다. 종이컵으로 한 컵 반을 먹어도 안전하다는 것이다. 아스피린은 두 알만 먹어도 장내 출혈이 일어난다. 그런데 죽염은 한 컵 반을 먹어도 출혈이 일어나지 않는다. 그만큼 죽염이 안전하다는 것이다.

실제로 종이컵 한 가득씩 퍼먹고 병을 고친 사람이 있다. 인산가에서 발행한 『나는 죽염이 달다』라는 책을 보면 '나는 정말 죽으려고 죽염을 퍼먹었다'는 제목으로 사례를 소개하고 있다. 어느 날 강연회가 끝나고 나가는데 50대 여성 한 분이 "인산 선생은 죽염 퍼먹으라고 하셨다는데 그럼 죽염을 몇 g씩 얼마나 먹어야 합니까"라고 묻는 게 아닌가. 화를 낼 수는 없고, 종이컵을 들어 보이면서 "여기에 가득 채워서 100일 이상 드세요"라고 했다. 마음이 상했는지 그냥 가더라. 그렇게 죽음을 기다리다 문득 죽염 퍼먹으라는 얘기가 생각이 났단다. 그녀는 '죽염도 소금이니 3일 퍼먹으면 죽겠지' 하는 생각으로 먹기 시작했다. 하루 90g씩 60일을 먹었다. 그리고 검진을 받으러 병원에 가니 의사가 자신을 못 알아보더란다. 암세포가 깨끗하게 사라졌다. 안산에 사는 황서영 씨의 이야기인데 지금도 건강하게 잘 살고 있다.

조상 대대로 내려온 민족의 의학은 인산의학이다. 국민의료법이 제정되던 1949년 서양의학 중심으로 국가의 의료체계를 정립하면서 뿌리 깊은 전통의학의 원형이 생매장됐다. 한의학은 당시 한의학자들이 대법원에서 할복하겠다며 버텨 지금까지 명맥이 유지되고 있다. 그러나 민족의학은 그때 이미 말살됐다. 이를 원형 그대로 살린 것이 『신약』이다.

앞으로 여러분은 인산의학뿐만 아니라 현대의학이나 한의학 할 것 없이 실사구시 정신으로 잘 검증해 보고 정말 효과 있는 참된 의료가 어떤 것인지 깨닫고 터득해 여러분과 여러분의 가족이 천수를 다 누리며 건강하고 행복하게 사시길 기원한다.

위 글은 지난 2014년 7월 15일 부산 해운대구에 위치한 센텀임페리얼웨딩홀에서 강연한 '내 안의 의사를 깨워라'의 주요 내용을 정리한 것입니다.

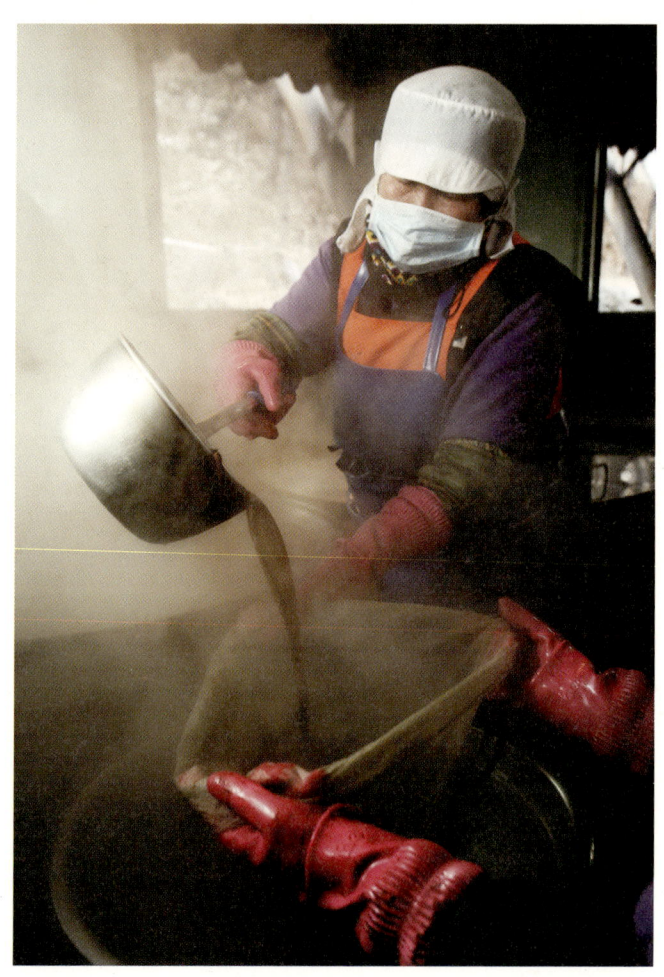

"고정관념을 깨면
무병장수의 길이 보인다"

『법구경』에 이런 말이 있다.

불매야장(不寐夜長) 피권도장(疲倦道長)
잠 못 이루는 사람에게 밤은 더욱 길고
지치고 피곤한 사람에게 길은 더욱 멀다.
우생사장(愚生死長) 막지정법(莫知正法)
어리석은 사람에게 생사윤회의 고통이 끝없이 이어지는 것은
바른 법을 알지 못하기 때문이다.

얼마 전 지리산 종주를 했다. 함께 갔던 일행 중에는 즐겁게 산행을 마친 이도 있지만 종주하는 내내 무척 힘들어하는 사람도 있었다. 체력관리를 잘해 몸이 건강한 사람은 어디서 무엇을 해도 다 즐겁게 할 수 있다. 그러나 평소에 자기 관리를 하지 않은 사람은 힘들어한다.

자기 체력은 안 되는데 목표는 원대하게 세워 놓는다. 그들에게 '지리산 가서 뭐 봤느냐'고 물어보면 앞사람 엉덩이만 봤다고 한다. 등산을 해야지 유격훈련을 하면 되겠나.

평상시 체력관리를 잘해야지 건강을 잃어버리면 본인도 힘들겠지만 가족 전체에 먹구름을 드리우는 일이다. 여러분이 반드시 건강해야 하는 이유가 여기에 있다.

이렇게 좋은 세상에 경제력과 체력만 있으면 과거 고려·조선시대 왕들보다 호사하며 살 수 있다. 급한 일도 없는데 앞다투어 저승에 갈 일은 없지 않은가. 만약 저승사자가 찾아오면 '임의동행'이냐, '구속영장'은 가지고 왔는가, 따져라. 경찰도 범죄자를 검거할 때 미란다 원칙을 반드시 고지하는데, 저승사자가 가자고 한다고 '네!' 하고 바로 따라가지 말고 따질 건 따져라.

십장생 요소 중 다섯 가지가 합쳐져 나온 죽염

서점에 가면 암·난치병에 관련된 책자들이 많다. 별의별 얘기를 다하고 있다. 쳐다만 봐도 가슴이 아프고 숨이 막힌다. 콧구멍이 두 개라 살았지 그거 쳐다보다 숨 막혀 죽을 뻔했다. 짜게 먹으면 해롭고 소금을 전혀 먹지 않아야 건강하다는 얘기도 있다. 과학적으로 무지막지한 이런 얘기들을 아주 그럴듯하게 포장해 놨다. 사람들은 거기에 속고 있다. 닭 중에 제일 빠른 닭이 '후다닥'이다. 비즈니스 하다 망한 닭을 '쫄딱'이라고 한다. 옷 훌러덩 잘 벗는 닭은 '홀딱'이다. 정신이 나간 닭을 두고 '해까닥'이라고 하는데 이런 책들을 읽어 보면 정신이 '해까닥' 한다. 이렇게 싱겁기 그지없는 맹꽁이 같은 사람들의 말을 듣고 맹꽁맹꽁 따라 하는 것이 문제다.

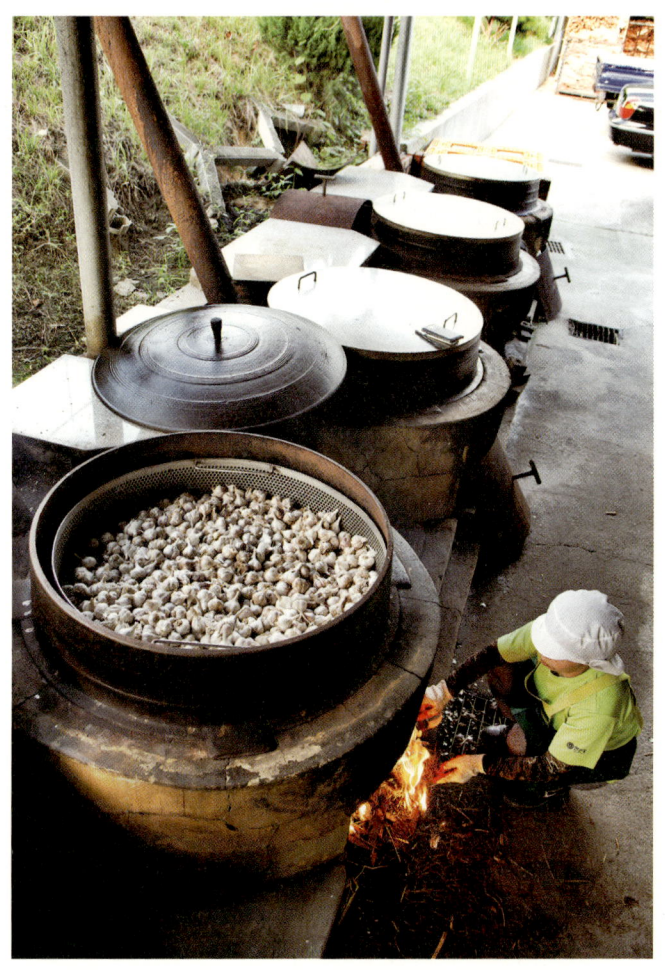

몇 년 전 구제역이 왔을 때 짐승들을 얼마나 많이 죽였나. 죽일 필요 없는 짐승을 너무 많이 죽였다. 1950년대 한국전쟁으로 250만 명이 죽었다. 그런데 구제역으로 죽인 동물이 350만 마리다. 아무리 짐승이라도 생명체인데 땅 파서 생매장했다. 숨을 쉬는 동물을 묻어 버리는 그곳이 바로 지옥이다. 돼지콜레라, 조류인플루엔자, 구제역 등 병에 걸려 죽은 동물은 어쩔 수 없지만 병 걸릴지 모른다고 모조리 죽인다는 발상 자체는 천인공노할 일이다. 고속도로 톨게이트 통행 시 자동차에 소독약을 뿌렸는데 사실 큰 효과는 없다는 게 전문가의 견해다.

요즘 에볼라 바이러스로 많은 이가 죽고 있다. 치료 방법이 없다. 전 세계 의료진이 매달려도 살리지 못한다. 인산 김일훈 선생은 현재 우리가 처해 있는 암, 난치병, 괴질로부터 살 수 있는 방법을 『신약』 『신약본초』를 통해 세상에 공개했다. 지금 이 자리에 있는 여러분은 훌륭한 삶을 살고 있기 때문에 이렇게 인산 선생의 말씀을 들을 수 있는 것이다.

인산 선생이 세상에 공개한 신약 중의 신약 죽염엔 신비로운 비밀이 숨어 있다. 십장생은 산수지일록과 운학죽구송이다. 이 열 가지 중에 죽염은 5가지가 합쳐진 것이다. 바닷물(水)을 햇볕(日)에 말려 소금을 만들고 그 소금을 대나무(竹)에 넣어 산에 있는 황토(山)로 막은 뒤 소나무(松) 장작불로 9번을 구워 만든다. 이것이 바로 죽염이다. 그동안 우리가 몰랐던 전혀 다른 물질이다.

복용법은 간단하다. '퍼먹으면' 된다. 얼마나 먹어야 되느냐고 물어볼 시간에 한 숟가락이라도 더 퍼먹어라. 이것이 만약 일반 소금이라면 아마도 나는 살인죄에 해당될 것이다.

그런데 죽염을 퍼먹어서 탈난 사람은 없다. 사람이 죽는다면 내가 얘기하겠나. 죽기 살기로 퍼먹은 사람은 암을 고치고 지금까지 건강하게 살고 있다.

인산 김일훈 선생은 죽염뿐만 아니라 유황오리, 홍화씨, 마른 명태, 밭마늘 등 우리나라에서 나는 농수축산물을 이용해 나와 내 가족의 암과 난치병, 괴질을 퇴치하라고 묘방을 남겨 주었다. 그 묘방의 가치와 의미를 잘 모르면 써도 효과가 없다.

밥을 먹더라도 이것을 먹고 죽는다고 생각하면 죽는다. 농부의 땀에 감사하고, 돈을 벌어다 준 남편에게 감사하고, 밥을 지은 아내에게 감사하며 먹으면 약이 된다. 좋은 재료로 정성을 들여 만들면 음식이든 약이든 효과가 있다.

내가 세계적인 정당인 주당의 당원이다. 술술 들어와 안기고 나 좋다고 쫓아오니 밤새 마신다. 이렇게 주님을 기쁜 마음으로 맞으니 아마도 나는 천국 갈지 모르겠다. 술을 이렇게 맛있게 먹으니까 몸속에 들어가도 별 탈이 나질 않는다.

싱거우면 소금 더 넣고, 짜면 밥을 더 넣고

소금은 대단히 훌륭한 약이다. 자연 항생제이면서 가장 오래된 소화제다. 지방을 분해하고 살균 작용을 한다. 신비스럽기 그지없는 자연 의약품이다. 이런 소금을 두고 건강의 적이라고 하는데 내 생각에는 그런 말을 하는 사람이 적이다.

우리 몸에 흐르는 피는 짭짤하다. 염분이 0.9% 함유돼 있다. 이렇게 내 피를 만들고 맑히는 원료를 극도로 꺼린다면 어떻게 되겠나. 피가 부족하면 원기가 부족해진다. 피가 순환하지 않으면 심장이 정지해 죽는다. 체온이 35도 이하로 내려가면 저체온증으로 사망한다. 염분 농도가 낮아지면 탈수증으로 죽는다. 생물이 생존을 위해 반드시 먹어야 하는 것은 첫째가 물이고 둘째가 소금이다. 다른 것은 안 먹어도 산다.

소금을 먹지 말라는 건 우리 건강을 제 손으로 망가뜨리라는 얘기다. 이렇게 안 먹으면 죽는 소금을 인체에 해롭다고 먹지 말라고 한다.

세계 70억 인류 전체가 소금이 건강의 적이고 해롭다고 알고 있다. 과학적 근거에 의한 얘기라고 믿고 있다. 그 실험 자체가 하나는 알고 둘은 모르는 편협한 실험이었다면 여러분은 믿겠는가. 하지만 이는 사실이다. 세계 소금의 대부분은 염화나트륨이 98% 이상이다. 이 염화나트륨 때문에 혈압이 오르고, 당뇨가 오고, 위가 허는 것이다. 그런데 대한민국의 천일염은 훌륭한 천하의 명약이다. 천일염이 아닌 염화나트륨 덩어리 소금으로 실험을 해 놓고 짜게 먹으면 안 된다고 한다.

솔직히 식성보다 짜게 먹는 사람이 어디 있나? 소금이 몸에 좋다고 광고해도 짠맛도 먹기에는 고통인데 일부러 그 고통을 즐길 사람은 없다. 짜게 먹지도 않는데 짜게 먹지 말라? 이치에 맞지 않는다.

한 가지 예를 들어 보자. 사찰 스님들에게 '술 먹으면 간암 걸린다'는 말을 하면 되겠나. 애초에 술을 먹지도 않는 사람들에게. 소금도 마찬가지다.

소금 섭취량은 사람마다 다르다. 만고불변의 진리는 배고프면 먹고 졸리면 자는 것이다. 음식도 자신의 입맛대로 먹으면 된다. 싱거우면 소금 더 넣고, 짜면 밥 더 넣어 먹으면 된다. 내 몸에 있는 의사가 원하는 대로, 요구하는 대로 먹으면 된다.

암세포 죽이고 치매도 예방하는
죽염의 신비

세상에 어떤 의사도 자신의 의학지식을 책으로 펴낸 사람은 없다. 있다고 해도 알맹이는 다 빠져 있다. 그런데 인산 김일훈 선생은 자신의 의학적 지식을 책을 통해 만천하에 공개했다. 그것이 바로 『신약』 『신약본초』다. 읽고 또 읽고 5번만 읽으면 병원을 가라고 해도 안 간다. 제 손으로 병을 고치면 된다. 초등학생도 쉽게 따라 할 수 있다. 인산 선생이 1980년에 출간한 『우주와 신약』 서문에 이렇게 적혀 있다. "가정주부가 종합병원의 의사들보다 병을 더 잘 고치는 시대가 온다."

전통발효식품 박사인 박건영 부산대학교 교수는 죽염이 암세포의 자살을 유도하는 효과가 있다는 실험 결과를 발표했다. 천일염 박사인 함경식 목포대학교 교수는 치매와 소금 섭취의 상관관계를 밝히는 실험을 통해 치매 예방에 효과가 있다는 사실을 알아냈다.

염화나트륨과 소금의 차이 이해해야

음양오행으로 말하면 물과 소금은 콩팥과 방광을 의미한다. 국가기관 직책에 비유해 콩팥은 우리 몸속 물 담당 장관이고 방광은 차관이다. 물은 기억을 하게 하는 물질이다. 말귀를 잘 알아듣는 이를 총명하다고 하는데 총자에는 귀 이자가 있다. 총기 있다는 것은 귀가 밝다는 것을 말한다. 귀에서 소리가 나는 이명은 콩팥의 이상에서 오는 것이다. 이명으로 병원 가면 귀만 들여다본다. 연기가 나면 아궁이를 봐야지 굴뚝을 봐서는 원인을 알 수 없다. 콩팥은 기억을 주관하고 뇌는 판단을 주관한다. 물의 힘의 최고 결정체는 소금이다. 때문에 염분 섭취가 잘 되지 않으면 기억력이 떨어진다.

죽염을 부지런히 먹다 보면 그동안 싱겁게 살아온 행적은 그리 문제가 되지 않는다. 지금부터 여러분은 짭짤한 삶으로 바뀔 것이다. 여행하기 좋은 계절에 단풍구경 가지 않고 힐링캠프를 와서 이렇게 대학 공부하듯 강의를 듣는 여러분은 정말 짭짤한 분들이다.

지금까지 갖고 있던 고정관념을 깨버리고 새로운 것에 대해 깨달아야 한다. '깨닫다'는 말은 그릇을 깼다고 할 때 쓰는 '깨다'와 '배가 건너편에 다다르다'와 같은 뜻의 '닿다'가 합쳐진 말이다. 기독교 장례식 때 '요단강 건너가 다시 만나리'라는 찬송가를 부르는데 '요단강'이라는 고통의 강, 불신의 강, 편견의 강을 건너야 천국에 들어가는 것이다. 즉 내가 스스로 깨달아 진리의 영역에 내 인식이 닿아야 한다. 깨달음에는 배움이 있어야 한다. 이렇게 내가 공부하고 학습해서 이치에 맞는 도리(道理)를 배워야 한다. 그것을 씨앗으로 해서 고정관념의 두터운 틀을 깨고 지혜의 꽃을 피워야 한다.

인산 김일훈 선생의 참 의료 이론인 인산의학이 얼마나 가치 있는지 알아야 한다. 세상의 모든 의학이 안 된다고 할 때 '이렇게 하면 산다'고 처방을 하는 것이 인산의학이다. 이 처방을 믿고 실천해 건강하게 살아서 돌아다니는 사람이 얼마나 많은가. 병 고친 사람이 한두 명이라면 우연이다. 정말 한둘이라면 내가 30년 넘게 강연을 하면서 이렇게 큰소리치며 다닐 수 있겠나. 그리고 소금이 해롭다는 세상의 지식과 반대되는 얘기를 하고 다닐 수 있겠나.

염화나트륨과 소금의 차이를 모르는 사람들에게는 아무리 진리를 설명해도 이해하지 못한다. 사상누각이다. 이 자리에 있는 여러분은 새로운 진실, 새로운 사실, 새로운 진리를 깨달아 여러분에게 주어진 120세의 자연수명을 건강하고 행복하게 누리시길 바란다.

위 글은 지난 2014년 10월 17일부터 19일까지 2박 3일간 열린 30기 힐링캠프에서 필자가 '심신건강 신천지로 가는 길'이라는 주제로 진행한 강연 내용을 정리한 것입니다.

"의료의 주인은 의사가 아닌 당신 생명경영을 잘해야 장수한다"

"나는 오늘을 사는 사람이기 때문에 오늘 인류의 병을 고치고자 하지만 지금의 의술은 과거의 논문에 근거한 지식의 세계이지. 사람을 살리는 건 (지식이 아니라) 지혜야." 인산 김일훈 선생이 생전에 강연회에서 했던 말이다. 사람들은 단순히 좋은 말씀이라고만 생각하지 여기에 담긴 참뜻을 모른다. 인산 선생은 지식과 지혜의 차이점에 대해 말씀하신 것이다. 사람을 살리는 것은 지식이 아닌 지혜라는 것을 강조한 말이다. 지혜로움을 대표하는 분이 바로 고 정주영 현대그룹 회장이다. 서해안 간척사업을 할 때 조수간만의 차로 인해 생긴 거대한 물길을 폐 상선으로 막은 것이 대표적인 지혜다. 제대로 교육받을 기회가 없었던 그였지만 타고난 지혜가 남달랐던 분이다. 광개토대왕 이래 지도가 바뀔 정도로 우리나라 영토를 수백만 평이나 넓힌 인물은 정주영 회장뿐이다. 이것이 지혜다.

인산의학은 심신건강
신천지로 가는 이정표

　요즘은 지식을 우선시해 그것만을 따른다. 노자가 가장 싫어했던 것이 바로 이런 식자우민, 학식이나 지식은 있지만 어리석은 사람들이다. 많이 배우고 소위 전문가라고 하는 이들 대부분은 현대의학을 맹신한다. 그러나 병을 고치려면 병원을 전전하는 게 아니라 자연으로 돌아가야 한다.
　'목구멍이 포도청인데 어떻게 자연으로 가냐'고 한다. 요새는 복지정책이 잘돼 있어 먹을 것 없으면 정부에서 쌀은 물론이고 생활비까지 준다. 그러니 다리에 힘이 붙어 있을 때 제 발로 걸어서 자연으로 돌아가라. 그러지 않으면 '꽃상여' 타고 자연으로 돌아가는 안타까운 일이 생긴다. 건강을 잃고 명대로 살지 못하는데 좋은 직장이 무슨 소용인가.

백척간두부동인(百尺竿頭不動人)
백 척 높이의 장대 끝에서 움직이지 않는 사람은
수연득입미위진(雖然得入未爲眞)
비록 한 경지를 얻었다 해도 아직 멀었다.
백척간두수진보(百尺竿頭須進步)
백 척 높이의 장대 끝에서 한 걸음 나아가야
시방세계시전신(十方世界是全身)
온 세상이 온통 내 몸인 것을 알게 된다.

　중국의 옛 선사 장사경잠의 시다. 백 척 높이의 장대 끝에서 한 걸음 더 내디디라는 말은 언뜻 이해가 가질 않는다. 그런데 깨달은 이들은 '바로 이거야'라고 한다. 생과 사의 기로에 서 본 사람은 공감을 한다. 여러분도 120세 천수를 건강하게 누리기 위해 가장 시급히 해결해야 할 과제는 암, 난치병, 괴질로부터 생명을 구하는 참 의료를 깨닫는 것이다. 이를 깨닫지 못하면 비명횡사할 가능성이 높다.

내 생명을 살리는 참 의료는 과연 무엇인가. 이를 깨닫는 것, 불가에서는 이것을 화두라고 한다. 길을 가다 어디로 가야 할지 모르면 이정표를 보면 된다. 인산 김일훈 선생은 참 의료로 가는 길을 『신약』이라는 이정표로 알려 줬다. 그 이정표를 따라가면 몸과 마음이 건강해진다. 심신건강 신천지로 가는 길, 이것이 바로 인산의학이다.

인산 김일훈 선생이 세상에 제시한 의학이론은 고금동서에 비슷한 사례가 전혀 없다. 소금이 해롭다는 세상에 소금을 구워서 배 터지게 먹으라니, 믿지를 않는다. 저보고 죽염을 얼마나 먹어야 하냐 물어보면 하루 섭취 분량으로 컵 하나 가득 먹으라고 한다. 일반 소금을 컵 하나 먹으라고 하면 살인죄에 해당한다. 아무리 우둔하더라도 어떻게 사람이 죽을 수 있는 양을 먹으라고 하겠나. 아홉 번 구운 죽염은 컵 하나 가득 먹어도 절대 해롭지 않다. 일반 소금은 아무리 기술적으로 노력해도 목구멍으로 넘어가질 않는다.

질 좋은 소금을 먹으면 설사를 하거나 토를 한다. 만일 죽염 먹고 토한다면 소금의 고유 작용이지 부작용이 아니다. 죽염을 먹으면 소화가 잘되고 피가 맑아진다. 싱거운 몸에서 짭짤한 몸으로 바뀐다. 짭짤한 몸은 아무리 심한 운동을 해도 지칠 줄 모른다.

미국 학자 "소금 적게 먹으면 심혈관 질환 유발" 주장

최근 싱겁게 먹으면 오히려 건강에 해롭다는 연구 결과가 발표됐다. 미국 캘리포니아대 데이비드 맥캐런 교수는 지난 11월 12일 서울 코엑스에서 열린 '2014 소금박람회'에서 열린 심포지엄에 참석해 "소금을 적정 섭취량 이하로 먹으면 심혈관 질환과 사망률이 증가한다"는 연구 결과를 발표했다.

미국 내과협회 회원이자 미국 고혈압협회의 창립 멤버이기도 한 맥캐런 교수는 이번 심포지엄에서 '공공정책이 아니라 뇌가 소금 섭취량을 결정한다'라는 주제로 기조발표를 했다.

맥캐런 교수는 "현재의 나트륨 줄이기 정책은 소금을 적게 섭취할수록 건강에 더 좋다는 잘못된 가정, 소금 섭취는 실제로는 생리학적 요구에 의해서 결정되는데, 정책으로 바꿀 수 있다는 잘못된 가정에 의해서 만들어진 것"이라며 "소금의 하루 적정 섭취량은 7.1~13.9g"이라고 주장했다. 또한 그는 "최근에 나온 여러 결과를 종합해 보면 이 이하로 소금을 섭취할 경우 오히려 심혈관 질환과 사망률이 증가하고 다른 여러 가지 건강 위험도가 증가한다"며 "소금 섭취량을 결정할 때 혈압보다는 다른 지표를 이용해 결정해야 한다"고 강조했다. 맥캐런 교수의 주장을 간단하게 요약해 보면 '질이 좋은 소금을 제 식성대로 먹어라'는 것이다. 제가 지난 35년간 강연한 것을 압축해 놓은 말이다. 세계보건기구나 미국 고혈압학회 등은 지금까지 소금의 1일 권장섭취량을 5g 이하로 권했다. 그러나 7g 이상이라고 해도 식성대로 먹으면 된다. 이것이 바로 인산 선생이 주장해 온 것이다. 인산 선생은 "죽염 퍼먹어"라는 말을 자주 했다. 그냥 툭 던진 말이 아니라 그 속에 의학적 진리가 있다.

짜게 먹는 게 이로운지, 아니면 싱겁게 먹는 게 이로운지 따지는 건 의미가 없다. 만고불변의 진리는 '자기 식성에 맞게 먹는 것'이다. 이 진리를 등지고 사는 사람이 어떻게 제명대로 살 수 있겠나. 제 몸이 원하는 대로 제 식성에 맞게 짭짤하게 먹으면 건강하게 된다.

음식을 아무리 짭짤하게 먹어도 잉여소금은 소변으로 모두 배출된다. 죽염을 배 터지게 먹으라는 얘기는 아무리 많이 먹어도 문제가 없다는 뜻이다. 만에 하나 문제가 생기면 소금 섭취를 권한 사람은 처벌받게 된다.

소금은 생명의 시작과 끝
어머니의 양수가 소금물

   소금이 우리 몸에서 얼마나 중요한 역할을 하는지 살펴보자. 생명 탄생의 신비는 한 방울의 소금물에서 시작된다. 아버지의 정과 어머니의 혈(부정모혈:父精母血)로 생긴 태아는 소금물 속에서 배양돼 세상에 나온다. 어머니의 양수가 바로 소금물이다. 양수는 일반 체액보다 염분농도가 높은데 그 이유는 부패를 방지하기 위해서다. 출산을 통해 세상 밖으로 나온 신생아는 체중의 80%가 물인데 이 물은 염분이 0.9% 함유된 소금물이다. 어른이 되면 체중의 70%가 소금물이고 나이가 들면 60%까지 떨어진다. 생명이 탄생하고 유지하는 데 이렇게 소금은 없어서는 안 되는 필수적인 요소다. 생명의 시작과 끝이다.

   짜장면 하나를 먹더라도 어디가 맛있는지 스마트폰으로 검색을 해 찾아다닌다. 조미료 논란이 있어 착한 짜장면을 찾아 먹겠다고 요란을 떤다. 그런데 자기 생명에 가장 큰 영향을 미치는 소금에 관해서는 아무 생각이 없다. '그까짓 소금 아무거나 먹지'라고 생각한다. 이런 무 개념의 식생활은 생명을 영위하는 데 있어 큰 문제점이라고 볼 수 있다.

   우리 신체는 소금 없이 단 한 방울의 물도 몸 밖으로 배출하지 못한다. 운동을 하면 땀을 흘리는데 땀은 소금물이다. 눈물이 볼을 타고 흘러 입으로 들어가면 짭짤하다.

   콧물, 소변 등도 마찬가지다. 산해진미가 있어도 소금으로 간을 하지 않으면 맛이 없어 먹지 못할 것이다. 설사 먹는다고 해도 소화가 되지 않는다. 음식이 위, 소장, 대장을 거쳐 밖으로 나갈 때 필요한 것이 소금이다. 소금 없이는 아무것도 안 된다.

   현대의학은 모든 것을 기계적으로 해결하려 한다. 심장에 병이 생기면 부품을 갈 듯 이식수술을 한다. 내 것이 망가지면 가족 중 한 명의 장기를 받고, 평생 면역억제제를 먹는다. 그 결과로 면역력이 떨어지게 되면 작은 병으로도 매우 위험하게 된다. 이 얼마나 우둔하고 인류의 생명을 해치는 위험한 발상인가.

병에 대해서 공격, 파괴, 제거를 하는 현대 의료체계는 잘못된 것이지만 반대하는 사람이 없다. 현대의학은 내 몸속에 외부인들을 끌어들여 내 몸을 망가뜨린다.

항암제가 대표적인 예다. 또한 위암에 걸렸다고 배를 가르고 위를 제거한다. 맹장염에 걸릴 수 있다고 미리 맹장을 잘라 내기도 한다. 두통이 심하면 머리를 잘라 내야 하나. 빈대 잡자고 초가삼간을 태울 수는 없다.

의료의 주인은 여러분이다. 의사가 아니다. 의료의 주권이 여러분에게 있는데 의사 앞에서 '제발 목숨만 살려 주면 뭐든 다 하겠다'며 통사정을 한다.

세계적인 CEO였지만
생명경영엔 실패한 잡스

자연으로 돌아가 내 안의 의사를 깨워라. 여러분의 몸속에 있는 자연치유 능력은 여러분의 상상을 초월한다.

내 안의 의사를 믿고 그가 일을 할 수 있도록 월급도 넉넉히 주고, 좋은 것도 많이 먹이면서 북돋아 주면 된다. 의료인들이 순리와 자연을 거슬러 무리한 의료와 위험한 치료를 하고 있다고 판단되면 순리와 자연의 의료로 돌아가라. 나는 순리와 자연의 이치에 맞게 건강을 되찾는 묘법을 인산의학이라고 표현한다. 마음을 비운 상태로 '인산의학'을 봐라.

외국의 유명 제약회사 약이라고 해 많은 돈을 주고 사 먹으면 뭐하나. 병을 못 고치는 게 어떻게 좋은 약인가.

겉이 화려하다고 해서 좋은 게 아니다. 치료제가 개똥이면 어떤가. 병이 낫는 게 중요하다.

죽어도 사라지지 않는 사람들이 있다. 이순신 장군은 전사한 지 수백 년이 됐지만 지금까지 우리에게 희망과 용기를 주며 계속 살고 있다. 세종대왕은 한글이 없어지기 전까지 우리와 함께 있을 것이다. 인산 김일훈 선생도 돌아가셨지만 '인산의학'이라는 참 의료를 세상에 남겼다. 인산 선생은 『신약』이라는 책을 통해 유황오리요법, 마른명태요법, 홍화씨요법 등 고금동서에 비슷한 사례가 전혀 없는 묘방을 소개했다. 요즘 창조경제라는 말이 유행인데 인산 선생은 오래전부터 창조적인 의학을 『신약』『신약본초』에 세세하게 소개했다. 누구나 이 책을 읽고 또 읽으면 천수를 다 누리며 살 수 있는 생명경영의 길을 스스로 터득할 수 있다.

스티브 잡스가 나랑 동갑이다. 애플사라는 세계적인 초일류 기업을 일군 이 시대 최고의 경영자였다. 그러나 그는 자신의 생명경영을 소홀히 해 암이라는 병에 걸려 명대로 살지 못했다. 병에 걸렸을 때 나에게 전화라도 한 통 걸어 물어봤으면 잘 알려 줬을 텐데 안타깝다.

노자 『도덕경』 제50장에 보면 '섭생'이라는 말이 나온다. 섭생을 가장 잘 표현한 말이 바로 '전략적 생명경영'이다. 스티브 잡스가 아무리 기업을 잘 경영했다 하더라도 생명경영을 잘하는 것보다 중요하지 않다. 여러분도 아무 개념 없이 사는 무기력한 삶을 빨리 마무리하고 새로운 각오로 새로운 삶의 경영방식을 체득해 새로운 삶을 영위할 필요가 있다. 이것이 『도덕경』에서 말하는 섭생의 묘방이다. 여러분은 생명경영을 잘해서 120세까지 천수를 누리며 건강하고 행복하게 사시길 기원한다.

위 글은 지난 2014년 11월 13일부터 15일까지 2박 3일간 열린 31기 힐링캠프에서 필자가 '심신건강 신천지로 가는 길'이라는 주제로 진행한 강연 내용을 정리한 것입니다.

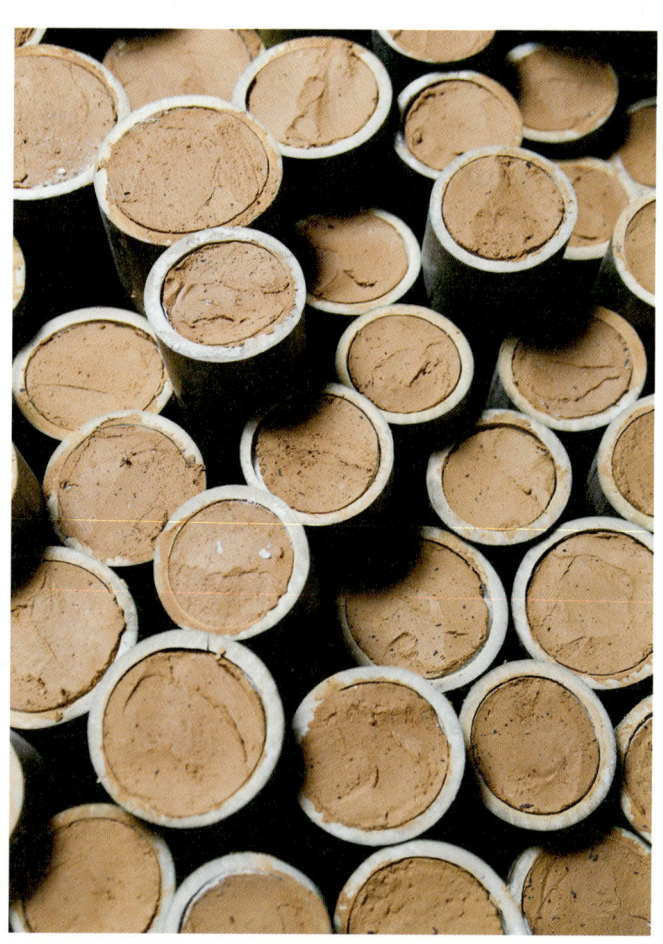

"제 식성대로 먹는다는 것은 동서양 만고불변의 법칙"

요즘 청소년들은 한문을 제대로 배우지 않은 티가 난다. 한문을 고리타분하게 왜 배우느냐고 하는데 한문은 상형문자이기 때문에 읽으면 상상력의 깊이와 폭을 한없이 확대시켜 준다. 또한 우리말 어원의 80%가 한문이기 때문에 한문을 모르면 단어의 뜻을 이해하기 어렵다.

한문은 중국 문자니까 배우면 안 된다는 발상으로 우리의 문화와 전통을 단절시키는 것은 문제다. 이러한 생각들이 지배적이었던 과거의 행위로 우리 민족의 뿌리 깊은 전통의학이 점차 사라져 갔다.

이로 인해 저비용·고효율의 섭생 양생법을 통째로 잃어버리고 말았다. 어떻게 살아야 할지, 어떻게 먹어야 할지 방법을 모르게 됐다. 좋은 재료를 가지고 독으로 만들어 먹는 것이다. 술을 비유해 보자. 'ㅆ' 발음의 육두문자를 질편하게 토해 내며 술을 마시면 독주가 된다. 그러나 기쁜 마음으로 술을 먹으면 약이 된다. 같은 술이지만 누구는 독주로 마시고 누구는 기분 좋아지는 약주를 만들어 먹는다.

마음가짐에 따라 독이 되고 약이 되는 것이다. 하물며 자연의 재료를 어떻게 사용하느냐에 따라 결과는 천양지차다.

인성은 안 가르치고
서로 책임만 전가하는 세태

지금 이 시대에 일어나는 범죄들은 흉악무도하다. 가정교육을 통해 사람을 만들어 학교에 보내야 하는데 짐승을 만들어 보낸다. 학교는 수능 공부 때문에 인성교육이나 도덕을 가르칠 여유가 없다. 우리나라가 경제 대국을 지향하는 것도 좋지만 거기에 뒷받침될 인성이 있어야 한다. 지금 길러지는 짐승들은 누가 책임지겠는가.

이런 시대 상황 속에서 나의 생명 경영을 어떻게 할 것인가를 생각하지 않을 수 없다. 질병으로 누워 지내며 집안을 우울하게 만들 것인가, 아니면 가족에게 부담 주지 않고 명랑하고 행복하게 120세까지 천수를 다 누리며 살 것인가.

우리는 코앞의 위험도 알지 못한다. 전후좌우 상하 할 것 없이 위험요인이 도처에 있다. 그런데 애들도 아니고 왜 세심한 주의를 기울이며 안전의식을 가지고 살피지 않고 덜렁거리며 사는지 모르겠다.

자신의 안전의식이 부족해서 암에 걸리면 원망부터 늘어놓는다. 나는 술도 안 마시고, 담배도 피우지 않는데 왜 내가 암에 걸리는가 한탄만 한다. 치료하기 어려운 중병에 걸린 이유가 무엇인지 감도 잡지 못하면서 말이다. 암은 죽을 병이 아니다. 우리 몸의 최고의 생존 의지라 할 수 있다.

미국 하버드 의대 부설 데이나파버 암센터 수석연구원을 지낸 백성현 박사가 얼마 전 한국에 왔었다. 미국 국립보건원 자문을 맡고 있는 그가 인산연수원에 와서 잠깐 강의할 기회가 있었는데 첫마디가 "암은 적이 아니고 아군이다"였다. 백 박사는 "사람들은 암을 병이라고 생각한다. 저 또한 젊은 시절 암을 병이라고 생각했다. 그런데 유전학을 연구하면서 암이 병이 아니라는 결론을 내렸다. 암에 걸리면 장부가 고장 나 결국 죽게 되니 사람들은 불치병이라고 하지만 암은 적이 아니라 아군이다"라고 했다. 이치에 맞는 말이다.

아프면 일단 모든 것 내려놓는 마음가짐을

암·난치병·괴질에 걸리면 현대의학에서는 이치에 맞지 않는 무리한 치료를 한다. 노자는 무위자연을 말했다. 그런데 지금은 인공·조작으로 치료를 한다. 아프면 일단 모든 것을 내려놓아야 한다. 본인이 없다고 해서 잘 돌아가는 지구가 멈추지 않는다. 세상이 끝나지 않는다. 걱정도 팔자지, 왜 집착하고 매달리나. 본인 한 명 없어도 회사는 잘 굴러간다. 그런 착각과 아집과 편견을 버려라. 아프면 좀 쉬어라. 쉬라고 하나님, 부처님이 휴가를 주는데 그걸 받지 않고 걱정만 하면 되겠나. 병에 걸려 찾아오면 '자연으로 돌아가라'고 말해 준다. 그런데 '목구멍이 포도청인데요'라며 망설인다. 절대 굶어 죽거나 얼어 죽지 않는다. 직장 그만두면 가족이 굶어 죽는다고 생각하지만 자기 먹을 복은 자기가 가지고 태어난다. 걱정 안 해도 된다. 암벽등반을 처음 시작할 때 10초만 매달려도 입에 거품을 문다. 그런데 계속해서 올라가려고 노력하면 90도의 직벽을 혼자서도 올라갈 수 있다. 대부분의 사람은 암벽을 만나면 포기하고 돌아가려 한다. 그러나 암벽을 두려워하지 않고 손끝, 발끝에 힘을 주고 등반 연습을 하다 보면 누구든 오를 수 있다.

사람이 살다가 맞는 암도 암벽과 같다. 암의 벽을 만났을 때 절망에 휩싸여 포기하고 돌아서면 자기 생명은 거기서 끝이다. 암의 절벽이 무서운 건 그 누구도 삶에 대한 희망을 이야기하지 않기 때문이다. 고칠 수 없는 불치병이라는 이야기만 듣기 때문에 암에 걸리면 죽는다는 생각만 한다. '하나님이 있긴 있는 거야?'라며 신을 원망한다. 그러면서 절망과 자포자기 속에 자기가 자기를 죽이는데 그 누가 살릴 수 있겠나. 암·난치병·괴질에 걸렸다고 곧바로 사망하는 경우는 없다. 자기 스스로 죽을 짓을 하는 것이다. 스스로 포기하는 사람은 그 누구라도 그의 생명을 구해 줄 수 없다.

천수 누리려면 참 의료를 자각하고 터득해야

'깨닫다'는 말의 의미는 머리가 열려 그동안 보지 못했던 것을 보는 것이다. 뇌가 열릴 수 있는 깨달음의 씨앗은 바로 공부다. 수능시험을 보기 위해 외웠던 수학공식을 생활 속에서 써먹지는 않는다. 공부는 그런 것이 아니라 길을 아는 것이다. 여러분이 도로를 오갈 때 발은 인도를 걷고 있지만 영혼은 어떤 길을 걷고 있는가. 모르는 길을 찾아갈 때 내비게이션을 보고 가면 쉽게 찾을 수 있다. 그러나 정신세계의 이정표는 선인들의 말 외에는 없다.

부처가 제시한 삶의 길, 예수가 실천한 박애 정신이 그것이다. 『성경』이나 『불경』에 길이 있다. 공자는 학이시습지(學而時習之) 불역열호(不亦說乎), '배우고 때로 익히면 또한 기쁘지 아니한가'라고 했다. 세상에서 제일 기쁜 일이 배우고 익히는 것이다. 내 깨달음에 보탬이 될 수 있는 것을 배운다는 것, 자신의 나이나 지위, 학벌이 중요한 게 아니다. 임금이라도 모르면 지게꾼에게 길을 물어야 한다. 배우고 가르침에 귀천이 어디 있나.

지식은 계속 변한다. 조선시대 학문은 지금 시대엔 그 의미가 미약해졌다. 당시는 그 학문이 중요했지만 지금은 그렇지 않다. 천동설이 지배했던 세계관이 지금은 지동설로 바뀌었다. 그러나 당시 지동설을 주장하면 미치광이라며 죽이기까지 했다. 지식은 그런 것이다. 과학적 우주관으로 새롭게 밝혀내면 그걸 부정하고 죽이려 드는 것이 지식의 세계다. 오늘의 지식은 내일의 지식이 아니다. 오늘의 지식에 안주해 오류를 답습할 뿐이다.

태조 이성계를 도와 조선을 건국한 무학대사를 보자. 얼마나 학습을 철저히 했고 배움을 철저히 했는지 더 이상 배울 게 없는 경지에 이르렀다. 이를 아라한이라고 한다. 이런 분들에게만 지혜가 있는 것이 아니다. 시골의 무학자도 학교를 안 다녔다 뿐이지 경험에서 나오는 삶의 지혜는 누구보다 높다. 지식이 아닌 지혜를 배워야 하는 이유다. 여러분이 120세까지 건강하게 천수를 누리기 위해서는 여러분의 생명을 구할 수 있는 참 의료를 자각하고 터득해 활용해야 한다. 코페르니쿠스가 지동설을 주장해 과학의 혁명을 일으켰듯 참 의료의 비밀을 처음 밝힌 사람은 세상에서 딱 한 분 인산 김일훈 선생이다. 세상을 바꾼 책 중 하나가 코페르니쿠스의 『천체의 회전에 관하여』다. 인산 김일훈 선생이 펴낸 『신약』도 세상을 바꿀 책이다. 현대의학은 세균을 죽여 병을 고친다. 기계론적 인체론에 의해 하는 것이다. 인산의학은 이와 다르다. 인산의학은 병의 원인을 외부가 아니라 내부 문제로 본다. 병균이 들어와도 병에 걸릴 사람은 걸리고 안 걸릴 사람은 안 걸린다. 병균이 아니라 면역력 저하가 원인이다.

임진왜란을 일으킨 도요토미 히데요시가 바다를 건너서 우리나라를 침략할 때를 생각해 보자. 철통경계를 펼치고 있는데 어떻게 조선을 넘볼 수 있나. 아픈 역사지만 당시 우리의 국토방위 시스템이 허술했던 것이다. 우리 몸도 마찬가지다. 바이러스가 침투할 때 철통경계를 펼치면 어떻게 몸속으로 들어올 수 있겠나. 이렇듯 병에 걸리지 않으려면 우리의 면역기능을 정상화시키면 된다. 그런데 현대의학은 항생제를 써 세균을 쫓아다니며 공격, 파괴, 제거를 한다. 이로운 균, 해로운 균 할 것 없이 모조리

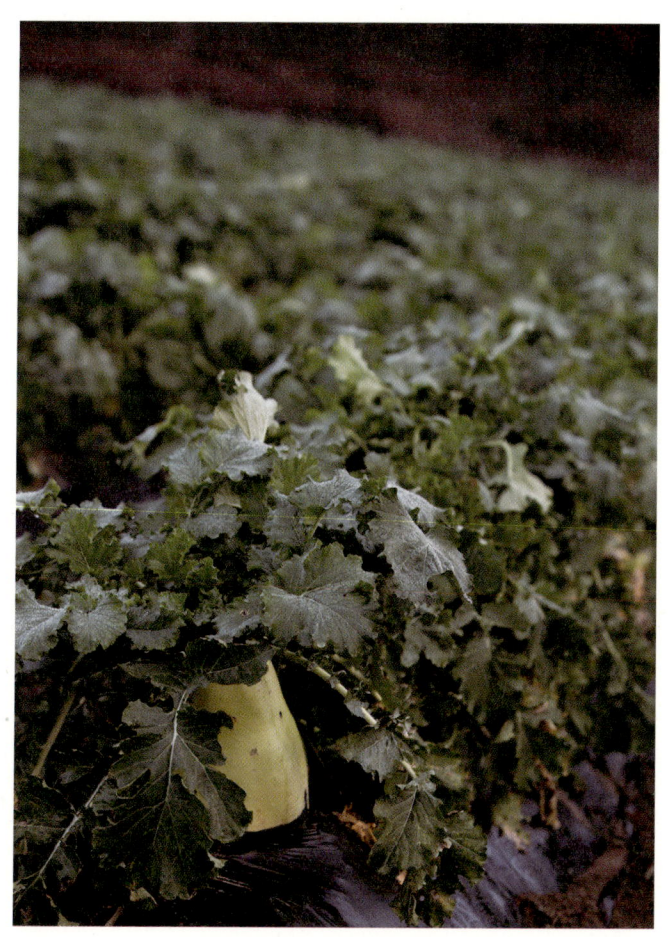

죽인다. 감기만 걸려도 항생제를 처방하는 것은 권력남용이요, 횡포다. 장내에 있는 세균은 죽이면 안 된다. 이로운 균이 많아지게 해 이들이 해로운 균을 통제하며 조화를 이루도록 해야 하는데 균을 다 죽이면 우리 몸은 뿌리째 흔들리게 된다. 이런 치료가 정상적인 치료라고 생각해 무분별하게 진행한다. 정말 위험한 발상이다. 이를 정확하게 지적한 분이 바로 인산 선생이다.

나트륨이 해롭지
소금이 해로운 게 아니다

또 다른 예를 들어 보자. 70억 인류가 짜게 먹으면 몸에 해롭다고 한다. 광주는 음식의 고장이니 어디든 가도 음식 싱겁게 하는 곳이 없다. 그런데 대부분의 음식점에서는 주방장이 만든 대로 먹으라고 한다. 짜게 먹고 싶은 사람을 위해 간장종지도 놓고 젓갈도 올려놔 알아서 간을 맞춰 먹게 해야지, 자기가 먹으란 대로 먹으라니 이런 불손한 사고방식이 어디 있나. 여러분은 차원이 다른 분들이니 꼭 전해 주길 바란다. 광주가 대한민국 최고의 음식 고장으로 빛이 나기 위해서는 유명한 식당에 갈 때마다 질 좋은 소금을 사용하라고 전해야 한다. 충분히 짜게 먹지 않으면 썩는다. 염증이 바로 썩는 증상이다. 염증을 고치지 않고 오래 두면 암이 되는 것이다. 바다가 썩지 않는 것이 바로 소금 때문이다. 그런데 기온이 상승하고 장마로 인해 민물이 많이 들어가면 적조 현상이 일어난다. 바다가 썩는 것이다.

제 식성대로 먹어야 한다는 것은 만고불변의 법칙이다. 소금도 생리적 요구량이 있다. 뇌가 판단하는 것이다. 공공정책으로 소금의 양을 조절해서는 안 된다. 정부에서 나서서 소금이 해롭다고 하는데 소금의 종류가 수천 종이다. 그 많은 소금이 다 해로울 수 있나. 나트륨이 해로운 것이지 소금이 해로운 게 아니다. 전쟁을 일으킨 히틀러가 죄인이지 독일인이 모두 죄인일 수 없는 것과 마찬가지다. 이런 무지와 편견과 착각과 오인으로 전 국민의 건강을 망쳐 놓고 있다.

소금은 최소한 7.1~13.9g까지 먹어야 한다고 데이비드 맥캐런 미국 캘리포니아대학교 영양학과 교수가 말했다. 한국의 천일염은 이보다 더 먹어도 아무 상관없다. 죽염은 하루 90g을 먹어도 된다. 매일 먹을 수만 있다면 먹는 게 좋다. 인산 선생은 죽염을 '배 터지게 먹어라'고 했지만 저는 그것보다는 조금 현실적으로 '컵 하나 가득 먹어라'고 한다. 죽염의 경우 제조과정에서 인체에 유해할 수 있는 독성이나 중금속을 완벽하게 제거했기 때문에 아무리 먹어도 문제가 되지 않는다.

인산의학은 문제의 본질을 보고 이치에 맞는지를 따져 병을 일으키는 원인과 환경과 조건을 바꿔야 한다는 사실을 제시한 의학이다. 원인을 찾아서 해결해야 한다는 것이 바로 인산의학이다. 『신약』『신약본초』를 읽고 또 읽으면 인산 선생께서 세상의 의료인과 반대로 얘기한 참 의료를 자각해 스스로 활용할 수 있다. 이것이 120세 천수를 누리는 방법이다.

제가 광주와 인연이 깊다. 여러분이 계신 광주의 광주대학교에 전임교수로 임용돼 매 학기 강의하러 온다. 『성경』에서는 가장 귀한 것이 빛과 소금이라고 했다. 빛의 고장인 광주와 소금을 주재료로 하는 죽염은 세상에서 가장 귀한 것들이다. 여기 계신 분들은 모두 머리가 밝으니 질이 좋은 소금으로 짭짤하게 살 것이라 생각된다. 여러분 모두 참 의료인 인산의학의 이치를 자각하여 체력이 좋아지고 면역기능이 정상이 돼 정말 건강하고 행복하게 살길 바란다.

위 글은 필자가 2014년 11월 26일 광주광역시에 위치한 알펜시아웨딩컨벤션에서 시민들을 대상으로 가진 '암 난치병 극복의 묘법' 강의 내용을 정리한 것입니다.

"내 몸속의 자연치유 능력은 상상을 초월한다"

미국의 대체의학 전문가인 안드레아스 모리츠는 『암은 병이 아니다』라는 책을 통해 '암은 우리 몸의 최후의 생존전략'이라고 강조했다. 한만청 서울대학교 의과대학 교수는 자신의 암 투병기를 책으로 냈는데 제목이 『암과 싸우지 말고 친구가 돼라』이다. 평소 그의 의학적 소신과 사뭇 달라진 이야기다. 일본 게이오기주쿠대학교 의과대학 방사선과를 수석 졸업한 곤도 마코토 교수는 『암과 싸우지 마라』라는 책을 통해 암 수술의 무의미성을 주장했다. 이렇게 많은 학자가 우리가 알고 있는 상식과 정반대되는 이야기를 한다. 그들이 말하고자 하는 참 의료는 어떤 것일까?

현대의학에서는 갑상선에 문제가 있다고 하면 뚝 떼어 내고 평생 호르몬제를 먹게 한다. 맹장은 염증이 생길 수 있으니 개복수술을 하는 김에 떼어 내라고 한다. 간암이 걸리면 간을 도려낸다. 그럼 두통이 심하면 머리를 잘라야 하나? 이렇게 질병 치료를 기계적으로 해결하려고 하니 문제다. 사람의 신체를 자동차 부품 갈 듯 한다. 심장병 진단을 받으면 심장을 오래 사용해 병이 들었다며 새것으로 교체해야 한다고 한다.
100년 써도 멀쩡한 사람이 있는데 오래 써서 갈아야 한다는 것이 말이 되나. 도대체 사람의 영역인지 신의 영역인지 분간도 하지 못하면서 치료라고 한다. 본인이 콩팥 관리를 잘못해서 고장이 나면 아들 콩팥이고, 부모님 콩팥이고 떼어다가 붙인다. 장기를 이식하면 체내 거부반응이 심해 면역억제제를 죽을 때까지 먹어야 한다. 이런 사람은 면역력이 약해져 독감만 심하게 걸려도 죽을 수 있다. 사람의 생명을 기계론적으로 접근해 부품을 교체하듯 하니 도대체 얼마나 우둔한 짓인가. 인류의 생명을 해치는 나쁜 생각이지만 이를 벗어나지 못한다.

만고불변의 진리가 담겨 있는 『신약』

인산 김일훈 선생이 창시한 인산의학은 일반적인 의학적 지식과 반대되는 내용이 많다. 그 누구보다 차원이 높은 이야기를 하고 있지만 좀체 알아듣질 못한다. 처방을 해 달라고 하면 '죽염 퍼먹어'라고 하고 '얼마나 먹을까요' 물어보면 '배 터지게 먹어'라고 한다. 쉽게 이해가 가질 않는 얘기지만 그 속에는 만고불변의 진리가 담겨 있다. 그걸 깨닫는 사람은 죽염이고 뭐고 보이는 게 다 약이다. 그러나 그걸 깨닫지 못하는 사람에게는 별 볼일 없는 물질에 불과하다.
어떤 사람들은 같은 음식을 먹어도 독으로 만들어 먹는다. 같은 술을 마셔도 어떤 이는 약이 되는 약주로 마시고 어떤 바보는 술 먹을 때마다 독배를 마신다.
인산 선생은 세상이 다 기피하는 소금을 가지고 병을 낫게 하는 신약을 만들었다. 이것이 바로 지혜다. 세상 어떤 의학자가 북어를 독사의 독을 푸는 해독제라고 하나. 오리에게 유황을 먹이면 오리의 기름이 없어지고 찬 기운이 사라져 해독보원 작용을 한다고 누가 알겠나.

우리는 암·난치병·괴질이 인류의 생명을 위협하며 달려온다고 해도 크게 걱정할 필요가 없다. 1986년에 인산 선생이 펴낸『신약』, 1992년 '내가 세상 떠난 뒤에 공개하라'고 유언했던『신약본초』전편, 그리고 6년 후에 펴낸『신약본초』후편. 이런 책들을 세 번만 읽으면 웬만한 병은 다 고칠 수 있다. 현대의학이 손 놓은 병을 가정주부가, 초등학생이 고칠 수 있다.

인산 선생은『신약』을 펴내면서 "내가 이 처방과 약을 공개함으로써 가정주부가 종합병원 원장보다 병을 잘 고치는 세상이 온다. 사람마다 명의가 되는 세상을 내가 앞당길 수 있다"고 호언장담했다. 저는 그 말이 허풍이라고 생각지 않는다. 틀림없는 사실이다.『신약』책을 보면 알 수 있다.

『성경』이나『불경』은 매일 읽어도 새롭다. 깊이가 있기 때문이다.『신약』도 의학적 지혜의 깊이가 남다르기 때문에 읽어도 읽어도 항상 새롭다. 우리나라 건강보험의 재정이 적자라 문제라던데『신약』을 통해 건강해지면 병원 갈 일이 없어 국가적으로도 큰 이득이다.

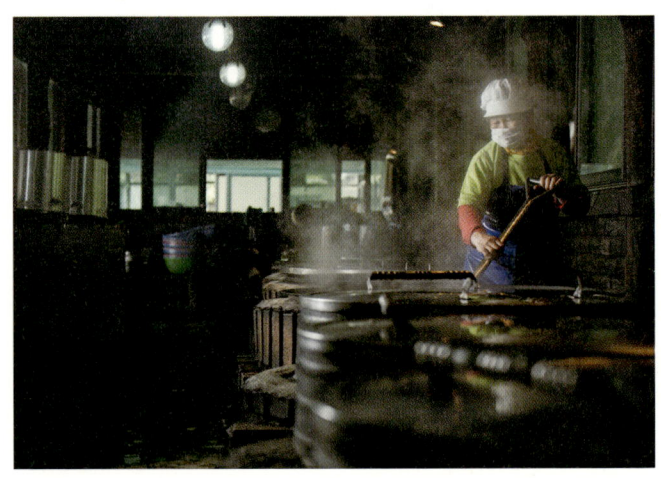

당신 생명의 주인은
의사가 아닌 당신

　우리 몸속 세포 수는 60조 개가 넘는다. 우주의 별보다 많다. 그렇게 신비하고 복잡한 생명체계를 기계론적으로 대하고 있다. 항공기가 복잡한 부품이 모여 있다고 하지만 불과 수십만 개 정도일 뿐이다. 그런데 사람은 60조 개다. 그 깊이를 알 수 없는 것이 사람의 몸이다. 들어가면 들어갈수록 미궁에 빠진다. 이러한 신비한 생명체계를 함부로 다룬다.
　암에 걸리면 항암제를 투여해 암세포뿐만 아니라 정상세포까지 초토화시켜 버린다. 의사들은 암을 고치는 과정에서 어쩔 수 없이 발생하는 불가피한 조치라고 주장하지만 환자를 속이는 얘기다. 일본의 생명운동가인 후나세 순스케는 『항암제로 살해당하다』라는 책을 통해 항암제의 한계와 위험성을 고발했다. 일본이나 한국이나 마찬가지다. 약 이름이 항암제이니 암을 치료하는 약이라고 생각한다. 그러나 항암제는 심각한 부작용을 가지고 있다. 항암제를 투여하는 사람이나 투약받는 사람이나 설명서에 적힌 부작용에 대해서는 전혀 신경 쓰지 않는다. 후나세 순스케처럼 생명을 살리는 일에 대해 직언하는 사람이 우리나라에는 없다. 암에 대해 정반대로 생각하고 공격, 파괴, 제거를 일삼으며 대단히 잘못된 의료방식으로 비명횡사를 부추기는데도 이의를 제기하는 사람이 없다.
　한 가지 예를 들어 보자. '한로축괴(韓獹逐塊) 사자교인(獅子咬人)'이라는 유명한 말이 있다. 우둔한 개에게 돌을 던지면 개는 돌을 쫓아 달려가지만 사자에게 돌을 던지면 사자는 돌 던진 사람을 쫓아가 목을 문다는 뜻이다. 보이는 현상에만 집착하고 문제의 본질에 접근하여 근본적으로 해결하려는 노력을 기울이지 않는 이들을 일깨워 주려는 선인의 지혜다.
　암도 현상에 집착한 치료가 아니라 본질적인 원인을 찾아 근본 뿌리를 해결해야 한다. 어떤 이들은 '암이 나를 고통스럽게 하니까 암을 제거하는 것 아니냐'고 한다. 그럼 그에게 묻겠다. 암이 왜 생겼나? 본인이 스트레스 잔뜩 받고 몸 관리 제대로 하지 못해서 생긴 것 아닌가. 정상세포가 왜 암세포로 변했는지 그 원인에 대해 생각지 않고 '나에게 고통을 주니 그놈을 죽여라'라고 한다. 암세포도 죽지 않기 위해 끝까지 숨고 싸우고 저항하며 세력을 키운다. 이렇게 우리 몸은 전쟁터가 되고 풍비박산이 난다.

이런 생각을 왜 의료인들이 하지 못하는가. 의료인이 못하면 이제 여러분이 직접 해야 한다. 왜냐하면 의료인들에게 갑은 여러분이다. 여러분 생명의 주인은 여러분이다. 여러분의 의료주권은 여러분에게 있다. 그런데 주권을 포기하고 의사 앞에서 무릎 꿇고 '제발 살려만 주시면 뭐든지 할게요'라고 한다. 전지전능한 하나님도 아니고 의사의 능력으로는 불가능한 일이다.

여러분이 살 수 있는 유일한 희망은 '자연으로 돌아가는 것'이다. 여러분 몸속에 있는 자연치유 능력은 상상을 초월하는 힘을 가지고 있다. 제가 쓴 『내 안의 의사를 깨워라』나 『한 생각이 암을 물리친다』는 바로 제 몸속에 있는 자연치유 능력을 깨우는 방법을 일러 준다. 여러분은 순리와 자연의 의료로 돌아가야 한다.

청나라 의학자 오당은 그가 쓴 의학서적 『온병조변』 서문에 다음과 같은 글을 남겼다.

생민하고(生民何辜), 불사어병이사어의(不死於病而死於醫), 시유의불약무의야(是有醫不若無醫也), 학의부정(學醫不精), 불약불학의야(不若不學醫也).
백성들이 무슨 죄가 있나. 순진한 백성들은 병으로 죽는 것이 아니고 의사가 치료를 잘못하여 죽는 경우가 대부분이다. 의학에 정진하려고 하는 사람은 의술에 정통할 자신이 없으면 처음부터 의술을 배우지 말아야 한다.

『도덕경』에 나오는 섭생의
가르침 되새겨야

　중국의 의학자인 손사막 선생은 "병이 생기기 전 미리 예방하는 의사가 상의이고, 병이 생기려 할 때 초기에 고치는 의사가 중의이며, 이미 병이 생겨 온몸에 퍼졌을 때 고치는 의사가 하의이다"라고 했다. 요즘엔 하의 축에도 끼지 못하는 의사들이 많다. 그래도 예전엔 병든 사람을 어찌어찌해서 고쳤다. 공해독이 심한 요즘엔 아무리 노력해도 병을 쉽게 고치지 못한다. 말기 암은 백약이 무효하다. 말기가 되면 어떤 치료를 해도 암세포가 미동하지 않는다. 그럴 때 하는 마지막 처방이 바로 '자연으로 돌아가라'이다. 모든 것을 내려놓고 몸도 마음도 생각도 모든 것을 자연에 근거해 자연을 기준으로 삼아 살아야 한다. 자연으로 돌아가 내 안의 자연치유 능력을 정상화시켜 암을 스스로 해결할 수 있도록 해야 한다. 내 안의 의사를 믿고 그가 일할 수 있도록 격려하고 도와주는 것이 참 의료인데도 불구하고 외부 용병을 끌어와 내부 군대를 초토화시킨다. 이런 의술이 세계의 중심축을 이루고 있다. 이들과 다른 의학은 시설이나 기술이 부족하다는 이유로 우습게 본다. 개똥을 먹든 소똥을 먹든 무슨 상관인가. 병이 낫는 게 중요한 것 아닌가.

　노자는 『도덕경』에 '사이불망자(死而不亡者)는 수(壽)'라고 했다. '죽어도 영원히 잊혀지지 않는 자가 오래 사는 자'라는 뜻이다. 이순신 장군은 그 옛날 돌아가셨지만 우리의 의식 속에 여전히 살아 있다. 영화 '명량'을 통해 우리에게 용기와 희망을 줬다. 죽었는데도 사라지지 않는 사람이다. 지동설을 주장한 코페르니쿠스는 『천체의 회전에 관하여』라는 책을 통해 여전히 살아 있다. 인산 김일훈 선생도 『신약』 책에서 제시한 인산의학으로 우리의 건강 이정표가 되고 있다.

　지금까지 무거운 이야기들을 많이 했다. 의학에다 철학을 가미해 설명하다 보니 이해하기 어려운 부분이 있을 것이다. 제가 소금 장수인데 싱거운 애기보단 짭짤한 애기를 해야 하지 않겠나.

마지막으로 한마디만 더 하고자 한다. 세계 초일류 기업인 애플사를 경영했던 스티브 잡스는 췌장암으로 세상을 떠났다. 그는 기업 경영에는 성공했지만 자기 생명 경영은 공을 들이지 않아 비명에 갔다. 생명 경영은 바로 섭생에서 출발한다.

노자 『도덕경』 50장에 나오는 '출생입사'는 살 만한 땅으로부터 나와서 죽음의 땅으로 들어간다는 얘기다. 1995년 삼풍백화점이 무너질 때 백화점 안에 있다 잠시 담배 한 대 피우러 나온 사람이 있다. 사지에서 생지로 걸어서 나왔다. 그런데 그 시간에 선물을 사러 들어간 사람이 있다. 그는 생지에서 사지로 스스로 들어간 것이다. 이 출생입사를 어떻게 막고 해결할 것인가를 노자는 설명하고 있다. 『도덕경』 50장에 섭생이라는 말이 나오는데 이 섭자는 귀때기를 손으로 붙잡고 길을 일러 준다는 뜻으로 삶의 방법을 일러 주는 것이다. 이것을 해석하면 생명 경영이라고 할 수 있다. 자기 생명 경영을 잘한 사람은 건강할 것이고, 그렇지 않은 사람은 질병으로 고통받는 것이다. 아무 생각 없이 어제 살던 대로 오늘을 살고, 오늘 살던 대로 내일을 사는 사람들은 이런 삶의 방식을 빨리 바꿔야 한다. 그리고 새로운 각오로 새로운 삶의 경영 방식을 체득해 새로운 삶을 영위할 필요가 있다. 이것이 바로 섭생의 원리다.

여러분은 인산의학을 통해 자신의 생명 경영을 잘해서 120세 천수를 다 누리며 건강하고 행복하게 사시길 간절히 기원한다.

위 글은 필자가 2014년 11월 13일 31기 힐링캠프에서 참가자를 대상으로 진행한 '심신건강 신천지로 가는 길' 2차 강연 내용을 정리한 것입니다.

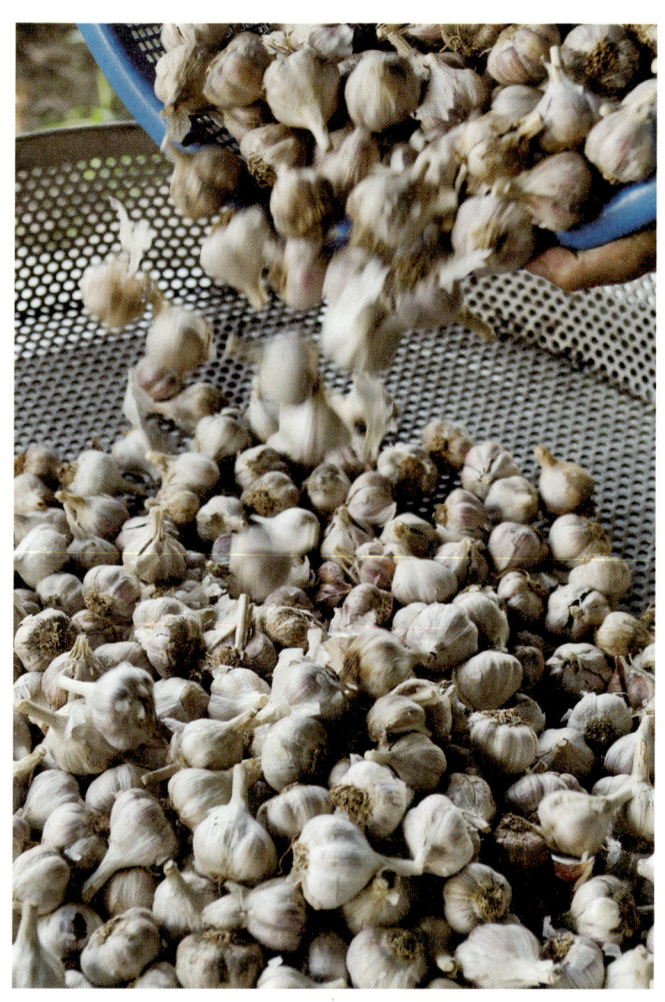

지혜로운 소금론
저비용·고효율 죽염 건강법

사람도 소우주(小宇宙)이기 때문에 생명의 근원은
한 방울의 소금물인 부정모혈(父精母血)이다. 생명의 파수꾼인
소금이 태아를 지켜 주는 것이다. 우리는 자연적이고 순리적인
소금 섭취를 인위적으로, 극단적으로 제한함으로써
인체는 염분 부족에 따른 미네랄 불균형과 생체 시스템의
교란에 따른 적지 않은 대가를 치르고 있다.

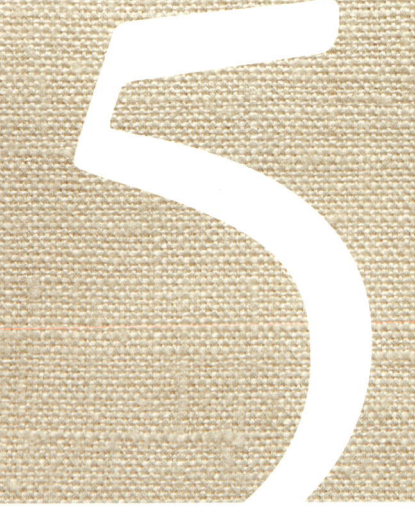

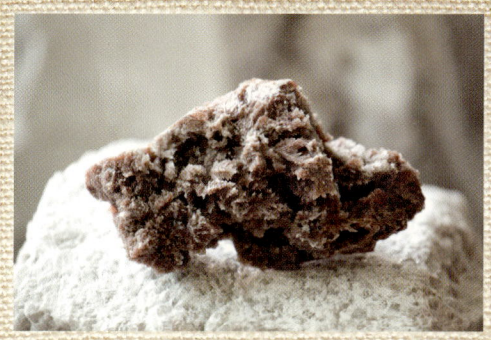

- 278 · 소금에 담긴 건강과 행복의 메시지〈上〉
- 288 · 소금에 담긴 건강과 행복의 메시지〈下〉
- 298 · "죽염을 먹는 이들을 보면 체력도 좋고 얼굴빛도 맑다"
- 306 · "『성경』에도 언급된 소중한 소금. 다만 질 좋은 소금을 먹어야"
- 314 · "염화나트륨만 쓰는 게 문제, 소금이 해롭다는 건 이치 안 맞아"
- 322 · "식탁 위엔 죽염을 책상 위엔 『神藥』을"
- 330 · "질 좋은 소금 식성대로 먹는 건 내 건강을 위한 만고불변의 진리"

소금에 담긴 건강과
행복의 메시지〈上〉

　세상은 물질적 풍요를 비롯하여 여러 가지 측면에서 살기가 좋아졌다고 하는데 우리 인류의 생존 환경은 갈수록 더욱 창궐하고 있는 각종 암, 난치병, 괴질로 인해 주어진 수명, 즉 천수(天壽)를 온전히 누리는 것조차 어려워지고 있다는 것은 참으로 안타까운 일이다.
　앞으로 각자 자신의 생명 경영에도 깊은 관심과 노력을 기울여 오늘의 물질적 풍요에다 심신(心身)의 건강까지 뒷받침된다면 더 살기 좋은, 새로운 세상이 전개될 것이다.
　전 인류가 오늘의 이 '건강 복음(福音)'의 참 의미와 가치를 올바로 인식하고 제대로 활용하면 명(命)대로 행복하게 살아가는 전기(轉機)가 될 수 있을 것이다.
　"짜게 먹으면 해롭다"고 세상 모두가 부르짖고 있지만 나는 소금을 많이 먹는다. 마치 소금이 해롭다는 식의 이 같은 이야기는 과학적으로 정확히 증명되지도 않았고 이치에도 맞지 않으며 조금만 깊이 들여다보면 사실과 전혀 부합하지 않는 일종의 환상이나 착각과 같은 것이다. 인류 전체가 갖고 있는 대표적 환상 중 하나가 "짜게 먹으면 해롭다"고 생각하는 것이다. 이는 사실과 다르고 오히려 인류의 생명을 해치는 위험한 생각임에도 불구하고 국가는 좀 더 주도면밀하게 현실을 올바로 파악하기 위해 노력하기보다는 소금에 대한 무지(無知)와 편견(偏見)에 기인한 기존의 천편일률적 '소금 유해론(有害論)'에 집착해 국민의 염분 섭취 저감화(低減化) 노력에 행정력을 집중하고 있다.

전 국민이 마치 싱겁게 먹기 경쟁이라도 하듯 너나없이 다 같이 싱겁게 먹는 바람에 한국을 위시하여 전 세계는 바야흐로 '싱거운 사람들'로 가득한 '싱거운 세상'으로 바뀌게 되었다. 소금기가 태부족한 싱거운 세상에 살판난 것들은 인류의 생존을 위협하는 악마(惡魔)들과 인류에게 각종 암, 난치병, 괴질을 유발하는 온갖 세균과 바이러스 등 병마(病魔)들뿐이다.

그나마 아직도 우리 인류에게는 인류 전체의 생존을 위협하는 화마(火魔)와 화독(火毒)으로부터 인류를 구원할 충분한 능력과 조건을 온전하게 구비한 '바다'가 우리 인류를 에워싸고 있다는 사실에 안도할 뿐이다.

앞으로 대대손손 건강하게 살기를 원한다면 필자의 '참 의료 이야기'에 귀를 기울여 스스로 생명 구원의 방도(方道)를 자각(自覺)하여 가족뿐 아니라 주위 사람들에게도 인류 생존의 화두(話頭)인 신약(神藥) 묘방(妙方)을 널리 전해 국민, 나아가 인류 전체가 건강하게 명대로 살거나 더 오래 살 수 있도록 하는 일에 실질적으로 기여하기를 바라는 마음이다.

'참 의료'를 自覺하지 않으면 안 되는 이유

사람은 모두 제각각 재능을 가지고 태어났다. 그러나 우리는 각각의 재능은 무시한 채 모두 명문대학에만 보내려고 노력한다. 개인마다 재능이 다른데 어떻게 모두 명문대를 졸업할 수 있겠는가. 독일은 특별한 재능과 소질을 가진 사람들을 어릴 적부터 그 방면으로 공부하게 하여 기술 명장(名匠)을 양성해 국가 장관급 대우를 받도록 한다. 우리나라는 그 사람의 능력과 재능보다는 어느 대학을 나왔고 어떤 자격증이 있는지에 대해 더욱 궁금해한다.

제도권 의료는 한의과대학, 의과대학을 졸업하거나 유학을 다녀온 이들이 대부분이다. 우리나라의 의료 시스템은 세계 초일류 수준의 시설과 검사 진단 장비들을 두루 잘 갖추고 있다.

이 같은 하드웨어에 비해 소프트웨어의 내용은 그에 걸맞을 정도로 충분하게 뒷받침되지 못한다는 것이 대한민국 의료의 현실이자 앞으로 풀어 가야 할 과제다.

각종 암, 난치병, 괴질이 창궐하는 오늘의 세상에 나 스스로가, 인류 전체가 참 의료를 자각하지 못하면 우리는 명대로 살기조차 힘들 것이다.

암·난치병·괴질의 위기에 닥쳤을 때 그것을 치유·극복할 수 있는 힘은 '참 의료'의 능력에서 나온다고 하겠다. 학교에서 배운 지식만이 지식이 아니며 세상의 병마를 퇴치하기 위해 온갖 지혜로운 방법을 찾아내고 '참의학적 진리'를 터득하기 위해 모든 노력을 게을리하지 말아야 할 것이다.

巖壁에도 癌의 壁에도
잘 찾아보면 길이 보인다

휴일이면 어김없이 수십여 명의 바위꾼들이 암벽등반을 즐기는 서울 북한산의 인수봉은 수직 높이 200m가 넘는 거대한 바위봉우리로 이루어져 있다. 절벽이나 다름없는 그 바위벽을 타고 20층 빌딩 높이, 즉 50~60m

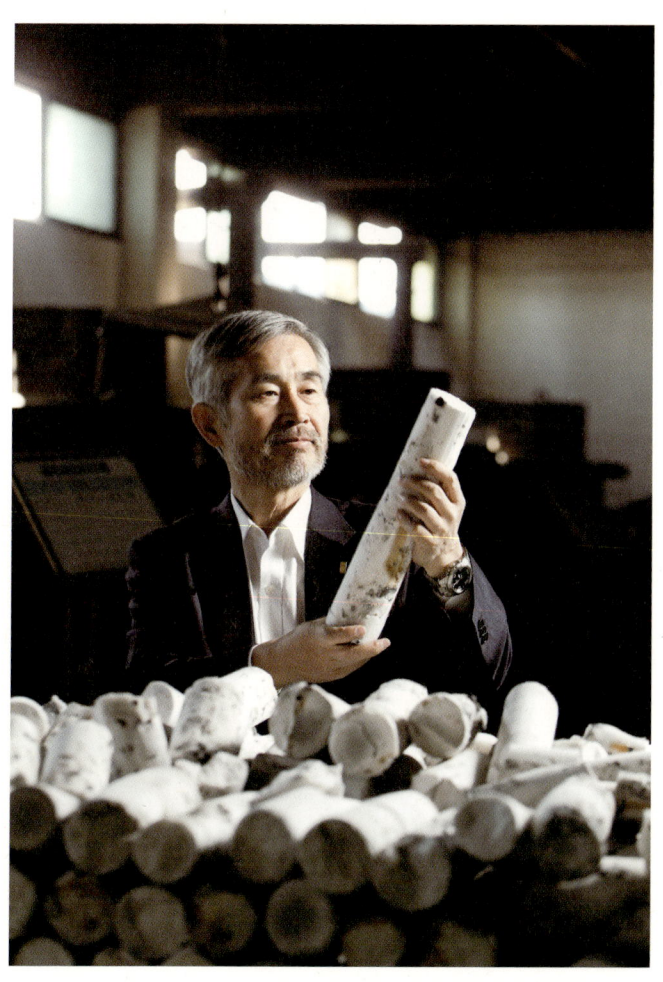

쯤 올라가면 다리가 후들거리고 무심코 발밑을 내려다보면 아찔함을 넘어 현기증과 공포감을 느끼게 마련이다. 만약 실수라도 해서 떨어지게 된다면 가루조차 남지 않고 죽게 될 것 같다는 생각이 절로 든다.

　사람은 삶을 영위하다가 뜻하지 않게 암·난치병·괴질과 같은 인생길의 절벽을 만나게 되면 더 이상 나아갈 수 있는 길을 찾기 힘들어 절망 속에 스스로 삶을 포기하게 된다. 그러나 이 자리에 참석하신 여러분들께서는 만에 하나 암·난치병·괴질의 절벽을 만나더라도 마음먹기에 따라 얼마든지 병고(病苦)를 극복하고 살 수 있는 방법이 있다는 '참 의료의 진실'을 올바로 인식하기를 기원한다.

　4년 전 인수봉 암벽등반을 시작했다. 처음 약 2년 동안은 거의 한 주도 빠지지 않고 인수봉 암벽등반을 위해 함양과 서울을 오갔다. 첫 암벽등반 때, 미끄러져 복숭아뼈와 무릎에 상처를 입어 피를 흘리기도 했다. 암벽등반을 전문으로 가르치는 '김용기 등산학교'의 김용기 교장이 수직의 절벽임에도 마치 붙잡고 디딜 것이 곳곳에 있는 것처럼 자연스레 바위를 올라가는 모습을 보고 다람쥐가 아닌 다음에야 어떻게 저런 등반이 가능할 수 있을까 생각했다. 그 뒤 1년 동안 암벽등반을 열심히 하다 보니 그때부터는 그리 어렵지 않게 인수봉을 올라갈 수 있게 되었다. "50세가 넘으면 하던 암벽등반도 그만둔다" "암벽등반은 매우 위험하고 하다가 죽을 수도 있다" 등 다양한 시각과 견해를 뒤로한 채 묵묵히 노력해 절대로 불가능할 것만 같았던 수직의 절벽을 오르는 난제(難題)를 해결하고 오히려 그것을 즐기게 된 것이다. 학습과 훈련을 열심히 한다면 암벽등반뿐 아니라 어떤 난제라 하더라도 종내에는 해결 극복할 수 있는 것이다.

　암벽(巖壁)의 암(巖)과 난치병 암(癌)은 다르지만 비슷한 점이 많다. 암이 발병하면 사람들은 우선 암의 화력(火力)에 대한 정확한 정보도 없이 세상의 의료인들이 각기 제 수준을 넘지 못하는 상식적 견해를 피력한 것에 사로잡혀 자연계로부터 제 생명과 함께 받아 지녀 온 '자연의 의사(天

醫)'의 존재와 그 위대한 '치유의 힘'을 올바로 인식하지 못한 채 암과 싸울 엄두조차 내지 못하고 스스로 절망과 자포자기부터 한다. 비명횡사(非命橫死)의 주된 이유는 암이 악화되어서라기보다는 절망과 자포자기로 인한 간접 자살(自殺)이라는 사실을 잊지 말 일이다. 간혹 환자의 질병과는 상관없는 가짜 약을 먹였는데도 병이 치유되는 것을 '플라시보 효과' 즉 위약(僞藥) 효과라는 표현을 쓴다. 그러나 엄밀한 의미에서 이러한 위약 효과는 염력(念力)이라고 표현하는 것이 더욱 합리적이라 하겠다.

내 안에 잠재해 있는 '한 생각의 힘', 즉 자연치유 능력을 극대화하여, 치료하기 어려운 암, 난치병을 극복한 것이다. 바로 여기에 '참 의료'의 비밀이 있는 것이다. 내 안의 자연치유 능력을 극대화하는 데서 기적이라고 여길 수밖에 없는 묘(妙)한 치유작용을 경험하게 되는 것이다.

필자의 저서인 『한 생각이 암을 물리친다』는 나의 한 생각, 즉 나를 살릴 수 있는 훌륭한 하나의 생각이자 시종일관 변함없는 한결같은 마음, 우주적 자아(自我)에서 샘솟는 위대한 생각으로 암, 난치병, 괴질을 물리칠 수 있다는 '참 의학의 도리(道理)'를 설명한 책이다. 의료기관의 말기 암 판정이 많은 사람들을 절망과 자포자기 속에 변변하게 대항해 보지도 못한 채 비명횡사하도록 내몰고 있는 것이다. 이 같은 비합리적 관행이 '현대의학'이라는 이름 아래 보편화되고 있으며 우리는 그 속에서 어떤 이유나 영문도 모른 채 비명(非命)에 죽어 가고 있다.

미국 하버드 의대 교수 앤드루 와일 박사는 자신의 저서 『자연치유』를 통해 '참 의료의 비밀'을 설명하고 있는데 그 책의 앞부분에 "여러분에게 암·난치병·괴질이 발병해도 서양의학적인 어떠한 치료도 하지 않는 것이 급선무"라고 말했다. 그는 항암제, 항생제, 스테로이드제 등의 의약품을 사용함으로써 인체의 면역기능이 약화되고 그로 인해 오히려 질병의 악화를 가중시키는 악순환으로 이어지게 된다고 설명했다. 그러나 오늘날 인류 의료계는 이러한 '참 의료의 원리'를 제대로 인식하지 못하고 기본적인 사항조차 이해하지 못한 상태에서 일시적이고 부분적이며 적지 않은 부작용을 수반하는 대증요법에만 의존하고 있는 것이 현실이라고 지적한 바 있다.

소금을 기피해
제 생명의 건강을 해치고 있다

요즘 세상은 싱겁기 그지없다. "짜게 먹으면 위험하다" "소금이 해롭다" "염화나트륨 섭취를 제한해야 한다"라고 말한다. 자연의 이치에도 맞지 않을 뿐 아니라 실질적으로도 인류 건강에 치명적인 위해(危害)를 줄 수도 있는 이와 같은 말이 나오게 된 배경에는 세상에 잘 알려지지 않은 몇 가지 비밀이 존재한다. 우선 자연계의 비밀을 논하자면 소금은 재론의 여지가 없는 인류 최초의, 최상의 의약품이었다. 태양으로부터 떨어져 나온 불덩어리 하나가 우주의 극냉(極冷)에 의해 식어 들어가면서 지구가 탄생하게 되고 그 과정에서 불과 물의 오묘한 상호작용에 의해 소금이 이루어졌다.

사람도 소우주(小宇宙)이기 때문에 생명의 근원은 한 방울의 소금물인 부정모혈(父精母血)이다. 인간의 생명은 한 방울의 소금물이 잉태돼 어머니 배 속의 양수(羊水)에서 성장하여 탄생하게 되는 것이다. 양수는 우리 몸의 다른 체액에 비해 비교적 염분 농도가 높다. 생명의 파수꾼인 소금이 태아를 지켜 주는 것이다. 우리는 생명 물질인 소금을 생명 건강의 원흉처럼 여기고 좋지 않은 물질의 대표 격으로 취급하며 적정량의 섭취조차 기피하는, 참으로 어처구니없는 기이한 생각과 그 생각에 근거한 이상한 행동을 하고 있다.

생명물질 소금에 대한 본격적인 오해는 언제부터 시작됐는가. 고도 경제성장을 추진하는 과정에서 모 지역 석유화학공업단지를 조성하게 되고 이곳에서 사용할 공업용수를 바닷물로부터 확보하기 위해 탈염(脫鹽)공업이 시작되었으며 탈염과정에서 그 부산물로 얻게 되는 99% 염화나트륨으로 구성된 물질 즉 '소금 아닌 소금'을 생산하면서부터 '소금 유해(有害)론'이 서서히 고개를 들기 시작한 것이다.

즉 오늘날 전 국민이 40여 년 동안 주로 사용해 온 이 소금은 본래 공업용수 확보가 주된 목적이고 그 과정에서 필요성이 대두된 탈염공업의 결과로 얻어진 물질로서 다른 천연염(天然鹽)에 비해 맛이 쓰고 인체 필수 미네랄의 함량도 상대적으로 매우 적을 뿐 아니라 응고(凝固)를 방지하기 위한 첨가제를 사용해 고혈압을 유발하고 각종 성인병을 악화시키는 등의 부작용을 수반하는 애물단지로 낙인찍히게 된 것이다. 우리는 거의 염화나트륨으로만 구성되다시피 하여 엄밀한 의미에서 소금이라고 부르기조차 부적절한 물질을 위생적으로 만들어진 '질 좋은 소금'으로 인식하고 별다른 의심 없이 사용해 온 결과 건강에 악영향을 초래하는 불행으로 이어졌고 급기야 그렇지 않은 모든 소금으로까지 부정적 인식이 확산되는 무서운 결과를 가져오게 되었다.

참고로 식품의약품안전청 식품첨가물용어집에 수록된 정제염의 정의는 이렇다. "광의로는 식염의 제조공정 중에 어떤 공정을 거쳐 정제된 소금을 말한다. 제법은 다음과 같다. 원염을 담수에 용해하여 포화식염수로 하여 이것에 알칼리를 첨가하여 Mg^{2+}, Ca^{2+}을 침전시켜 제거한다. $Mg^{2+}+2NaOH=Mg(OH)_2+2Na^+$ $Ca^{2+}+Na_2CO_3=CaCO_3+2Na^+$ 정제 간수를 진공식 증발관에 급액하여 증발 농축하여 소금의 결정을 석출시킨 후 원심분리기로 고체와 액체를 분리하고 건조기에서 수분 0.1% 이하에 건조하여 체질하여 제품으로 한다. NaCl 함유율은 99.5% 이상이며, 고결(固結)을 방지하기 위하여 염기성 탄산마그네슘을 0.3% 정도 첨가하며, 주로 식품공업용으로 사용하는 염이다."

이렇듯 소금을 구성하는 하나의 성분이기는 해도 엄밀한 의미에서 소금이라고 할 수조차 없는 물질을 지속적으로 섭취함으로써 발생하는 문제를 모든 소금의 문제로 침소봉대(針小棒大)하여 생명 영위에 필수적인 중요물질을 인체에서 그때그때 필요한 만큼 섭취하는 자연적이고 순리적인 소금 섭취를 인위적으로, 극단적으로 제한함으로써 인체는 염분 부족에 따른 미네랄 불균형과 생체 시스템의 교란에 따른 적지 않은 대가를 치르고 있다.

식물이든, 동물이든 염분 부족사태는 너무나도 심각한 생체의 이상을 초래하게 되는 법인데 오히려 섭취를 제한하기 위한 노력을 국가와 전문가 집단에서 주도적으로 추진하고 있다는 점에 문제의 심각성이 있다 할 것이다. 순수 염화나트륨을 장기적으로 섭취할 경우 위와 장이 나빠지며 혈압이 상승하고 비만이 되며 뼈가 약해지는 데다 미네랄 불균형에 의해 암 발생 위험을 높일 수 있다는 사실을 간과하지 말아야 할 것이다.

유럽의 여러 나라에서는 순수 염화나트륨으로 구성된 소금의 경우 짐승의 젖 분비에 이상(異常)을 야기하는 문제를 감안해 사료에조차 첨가하지 못하도록 법으로 규제하고 있다.

우리나라의 경우 1963년에 염관리법을 제정하면서 그 뒤 45년간 천일염을 광물로 분류하여 간장공장, 김치공장 등 모든 식품회사들로 하여금 식품위생법상 식품의 범위 안에 들지 않는 천일염을 사용하지 못하게 하고 정제염 즉 순수 염화나트륨만을 사용하도록 규정했다. 지난 2007년 염관리법이 개정되고 2008년 3월 28일 대통령령의 발효에 의해 이 법이 전면 시행되면서 천일염이 광물에서 식품으로 바뀌게 됐으며 소관부서도 광물 담당인 지식경제부에서 농림수산식품부로 이관됐다.

최근에는 아예 법 이름조차 소금산업진흥법으로 바꾸고 시행령 안과 시행규칙 안이 입법 예고되기도 했다.

그러나 이와 같이 천일염 관련 법령이 획기적으로 바뀌어 모든 식품의 제조에 천일염을 써도 된다고 허용되었음에도 불구하고 법령 개정 내용을 아는 이가 극소수이고 그나마 안다 하더라도 실질적으로 음식 조리와 식품 제조에 천일염을 쓰는 이는 여전히 거의 없다는 것이 작금의 현실이다.

우리 몸에 염분이 부족하면 생각만 해도 끔찍한 일이 발생하게 된다. 국민이 사용하는 다양한 종류의 소금에 대한 올바른 인식과 그에 따른 건강상의 득실(得失)을 감안하지 않고 무조건 염화나트륨의 섭취를 줄이고자 국가 차원에서 추진하는 온갖 노력과 시책은 국민건강에 도리어 적지 않은 위해(危害)를 초래할 가능성이 높은 만큼 재고하는 것이 바람직할 것으로 판단된다. 물이나 밥, 다른 음식과 마찬가지로 소금 역시 싱겁게 느껴지면 더 넣고 짜게 느껴지면 물이나 기타 재료를 더 넣어 짭짤하게 먹기 좋도록 간을 맞추어 먹으면 되는 것이지 독극물도 아닌 마당에 하루 섭취량을 정해 놓고 개개인의 소금 섭취를 국가가 인위적으로 제한하려는 시도는 합리적이지도 않을 뿐 아니라 오히려 국민의 소금 기피를 조장해 더 큰 건강상의 문제를 야기할 수 있음을 알아야 하겠다.

위 글은 지난 2012년 11월 28일 대구매일신문사 11층 강당에서 300여 명이 참석한 가운데 '내 안의 의사를 깨워라'라는 연제로 열린 특별강연회 내용을 정리한 것입니다.

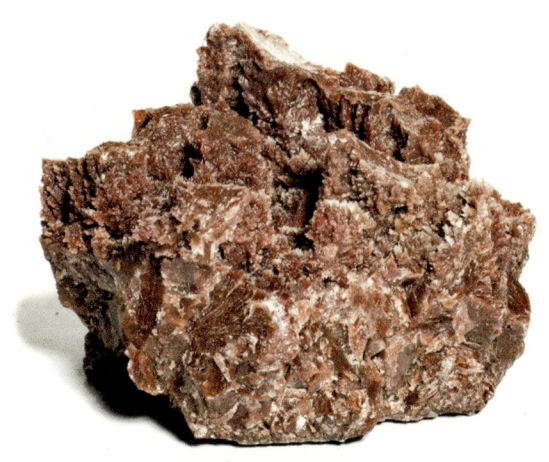

소금에 담긴 건강과 행복의 메시지〈下〉

염화나트륨을 소금으로 알고 섭취하는 것이 문제의 본질

우리나라 사람들의 중요 사망원인 통계에 따르면 전체 사망자 중 암과 심혈관 질환, 당뇨병으로 인한 사망이 60~70%를 차지한다. 과거 30~40년 전에는 당뇨병 환자는 거의 없었을 뿐 아니라 나이 먹고 음식을 잘 먹으면서도 운동을 하지 않음으로써 발병한다 하여 부자(富者)병, 사장(社長)병 또는 성인병이라는 용어를 사용했으나 근래에 아동 당뇨병 환자가 늘어나면서 성인병이라는 용어 대신 '생활습관병'으로 바꿔 부르고 있다. 이제는 소아 당뇨, 중풍 환자가 급속하게 늘어나고 있기 때문이다. 그러나 '성인병'을, 생활습관이 잘못돼 발병되는 질병이란 뜻으로 '생활습관병'이라고 바꾸었지만 곰곰이 생각해 보면 태어난 지 얼마 되지도 않은 아이가 무슨 생활습관이 잘못돼 그런 난치병에 걸리겠는가를 고려한다면 그리 합리적인 명칭변경으로 보긴 어려울 듯싶다.

얼마 전 한 국내 저명 일간신문은 '당뇨 환자 1,000만 명 시대'라는 표제의 기사를 제1면에 크게 실으면서 앞으로 국가적 재앙을 초래할 수도 있다고 우려했다.

당뇨가 발병되면 전 세계 의료진 대부분이 고칠 수 있는 방법이 없다고 생각한다. 중요한 생활습관 중에서 식생활 방식을 바꾸지도 않고 또한 운동을 지속적으로 하지도 않으면서 보이는 현상에만 집착하고 대증요법에만 의존하여 치료에 임하며 근본적인 의방(醫方) 문제를 해결하려는 노력을 기울이지 않은 채 미시적·부분적으로 당뇨는 '불치병'이라는 결론을 내린 것이다. 이미 병을 고칠 수 없다고 마음을 먹고 결론을 내린 의료진이 과연 무슨 안목과 의료능력으로 당뇨병을 고칠 수 있겠는가.

암을 비롯한 심혈관 질환 등 다양한 질병 가운데 '당뇨' 하나만 보더라도 과거에 비해 10배 이상 늘어났다. 오늘날 대부분의 환자와 그 가족들은 암·난치병은 싱겁게 먹어야 한다고 너 나 할 것 없이 집착해 염분 섭취를 극도로 제한하고, 다른 것들은 건강에 좋다고 하면 검증 확인되었거나 말았거나 돈을 아끼지 않고 쓰는 우(愚)를 다 같이 범하고 있다. 우리는 생명과 자연의 법칙을 어기고 역주행하고 있는 것이다.

필자가 이와 같은 말을 하면 "당신은 왜 세상 사람들의 과학 상식에 근거한 보편적이고 일반적인 논리와 전혀 다른 말을 하고 있는가?" "전 세계 의료계가 모두 잘못되고 당신과 당신 아버지의 주장만 옳다는 이야기인가?"라며 반문·힐난하는 이들도 적지 않다. 이에 대한 답은 언제나 같은 것이고 30여 년 동안 초지일관 소금은 유해성보다 유익성이 훨씬 더 많다는 사실과 소금의 유해성을 지혜롭게 처리하여 안전성과 유효성을 높이는 방법론, 소금을 기피하면 얼마나 큰 대가를 치르는지에 대해 명명백백하게 밝혀 왔고 그 내용은 모두 문헌이나 저술을 통해 세상에 전면 공개한 바 있다.

결론적으로 말해 전 세계 의료진이 뭐라고 하든 그것은 주로 염화나트륨으로 구성된 소금을 사용하는 사람들에 의해 확인된 부분적 문제일 뿐 인체 필수 미네랄을 적정량 함유한 질 좋은 천일염이 생산되는 극히 일부 국가(한국, 프랑스 등) 사람들의 균형 잡힌 시각에 의한 '지혜로운 소금론'이 아니라는 사실을 알아야 하겠다.

인산 선생, 天文 바탕으로
전무후무한 新醫方 제시

현대 천문학의 아버지로 불리는 16세기 폴란드 천문학자 니콜라우스 코페르니쿠스(Copernicus·1473~1543)는 1543년에 출간한 책 『천체의 회전에 관하여』에서 종래의 주장과 정반대의 지동설(地動說)을 제시하였으나 그 누구에게도 받아들여지지 못했다.

당시에는 그의 과학적 성취가 받아들여지기는커녕 도리어 1616년 가톨릭교회로부터 그의 저서는 이단(異端)으로 못 박혔고 그 뒤 370여 년이 지난 1999년, 교황 요한 바오로 2세에 의해 비로소 인정받게 됐다는 사실을 상기할 필요가 있겠다. 세상의 과학이 그의 선견지명(先見之明)을 증명할 때까지 그의 선험적(先驗的) 혜안(慧眼)은 세상 사람들의 편견과 몰이해의 높은 벽에 갇혀 오랜 세월 빛을 보지 못했던 것이다.

『성경(聖經)』에서 "너희는 세상의 소금이니 소금이 만일 그 맛을 잃으면 무엇으로 (음식을) 짜게 하리요. 후에는 아무 쓸데없어 다만 밖에 버려져 사람에게 밟힐 뿐이니라"(마태복음 5장 13절)고 설한 예수그리스도의 가르침(福音)과 공자(孔子)의 "간이 맞지 않는 음식은 드시지 않았다(不得其醬 不食-『論語』鄕黨篇)"는 지혜로운 금언(金言)에서 시사하는 것처럼 소금이 인체의 생명을 영위하는 데 있어서 가장 중요한 물질 중에서도 으뜸이라고 하는 사실은 '지구가 돈다는 것 이상으로 분명한 사실'이라는 점을 다시 한 번 거듭 밝히는 바이다.

선친 인산(仁山) 김일훈(金一勳·1909~1992) 선생은 천부적 혜안과 의료능력을 활용해 8살 무렵부터 그 누구도 상상하기조차 어려운 독특한 방식으로 당시의 암, 난치병, 괴질 환자들을 죽음의 위기로부터 구제한 바 있는 불세출(不世出)의 신의(神醫)로서 자신의 70여 년 경험 의방을 집대성하여 펴낸 『신약(神藥)』, 『신약본초(神藥本草)』라는 저술을 통해 고금 동서(古今東西)를 통틀어 전무후무(前無後無)한 새로운 의학이론과 현대 인류의 암, 난치병, 괴질을 퇴치할 신약(神藥) 묘방(妙方)을 세상에 제시한 바 있다.

선친이 8세 때의 일이다. 어느 날, 동네 사람이 맹독성 독사(毒蛇)에 물린 사람을 둘러업고 증조부(金冕燮)를 찾아왔다. 증조부는 환자를 진찰하더니 온몸에 독이 퍼져 소생하기 어렵겠다고 결론을 내렸으나 때마침 곁에서 그 광경을 지켜보던 한 스님이 "아직 환자가 숨이 넘어간 건 아니니 이런 경우에 고양이를 달여 먹여서 더러 살아났다고 하니 그렇게라도 하면 어떻겠느냐"고 제안을 하는 것이었다. 잠시 생각에 잠겨 망설이고 있는 할아버지 앞에 손자인 선친께서 불쑥 나서서 "할아버지! 그런 처방들로는 이렇듯 심각한 환자를 소생시키지 못합니다. 왜 바로 곁에 약을 두고도 쓸 방법을 찾지 못하십니까? 저 마른 명태 5마리를 한꺼번에 푹 고아서 먹이면 살아날 수 있습니다"라고 말했다.

그날 저녁, 맹독성 독사에 물린 그 환자는 선친의 처방대로 명태 달인 국물을 먹고 살아나 아무런 후유증도 없이 정상으로 회복되었다. 그 자리에서 여덟 살 난 아이의 기이한 처방에 따라 죽음의 위기에 처했던 한 생명이 소생하는 과정을 지켜보던 그 스님은 너무도 신기한 광경에 잠시 넋을 잃었다가 정신을 차려 묻는다. "아이야! 너는 마른 명태가 맹독성 독사의 독을 푸는 명약이 된다는 사실을 어디에서 누구에게 배운 것이냐, 아니면 어떻게 알게 되었느냐?"

이때, 어린 인산의 대답은 가히 기상천외(奇想天外)한 것이었다. "스님, 제가 아무리 설명해 드려도 스님께서 알아듣지 못할 것입니다." 잠시 생각에 잠겼던 스님이 재차 묻는다. "설혹 내가 알아듣지 못할지라도 너의 설명을 꼭 듣고 싶구나. 나를 위해 자세하게 설명을 해 주겠니?" 스님의 간곡한 청에 따라 어린 인산은 고금동서에 유례(類例)가 없는, 천문(天文)에 근거한 우주의학을 설명하기 시작했다.

"스님, 천상(天上)에는 셀 수 없이 많은 별들이 존재하는데 그 가운데 인류의 삶에 지대한 영향을 미치는 스물여덟 별 그룹이 동서남북으로 존재합니다. 세상에서 전쟁을 할 때 천문에 능한 명장(名將)들은 그들 별 그룹의 상호작용을 관찰하면서 전쟁을 수행해 승리함으로써 나라와 백성을 보호하게 됩니다. 그중 북방의 두(斗)우(牛)여(女)허(虛)위(危)실(室)벽(壁)의 일곱 별 그룹 가운데 여성(女星)의 별 정기에 의해 화생한 물체가 있는데 어족 중에서는 명태이고 짐승 중에서는 오리이며 채소 중에서는 오이입니다. 각각 북방의 수정(水精) 수기(水氣)를 종기(鍾氣)하여 탄생한 것인 만큼 가장 강력한 수기를 지녀 독사의 사화독(巳火毒)을 즉시 무력화시키는 묘한 힘을 지닌 것입니다. 마른 명태 다섯 마리의 해독하는 힘은 어떤 맹독성 독사라 하더라도 아무런 맥을 못 씁니다. 이러한 사실은 눈 감고 앉아서 시방삼세(十方三世)를 거울 들여다보듯 하는 대각자(大覺者)의 혜안이 아니면 볼 수도, 알 수도 없는 것이고 이야기를 듣는다고 해서 제대로 이해할 수도 없는 법입니다."

우주의 별을 보고 해자(亥子) 수정 수기의 극강한 해독력으로 마른 명태가 사화독인 독사 독을 풀어 주어 사람의 피가 두부처럼 응고되는 것을 막아 준다는 인산의학의 대표적 해독이론은 인산 선생의 이러한 우주관을 근거로 세상에 처음 등장하였다.

과거 우리 선조들 가운데 술을 많이 먹은 다음 날, 알코올의 화독(火

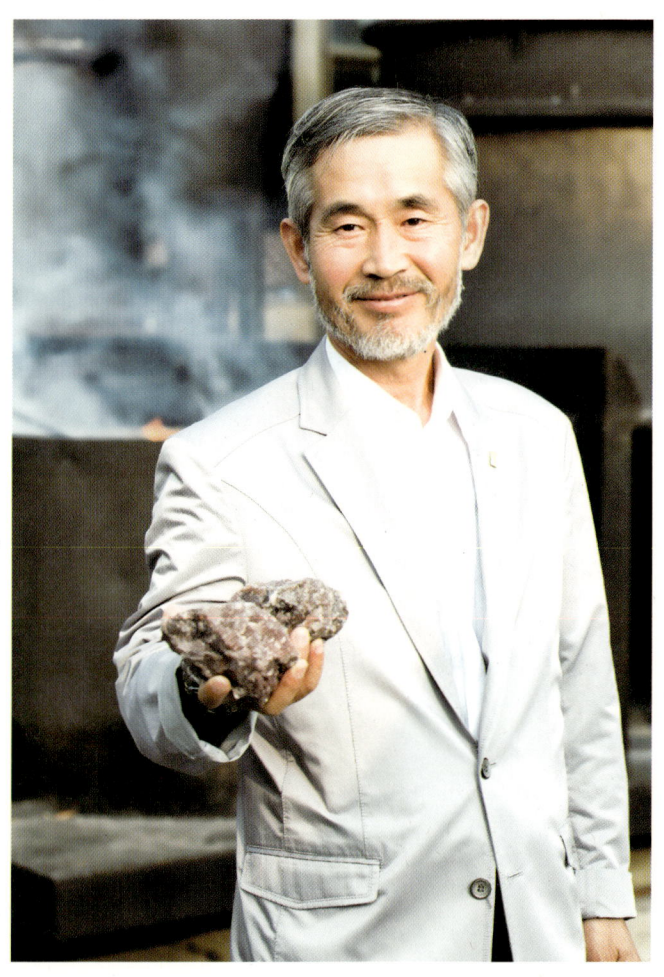

毒)으로 속에서 불이 날 때 수기를 다량 함유한 마른명탯국을 먹으면서 시원하다고 한 것은 경험적으로 마른 명태의 해독작용에 대해 어렴풋이 짐작하고 활용한 대표적 예라고 하겠다.

뿌리 깊은 민족 전통의학을 생매장한 대가를 치르고 있다

서양 사람들은 뜨거운 국물을 마시면서 '시원하다'고 표현하는 말의 참 뜻을 이해하지 못한다. 물리적으로는 뜨거운 물이지만 음양오행의 기운으로는 불을 끄는 강력한 수기이므로 속에서 이는 화독을 풀어 주는, 즉 타오르는 불길에 물을 뿌려 불길이 사그라지면서 시원함을 느끼게 되는 미묘한 작용에 대해 제대로 이해하지 못함으로써 빚어지는 의문인 것이다. 서양의학은 과학의 토대 위에 이룩되고 발전되어 왔지만 과학에서 아직 밝히지 못한 많은 부분에 대해서는 근원적 한계를 지닐 수밖에 없음에도 불구하고 과학 너머의 세상에 대해 부정 일변도의 태도를 크게 벗어나지 못하고 있음은 심히 유감스러운 부분이다.

인산의학은 오늘의 과학으로는 풀기 어려운, 많은 숨은 진실과 보이지 않는 진리의 세계를 펼쳐 보여 주고 있지만 세상에서는 과학 상식과 자신이 배운 지식의 한계를 벗어나는 새로운 이론과 학설을 이해하거나 받아들이지 못하고 외면하거나 부정하고 있는 실정이다.

만약 수준이 비교적 높은 과학자나 의학자라면 하나에서 열까지 자연의 법칙과 생명 원리에 부합하는 인산의학의 이론과 방법을 외면하거나 부정할 필요가 전혀 없을 것이다.

왜냐하면 오늘의 과학적 방법으로도 충분한 시간을 갖고 검증·확인작업을 해 나가면 틀림없이 증명해 낼 수 있기 때문이다. 인산의학에서 제시한 죽염의 이론과 홍화씨 이론, 유황오리, 다슬기, 마른 명태 등의 약성들에 대해 스스로 효과를 체험하고 확인한 수많은 사람들의 증언을 토대로 과학적 검증작업이 진행되고 상당부분 효능·효과가 검증되기도 한 것은 선험적 지혜를 과학적 지식의 잣대로 부정할 일이 아니라는 점을 명명백백하게 잘 설명해 주고 있다 하겠다.

2010년 경인년은 백호대살(白虎大殺)의 해라서 구제역 사태 때 350만 마리의 돼지와 소를 생매장한 바 있다.

대한민국 정부는 60여 년 전인 1950년 경인년에 발발한 6·25전쟁으로 인해 250만 명의 인명(人命)이 희생되는 비극을 겪었고, 또한 스스로 우리 민족의 지혜롭고 현명하기 그지없는 민족 전통의학의 모든 부분을 송두리째 생매장하는 씻을 수 없는 정신적·문화적 만행을 저질렀다.

어느 면에서 눈부실 정도로 발전상을 보인 서양의학을 받아들여 국가의 중심 의료체계로 세운 것까지는 그리 탓할 일이 아니지만 우리 민족의 삶과 함께 전승·발전되어 온 민족 전통의학의 지혜까지 생매장해야 할 이유는 없는 것이다.

아홉 번 구운 죽염은 환원력이 극도로 높아진 물질

현재 우리는 결코 있을 수도 없고, 있어서도 안 될 그 과오(過誤)에 따른 대가를 받고 있다. 그러나 오늘날까지 의료법 제정 이후 지속적으로 침구사법 개정을 요구해 온 일부 비제도권 침구사들 말고는 그 누구도 그에 대한 문제 제기를 하거나 잘못된 법령의 문제를 올바로 인식하고 이를 합리적으로 바꾸려고 노력하는 사람이 거의 없는 실정이다.

국가 차원에서 거의 순수 염화나트륨으로 구성된 정제염만을 식용으로 쓰게 한 과거 염관리법의 의미를 깨달아야 소금의 진실을 볼 수 있게 될 것이다. 염화나트륨은 소금의 주된 성분이기는 하지만 염화나트륨이 곧 소금은 아니다. 염화나트륨 섭취를 늘리면 건강에 적신호가 오게 된다는 것은 잘 알려진 사실이다. 그러나 이렇듯 해로운 염화나트륨을 왜 국민들로 하여금 쓰게 하는 것인가? 미네랄이 함유된 물이라 할지라도 물을 증류하여 순수한 H_2O를 먹으면 몸에 좋을 리가 없다는 사실을 모를 사람은 없겠지만 그렇다고 해서 물을 많이 먹는 것이 해롭다고 말하지는 않는다.

NaCl 즉 염화나트륨을 많이 섭취하면 몸에 해로운 것은 사실이지만 인체 필수 미네랄이 적정량 함유된 소금의 경우 미네랄의 상호작용에 의해 다소 많이 먹는다고 해도 건강에 해로운 것이 아니다. 인체는 정상적 건강을 유지하는 사람이라면 스스로 조절하고 문제를 처리할 능력과 대부분의 질병을 자연적으로 극복·해결할 자연치유 능력을 몸 안에 지니고 있기 때문이다.

따라서 최소한 소금과 염화나트륨을 구분해서 판단한다면 먹어 본 사람은 잘 알겠지만 몸에 해로울 정도로 소금을 먹는다는 것은 거의 불가능하다는 표현이 맞을 정도로 먹기 고역이고, 또 가까스로 먹었다고 해도 이내 토하게 되어 안전상 문제가 일어날 가능성은 거의 없다는 사실을 분명하게 알아야 할 것이다. 이것이 바로 오랜 세월 아무런 잘못도 없이 어느 날 갑자기 인류의 건강을 해치는 주범으로 몰려 40여 년간 줄곧 그늘에서 인고(忍苦)의 세월을 견뎌 온 '소금의 진실'이다.

여러분의 생명은 여러분 스스로 지켜야 한다. 현재 쌀, 채소 등에 존재하는 미네랄 함량은 과거 40~50년 전에 비해 1/10도 안 된다는 것이 학계의 우려이다. 미네랄 부족과 불균형으로 우리 몸이 망가지고 있다. 미네랄 보충을 위해 쉽게 먹을 수 있는 유일한 천연식품이 '천일염'인데 그나마 짠 것이 해롭다는 비합리적 논리와 주장으로 주제를 흐려 국민들로

하여금 소금 섭취를 스스로 줄이게 하는 기현상이 벌어지고 있다. 만약 20% 농도의 소금물을 만들되 정제염과 천일염, 죽염으로 각각 만들어 그 소금물에 철근을 담가 놓으면 정제염의 경우 하루 만에 벌겋게 녹이 슬고 천일염은 1주일 이내에 녹이 슬지만 아홉 번 처리한 죽염의 경우 3년이 지나도 전혀 녹이 슬지 않는 광경을 직접 눈으로 확인할 수 있을 것이다.

 어떤 소금은 산화를 촉진하고 어떤 소금은 산화를 막아 철근이 녹슬지 않게 한다. 철을 산화시키는 작용을 하는 것을 산화력, 녹슬지 않게 막거나 녹을 없애는 작용을 하는 것을 환원력이라고 한다. ORP(산화환원전위) 테스트기로 산화환원력지수를 측정하면 정제염과 천일염은 +200~500의 강한 산화력, 1회 죽염은 +100의 미약한 산화력, 3회 죽염은 100의 환원력, 9회 죽염은 -400의 강한 환원력을 나타낸다. 우리 체내 혈액에 신진대사과정에서 활성산소가 생성·축적되어 온갖 건강상의 문제를 일으키고 급기야 암 발생으로 이어지게 된다는 의학적 원리를 감안할 때 암 발생을 미연에 막기 위해서는 환원력 강한 물질을 지속적으로 섭취할 필요성이 크다는 것은 불문가지(不問可知)의 사실이라 하겠다. 죽염은 피를 맑히고 활성산소를 제거하는 한편 면역기능을 정상화시키는 데 결정적으로 기여함으로써 우리 몸의 병마(病魔)를 퇴치할 수 있는 묘력(妙力)을 지닌 물질이라는 점을 올바로 인식하고 유효적절하게 잘 활용해 심신(心·身)의 건강을 확고하게 해야 할 것이다.

위 글은 지난 2012년 11월 28일 대구매일신문사 11층 강당에서 300여 명이 참석한 가운데 '내 안의 의사를 깨워라'라는 연제로 열린 특별강연회 내용을 정리한 것입니다.

"죽염을 먹는 이들을 보면 체력도 좋고 얼굴빛도 맑다"

요즘 한창 봄꽃이 창궐해 온통 꽃 대궐이다. 너무 아름답다. 이 얼마나 살기 좋은 세상인가? 옛말에 '개똥밭에 굴러도 이승이 낫다'고 했다. 예전 우리 선조들에겐 벚꽃 피는 요 무렵이 보릿고개였다. 넘기 어려웠던 보릿고개로 인해 얼굴은 누렇게 뜨고 초근목피를 먹으며 살았다. 저도 소나무 껍질 벗겨 아이스크림 빨듯 먹고 다녔다. 지금은 지천에 깔린 게 먹을거리다. 삶을 비관해 자살하는 것은 가난해서라기보다 상대적 빈곤감 때문이다. 암·난치병·괴질 환자들은 병에 걸린 후 절망과 자포자기하며 자기 생명을 스스로 정리, 마감한다. 스스로를 살해하는 것이다.

이제는 병마를 물리치고 제명대로 살 수 있는 해결책을 찾는 것이 화두다. 오늘 강연이 끝난 후 문을 열고 나가기 전 이 화두에 대한 해답을 갖고 가시길 바란다. 지금부터 여러분의 생명을 스스로 구할 수 있는, 그리고 여러분 가족의 생명을 스스로 구할 수 있는 참 의료에 대해 이야기해 보려 한다.

국내외 최고 병원들도
암·난치병 정복 못해

1909년생인 인산 김일훈 선생은 2000년이 넘어가면 길을 가다가 쓰러져 죽고 자다가 피 토하고 죽는 무명 괴질이 창궐하는 시기가 온다고 예견했다. 그리고 그때가 되면 세계보건기구는 물론 그 어떤 의료단체나 학자들도 해결하지 못할 것이라고 했다.

우리나라에도 세계적인 의학박사나 한의사들이 많다. 그들이 능력이 없어서 암·난치병을 해결 못 하는가? 미국의 권위 있는 의료기관인 앤더슨 암센터나 존스홉킨스병원, 일본의 게이오대학병원, 우리나라의 서울대병원 등 최고의 의료진과 의료시설을 갖춘 병원에서 지금도 난치병에 대해 연구하고 있지만 해결책을 내놓지 못하고 있다. 물론 많은 설비투자와 연구실험을 통해 해결책을 모색하고 있지만 여전히 암·난치병은 극복하지 못했다.

2008년 9월 9일자 '조선일보' 1면에 세계인들이 깜짝 놀랄 만한 기사가 실렸다. "미국, 암과의 전쟁에서 패했다"는 내용이다. 30년간의 의학적 통계자료를 분석해 미국 정부가 발표한 내용을 보도한 것이다. 미국은 리처드 닉슨 대통령이 1971년 '암 퇴치법'에 서명하면서 우리나라 총예산보다 많은 돈을 암 치료에 쏟아 부었다.

그로부터 37년이 지난 2008년 미 시사주간지 '뉴스위크'는 "미국 정부가 수십 년간 어마어마한 예산을 투입하고, 의료계가 노력했음에도 불구하고 암 사망률은 줄지 않았다.

미국이 국가 차원에서 벌여 온 암과의 전쟁에서 이유 여하를 불문하고 패했다"고 했다. 이 매체는 "닉슨 대통령이 암 퇴치법에 서명할 때 암 퇴치보다 암 예방에 예산을 지원했더라면 지금보다 훨씬 더 좋은 결과가 나왔을 것"이라고 덧붙였다.

'암 5년 생존이면 완치' 수치 함정에 빠져 있어

　미국에서도 암과의 전쟁에서 패한 사실을 인정하고 있는데 유독 대한민국은 암 환자의 80%가 완치된다고 언론을 통해 알리고 있다. 때문에 국민들은 우리나라 의료 수준이 세계 1등이라고 생각하게 된다. 통계적으로 보면 암 환자 100명 중 80명은 살아 있는 것이다. 그러나 몇 년을 사는지, 어떻게 살고 있는지는 나오지 않는다. 암 환자의 통계분류상 5년 생존 후 하루 뒤에 죽어도 완치에 포함시킨다. 항암제를 투여해 몸에서 음식을 받아들이지 못하는데도 코에 호스를 꽂아 밥을 넣으며 5년을 살면 완치에 포함한다.

　여러분이나 제가 생각하는 완치는 완전한 치료를 의미한다. 암·난치병을 근원적으로 해결해 다시는 그 병에 걸리지 않고 건강하게 사는 것이 완치다. 그런데 전 세계적으로 암 관련 통계는 5년 생존율을 완치로 보고 있다. 수치의 함정에 의해 착각현상이 일어난다. 때문에 국민은 국가와 의료 시스템을 믿고 자기 생명 경영에 대한 모든 권한을 송두리째 맡기면서 무장해제한다. 이렇게 무장해제를 하기 때문에 우리 몸은 암·난치병과 싸워 보지도 못하고 무너진다.

　어떤 의학이 좋다, 나쁘다 할 이유는 없다. 다만 써 봐서 효과 안 나는데 그것에 계속 집착할 필요가 없다. 효과 있는 방법을 찾아야 한다. 서점에 가면 저명한 학자들이 쓴 건강 관련 책들이 많다. 책에 있는 그대로 해 보면 효과 나는 게 얼마나 되겠나? 훌륭한 의학이고 의방이라 하더라도 이치에 맞아야 한다.

　암은 왜 생기는가? 암세포는 환경과 조건이 맞아야 덩어리로 뭉친다. 때문에 암이 생기는 원인과 환경과 조건은 그대로 둔 채 암세포만 제거하는 건 의미가 없다. 위암에 걸려 위를 제거하면 그 암세포가 간으로 간다.

간을 잘라 버리면 폐로 간다. 그리고 나중엔 전신으로 퍼진다. 암이 생길 수밖에 없는 생체 환경을 그대로 뒀기 때문이다. 아무리 수술을 잘했다고 해도 암세포가 재생산 돼 또다시 뭉치는 건 시간문제다. 6개월에서 1년이면 다시 뭉친다. 이를 알고 있지만 의료계는 수술과 암세포를 초토화시키기 위한 항암제 투여밖에 방법이 없다고 한다. '그러면 어떻게 되느냐'고 물으면 항암제 투여 중에 사망할 수도 있다고 한다. 문제는 아무리 투여해도 암세포를 물리치고 생존할 가능성이 없다는 것이다. 고칠 수 있는 희망이 있어서 하는 것이 아니다. 현재로서는 세계 모든 의료기관이 이 방법을 사용하고 있기 때문이다.

예전에 MBC 시사프로그램 'PD수첩'에서 항암제 사용의 부작용에 대해 보도한 적이 있다. PD가 의료진에게 "(환자에게) 항암제 부작용에 대해 설명해 줬느냐"고 묻자 답변이 황당했다. "설명하면 세상에 누가 항암제를 맞겠느냐"는 것이다. 이것이 우리 의료의 현주소다. 나와 내 가족의 살길은 스스로 찾아야 한다. 의료기관이 무슨 종교단체도 아니고 무조건 맹신할 필요 없다.

일본의 유명 의학자인 곤도 마코토 박사는 게이오대학교 의학부를 수석으로 졸업하고 미국에서 석·박사 학위를 취득한 석학이다. 그는 국립도쿄의료센터 방사선의학센터를 거쳐 동기생보다 빠르게 게이오대 방사선과 전임강사가 됐다. 그런데 암을 수술이나 항암제 위주로 치료하는 기존 의학계 입장을 정면으로 비판하는 책『암과 싸우지 마라』를 출간하면서 눈엣가시가 됐고, 전임강사에서 벗어나지 못했다. 그는 책에 "일본에서 투여되는 항암제의 90%는 효과가 없거나 부작용이 심각하다"라고 썼다. 최근 발간한『의사에게 살해당하지 않는 47가지 방법』에서는 현재 시행되고 있는 암 치료법은 상당부분 잘못되어 있다는 것을 암 환자들의 실제 사례를 통해 생생히 전하고 있다. 또한 하지 않아도 되는, 해서는 안 되는 치료가 의료계에 만연되어 있는 현실을 조목조목 파헤쳤다.

소금 아닌 나트륨을 먹고선
"짜게 먹지 말라"

암·난치병으로 수많은 사람이 제명대로 살지 못하는 요즘 같은 시대에 생존을 하려면 무엇이 필요한가? 인산 김일훈 선생은 그 해답과 이정표를 『신약』『신약본초』를 통해 명명백백하게 세상에 제시했다. 인산의학을 실천하는 회원들이 전국 18만 가정이나 된다.

인산특공대라고 불리는 이들이 3만 가정쯤 된다. 이들은 눈 뜨면서부터 감을 때까지 하루 종일 죽염을 입에 달고 산다. 누가 보면 미쳤다고 한다. 나트륨을 왜 저렇게 먹느냐며 의아해한다. 그런데 죽염을 먹는 이들을 보면 체력도 좋고 얼굴빛도 맑다. 죽염 말고 뭐 다른 걸 먹는 게 아닌가 묻는다. 이는 죽염에 깃든 참 의료의 비밀을 모르기 때문이다. 소금에 대해 좀 더 자세하게 이야기해 보자.

지구가 태양으로부터 떨어져 나와 우주의 극냉기에 의해 식으면서 소금이 생성됐다. '인신은 소천지'라고 했다. 아버지의 정과 어머니의 피가 만나 어머니의 자궁 속에서 잉태되어 사람이 된다. 이를 물리화학적으로 이야기하면 한 방울의 소금물에서 생명이 시작되는 것이다. 신생아는 80%가 수분인데 그 물이 바로 소금물이다. 사람 몸에 맹물이 80% 있으면 바로 죽는다. 소금물이니까 사는 것이다. 소금물이기 때문에 영하 50도에도 사람 몸이 얼지 않는 것이고, 영상 50도가 돼도 끓지 않는 것이다.

우리는 비빔밥 하나를 먹더라도 스마트폰으로 맛집을 검색해 찾아다닌다. 그런데 이렇게 중요한 소금은 아무거나 먹는다. 무슨 소금이 있는지 관심도 없다. 그래서 싱거운 사람들이 말하는 '짜게 먹으면 해롭다'는 말에 귀를 기울인다.

정제염을 먹으면 몸에 해로운 게 맞다. 그런데 소금이 나쁘다고 하면 안 된다. 술을 먹으면 취하는 것이 당연한 사실인 것처럼 나쁜 소금을 먹으면 몸에 나쁜 것은 지극히 당연한 것이다. 소금이 나쁜 게 아니라 나쁜 소금이 나쁜 것이다. 나트륨이 아닌 소금을 먹으면 오히려 약이 되는 것이다.

소금이 건강에 해롭다고 해서 섭취하지 않는다면 몸은 힘을 쓸 수 없다. 봄이 되면 그나마 있던 소금마저 빼앗겨 졸린다. 자연은 꽃이 피고 초목이 돋는 봄이 되면 소금을 대량으로 끌어간다. 심지어 사람 몸의 소금기도 빼 간다. 장독대에 있는 장이 일시적으로 싱거워지기도 한다. 소금이 빠져나가 졸리는 현상은 우리 몸에 소금이 얼마나 중요한지를 보여 주는 단적인 징후다.

성인들은 시공을 초월해 진리를 말한다. 그분들이 그런 말을 한다면 그만한 이유가 있다. 『성경』 마태복음 5장 13절에 보면 예수 그리스도가 소금에 대해 언급하고 있다. "너희는 세상의 소금이니, 소금이 만일 그 맛을 잃으면 무엇으로 짜게 하리요. 후에는 아무 쓸데없어 다만 밖에 버려져 사람에게 밟힐 뿐이니라." 성도들이 소금과 같이 세상을 썩지 않게 하는 정화활동을 제대로 하지 못하면 믿지 않는 사람들과 다를 바가 없다는 뜻이다. 만약 소금이 해로운 것이라면 2,000년 전 예수께서 성도들의 사명을 소금에 비유했겠는가?

『논어』 제10장 향당편을 보면 공자의 식생활을 엿볼 수 있다. "식불염정(食不厭精), 음식은 정갈할수록 좋아했고, 회불염세(膾不厭細), 회는 가늘게 썬 것을 좋아했다. 사의이애(食饐而餲), 밥이 상하여 쉰 것과, 어뇌이육패불식(魚餒而肉敗不食), 생선이 상하고 고기가 썩은 것은 먹지 않았다. 색악불식(色惡不食), 색깔이 나쁜 것을 먹지 않았고, 취악불식(臭惡不食), 냄새가 나쁜 것도 먹지 않았다. 실임불식(失飪不食), 잘 익지 않은 것도 먹지 않았고, 불시불식(不時不食), 제철이 아닌 것도 먹지 않았다. 할부정불식(割不正不食), 바르게 썬 것이 아니면 먹지 않았고, 부득기장불식(不得其醬不食), 간이 맞지 않은 것도 먹지 않았다." 이처럼 까다로운 식성을 갖고 있던 공자도 짭짤하게 간을 하지 않으면 숟가락을 놓고 자리에서 일어났다. 음식의 간이 안 맞으면 위생상 문제가 있어 대단히 위험하다. 이렇게 성인들께서 소금의 중요성, 짠맛의 중요성을 강조했는데 지금은 싱거운 사람들뿐이다.

한식보다 미국·유럽 음식이 훨씬 짜

지구상에서 한국이 가장 싱겁게 먹는 것 같다. 미국 현지에서 판매되는 햄버거나 비스킷을 먹어 보면 정말 짜다. 유럽에서 음식을 먹어도 짜다. 독일 식당에서 음식을 먹었는데 몸서리가 처질 정도로 짰다. 이탈리아도 말도 못하게 음식이 짜다. 이렇게 먹어도 되나 싶을 정도다. 그에 비하면 한국 사람들은 싱겁게 먹는 것이다. 우리 선조들은 세계에서 가장 짭짤하게 먹는 민족이었다. 어른들은 남의 집 음식을 먹고 맛있으면 "그 집 음식 짭짤하다"고 했다. 장사 잘되면 "짭짤하다"고 하지 "싱겁다"고 하지 않는다. 즉 부정적인 말이 아니다. 오히려 싱겁다는 말을 부정적으로 사용했다. 동네 어른들 앞에서 이치에 맞지 않는 말을 하면 "이 사람 왜 이리 싱거운 소리를 하지"라고 했다.

사람들이 인산의학을 신뢰하고 제 이야기에 귀를 기울이는 이유는 제가 싱거운 소리를 하지 않기 때문이다. 지금까지 죽염을 포함해 인산 선생이 제시한 유황오리, 다슬기, 홍화씨, 마른 명태 등 인산의학의 제반 요법을 신뢰하고 실천한 이들이 전국에 18만 가정이다. 싱거운 소리였다면 이 많은 사람이 믿었겠는가. 논리에 안 맞고 자연법칙에 어긋나는 것을 말한다면 믿을 사람이 아무도 없다.

우리와 정신세계가 다르고 차원이 다른 인산 김일훈 선생께서 『신약』

『신약본초』라는 책을 통해 인산의학을 공식적으로 세상에 제시했다. 그리고 이를 부연설명하기 위해 월간지 『인산의학』을 전국에 11만 부를 우편으로 발송한다. 우리나라 대기업에서도 잡지를 10만 부 이상을 발행하는 곳은 극소수에 불과하다. 요즘 잡지가 얼마나 많고, 방송은 얼마나 다양한가. 그런데도 독자들이 월간 『인산의학』을 꾸준히 구독하는 것은 이치에 맞는 이야기를 하고 있기 때문이다. 중소기업이 무슨 큰돈 번다고 이런 일을 하겠는가?

인산의 참 의료는
저비용·고효율 건강법

주변에 흔한 농림축수산물의 약성을 활용해 내 병을 내 집에서 내 스스로 고치는 인산의학이 참 의료임을 깨닫고 실천해 내 건강과 가족의 건강을 지키는 것, 이것이 의료비를 덜 쓰면서 행복한 삶을 누리는 길이다. 이것이 바로 저비용·고효율 건강법이다.

우리가 병마를 물리치기 위해 의료인들에게 몸을 맡기는 것도 좋지만 더 중요한 것은 내 안의 의사를 깨우는 것이다. 내 안의 자연치유 능력을 강화하고 면역기능을 정상화시켜 암·난치병·괴질을 물리치는 것이 바로 참 의료다. 참 의료를 깨닫지 못하면 언젠간 위험해질 수 있다. 오늘 하루 강연을 듣고 깨닫기는 어렵다. 하지만 인산 선생이 쓴 『신약』『신약본초』를 읽고 또 읽으면 깨닫게 된다. 누구든 참 의료를 공부하고 자각하고 터득해 스스로 실천하면 건강하고 행복하게 천수를 다 누릴 수 있을 것이다.

위 글은 지난 2015년 4월 10일 전라북도 전주시에서 진행한 인산가 전주직영점 고객 초청 건강 강연 '내 안의 의사를 깨워라'를 정리한 것입니다.

"「성경」에도 언급된 소중한 소금 다만 질 좋은 소금을 먹어야"

소금에 미네랄이 없으면 소금이 아니다. 대한성공회와의 인연은 오늘이 처음인데 이렇게 와 보니 분위기가 너무 좋다. 어머니들이 계속 웃으시니 대한민국의 모든 선녀가 모두 여기 모인 듯하다. 정말 반갑다.

병에 걸리면 항생제를 과다 복용하는 현실

지금까지의 모든 의학은 질병을 쫓아다니며 질병을 일으킨 세균과 바이러스를 찾아 파괴해야 한다는 논리의 시스템을 갖고 있다. 그러나 인산 김일훈 선생은 "세균과 바이러스를 쫓아다니는 것은 쥐 몇 마리 잡겠다고 괭이 들고 다니다 장독 다 깨는 것과 같다"고 했다. 소뿔을 바로잡으려다 소를 잡는 것이다. 빈대를 잡으려고 초가삼간 태우는 것과 같다. '질병을 때려잡자'는 생각은 바로 이런 것이다. 그래서 제가 30여 년 동안 강연 다니면서 전한 인산의학의 핵심만 뽑아서 쓴 책이 『내 안의 의사를 깨워라』다. '내 안의 의사'가 소신껏 활동할 수 있도록 급여도 넉넉히 주고 해야 할 것 아닌가. 그런데 '내 안의 의사부터 때려잡으려 하니 문제다. 대표적인 사례가 바로 병에 걸리면 항생제를 과다 복용하는 것이다.

우리 몸을 구성하는 세포의 수가 60조가 넘는다. 은하계의 별보다도 많다. 그 세포 하나하나가 세계적인 기업 삼성전자와 같이 우수한 제품을 생산하는 공장이다. 우리 몸은 복잡 미묘하다. 우리 몸속엔 60조나 되는 세포 수보다 2배 이상 많은 세균이 존재한다. 그중엔 해로운 세균도 있지만 장 속에서 활동하는 이로운 세균도 있다. 항생제는 이로운 세균과 해로운 세균을 구분하지 않고 다 죽인다. 그래서 예전에는 항생제를 만병통치약으로 생각하다가 지금은 의료계에서도 제한적으로 사용하라고 한다.

성공회는 영국의 국교 아닌가. 영국에 유학 갔다 오신 분들이 많을 것이다. 우리나라는 아이들이 감기 걸리면 병원으로 직행한다. 그런데 영국의 의사와 간호사들은 애가 감기에 걸렸는데 왜 병원에 왔느냐고 한다. 집에서 쉬면서 비타민C가 함유된 음식을 먹이지 왜 항생제를 달라고 하느냐고 한다.

항생제 사용에 신중을 기하는 모습이다. 경실련에서 국민 건강을 위해서 대한민국 6대 병원의 항생제 사용 실태를 공개해 달라고 했는데 단 한 곳도 공개하지 않았다. 1심과 2심 모두 거부됐다가 대법원 확정 판결에 의해 공개되었다. 그 내용을 보면 항생제 남용 실태가 가히 세계적 수준이다. 더 안타까운 일은 그런 내용이 언론에 보도가 됐지만 너무 작게 실려 제대로 본 국민이 없다는 것이다.

필자가 기자가 된 이유는 인산의학을 알려야 한다는 사명감 때문이다. 하지만 시작을 하고 보니 산 넘어 산이더라. 세상 사람들이 '짜게 먹으면 해롭다' '소금은 해롭다'고 하는데 인산 선생은 '소금이 해롭다니 이런 정신 나간 소리가 있나. 소금은 예부터 천하의 명약인데 인류의 생명을 박살내려고 작정한 거야' 하며 역정을 냈다.

이런 정신 나간 얘기가 국가 차원에서 홍보되고 의학지식인이라는 의학박사, 약학박사, 식품영양학자들에 의해 퍼져 고착화되어 있다. 여러분은 짜게 먹는 게 해롭다고들 알고 계신가? 절대 아니라고 생각하시는 분이 있으면 박물관에 오래 보존해야 한다. 그런데 제 이야기는 누가 뭐라고 해도 절대 번복할 수 없는 사실이고 만고불변의 진리다.

소금 속에 응당 존재해야 할 미네랄 등이 사라져

성경에는 소금 얘기가 많이 나온다. 왜 소금 얘기가 많을까? 소금은 첫째, 진리의 상징이다. '너희가 말을 할 때 소금으로 음식의 간을 하듯이 말하라'고 했다. 마땅히 해야 할 적정하고 싱겁지 않은 말, 진실된 말을 하라는 의미의 성경 구절이다.

여러분이 너무나 잘 알고 있는 마태복음 5장 13절엔 '너희는 세상의 소금이니 소금이 만일 그 맛을 잃으면 무엇으로 짜게 하리요'라고 했다. 예수 그리스도께서 짜게 해서 먹으라고 했는데 목사들이 음식이 짜니, 싱거우니 하면 되겠는가. 성공회 신부들은 안 그런가? 예수께서 '소금이 만일 그 맛을 잃으면 무엇으로 짜게 하리요'라고 우려의 말씀을 하셨는데 정말 그렇게 된다면 어떻게 된다고 했는가. '길가에 버려져 사람들의 발에 밟히는 쓰레기, 천덕꾸러기가 된다'고 하셨다. 그런데 그 우려가 오늘날 현실로 나타났다.

소금의 짠맛은 소금이 갖고 있는 맛의 일부일 뿐 그게 소금 맛은 아니다. 소금의 맛은 여러 가지가 있다. 짠맛, 감칠맛, 쓴맛 등등. 그런데 소금이 맛을 잃을 가능성이 있는가? 예수 그리스도의 우려가 현실이 됐다. 소금 속에 응당 존재해야 할 미네랄 등 인체의 필수 원소들이 어느 시점부터 사라졌다. 그게 사라지면 인류의 생명은 대단히 심각한 위험을 맞게 된다. 음식을 먹어도 미네랄 부족으로 건강을 위협받게 된다. 그런 일들이 왜 생겼나?

한때 순수 염화나트륨으로 구성된
소금을 쓰라고 법제화

 박정희 전 대통령 집권시절 대한민국 경제발전을 위한 플랜을 짤 때 큰 줄거리 경제계획은 중화학공업 육성이었다. 그래서 가장 역점을 두었던 것이 ○○ 석유화학단지다. 그 뒤에 포항제철도 들어섰다. ○○ 석유화학단지에 가 보면 아시겠지만 상상을 초월하는 규모다. 정유회사들을 비롯한 어마어마한 회사들이 있다. 거기에 사용되는 공업용수를 강물로 쓰기엔 양이 턱없이 부족해 바닷물을 이용해야 했다.
 그런데 바닷물은 소금물이라 기계를 다 못 쓰게 만든다. 그래서 바닷물을 전기분해해서 염화나트륨을 추출하고 맹물로 만들어 공업용수로 사용했다. 이렇게 염화나트륨만 빼 정제염이라는 이름의 소금을 만들었다. 대한민국 정부에서는 염관리법을 통해 온 국민에게 이 소금을 주로 먹도록 했다. 음식점이나 식품 제조업체, 의약품 할 것 없이 천일염을 써서는 안 되게 했다.
 대한민국에서 5,000년 역사 동안 소금이라고 하면 서해에서 나온 천일염이나 바닷물을 끓여 수분을 증발시켜서 만든 소금들이었다. 공업용수 확보를 위한 부산물로 나온 염화나트륨은 우리가 알고 있던 그 소금이 아니다. 그런데 이 정제염을 주로 쓰도록 법으로 규정되어 있었다. 라면이고 빵이고 김치고 성분표시를 확인해 보라. 정제염, 아니면 나트륨 이렇게 되어 있다. 이렇게 소금의 원죄가 시작된 것이다. 그때부터 '소금이 그 맛을 잃으면'이라는 예수 그리스도의 우려가 현실화됐다.

　유럽에선 생체 필수 미네랄이 거의 없는 순수 염화나트륨은 짐승의 사료에도 넣지 않는다. 개나 돼지나 소에게 먹이면 동물의 젖이 분비가 안 되고 생체 시스템에 혼란이 온다. 혈압이 상승하고, 위장이 헐고, 없는 성인병이 생기고, 비만이 온다. 때문에 동물보호 차원에서 동물의 사료에 그런 소금을 넣지 못하게 돼 있다. 그런데 대한민국에서는 법으로 규정해 대통령부터 신생아까지 모조리 정제염을 주로 먹으라고 제도적 장치를 해 놓

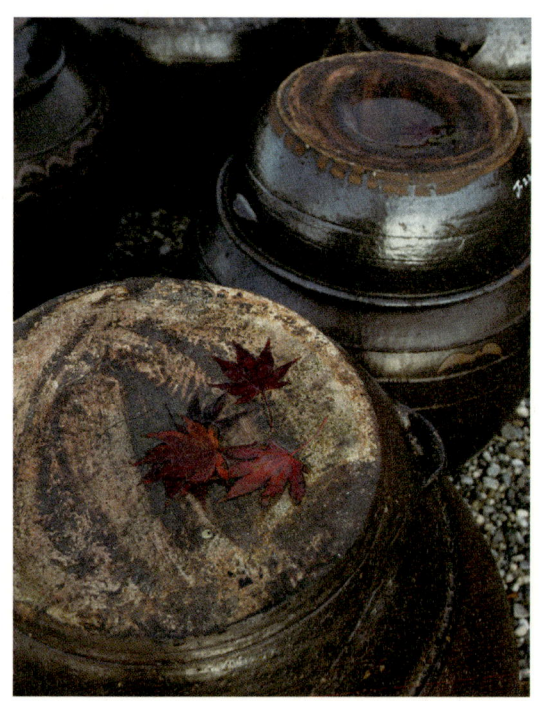

았다. 그 결과 지금 어떤가? 소금이 길에 떨어져 있어도 그냥 밟고 지나간다. 귀한 소금이라며 줍는 사람 보셨는가? '길에 떨어져 밟힐 뿐'이라는 성경의 예언이 현실이 된 것이다.

제가 몇 년 전 신안의 천일염 사업자들을 만났는데 정부관계자도 아닌 저를 붙들고 하소연을 했다. 소금 값이 마사토 값과 똑같은 나라는 대한민국 말고 어디에도 없다는 것이다. 이러니 대한민국 소금 장수가 어떻게 살겠는가.

우리나라에 약 1,700개의 염전이 있었는데 김영삼 전 대통령 때 국가에서 폐전지원금을 주면서 천일염전 축소를 유도하는 정책을 폈다. 지금은 약 800개밖에 남지 않았다. 인산 선생께서는 '대한민국 천일염은 지구 전체에서 가장 훌륭한 의약품인데 소금이 해롭다니 무슨 얘기냐?'고 했다. 어느 누구와 소금 이야기를 하던 내 선친이 '아 내가 잘못 생각했구나' 한 적이 없다. 또 우리나라 어떤 의학박사나 약학박사가 저와 소금 이야기를 해서 '당신 이야기가 틀렸어'라고 말한 사람은 한 명도 없었다.

염화나트륨과 칼륨을 같이 먹으면 혈압 안 올라

진실을 모르는 사람들은 입에 거품을 물고 침 튀기면서 '염화나트륨이 염화나트륨이지 염화나트륨이 굽는다고 금화나트륨이 되느냐'고 한다. 염화나트륨이 다른 원소들과 함께 있으면 혈압이 상승하지 않는다. 순수 염화나트륨을 먹으면 혈압이 즉각 상승하지만 나트륨과 칼륨을 같이 먹으면 혈압약이 된다.

세상에 소금의 종류가 얼마나 많은데 소금이 해롭다느니 짠 게 해롭다느니 하는가. 희대의 살인마가 있다고 치자. 그 사람만을 비난해야지 인류 전체를 짐승만도 못한 사람이라고 할 수 있겠는가. 인류 중에는 예수나 공자, 노자, 석가모니 등 훌륭한 성인들이 얼마나 많은가. 그런데 소금이 해롭다니, 이런 얘기가 어디 있나? 이런 잘못된 얘기에 의해 사람들이 김치도 안 먹고 젓갈도 안 먹는다.

요즘 영광굴비를 보면 가관이다. 파는 사람들조차도 '우리 굴비는 짜지 않고 심심하니 참 좋습니다'라고 하더라. 무슨 코미디도 아니고. 영광군수에게 미안한 얘기지만 영광엔 영광굴비가 없다. 영광에 출장 다녀온 굴비만 있다. 요새는 썩지 않게 냉동시켜 보관하다 소금기 빼서 판다. 원래 조기에 13% 염장을 해야 조직이 강해지고 약이 되는데 그 좋은 소금을 빼니 굴비 맛이 제대로 나겠는가.

제가 친하게 지내는 분 중에 강원도 정선에서 간장공장을 하는 분이 있는데 자랑삼아 "우리 간장은 짜지도 않고, 참 좋다"고 하더라. 그래서 제가 하도 어이가 없어서 "간장이 짜지 않으면 집안 망하고, 나라가 망하고, 세상이 망하는 일입니다. 짜지 않은 간장을 왜 만듭니까?"라고 되물었다.

짜게 먹든 싱겁게 먹든 그건 자기 식성대로 먹으면 된다. 간장은 옛날 조상들이 만들던 방식대로 만들어야지. 간장이 짜지 않으면 어떻게 되겠나.

간장이 짜지 않아 좋다면 그게 간장인가?

간장은 장군이다. 세균과 맞서서 세균을 물리치는 물(漿)이다. 그런데 짜지 않은 간장이 세균을 죽일 수 있겠는가. 예를 들어 영화 '명량'에서 이순신 장군이 군사들을 이끌고 나가 싸울 때 "사람이 사람을 죽이면 되겠느냐" 이러고 안 싸우고 돌아오면 백성들은 다 죽는 거다.

2008년 3월 28일부로 개정된 염관리법이 시행되어 천일염이 식품으로 분류되었다. 여러분은 천일염을 마음 놓고 먹어도 된다. 그런데 과자, 빵, 라면 등에도 모두 천일염 사용이 허용되었음에도 불구하고 여전히 정제염을 사용하고 있다. 식품 제조업체에 천일염을 사용하라고 하면 천일염은 염도가 들쑥날쑥해 안 된다고 한다. 순수 염화나트륨은 99%의 순도니 늘 같은 맛을 유지할 수 있지만 그것이 문제다. 소금에 미네랄이 없으면 소금이 아니다. 소금이 그 맛을 잃은 것이다.

오늘 제 이야기를 듣고 소금에 대한 생각만 바꿔도 여러분의 몸은 확 바뀔 것이다. 그리고 여러분의 가족이 건강해질 것이다. 힘이 죽 빠진 사람이 병원에 가면 링거를 놓는다. 링거에 혀를 대 보면 짜다. 이 소금물이 사람을 금방 생기 돌게 한다. 소금은 이와 같은 것이다.

인류 역사상 가장 오래된 소화제가 소금이다. 가장 오랫동안 사용된 소독제도 소금이다. 2차 세계대전 때는 부상자가 너무 많아 링거액이 부족해 바닷물을 희석해 사용하기도 했다. 소금이 인류 생명에 악영향을 미친 적이 없는데 어찌 소금이 해롭니 건강의 원흉이니 하는 것인가. 짜게 먹든 싱겁게 먹든 중요한 것은 자기 식성대로 먹으면 된다. 싱겁게 먹지도 짜게 먹지도 말고 식성대로 먹어라. 다만 질이 좋은 소금을 먹으라는 것이다.

요즘은 양이 아닌 질의 시대다. 요즘 누가 밥을 배 터지게 먹나. 맛있는 것만 골라 적당히 먹는다. 소금도 마찬가지다. 몇 g을 먹는가 하는 양에 집착하지 말고 질이 좋은 소금을 먹어 건강을 유지할 수 있어야 한다.

대한성공회 어머니연합회 회원들은 기본적으로 신앙생활을 통해서 착하고 훌륭하게 살고 계시니 전 여기에 하나만 덧붙여 말씀드리겠다. 좀 더 성경적으로 짭짤한 삶을 사셔서 최소한 성경에 나오는 모세만큼 120세까지 건강하게, 행복하게, 짭짤하게 사시길 기원한다.

위 글은 2014년 8월 19일 성공회대학교에서 열린 대한성공회 서울교구 어머니연합회 전체수련회의 강연 내용을 정리한 것입니다.

"염화나트륨만 쓰는 게 문제 소금이 해롭다는 건 이치 안 맞아"

수십 년 동안 여러분의 머릿속을 지배하는 고정관념을 깨고 생각을 바꾼다는 게 쉬운 일이 아니다. 한두 번 이야기 듣고 '아 그렇구나' 깨닫는 사람이 있는가 하면 열 번, 스무 번 이야기해도 아무 소용없는 사람이 있다. 죽염을 먹으라고 하면 '소금 아니냐. 짜게 먹으면 몸에 해롭다는데 먹어도 되냐'라며 고정관념에 사로잡혀 새로운 생각을 받아들이지 않는다. 내 생명을 건강하게 해서 자연으로부터 주어진 천수를 누리는 데 이런 고집은 아무 도움이 되지 않는다.

세상의 모든 의학이론이 거꾸로 가고 있는 지금도 인류의 99%는 현대의학만 맹신하고 의존한다.

제가 인산의학을 얘기하면 '저 사람은 과학의 의미와 가치를 모르는 건가? 과학이 증명하고 전 세계 지식인이 검증·확인한 내용을 혼자서 부정하고 있다'고 말한다. 그러나 제가 그럴 리가 있겠는가. 그럴 필요도 없고 그러지도 않는다.

세상의 모든 의학은 필요하니까 등장한 것이고 검증을 한 거다. 그런데 그 의학이론을 가지고는 3기 이후 말기 암이 치료가 안 된다. 이 사실은 명명백백하게 증명이 됐다.

현대의학에 대한 맹신과 소금에 대한 오해

믿고 싶지 않겠지만 암·난치병·괴질에 걸려 죽어 가는 사람들은 제도권 의료로는 할 수 있는 것이 아무것도 없다. 미국에 가도 방법은 없다. 그런데 현대의학에서는 말기 암 환자라도 열심히 치료하면 고칠 수 있는 것처럼 말한다. 마치 이렇게 하면 나을 것처럼 수술도 하고 항암제도 투여한다. 방사선 조사도 한다. 연명일 뿐 효과가 증명된 것이 없다.

그런데도 사람들은 왜 이렇게 맹신, 광신, 확신을 하는 것인가. 우리는 진실을 알리는 노력을 해야 한다. 생명의 진리는 무엇인가에 대해 관심을 가져야 한다. 사람이 사람답게 사는 도리를 깨우치지 않으면 인간 사회에서 도덕적으로 제 역할을 못 한다.

소금 문제의 진실은 무엇인가. 60억 인류가 '소금이 해롭다'고 알고 있고 그렇게 이야길 한다. 제가 한마디로 정리하겠다. 넋 나간 소리다. 사실과 전혀 다른 이야기다. 범죄가 발생하면 진범을 잡아야 한다. 그런데 과학적 수사는 하지 않고 엉뚱한 놈 잡아다가 강압으로 허위자백을 받은 뒤 범인으로 만든다. 그러는 사이 진범은 사법기관을 비웃으며 계속 범죄를 저지른다.

소금도 마찬가지다. 소금이 해롭다는 것은 소금 문제의 본질을 왜곡하는 것이다. 소금의 종류가 얼마나 많은데, 소금이 나쁘다고 하는 것은 이치에 맞지 않다. 진범은 바로 정제염, 즉 염화나트륨이다.

순수 염화나트륨 소금은
혈압 오르고 신장 망가뜨려

박정희 전 대통령 때 대한민국 경제발전을 위해 중화학공업을 적극 육성했다. 당시 동해 모 지역에 어마어마한 공단을 세웠다. 이때 바닷물을 전기분해해 공장 가동에 필요한 엄청난 양의 공업용수를 확보했다. 공업용수 양만큼 전기분해 된 순수 염화나트륨 양 또한 엄청났다. 이를 소비하기 위해 법적, 제도적 뒷받침이 따랐다. 그 법에 의해 대한민국 국민은 대부분 정제염을 먹게 됐다. 천일염은 광물로 분류해 식당이나 식품 제조 회사에서 사용할 수 없게 했다. 정제염은 순수 염화나트륨이기 때문에 맛이 써 조미료를 섞는다. 우리는 그것을 먹고 자랐다.

칼륨 등 인체 필수 미네랄이 거의 들어있지 않은 순수 염화나트륨이 혈압을 오르게 하고 콩팥의 손상을 초래하는 것이다.

싱겁게 먹으라는 주장도 맞지 않다. 마라톤이나 철인3종 경기같이 땀을 많이 흘리는 극한의 스포츠는 자칫 염분 부족으로 호흡곤란이 생길 수 있다. 이것이 바로 탈수증인데 생사의 기로에 선 그 사람에게 약간의 소금을 먹게 하면 산다. 그러나 그 소량의 소금이 없으면 죽는다. 피를 많이 흘려 병원에 가면 링거를 놓는다. 소량의 포도당이 함유된 생리식염수다. 의학계에선 이렇게 소금을 사람 살리는 데 쓰고 있으면서도 짜게 먹지 말라고 한다. 지구상에 일부러 짜게 먹는 사람이 누가 있나. 제 식성대로 먹는 것인데 짜게 먹는다고 타박을 한다.

장마철에 평소보다 많은 양의 민물이 바다로 유입되면 적조현상이 일어난다. 바닷속 적정 염도가 유지되지 않기 때문이다. 이것이 바다의 염증이다. 사람 몸도 마찬가지다. 염분이 부족하면 염증이 생긴다. 면역력이 떨어지고 결국 병에 걸려 죽게 된다. 그런데 싱겁게 먹으라고 한다. 저 같은 소금 장수들에게 '공공의 적'은 이런 싱거운 소리를 하는 사람들이다.

소금 사건의 진범은 앞에서도 언급했던 '염화나트륨'이지 '소금'이 아니다. 요즘은 양의 시대가 아니라 질의 시대다. 염화나트륨을 소금으로 알고 먹는 게 문제인 것이다. 만고불변의 진리는 바로 좋은 소금을 가려 내 식성대로 내 몸이 원하는 대로 먹는 것이다.

원폭 투하된 곳에서 자라나는 쑥의 생명력

인산 쑥뜸은 기구를 이용한 간접 뜸이 아니라 피부에 직접 뜨는 직접 뜸이다. 살에 직접 뜨면 안 뜨겁냐고 묻는다. 왜 안 뜨겁겠나. 그러나 암·난치병·괴질을 치유한다는 확신을 갖기 때문에 뜨는 것이다.

인산의학 이론에 따라 뜸을 뜨는 사람이 얼마나 있겠느냐고 의심하는 분들도 있다. 한두 명 떠 효과 본 걸로 수십 년 동안 인산의학이 존재할 수 있겠나. 매년 쑥뜸을 뜨고, 그렇게 수십 년을 뜨는 사람이 수두룩하다. 그만큼 좋고 그 효과를 체험했기 때문에 뜨는 것이다.

배에다 그런 걸 놓고 불을 붙여 살을 태우는 것을 어떻게 보편타당한 치료라고 하느냐 되묻는다. 그들은 차라리 앓다가 죽는 게 낫다고 한다. 그런데 벼랑 끝에서 죽음과 직면하면 못 할 게 뭐 있겠나. 잘못된 고정관념을 깨지 않으면 죽을 수밖에 없다.

우리의 말에는 비밀스러운 말들이 많다. '깨닫는다'는 말은 '깨다'와 '닿다'라는 말이 합쳐진 것이다. 그릇을 깬다고 할 때 쓰는 '깨다', 즉 부숴 버린다는 의미는 고정관념을 깨지 않으면 진리에 도달할 수 없다는 뜻이다.

'닿다'라는 말은 '배가 건너편에 도착해 다다르다'와 같은 뜻이다. 기독교에서 장례식 때 부르는 한 찬송가에 '요단강 건너가 다시 만나리'라는 구절이 있는데 '요단강'이라는 고통의 강, 불신의 강, 편견의 강을 건너지 않으면 절대 진리에 도달할 수 없다. 즉 내가 스스로 깨달아 진리의 영역에 내 인식이 닿아야 한다.

'쑥'이라는 말에도 엄청난 비밀이 숨겨져 있다. 2차 세계대전 때 일본 히로시마에 원자폭탄이 떨어졌다. 과학자들은 핵독으로 인해 100년 동안 풀 한 포기 자라지 못할 것이라 했다. 그런데 이듬해 과학자를 비웃듯 쑥이 쑥쑥 올라왔다. 사람들이 깜짝 놀랐다. 이 무서운 생명력은 무엇인가. 지구 가운데에 있는 불기운이 쑥을 위로 밀어올린 것이다. 또 다른 의미로 깊숙이 들어간다는 뜻도 있다. 칼을 꽂을 때 깊이 찌르면 '쑥 들어간다'라고 말한다. 쑥 기운이 몸속 깊이 들어가 병을 치유하는 것이다. 쑥은 어딜 가도 만날 수 있고 베고 또 베도 쑥쑥 자란다. 얼마나 생명력이 강한가. 바로 이런 쑥의 생명력을 이용해 사람의 생명력을 북돋아 주고 병의 뿌리를 뽑는 것이 인산의학의 쑥뜸요법이다.

자연치유 능력이 사라졌을 때
온갖 병에 노출

쑥뜸뿐만 아니라 강한 생명력을 이용해 병을 고치는 신약이 또 있다. 죽염이다. 대나무는 죽순이 나오고 5~6개월이면 다 큰다. 땅의 불기운을 받아 하늘로 솟는다. 이렇게 생명력 강한 대나무에 소금을 넣어 구우면 대나무 속 유황 성분이 소금에 함유된다. 또 십장생 중 하나인 소나무를 태워 송진 기운을 넣고 황토의 땅 기운도 들어간다. 무엇보다 지구상의 모든 원소가 모이는 바다, 거기서도 생명의 원천인 갯벌에서 생산된 소금은 천하의 명약이다. 대나무와 소나무, 황토의 생기를 이용해 만든 죽염으로 암·난치병·괴질로 죽어 가는 인류를 살리고자 한 분이 바로 인산 김일훈 선생이다.

세상의 모든 의료는 병을 따라다니며 공격, 파괴, 제거를 한다. 인산의 학은 병을 쳐다보지도 않는다. 나무의 잎이 마르면 잎을 따고 가지를 자른다고 해서 문제가 해결되지 않는다. 잎이 마르면 뿌리에 물을 줘야 한다. 병이 들었다면 영양분을 흡수하는 뿌리에 문제가 없는지 살펴야 한다.

질병의 뿌리는 여러분의 생명이다. 식습관이나 운동, 정신적 충격, 심리적 불안 등으로 인해 우리 몸의 면역기능이 비정상이 될 때 체력이 급격히 저하된다. 없던 병이 생기고, 보통 병이 죽을 병이 된다. 면역력이 떨어졌다는 것은 생명력이 약화됐다는 것이다. 병과 싸워 이길 수 있는 '내 안의 의사', 즉 자연치유 능력이 사라졌을 때 우리 몸은 온갖 병에 침범당한다.

마지막으로, 인산의학의 쑥뜸과 자연요법의 뿌리는 『삼국유사』의 단군고기다. 우리는 '단군신화'라고 알고 있지만 신화가 아니라 엄연한 역사 기록이다. 여러분의 상상을 초월한 대단한 기록이다.

아이들이 밤에 오줌을 싸면 키를 씌워 소금을 얻어 오도록 했다. 먹을게 부족했던 시절, 가난한 집 아이들은 값 비싼 소금을 넉넉히 써서 만든 음식을 못 먹어 신·방광의 성장 발육이 정상적으로 안 돼 오줌을 지리면 소금을 치료용으로 쓰기 위한 것이었다. 새신랑 발바닥을 때리는 것도 지혜로운 처방이다. 첫날밤 '복상사' 예방을 위해 발바닥 용천혈을 자극하는 것이다.

조상의 지혜가 담긴
쑥뜸과 마늘 요법

인산 선생은 세상을 떠나면서 가장 간단하고, 가장 효과적인 묘방을 공개했다. 밭마늘을 껍질째 구워 20통 이상 죽염에 푹푹 찍어 먹으면 결코 죽지 않고 기사회생할 수 있다 하였다. 이것도 단군고기에 기록된 뿌리 깊은 우리 민족의 전통의술이다.

　옛날에 환인의 아들 환웅이 천하에 뜻을 두어 인간 세상을 구하고자 태백산 신단수 아래에 내려와 천왕이 된다. 이때에 곰과 호랑이 한 마리가 와서 환웅에게 사람이 되게 해 달라고 한다. 신령스러운 쑥 한 뭉치와 마늘 스무 개를 주면서 이것을 먹고 100일 동안 햇빛을 보지 않으면 사람이 될 것이라고 했다. 곰은 21일 만에 여자의 몸을 얻었으나, 호랑이는 금기를 어겨 사람의 몸을 얻지 못했다. 웅녀는 환웅과 혼인해 아들을 낳으니 그가 바로 단군왕검이다.

　단군왕검의 이야기를 인산의학에 기초해 설명하면 이렇다. 곰으로 상징되는 한 여자와 호랑이로 상징되는 한 남자가 있었는데 죽을 병에 걸려 사람 구실도 제대로 못 했다. 이들은 묘향산으로 온 환웅천왕을 찾아가 병을 고쳐 달라고 빌었다. 이에 환웅은 중완과 단전에 쑥뜸을 뜨고 쑥불에 구운 마늘을 하루에 20통씩 100일 동안 먹으라고 했다. 남자는 마늘 먹고 뜸을 뜨다 양기가 뻗쳐서 뛰쳐나가 방사해 간이 터져서 죽었다. 그러나 여자는 진득하니 시키는 대로 해 100일이면 낫는다던 병을 21일 만에 고쳤다. 그러고는 병을 고쳐 준 분과 혼인해 아들을 낳았다. 이처럼 단군 이래 내려온 우리 조상의 지혜가 담긴 묘법 중의 묘법이 바로 쑥뜸과 마늘 요법이다.

　이렇게 인산 김일훈 선생이 쓴 『신약』과 『신약본초』는 4,300년이 넘는 뿌리 깊은 우리 민족 전통의학의 원형을 이 시대에 맞게 부활시켜 그대로 보여 주고 있다. 『신약』 『신약본초』를 천천히 3~5번 정도만 읽으면 자신의 건강을 지킬 수 있는 것은 물론이고 가족이 120세까지 건강하게 천수를 누리며 살 수 있는 계기가 될 것으로 판단된다.

위 글은 2014년 9월 19일에 경남 함양의 인산연수원에서 열린 234차 힐링캠프에서 김윤세 회장이 발표한 내용을 정리한 것입니다.

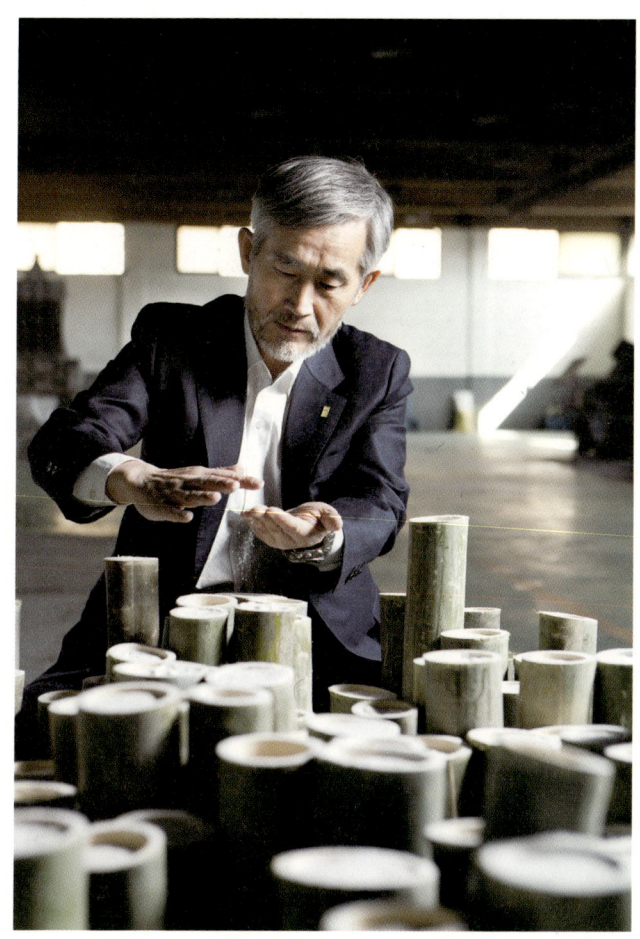

"식탁 위엔 죽염을
책상 위엔 「神藥」을"

부모들은 자식을 양육할 때 훌륭한 성품의 소유자로 만들려고 한다. 그런데 요즘은 사람을 사람답게 만들기는커녕 짐승을 만든다. 소나 돼지와 같은 가축은 짐승이지만 우리에게 이로움을 준다. 가축보다 못한 이들이 너무도 많다. 상황이 이런데도 자녀를 방치하고 사랑의 매 없이 그저 오냐오냐 위하면서 떠받든다. 이런 아이들은 어른 공경은 고사하고 올바른 국가관조차 없다.

지금 학교 교사들이 학생들과 일상적인 대화는 거의 하지 못한다. 필자도 대학교에서 전임교수로 강의를 한 지 3년째다. 요즘에는 안 그렇지만 처음엔 교수가 강의를 하고 있는데도 스마트폰을 들여다보거나 강의실을 들락날락거렸다. 제 수업이야 그러면 안 될 것 같은 분위기를 만들기 때문에 좀 덜하지만 다른 교수들의 강의 시간에 보면 교수가 강의를 하든 말든 제 볼일만 본다.

부모가 뼈 빠지게 벌어서 자식 잘되기만을 바라며 비싼 등록금 내고 학교를 보냈더니 놀 궁리만 한다. 대학 졸업장이 없으면 살기 곤란하니 이래 저래 와서 앉아는 있지만 공부를 왜 해야 하는지 모르고 다닌다.

지구상에서 가장 짭짤한
인산가 고객들

우리는 지금 오생은 가고 미생이 오는 길목에 서 있다. 갑오년이 가고 을미년이 온다는 것이다. 요즘 '미생'이라는 드라마가 뜨고 있다. 바둑에서 완전하게 살지 못한 돌을 미생이라고 한다. 내가 아직 드라마를 보지는 못해 잘은 모르지만 '미생'이 유행이긴 한가 보더라. 하도 '미생, 미생'해서 내가 을미년이 환갑이라 미리 축하해 주려고 그러는가 보다 했다(웃음).

갑오년은 뜻 깊은 해다. 120년 전인 1894년 갑오년에는 우리나라의 변화와 개혁이 시작됐다. 여러분은 2014년 갑오년을 건강하고 행복하게 잘 보내셨기 때문에 인산가와 함께하는 송년회 자리에 오셨을 거라 생각한다.

새로운 을미년을 앞두고 이렇게 자리한 여러분은 다른 사람과 다른 것이 있다. 여러분 모두 짭짤한 분들이다. 세상 어느 분야의 어떤 사람을 만나든 싱겁지 않은 사람은 없다. 하나같이 '짜게 먹으면 해롭지'라며 싱겁게 말하는데 여러분은 인산가를 만나 싱거운 얘기를 하지 않고 짭짤하게 사시는 것이니 선각자들이라고 할 수 있다.

짭짤한 얘기를 하다 보면 많은 분이 '싱거운 놈들과 상종을 안 하면 그만이지'라고 이야기를 한다. 괜히 귀찮게 귀때기 붙잡고 콩이야 팥이야 말해 봐야 무엇 하냐는 것이다. 어차피 못 알아듣는데 싱거운 놈은 싱겁게 살다가 가게 내버려 두라고 한다. 저도 그러고 싶지만 '미워도 다시 한 번'이란 영화도 있지 않은가. 싱거운 사람이라고 할지라도 희망의 끈을 놓지 않고 그를 설득해서 짭짤한 사람으로 인생을 변화시켜야 한다.

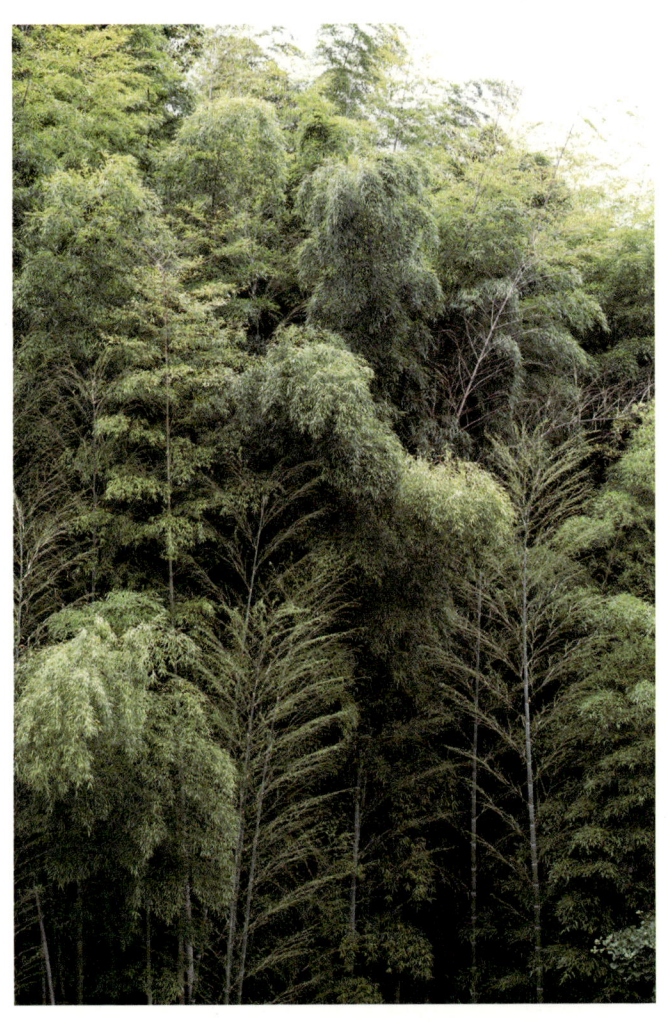

여러분도 사업이나 건강이나 모두 짭짤한 인생을 살 수 있도록 주변 사람들을 좀 짭짤하게 해 주셨으면 한다. 그렇게 되면 지구상 70억 명 인류가 상당부분 짭짤한 사람들로 바뀌지 않겠는가. 특히 인산가 회원들은 인생을 반듯하게 살고 계시는 분들이니 여러분의 말이라면 누구나 신뢰할 것이다. 이렇게 신뢰를 받는 여러분이 침묵하고 있으면 안 된다.
　경상북도 안동에 가면 고등어에 소금을 뿌려 간을 하는 간잽이가 있다. 소금 간을 한 고등어를 숯불에 구워 먹으면 얼마나 맛있나.
　어찌 보면 저도 간잽이다. 저는 소금을 고등어에다 뿌리는 것이 아니라 싱거운 사람들에게 뿌린다. 저 같은 간잽이가 있어야 이 사회가 부패하지 않고 소금의 정화 효과로 깨끗한 사회가 되지 않겠나.
　처음엔 저 혼자 간잽이 역할을 해 왔지만 지금은 아니다. 여러분이 물심양면으로 성원과 지지를 해 주시니 든든하다. 여러분과 같은 분들이 전국에 20만 가구가 있다. 그분들께 정말 감사드린다.

세월 흘러도 변치 않는
인산 선생의 가르침

　제가 1986년 6월 15일 선친인 인산 김일훈 선생의 구술을 받아 펴낸 『신약』의 본래 출간 목적은 한 가지다. 세상 사람들이 싱겁게 먹지 말고 질이 좋은 소금(죽염)을 가지고 짭짤한 생활을 해 암·난치병·괴질을 물리치고 이로 인해 건강을 되찾아서 최소한 자신의 자연 수명인 120세 천수를 다 누리며 행복하게 살기를 기원하는 뜻이 있었다. 때문에 『신약』을 펴내고 죽염 공장을 세우고 죽염산업을 이끌었다.
　이제 죽염에 대해 인식이 조금씩 바뀌고 있지만 산 넘어 산이다. 인산가 회원이 약 20만 가구라고 하면 적어도 40만~50만 명 정도가 인산죽염에 대해 긍정적인 생각을 가지고, 이를 받아들이며 실천한다고 볼 수 있다. 그러나 저는 대한민국 국민 모두의 식탁 위에 죽음이 놓여야 하고, 『신약』은 건강 필독서로 온 가족이 읽어야 한다고 생각한다. 자기 생명과 건강에 관한 가장 소중한 이정표가 되는 가르침이 바로 『신약』에 있다.

때문에 너나없이 읽고 또 읽어 기본적으로 알아야 한다. 암과 같은 병에 걸리면 혼이 빠진다. 혼은 날아가고 넋은 흩어져 올바른 판단을 못 하는 것을 두고 혼비백산이라고 한다. 항암제 쓰지 말라고 해도 이를 못 알아듣는다. 세상에 해서는 안 될 일은 절대 하지 말아야 하고, 해야 되는 일은 아무리 어려워도 기필코 해야 한다. 이것이 제가 가지고 있는 철학이다. 전 제가 거대한 물줄기를 이루고 흐르는 강의 물결을 헤엄쳐 거슬러 올라가고 있다고 생각한다. 제가 강물을 거슬러 갈 때 그것이 가능하리라 생각하는 사람은 아무도 없었다. 그런데 아무리 떠밀려 내려가도 전 또 올라간다. 시대의 조류를 거스른다고 생각할 수 있지만 여전히 사람들이 제 말에 귀 기울이고 신뢰를 갖는 것은 단순히 제가 알고 경험한 일을 세상에 전하는 것이 아니기 때문이다. 천부적인 인술의 지혜를 가지고 세상에 나온 인산 김일훈 선생의 놀라운 혜안과 독특한 의술, 이것이 미치는 파급 효과를 세상에 알리고 있기 때문이다.

인산 선생의 의료 철학은 한마디로 요약된다. 무위자연, 즉 순리와 자연의 치료법이자 삶의 방식이다. 이를 끄집어내 세상에 알리는 일이기 때문에 그 자체가 이치에 맞는 것이다. 이처럼 제가 한 일이 이치에 순응하는 것이라 그 무서운 물결을 거슬러 올라가도 살 수 있는 것이다. 이치를 거스르면 결코 존재할 수가 없다.

'우생마사(牛生馬死)'라는 말이 있다. 소는 살고 말은 죽는다. 잔잔한 호수에 소와 말이 들어가면 헤엄을 잘 치는 말이 훨씬 빨리 빠져나온다. 그런데 홍수가 일어나 모두 떠내려가면 나중에 살아서 뭍으로 올라오는 것은 소뿐이다. 말은 제 힘을 믿고 물살을 거슬러 올라간다. 그렇게 계속 거슬러 오르다 결국 힘이 빠져 죽는다. 어떤 이들은 소를 두고 미련하다고 하지만 소는 미련하지 않다. 미련한 놈이 소를 미련하다고 본 것뿐이다. 소는 큰 물살에 휩쓸리면 이를 거스르지 않고 그대로 흐른다. 떠내려가다 옆으로 조금 나아가고 또 내려가다 조금 더 옆으로 움직인다. 이렇게 뭍에 닿으며 결국 올라온다. 옛 사람들이 이런 모습을 보고 우생마사라고 했던 것이다.

이치에 맞게 살면 건강을 잃을 가능성 없어

제도권 교육에서 자연과 순리, 이치를 설명하는 교과목이나 교육 프로그램은 보지 못했다. 또한 인성교육을 한다고 해서 듣는 사람이 하나도 없다. 제도권에서 인성교육을 할 때 이치에 맞게 사는 법을 먼저 알려 줘야 한다. 칼로 대나무를 자르려면 비스듬히 쳐야 한다. 대나무를 가로로 치면 칼날이 나간다. 대나무를 세워 세로로 결대로 치면 칼이 상하지 않고 잘 쪼개진다. 이처럼 대나무를 결대로 쪼개는 것을 순리라고 한다. 물이 흐르는 방향을 물결이라고 하고 바람이 부는 대로 가는 것을 바람결이라고 한다. 이처럼 결을 따라 가는 것이 순리다.

건강도 같다. 이치에 맞게 살면 건강을 잃을 가능성이 없다. 무리를 해 건강에 적신호가 오면 이치에 맞게 사는 사람은 이치에 맞는 치료를 한다. 무리한 치료, 그리고 몸이 상하는 치료, 부작용이 많은 치료를 지양하고 순리적인 치료를 찾는다.

가장 순리에 맞는 치료가 무엇인지 아는가. 감기 걸렸을 때 겁먹지 말고 그대로 놔두는 것이 순리에 맞는 치료법이다. 이치에 맞게 약간 애를 쓴다면 밥을 굶는 것이다. 이것이 바로 단식요법이다. 그다음엔 기다리는 것이다. 감기는 약으로 치료하면 일주일, 치료하지 않고 놔두면 7일이라고 했다. 감기는 어차피 낫는다. 그런데 왜 약을 먹나.

우린 항생제를 너무 쉽게 생각한다. 미국이나 영국에서 소아과에 가면 항생제를 안 준다. 애가 감기 걸려 둘러업고 병원 가면 감기 걸렸는데 왜 병원에 왔느냐고 되묻는다. 우리나라는 조금만 아파도 항생제를 처방한다. 정말 후진국에서나 있을 법한 일이 눈앞에서 펼쳐진다.

저 정도의 체구면 몸속의 세포 수가 60조 개에 달하고 장 속에 미생물은 100조 개가 넘는다. 장내에는 이로운 균과 해로운 균이 있는데 항생제가 들어가면 이롭건 해롭건 모조리 죽인다. 그런데 우리나라는 항생제가 감기 치료제라고 생각해 남용을 한다.

개똥이든 소똥이든 약이 되는 때가 있다

우리는 병원의 화학적 치료에 너무 의존한다. 우리나라의 의료기술은 첨단을 향해 가고 있지만 의료에 대한 올바른 인식은 아직도 후진성을 면치 못하고 있다. 이런 것을 여러분이 주변에 알려 주고 일깨워야 한다. 여러분과 같이 이치에 맞는 삶을 살아야 한다. 병에 걸렸으면 부작용이 적거나 없는 천연물 의약품을 활용해 이치에 맞는 치료법으로 고쳐야 한다. 다시 말해 대한민국의 우수한 농림축수산물의 약성을 활용해 나와 내 가족의 병마를 물리치는 것이 순리이다. 병에 걸려 죽염 먹으라고 하면 '약도 아닌데'라고 꺼리고, 유황오리나 마늘처럼 음식 가지고 병을 고치라고 하면 사람들이 비웃는다. 생각이 부족해도 한참 부족하다.

개똥이든 소똥이든 약이 되는 때가 있다. 그래서 옛 어르신들이 개똥도 약에 쓰려면 없다고 했다. 인산연수원에 진돗개 두 마리가 있는데 이놈들

똥을 찾아보면 잘 보이지 않는다. 약에 쓰려고 찾으면 개똥도 구하기 어려운 것이다. 6·25전쟁 때 인민재판을 받아 두들겨 맞고 죽어 가던 이들이 어떻게 살아났는지 아는가. 절에 가서 해우소 가장 밑바닥에 있는 묵은 똥을 꺼내 삼베보자기에 넣고 짜고 또 짜 그 물을 먹었다. 도저히 먹지 못하는 그 물을 약이기 때문에 먹었다. 똥물을 먹고 살아난 것이다. 백약이 무효라 어떤 치료법도 없어 죽기만을 기다리던 사람들이 선조들의 지혜로운 묘법에 의해서 극적으로 되살아났다.

  더러운 똥이니 어쩌니 해도 사람의 존귀한 생명이 죽어 갈 때 그것을 살리는 것보다 귀한 것이 어디 있겠나. 어떻게 하면 죽어 가는 생명을 살릴 것인가가 지상 과제이고 화두다. 이치에 맞는 삶의 방식을 지키며, 이치에 맞게 치료하면 된다. 경험이 많은 이웃 어르신들 중에는 어떤 위급 상황이 오면 어떻게 해야 구하고 살려 내는지를 아는 분들이 있다. 그런데 요즘은 그런 분들이 없는 게 아니라 그분들이 입을 닫고 말을 안 한다. 경험을 이야기해 주면 좋은 소리도 못 듣고, 또 이야길 해도 듣지 않기 때문이다. 어른들의 지혜를 활용하지 못하는 것이다. 국가원로들이 던지는 말 한마디 속에는 오랜 경험과 지혜와 연륜이 들어 있다. 그 한마디가 100번의 시행착오를 막아 준다. 왜 그런 걸 마다하고 그 말을 경청하지 않나. 그건 마음의 문을 열지 않는 우둔함에서 비롯되는 것이다.

  2015년 을미년 여러분이 새로운 세상, 새로운 시대를 만들려면 여러분이 이치와 자연, 순리를 가슴속에 새기고 좀 더 자연스럽고 이치에 맞는 삶과 치료를 해야 한다. 그러기 위해선 인산 선생의 『신약』 『신약본초』 전·후편을 읽고 또 읽어 건강에 어떤 문제가 생겨도 스스로 극복할 수 있는 힘을 갖춰야 한다. 이를 통해 을미년 새해에도 빛나는 시대를 여러분 스스로 열어 나가길 기원한다.

위 글은 지난 2014년 12월 11일 인산가 송년의 밤에서 강연한 내용을 정리한 것이다.

"질 좋은 소금 식성대로 먹는 건 내 건강을 위한 만고불변의 진리"

봄이 담장 밖 매화나무 가지 끝에 있듯 진리는 멀리 있는 것이 아니다. 인산 김일훈 선생의 의학이론은 어린아이도 할 수 있을 정도로 간단명료하다. 소위 말해 심플하다. 누구나 실천만 하면 암·난치병·괴질을 고칠 수 있다. 저는 암·난치병·괴질을 누구든지 자신의 손으로 다 고칠 수 있다고 자신한다. 그만큼 쉽고 간단명료한 묘법을 인산 김일훈 선생께서 『신약』을 통해 제시했다. 이런 위대한 이론을 전 인류를 위해 아무 조건 없이 문서를 통해 세상에 공개했다.

아버지, 어머니는 세상에서 가장 믿음직스럽고 소중한 분일 것이다. 그런데 필자는 그런 차원을 넘어 선친인 인산 김일훈 선생을 이렇게 표현하고 싶다. 근세의 선각자로서 세상을 구한 '인술의 아버지요, 가난한 민초들의 의황'이라고. 인산 선생이 새롭게 제시한 의학이론이 바로 인산의학이다.

인산가에서는 인산의학 이론을 전하기 위해 월간지를 발행하고 있다. 초창기에는 우리 민족의 뿌리 깊은 의학이라는 뜻의 『민의약』이라는 제호로 책을 냈다. 이후 『건강저널』『신토불이건강』『수테크』 등 다양한 제호로 발행했다. 그러나 주위에서 좀 더 직설적인 표현이 좋겠다는 의견이 있었다. 인산 선생에 의해 시작된 의학이니 '인산의학'이 어떻겠느냐는 의견이 많았다. 그 후 2008년 4월부터 『인산의학』이라는 제호로 매달 12만 부씩 발행하고 있다.

'인술의 아버지'
인산 선생의 참 의료

본래 인산 선생이 제시한 의학이기 때문에 세상 어디에도 없는 독특한 의학이론이다. 인산의학의 본질을 말씀드리면 여러분께서 언뜻 이해가 가지 않을 수도 있다. 예전에는 이해할 수 있는 수준으로 강의를 했지만 이제는 직설적으로 전하고자 한다.

인산 선생의 의학을 한마디로 표현하면 '참 의료'다. 왜 '참'이라고 했을까. 참이 아닌 것들이 더러 있기 때문이다. 사람 목숨을 다루는 식품과 의약품에 상술과 상혼이 들어가 오염됐다. 너무나 위험하고 한심한 일이다.

세상을 혁명적으로 바꾼 사람들을 일컬어 성인(聖人)이라고 부른다. 약 3,000년 전 세상을 혁명적으로 바꾼 분이 있는데 그가 바로 석가모니다. 그다음 약 2,500년 전후해서 세상 인식을 송두리째 바꾼 분이 있다. 노자와 장자다. 같은 시대지만 조금 뒤에 공자와 맹자가 나타났다. 공자는 인(仁)을 바탕으로 한 왕도정치를 주장했다. 남의 나라를 침략하고 사람 죽여 빼앗는 패권정치를 반대하고 도와 덕으로 다스리는 왕도정치를 제시한 것이다. 실제 공자는 능력이 무한대였다. 그를 수용할 만한 시대적 그릇이 없었다. 노자는 시대가 그를 이해하지 못할 뿐만 아니라 아무도 그를 알아보지 못했다. 그래서 노자는 세상과 연을 끊고 해발 3,700m의 깊은 오지 산골로 들어갔는데, 이때 관문을 지키던 윤희(尹喜)를 만났다. 그가 노자의 설명을 듣고 기록한 것이 『도덕경』 5,100여 자다. 2,000년 전에는 예수 그리스도가 등장했다. 정말 혁명적인 분이다. 서구사회를 발칵 뒤집어 놨다. 이렇게 5대 성인이라고 불리는 이들이 세상을 바꾼 리더 중에서도 핵심 인물이다. 아직 공식적으로 공감하는 성인은 아니지만 세상을 혁명적으로 바꿀 의학이론을 제시한 분이 바로 인산 김일훈 선생이다.

혁명적 의학이론의 정수 『신약』

『불경(佛經)』은 석가모니가 쓴 것이 아니다. 『불경』은 전적으로 기억에 의존해 기록됐기 때문에 오류가 있을 수 있다. 석가모니의 제자 중 기억력이 가장 좋다는 아난존자가 스승의 이야기를 기억해 나중에 결집한 것이다. 그래서 모든 불경의 첫머리에는 '나는 이와 같이 들었다'라는 뜻의 '여시아문(如是我聞)'이 붙는다.

그러나 인산 김일훈 선생의 구술을 정리해 첫 자부터 끝 자까지 제 손으로 쓴 『신약』은 오기(誤記)가 없다. 선친이 말씀하실 때 철저히 기록하고 녹음도 했다. 이렇게 정리해 1986년 6월 15일 세상에 나왔다.

코페르니쿠스가 『천체의 회전에 관하여』라는 책을 세상에 냈을 때 모두 외면했다. 최초로 지동설을 주장했지만 당시엔 폭탄선언과 같은 책이었다. 이 책 이후에 서구사회는 200년 동안 과학 혁명이 진행됐고 뉴턴에 의해 완성돼 오늘날의 과학 체계를 갖췄다.

1986년 발간된 『신약』은 '의학의 혁명이요, 혁명적 의학이론의 정수'라고 말씀드리고 싶다. 의학 혁명의 도화선이 되는 책이고 세상의 모든 의학을 혁명하는 그런 이론을 제시한 책이다. 이 책은 단순히 '의학 지식과 경험이 많은 분이 낸 경험처방'이 아니다. 인산 김일훈 선생의 의학이론은 인류 전체가 깜짝 놀랄 만한 이론이다. 어떤 의료인도 이 같은 의학이론을 제시하기는커녕 한마디 말로도 전한 적이 없다. 가히 꿈에도 상상 못 하는 고금동서의 전무후무한 이론이다.

　인산 선생이 살아 계실 때 "2000년대가 되면 무슨 병이 생기겠습니까"라고 여쭈어 본 적이 있다. 인산 선생은 "정신이 손상되는 상신병이 많아진다"고 했다. 요즘엔 TV를 통해 정신이 손상되고 있지만 그보다 더 위급한 것이 스마트폰이다. 아이들이 스마트폰에 중독돼 있다. 온 가족이 공원에 놀러 가도 각자 고개를 숙이고 스마트폰만 들여다본다. 심지어 아이들이 스마트폰의 가상세계와 현실세계를 구분하지 못한다. 머리가 깨지고 배가 터지는 잔혹한 게임에 빠져 있다가 현실과 혼동해 길 가는 행인을 칼로 찌르는 일이 생겼다. 자신이 무슨 일을 했는지도 모른다. 국가 차원에서 고치기도 어렵다.

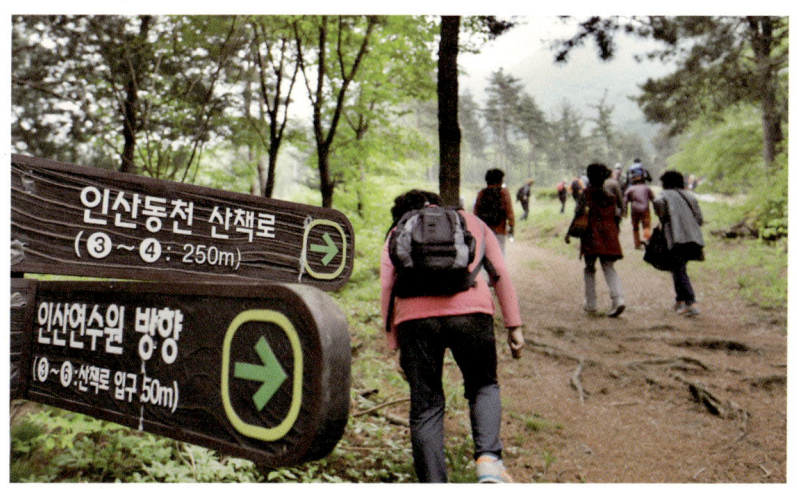

인위·인공·조작·기술에 의존하다 보면 사람이 인간성을 상실한다. 인성교육이 부족한 것도 문제지만 인성이 파괴되고 황폐화돼 토막 살인과 같은 입에 담기조차 끔찍한 살인사건이 일어난다. 끔찍하기가 이루 말할 수 없다. 얼마나 무서운 일인가. 제정신이 아니라는 것이다. 예전에는 부모에게 극진히 하며, 자녀에게 따뜻하게 대하고, 이웃과 함께 어울리며 살았다. 지금은 어떤가. 요즘 아파트를 보면 말이 사생활 보호이고 사적 공간이지, 그 자체가 감옥이다. 성냥갑 같은 감옥에 갇혀 주위와 단절됐다. 짐승도 그렇게 가두면 돌아 버릴 것이다. 옆집, 앞집, 윗집에서 사람이 죽어도 알 수 없다.

항생제는 이로운 균, 해로운 균 모두 초토화

요즘은 친자연적인 주거, 친환경적인 의류와 먹거리들이 다 사라진 시대다. 쌀이나 채소, 곡식과 과일 등에 과거 30~40년 전에 함유돼 있던 인체 필수 미네랄들이 10분의 1로 줄어들었다. 종합비타민제를 먹기도 하지만 일시적인 도움밖에 되지 않는다. 음식 속에 들어 있는 비타민을 자연적으로 섭취하는 것이 중요하다. 비타민을 분리 추출해 만든 비타민제를 많이 먹는 식생활은 바람직하지 않다고 많은 학자가 밝히고 있다.

요즘 음식은 '독은 늘고 기운은 줄었다'고 한다. 원소 함유량이 적어지면 원소들끼리 길항작용을 해서 조화와 균형을 이루던 화학적 평형이 깨진다. 질병도 이런 조화와 균형이 깨져서 생기는 것이지 바이러스나 세균이 코나 입으로 들어가서 생기는 것이 아니다. 장내(腸內) 세균을 연구하는 학자들에 따르면, 우리 몸속에는 장내 세균이 많게는 100조 개나 있다고 한다. 은하수 별보다 더 많다. 과거에는 선옥균에 대해 정확히 몰라 항생제를 남용해 장내 이로운 균, 해로운 균 할 것 없이 초토화시켰다.

몸속 세균은 이로운 균 15%, 해로운 균 15%, 중립을 지키는 해바라기 균이 70%다. 이 해바라기 균의 특성 중 놀라운 것은 이로운 균이 우세할 때는 이로운 균 쪽으로 힘을 실어 주고, 해로운 균이 득세하면 해로운 균 쪽으로 가세한다. 우리 몸에서 선옥균, 악옥균이 조화와 균형을 이루는 것이 바로 건강한 상태인 것이다. 한쪽이 패하는 것이 좋은 게 아니다. 조화와 균형이 깨지면 병이 생기는 것이다.

조화와 균형 맞춰야
인체에 평화

인산 김일훈 선생이 『신약』에서 강조한 참 의료의 특징은 조화와 균형을 맞추는 것이다. 그래야 인체의 평화가 있는 것이다. 그러기 위해서는 내 몸에서 병을 일으키는 것이라고 간주하는 바이러스나 병원체를 공격·파괴·제거해서는 안 된다. 오히려 혼란스러운 전쟁터로 바뀔 뿐이다.

독감 바이러스가 강연장에 들어왔다고 가정해 보자. 모두가 다 독감에 걸리는가. 그렇지 않다. 걸리는 사람만 걸린다. 안 걸리는 사람은 안 걸린다. 내 몸의 면역기능이 정상이면 바이러스가 침투하지 못한다. 세계 어떤 테러단체라도 미국을 함부로 공격하지 못한다. 막강한 국방력을 바탕으로 한 완벽한 방어 시스템을 갖추고 있으며 화력도 엄청나다. 어떤 나라가 쉽게 쳐들어갈 수 있겠는가. 우리 몸속의 면역체계가 정상이면 바이러스는 절대 침투할 수 없다.

인류에게는 생명과 함께 조물주로부터 받은 '내 안의 의사'가 있다. 그런데 내 안의 의사가 활동할 수 없도록 손발을 묶어 놓고 있다. 내 안의 의사가 제 기능을 하면 무슨 병이 맥을 쓰겠나. 암·난치병·괴질이라도 우리 몸에서 버틸 수가 없다. 그 어떤 바이러스가 우리 몸에 들어온다고 해도 전멸할 것이다. 그런 방어체계를 갖춘 사람이라야 건강한 사람이다. 건강검진을 통해 병이 발견되면 '수술로 도려내고' 그것도 못 미더워 '독극물을 주사'해서 다 죽이려고 한다. 이래서 어떻게 병을 잡겠는가. 인산 김일훈 선생의 의학 관점에서 보면 이런 방식으로는 질병의 근본 치료가 되지 않는다.

병의 근본 치료 효과를 거두려면 어떻게 해야 하나. 나무가 꽃이 안 피고 가지가 시들면 뿌리를 봐야 한다. 가지를 자른다고 해결되지 않는다. 뿌리에 물을 주고 거름을 쳐야 한다.

우리 몸에 병이 생겼을 때 뿌리는 생명력이다.

생명력이 강하면 병은 없다. 설령 병균이 들어오더라도 다 죽는다. 생명력이 약화되고 면역력이 저하되면 병에 걸린다. 내부에서 걸리지 않으면 바람에 날려 온 바이러스에 의해 걸린다. 이렇게 면역력의 정상화가 시급한데 내 안의 의사의 손발을 묶은 이유가 무엇인가.

세균은 소금을
제일 무서워해

놀라지 마시라. 내 안의 생명력을 약화시키고 면역력을 저하시킨 것이 내 탓만은 아니다. 상당 부분 의료기관과 의료진, 의료체계가 원인이다. 전 세계 200여 개 국가의 모든 정부가 현대의학이라고 말하는 서양의학의 치료방식은 질병이 생긴 곳을 도려내고 공격·파괴해서 잔당들을 죽이는 것이다. 호전적이다. 작은 싸움이 큰 싸움이 되고 작은 병이 큰 병이 된다. 고칠 수 있는 병도 못 고치고 죽음으로 가게 만든다. 그럼에도 불구하고 이에 대한 반성은 없다.

통합의학의 최고 권위자인 미국 하버드 의대 앤드루 와일 박사는 그가 쓴 『자연치유』에서 "감기에 걸렸거나 난치병에 걸렸을 때 환자와 가족이 가장 우선적으로 해야 할 일은 서양의학적인 어떠한 치료도 받지 않는 것이다. 그리고 여유가 되면 파, 마늘, 생강, 현미 등을 열심히 먹어 면역 능력이 되살아나게 해야 한다. 항생제를 투여하다 보면 인체의 생명력을 약화시키고 면역력을 현저하게 저하시키기 때문에 궁극적으로는 더 위험해진다. 절대 해서는 안 된다"고 했다.

소금 섭취를 제한할 필요가 없다. 소금을 먹으면 피가 맑아지고 면역체계가 정상으로 돌아오고 군살도 빠진다. 소금은 역사가 시작된 이래 가장 오래된 살균제, 소화제, 소독제다. 화학적 용도로만 1만4,000가지나 된다는 소금이 나쁘다고 하는 것은 세균들한테 뇌물 먹은 사람들이라고 할 수 있다. 세균은 소금을 제일 무서워한다. 만고불변의 진리는 소금을 제 식성대로 먹는 것이다. 이를 등지고 양을 제한하면 득 될 게 있겠나. 결론은 질이 좋은 소금을 찾아서 충분한 양을 섭취하는 것이다.

『신약』『신약본초』를 읽고 또 읽으면 참 의료의 진리를 스스로 자각하고 터득할 수 있다. 참 의료를 깨닫고 실천하면 인간의 본래 수명인 120세까지 건강하고 행복하게 누릴 수 있을 것이다.

위 글은 지난 2015년 4월 24일 서울 강남구민회관에서 진행한 '내 안의 의사를 깨워라' 공개 강연 내용을 정리한 것입니다.

생명의 불꽃을 지피고
인생을 바꾸는 쑥뜸의 妙法

~~~~~~~~~~~~

우리 몸 안으로 불기운을 집어넣어 줄 수 있는 곳은 단전(丹田; 관원혈)이다. 붉은 빛깔의 불을 상징하는 '불의 밭'이란 의미를 지닌 단전에 불을 지펴 주면 몸에 꺼져 가는 불씨가 다시 피어오르기 시작한다.

6

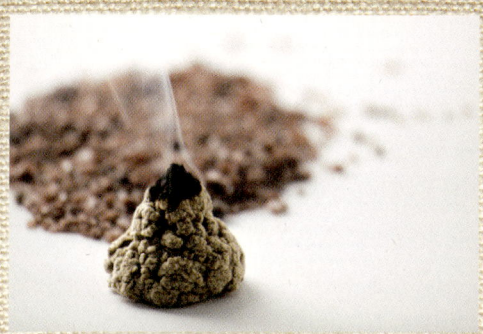

340 • 生命의 불꽃을 지피는 '仁山쑥뜸'의 신비

350 • 靈灸法, 암 사령부를 괴멸시키는 妙法

362 • 쑥불로 癌을 물리치는 현묘한 道理

372 • 人生을 송두리째 바꾸는 妙法 '仁山쑥뜸'〈上〉

380 • 人生을 송두리째 바꾸는 妙法 '仁山쑥뜸'〈下〉

386 • 명태에 숨은 解毒의 힘, 세계인이 놀랄 만큼 신비롭다

396 • 산삼·홍화씨·죽염에 담긴 감로정의 비밀

生命의 불꽃을 지피는
'仁山쑥뜸'의 신비

　요즘처럼 바쁜 일정 속에서도 만사를 제치고 불원천리(不遠千里) 용기 내어 쑥뜸을 뜨기 위해 이번 수련회에 직접 참여한 것은 대단한 일이다. 해외 오지로 선교를 나가는 성직자들은 병원 등 의료기관이 없을 경우 병에 걸리면 스스로 치유해야 한다. 이 때문에 그런 분들을 대상으로 누차 인산의학에 대한 강의를 하곤 했다. 그분들은 자신이 직접 병을 고쳐야 하기 때문에 더욱 절실하다고 하겠다.

　인산의학 이론의 핵심은 "병은 자신이 만드는 것" 그래서 "자신의 병은 자신의 집에서 자신의 힘으로 고쳐야 한다"는 것이다. 『내 안의 의사를 깨워라』라는 1천여 페이지 분량의 책을 곧 출간할 예정이다. 우리 몸에는 '자연치유 능력'이라 이름 붙여진 훌륭한 자연치유 시스템이 있다.

　그런데 이와 같이 훌륭한 우리 몸의 자연치유 시스템을 자신과 의료인의 무지(無知)와 그에 따른 무리한 치료행위로 여지없이 무너뜨리고 있다. 내 몸 안의 의료시스템이 제대로 작동하면 병이 온전히 치료되는 것이고 그러지 않으면 완치된 것이 아니다. 암세포가 숨어 있거나 달아난 것이며 그 암세포들이 다시 등장할 때 의료기관에서는 재발되거나 확산됐다고 표현한다. 이는 현대의학이란 이름 아래 인류가 속고 있는 것이다.

이것은 의료가 아니다. 나은 것처럼 보이기는 하지만 병이 참으로 치유된 것이 아니라 착시현상일 뿐이다. 미국의 하버드대 의대 교수이자 대체의학·통합의학의 권위자인 앤드루 와일 박사가 저술한『자연치유』에 따르면 감기·암 등 어떤 질병에 걸리더라도 "서양의학에서 권유하는 주된 치료를 받지 말라"고 강조한다.

소위 소화제·항생제·신경안정제 등으로 대표되는 대부분의 의약품을 절대 복용하지 말고 대신 생강·마늘·파·부추·녹차·현미를 먹기를 권한다.

세계 석학이 뽑은
최고 식품 '마늘'

앤드루 와일 등 세계 최고의 석학들이 약이 되는 식품 10가지 중 첫 번째로 꼽는 것이 '마늘'이다. 미국·유럽의 석학들은 지난 천년 동안 가장 위대한 식품이었다고 말하고 있다.

불세출(不世出)의 신의(神醫)로 불리는 인산 선생의 인산의학에 따르면 마늘에는 삼정수가 있다. 여기서 말하는 3가지 물은 피를 만드는 '혈정수', 살을 만드는 '육정수', 뼈를 만드는 '골정수'이다. 1,000가지 약과 마늘 한 가지를 비교해도 절대 뒤지지 않는다. 마늘을 먹으면 대장암·위암 등 100가지 암에 모두 좋다. 마늘은 죽은 살을 없애고 새살이 나오게 한다는 거악생신(去惡生新) 작용이 가장 뛰어난 식품이다. 이와 같은 마늘에 대한 이야기는 중국 명나라 말기 이시진이 저술한『본초강목』에도 나와 있다. 대산(大蒜)이 곧 마늘이다. 마늘은 독성이 있지만 암독을 공격해 없앤다. 독은 있는데 암을 치유한다는 것이다. 그러나 마늘은 독성이 강해서 많이 먹으면 시력이 약해질 수 있다. 독을 어떻게 없애고 먹어야 하는지 정립된 이론도 해법도 찾기 힘들다.

인산의학에서는 마늘을 껍질째 구워 독성은 날아가고 약성은 남아 있는 상태에서 죽염에 찍어 먹는 방법을 제시했다. 유명 대학병원에서 간암 3기 선고를 받고 찾아온 사람에게 "밭마늘을 껍질째 구워 죽염에 푹푹 찍어서 최소 하루 30통 이상 먹으라"고 알려 드렸다. 그분은 S대병원에서 6개월 시한부 생존 선고를 받았지만 죽염·밭마늘요법을 실천해 암을 완전하게 고치고 15년이 지나 71세 나이임에도 불구하고 여전히 폭탄주를 10잔이나 마시고도 거뜬한 건강한 사람이 됐다.

현대의학에서 암의 완치는 5년 생존을 말한다. 진정한 의미의 완치는 15년, 30년이 지나도 같은 병에 걸리지 않는 것이다. 그러나 우리 의료는 대체로 항암제에 의존한다. 대한민국 국민은 항암제를 암 치료제라고 잘못 생각하고 있다. 항암제는 암 치료약이 아니며 맹독성 독극물이라는 사실을 알아야 한다. 이는 암이 두려워서 하는 치료다. 항암제는 암세포를 죽이는 것이 아니라 숨어 버리게 한다. 병원에서는 현재로선 그 방법밖에 없다고 말한다. 해답이 없는 문제가 있는가? 지식이 많으면 더 장애가 될 수 있다. 이것은 잘못된 의료문화인 것이다. 부산지방법원 의료사건 전담 재판장을 맡았던 황종국 변호사가 저술한 『의사가 못 고치는 환자는 어떻게 하나』에는 의료관계 법령의 불합리한 조항들과 의료기관의 이권을 국가에서 얼마나 잘 보장하고 있는가에 대한 내용들이 자세히 나와 있다.

인산의학에서는 암, 난치병들을 효과적으로 퇴치하는 법으로 죽염요법, 쑥뜸요법, 홍화씨요법, 다슬기요법, 명태요법, 유황오리요법 등 수많은 자연요법들을 제시한 바 있다. 그것은 민간요법이 아니라 확실한 의학적 원

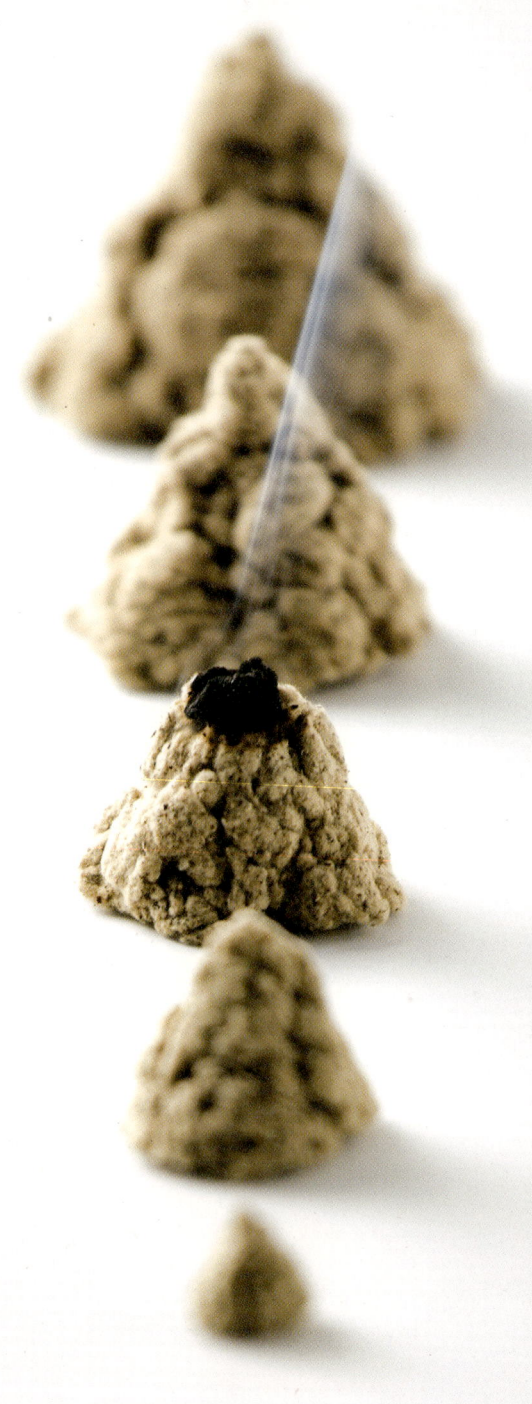

제6장 • 생명의 불꽃을 지피고 인생을 바꾸는 쑥뜸의 妙法

리에 근거해 많은 실험을 통해 효능·효과를 확인한 것으로 '참 의료의 묘법'이라 하겠다. 이런 자연요법으로 내 몸의 병을 순리적 방식에 의거해 물리칠 방법을 생각해야 한다. 인산의학에서 가장 빠르고 훌륭한 처방은 중완과 관원(단전)에 쑥뜸을 뜨는 것이다. 선친의 처방은 항상 간단하다. "죽염 퍼먹어" "배 터지게 먹어" "가 봐"라고 했다. 선친은 "네 병은 네가 만들었다" "몸으로 때워라"라고 약을 써 주지 않는다. 너무 힘들면 딱 한 마디로 "떠"라고 말한다.

단전에 뜸 뜨면
무병장수

쑥뜸을 뜨라는 말이다. 나는 병으로 죽을 고비를 5번 이상 넘겼다. 그때마다 선친은 중완·단전에 쑥뜸을 떠 주셨다. 5년 동안 2,000장 이상의 쑥뜸을 뜨고 시각·후각·청각 등 여러 가지 면에서 달라졌으며 체력도 더욱 좋아졌다. 산속에 머물다가 함양읍에만 가도 사람의 몸에서 피비린내가 진동해 돌아다니기 힘들었다. 암 환자들이 문 안으로 들어서면 멀리서도 냄새가 났다. 그 냄새 때문에 필요 이상으로 술을 많이 먹은 기억이 난다. 1986년 초가을 어느 날, 종로 4가의 광장시장 상인들 열댓 명과 더불어 북한산을 새벽 4시에 등반했음에도 불구하고 불을 비추지 않아도 길이 잘 보였고, 숨이 차지 않아 빨리 걸으면서도 한 번도 쉬지 않았다. 함께 등반한 다른 이들은 땀을 비 오듯 흘렸으나 유독 나만 땀이 별반 나지 않았다. 이 모두가 거듭된 쑥뜸으로 인해 몸이 크게 달라진 결과라는 것을 짐작할 수 있다.

뜸을 뜨면 확실히 원하는 결과가 나온다는 명확한 메시지를 전해 드리고 싶다. 나도 30년 동안 몇천 장의 쑥뜸을 떴다. 다른 이들이 뜸을 뜨는 것도 봤다. 그들 모두가 뜸을 떠 본 결과 "몸이 확실히 좋아졌다"는 것이다. 죽염을 100일 이상 다량 섭취해 나을 병이라 해도 쑥뜸으로는 15일 내지 30일 만에 그 이상의 효과를 볼 수 있다. 전 세계 의료진이 모두 불가능하다고 한 난치성 질병 또한 시간을 가지고 열심히 쑥뜸을 뜬 사람 대부분이 치유되는 것을 많이 보아 왔다. 덧붙여 말씀드릴 내용은 '천일염 산업이 살아야 국민 건강이 좋아진다'는 확실한 사실을 차제에 밝히고자 한다. 또한 강화도의 약쑥이 없어질 때까지 뜸을 뜬다면 스파르타 군인보다 강한 한민족이 될 것이다. 선친은 뜸을 뜨면 아주 무서운 '화랑정신'이 싹튼다고 했다. 뜸을 뜰 때의 인내심을 가진다면 세상에 나가 어떤 일이든 잘 해낼 수 있을 것이다.

  죽염은 물의 효과다. 우리 몸의 70%가 물이다. 그리고 체액 중 대부분이 피다. 죽염을 많이 먹으면 피가 맑아지고 99%의 염화나트륨으로 구성된 특정 소금의 경우 비록 식성대로 섭취한다 하더라도 건강에 이롭지 못하다. 죽염은 우리 몸의 혈액을 정화(淨化)하는 효과가 있다. 정화하는 힘은 산소와 소금에서 나온다. 바다는 바람 속의 산소와 소금으로 정화되는 것이다. 우리 몸의 체액은 죽염이 정화한다.

  우리 몸 안으로 불기운을 집어넣어 줄 수 있는 곳은 단전(丹田;관원혈)이다. 붉은 빛깔의 불을 상징하는 '불의 밭'이란 의미를 지닌 단전은 인체 온기(溫氣)의 원천인 불을 지펴 줄 수 있는 가장 훌륭한 아궁이에 해당되는 곳이다. 그곳에 불을 지펴 주면 몸에 꺼져 가는 불씨가 다시 피어오르기 시작한다. 단전에 뜸을 많이 뜨면 몸이 펄펄 끓게 돼 무병장수한다. 여성들 대부분의 병은 수족 냉과 복부 냉, 자궁 냉이다. 단전에 뜸을 뜨기 시작해 약 보름 내지 한 달이 지나면 몸이 따뜻해지고 혈액순환이 잘 돼 얼굴이 복숭아빛으로 된다. '생명의 불꽃'을 다시 피어오르게 하는 것이다. 이와 같은 묘법은 미국이나 유럽 각국의 유명 의료진 100명이 백년, 천년을 연구해도 알아내기 힘들 것이다. 이와 같은 이야기는 『신약(神藥)』

제25장 '영구법의 신비'에 상세하게 나와 있다. 이 내용을 읽어 보면 뜨지 말라고 해도 아마 뜨게 될 것이다. 지나치게 많이 고민하지 말고 읽고 쑥뜸을 잘 이해한 뒤에 과감하게 실천하는 것이 건강을 위하는 바른 길일 것이다. 쑥뜸은 5분 이상 타는 뜸으로 500~3,000장을 떴을 때 사람이 상상하기 어려운 특별한 효과를 볼 수 있게 된다.

짜게 먹어 해로운 것은
소금 아닌 염화나트륨

　죽염에 대한 이야기는 끝이 없다. 선친의 인술(仁術)이 얼마나 훌륭하다고 생각했으면, 20대 초반부터 지금까지 약 40년 가까운 세월을 한결같이 줄곧 죽염·쑥뜸에 대한 같은 이야기를 지속적으로 해 오고 있을까. 이 모든 이야기는 진정 인류 건강을 위해 말씀드리는 것이다. 1만 일이 넘는 세월 동안 한 가지 주제를 가지고 같은 이야기를 한다면 이제는 그 이야기에 귀를 기울여야 할 필요성이 있지 않을까 생각된다. 나는 스스로를 생각해 볼 때 적어도 머리가 아주 나쁘고 생각이 편협해 전후좌우가 꽁꽁 막힌 벽창호는 아니라고 생각한다. 열여섯 살의 어린 나이에 아버님의 특명을 받아 사서삼경(四書三經)의 원전을 읽기 시작해 10년 동안 공부했다. 그리고 교과부 산하 국가 출연 기관인 한국고전번역원 부설 고전번역교육원(당시의 이름은 민족문화추진회 國譯연수원)에서 국역자 양성 5년 과정을 졸업한 뒤 8년여 불교신문사에 재직하는 동안 1894년 전남 해남의 대흥사 강백 범해 각안(梵海覺岸) 선사가 편찬한『동사열전(東師列傳)』이라는 한국 역사 고승 198인의 전기(傳記)를 번역한 바 있으며 그 번역본은 그대로 한글대장경에 수록되어 있다. 이 책으로 지난 1991년 제12회 불교출판문화상을 수상했으며 1991년 12월 17일 문화부 추천도서로 선정된 바 있다. 이같이 1만 일이 넘는 세월을 한결같이 똑같은 주제의 이야기를 해 온 덕분에 이제는 죽염과 5분 이상 타는 특별한 쑥뜸법으로 특징지어지는 인산의학에 대해 어느 정도 인식이 된 것 또한 사실이다.

미국·러시아·프랑스·독일·이탈리아 등 대부분 나라 음식을 먹어 보면 몹시 짜다는 것을 알게 된다. 나는 원래 음식을 짜게 먹는 편인데 독일에서 음식을 먹어 보고는 "너무 짜다"고 느꼈다. 우리나라 국민은 이미 싱겁게 먹고 있는데도 불구하고 "소금을 너무 많이 먹는다"며 "염화나트륨 섭취를 줄여야 한다"고 국가 차원에서 특단의 조치를 취하겠다는 발표를 잇따라 내놓고 있다. 식약청장, 보건복지부 장관이 모두 같은 이야기를 하고 있는 것이다. 정부 차원에서 시간과 돈을 낭비하면서 왜 그런 일을 하고 있는가. 우리나라 국민이 인체 필수미네랄을 다량 함유하고 있는 질 좋은 소금을 선택해 2~3배는 더 짜게 먹어야 10배, 100배 건강해질 텐데 왜 거꾸로 이야기하고 있는 것인가.

짜게 먹어서 해롭다는 것은 소금이 아니라 순수 염화나트륨을 말하는 것이다. 소금의 주요 성분이 염화나트륨인 것은 사실이지만 염화나트륨이 곧 소금은 아니다. 우리나라의 서해안 천일염 속에는 대부분의 인체 필수원소들이 골고루 포함돼 있다. 미국·호주·중국 등의 소금은 미네랄이 거의 포함되어 있지 않은 거의 99% 염화나트륨인 데 비하여 프랑스 게랑드 천일염만은 우리나라 천일염에 비해 약 2분의 1의 미네랄이 포함돼 있을 뿐이다.

많이 먹어도 문제없는
천연식품 '죽염'

어떤 분은 "죽염을 얼마나 먹어야 하냐"고 물어본다. 나는 "그냥 묻지도 따지지도 말고 한 바가지씩 먹어라"고 말한다. 죽염을 많이 먹어 몸에서 받지 않으면 토하기 때문에 양을 제한할 필요가 전혀 없다. "하루에 물은 몇 cc 먹어야 하나? 밥은 얼마나 먹어야 하나?"에 대한 대답은 "자신이 먹고 싶은 만큼"이다. 이처럼 소금도 천연식품으로서 그 양을 제한할 필요가 없는 것이다. 전 세계에서 짜게 먹는 사람은, 정신이상자 말고 제정신 가진 사람 중에는 단 한 사람도 없고 단지 자기 식성대로 먹을 뿐이다. 사람마다 상황마다 달라지게 될 소금의 양을 무엇 때문에 제한하는가? 순수 염화나트륨으로 구성된 소금을 많이 먹으면 위와 장이 모두 탈이 난다. 천일염을 먹으면 혈압도 오르지 않고 위장도 탈이 나지 않는다. 과거 우리 선조들은 속이 쓰리거나 소화가 잘되지 않으면 소금을 한 스푼씩 먹었다. 소금의 문제는 양이 아니라 질에 초점을 맞춰야 한다. 소금이 해롭다는 논리의 대상은 서해안 갯벌에서 만든 천일염이 아니다. 국민 대다수가 먹고 있는 소금은 동해 바닷물을 모 지역 석유화학공업단지에 공업용수로 사용하기 위해 탈염공업을 통해 전기분해하여 만든 거의 순수 염화나트륨이다. 여기서 생산된 소금은 쓰레기 소각장에서 나오는 것과 마찬가지로 일종의 부산물염이라고 불리는 '소금 아닌 소금'이다. 이곳에서 생산된 소금은 대한민국 국민이 먹는 양의 2~3배에 달한다. 이 소금을 소비시켜야 할 필요성이 제기된 것이다.

 과거 소금은 담배와 같이 국가에서 하는 전매사업이었다. 소금산업이 국영에서 민영화되면서 지난 1963년 염관리법이 제정되어 전 국민에게 바로 순수 염화나트륨으로 구성된 그 소금을 먹도록 제도적 장치를 해 놓았다. 전 세계에 유례없는 불합리한 법령으로서 국민의 건강을 지대하게 해치는 법인 것이다. 염관리법은 1962년 '염관리임시조치법'에서 1963년 '염관리법'으로 개정되면서 대한민국의 모든 식품 제조가공업소·식품조리업소·의약품제조업체 등은 반드시 이렇게 생산된 정제염을 사용하도록 규정함으로써 대한민국의 불행한 역사가 시작된 것이다. 우리나라에 위장병 환자가 가장 많은 이유도 이와 같은 법 때문이라 하겠다. 국민 건강에 지대한 악영향을 미치던 '염관리법'이 지난 2008년 3월 28일 마침내 종지부를 찍고 '개정염관리법'이 시행됐다. 이 법의 주요 골자는 우리나라 식품 제조가공·의약품제조 업체 등에서 천일염을 쓸 수 있도록 불합리한 규정들을 합리적으로 개정했다는 것이다. 그러나 이 내용을 아는 사람은 거의 없으며 그래서 여전히 정제염을 사용하고 있다. 국민의 건강에 지대한 악영향을 미치고 천일염산업에 최대 타격을 준 결정적 계기는 1992년 열린 염정책 회의였다. 그 당시 필자는 국내 죽염업체 대표로 참여했다. 회의의 주요골자는 우리나라 1,700여 개 천일염전이 국제경쟁력이 없으므로 국가 폐전지원금과 보조금을 지급하여 폐전을 유도하고 외국에서 저렴한 소금을 들여와 먹는다는 것이었다. 이 때문에 서해안 천일염전이 약 절반으로 줄어들게 된 것이다. 우리나라 천일염은 전 세계에서 유일무이한 미네랄의 보고다.

전 과학기술부 장관이자 대한변리사협회 회장 이상희 약학박사는 "천일염은 신(神)이 인간에게 선물한 가장 훌륭한 자연 항생제"라고 초지일관 말한다. 지난 1986년 펴낸 『신약』맨 첫 장에는 '신비의 식품의약 죽염'을 소개한 데 이어 유황오리·홍화씨 등의 약성을 밝혀 유황오리산업, 홍화씨산업 등 다양한 산업이 탄생됐다. 또한 우리나라 농림축수산물이 세계 최고의 맛과 영양으로 인해 최상의 경쟁력을 가진다는 것을 밝힘으로써 한국 농촌의 발전적 미래를 여는 결정적 계기를 제공하기도 했다.

위 글은 필자가 지난 2012년 2월 17일부터 18일까지 열린 인산가 쑥뜸 건강수련회에서 특강한 내용의 요지를 정리한 것입니다.

靈灸法, 암 사령부를 괴멸시키는 妙法

함양 인산연수원에서 짭짤한 맛, 뜨거운 맛을 보기 위해 쑥뜸 수련회에 봄가을 매철마다 수백 명이 다녀간다. 현재 우리나라는 미국 뉴욕의 할렘가인지 구분하기 어려울 정도로 흉악 범죄를 위시해 크고 작은 각종 범죄로 인해 지극히 혼란스럽다. 행형(行刑)제도를 보완하여 흉악한 범죄자를 십자가에 묶어 놓고 중완과 관원 두 군데 모두 5분 이상 타는 쑥뜸 각 1,000장씩 뜨게 하면 나쁜 짓을 하라고 해도 못 하거나 안 할 가능성이 높다. 뜸을 뜨면 피가 극도로 맑아져 나쁜 짓을 할 생각이 전혀 들지 않기 때문이다. 인산 쑥뜸은 사람을 완전히 달라지게 만드는 묘법(妙法) 중에서도 최고이기 때문이다.

우리는 대부분 인산의학의 죽염을 비롯해 쑥뜸·유황오리 등에 대해 올바른 인식을 갖고 있지 못할 뿐 아니라 일상적으로 쓰는 소금·쌀·배추·과일 등의 정확한 약성을 파악해 활용하는 사람이 거의 없다. 갓 지은 밥을 놔두고 게으름을 피우다가 식고 나서 먹는 것은 밥의 좋은 기운을 버리는 어리석은 일이다.

　과거 어른들이 "저 친구 왜 저렇게 맥을 못 쓰지? 식은 밥 먹었나"라고 하는 이유도 여기에 있다. 우리는 경험 많은 어른들이 어떤 지도(指導)의 말을 하면 잔소리가 많다고 무시하고 온갖 경험에서 우러나오는 지혜를 배울 수 있는 좋은 기회를 그냥 지나치는 경우가 많다. 다른 이들의 경험과 지혜를 타산지석(他山之石)으로 삼는 것이 우리들 삶의 건강과 행복에 이로울 것이다.

"사람 몸은 몇 겹의 안전장치가 있다"

　선친은 47세 때 필자를 낳아 할아버지뻘 되는 아버지로서 풍부한 경험과 지혜를 총동원해 조상 대대로 전해 내려오는 전통방식의 교육법으로 자식들을 일깨워 주곤 하셨다. 선친은 다른 이들과 비교하기 어려울 정도로 지혜로운 분이었다. 어떤 난관이 닥치면 연구하고 생각할 겨를도 없이 바로 3초 이내에 해결 극복의 답을 제시했다.

　어느 날 TV에서 어떤 의사가 은행원이나 장사하는 이들이 돈에 침을 발라서 세는 것을 보고 "돈에 수십만 마리의 세균이 있는데 침을 통해 입 안으로 들어온 그 세균 때문에 탈이 난다"고 했다. 이를 보고 선친은 "지렁이·독사·지네에게 사람의 침을 뱉으면 부르르 떨다가 죽게 될 정도로 매우 강력한 독을 가지고 있는 것인데…"라며 "현미경으로 보면 세균이 많다고 생각하겠지만 사람 몸은 이를 대비하기 위한 몇 겹의 안전장치가 있는 것을 모르고 말하는 것"이라며 한심하게 여겼다.

　또 1980년대 중반의 어느 해 겨울인가 무가 과잉 생산돼 값이 폭락하는 바람에 성난 농민들이 수확을 포기하고 갈아엎는 것을 TV를 통해 보시던 선친은 "농사꾼은 인건비도 안 나오니까 저런 행동을 하는 것이 조금 이해가 되기도 하지만 속수무책으로 수수방관만 하는 농림부 장관 등의 공직자들은 지혜롭지 못하다"며 "한국 땅에서 재배되는 무를 고아서 나오는 당분으로 엿을 만들어 먹으면 폐·기관지에 좋은 신약(神藥)인데 갈아엎는 어리석은 행동을 왜 하는지, 국가에서 무를 수매해 엿을 만들어 전 세계에 팔면 인류의 건강에도 기여할 수 있고 돈벌이도 괜찮을 텐데…"라며 안타까워했다. 인기가 대단히 높은 인산가의 무엿은 이렇게 해서 세상에 등장한 특별한 물질이다.

의료관련 법령의 개정 노력 없이 법 위에 낮잠 자고 있다

1951년에 제정·공포된 우리나라 의료관계 법령은 각 의료집단 간의 이권 보호와 조정에 초점이 맞춰져 있는 본말전도의 모자이크 법이다. 우리나라 의료관계 법령을 국민보건에 초점을 맞춰 제정하고 정비한다면 그 법령이 지금처럼 복잡다단할 이유가 없다. 국민의 건강을 위해 가장 중요한 일, 우선적으로 해야 할 일을 찾으면 금세 답이 나오기 때문이다. 국민 건강을 위해 의료관계 법령을 조금이라도 합리적으로 개정하려고 하면 이해관계가 첨예하게 대립되어 있는 의료 집단들끼리 각자의 이권을 챙기기 위해 한 치의 양보 없이 극렬하게 반대하고 나선다. 우리나라 의료법 중 침구사 관련 법령은 침을 잘 놓는 수많은 사람에게 절대로 침을 놓지 못하게 만드는 법령이다.

침술은 제도권 교육을 받아 면허증이 있는 한의사만 놓도록 되어 있기 때문이다. 한의과대학을 나온 사람 중 몇 사람이나 침을 잘 놓겠는가? 나도 못 놓으면서 잘 놓는 다른 이들도 못 놓게 하는 것이다. 국민 건강에 초점이 맞추어 있지 않은 이 같은 의료관계 법령 때문에 국민은 암·난치병·괴질에 걸려 비명(非命)에 죽는 사람이 이루 말할 수 없을 정도로 많아지고 있다.

우리나라에서 전체 사망자 10명 중 3명이 암으로 죽고 3명이 심혈관·뇌혈관 질환으로 죽을 정도로 암·난치병 사망률은 계속 높아지고 있다. 세계보건기구를 위시해 각국의 국립보건원들도 암을 치유할 수 있는 방법에 대해서는 속수무책이다.

현실이 이러함에도 불구하고 우리나라에서는 병을 잘 고치는 사람이 이 땅에서 발을 붙일 수 없게 하고 있다. 미국·일본 등에서는 비록 제도권의 의과대학을 졸업하지 않았다 하더라도 특별한 의료능력이 검증을 통해 확인되고 인정되면 면허증을 발급해 의료행위를 할 수 있다. 하지만 우리나라에서는 이러한 통로 자체를 원천봉쇄하는 데다 합리주의에 근거한 제도적 장치를 마련할 엄두를 못 내고 있는 것이 안타까운 현실이다. 우리나라가 이제 여러 가지 면에서 선진국 대열에 들어섰음에도 불구하고 의료관계 법령은 문명과 거리가 먼 원시 야만의 부족보다 못한 일면을 지니고 있는 것이 현실이다. 각 의료집단들의 이권 보호에 초점이 맞춰져 있는 비합리적 의료관계 법령이 제정 이후 60여 년 동안 합리적으로 개정되지 않는 이유는 나라의 주인인 국민이 법 위에서 낮잠 자고 있기 때문이다.

황종국 전 울산지법 부장판사는 일련의 저술을 통해 대한민국 의료관계 법령의 문제점을 지적하고 그 해결방안을 제시한 바 있다. 그가 저술한 책 『의사가 못 고치는 환자는 어떻게 하나』에서 김일훈 선생, 장병두 선생, 김남수 선생 등 이 땅의 훌륭한 의료인들에 대해 소상하게 언급하고 있다. 그는 우리의 의료관계 법령이 이 땅의 수많은 훌륭한 의료인들로 하여금 아무것도 하지 못하게 백방으로 과잉 규제를 하고 있다고 기술했다.

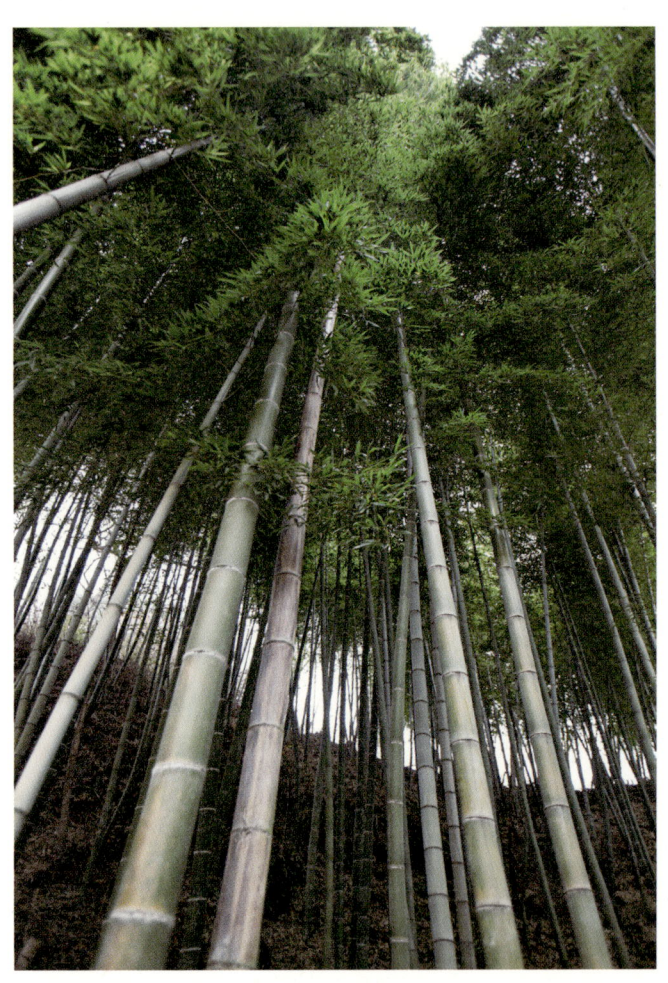

병 잘 고치는 비제도권 名醫들이
한국을 떠나고 있다

병을 잘 고치는 비제도권의 진정한 명의는 우리나라에서 제대로 활동할 수 없어 한국을 떠나고 있다.

경락(經絡) 침의 대가인 남상천 선생은 침과 주사의 장점을 통합해 경락에 침을 놓는다. 현대의학의 주사는 혈관과 근육에 놓지만 경혈에 놓지는 않는다. 서양의학에서는 인체에 거미줄처럼 얽혀 있는 경락을 전혀 이해하지 못하고 도리어 과학적으로 존재 자체를 인정하지 않는 형편이어서 침·뜸은 물론 경락침의 기본적 사항조차 이해하지 못하고 있는 실정이다. 그러나 경락침은 효과가 탁월해 질병 퇴치에 적지 않은 기여를 하고 있고 제도권 의료에서도 이용률이 점증하는 추세임에도 정작 창시자인 남상천 선생은 경락 침에 대한 교육을 시킬 수도, 환자를 치료할 수도 없는 상황이어서 외국으로 나갔고, 현재 그 나라에서는 국빈급 대우를 받고 있는 것으로 알려졌다.

이 밖에도 다양한 침의 대가들이 불합리한 의료관계 법령을 근거로 해결 불가능의 과잉규제로 자신의 탁월한 의술을 펴지 못하게 하는 한국을 떠나 미국·스페인·캐나다 등으로 나갔다.

경우가 다르기는 하지만 필자와 절친하게 지내는 한 세계적인 명의(名醫)는 미국 서부 시애틀의 교외 숲속에서 살고 있다. 시카고대학에서 내과·외과·방사선과를 전공하고 하버드대학의 데이나파버 암센터 수석연구원을 지낸 바 있는 그는 경기고등학교를 졸업하기 전에 이미 침술의 고수(高手), 용약(用藥)의 달인이었다. 그가 우울증 환자에게 침을 놓으면 대체로 30분쯤 뒤부터 웃기 시작했으며 명주실을 감고 임신여부를 판단할 정도로 맥을 잘 짚는 명의인데 그는 망명한 것은 아니지만 현재 미국에 살고 있다.

왜 내 목숨을 송두리째
남에게 맡기나

　미국·일본·프랑스·독일 등 대부분의 선진국 의료인들은 암, 난치병 환자와 그 가족에게 항암제의 부작용을 비롯해 솔직하게 모든 것을 이야기해 주는 경향을 보인다.
　"미국은 국가 차원에서 벌여온 암과의 전쟁에서 패했다"고 2008년 9월 9일자 조선일보 1면에 대서특필됐다. 미국에서 뉴스위크지가 분석 보도한 자료를 조선일보가 인용 보도한 것이다. 암세포 하나가 발생해 전이·확산되는 기전을 규명하지 못했고 암세포의 변화 추이는 미국의 명석한 과학자 100명의 두뇌를 앞서고 있다고 설명했다. 1971년에 리처드 닉슨 미국 대통령은 의회에서 통과시킨 '암 퇴치법'에 서명하면서 대한민국 국가 예산에 버금가는 돈을 의료계에 지원했다. 그렇게 지원한 지 37년이 지난 2008년 확인한 결과 암 퇴치에 실패했다는 결론에 도달한 것이다.
　1995년 시카고대학의 연구 결과에서도 인류의 암 치료 노력은 실패로 귀결됐다고 발표했다. 의료계는 암 사망률을 25년 동안 0.1%도 줄이지 못했으며 1970부터 1994년까지 암 사망률 통계를 분석한 결과 오히려 6% 늘어났다고 했다.
　그러나 어찌된 일인지 우리나라 의료진의 경우 대체로 "암은 80% 완치된다"고 말한다. 그리고 대부분의 의료진이 '암 완치는 어렵지 않다'며 수술로 절제하고 항암제를 투여하는 것이 최선의 방법이라고 한다. 우리나라 대부분의 의료기관에서는 독성이 강한 항암제를 '묻지마 식'으로 투여한다. 항암제는 어떤 원리로 만들어졌으며, 치료효과가 높지 않은 것에 반해 부작용이 심각한데도 불구하고 현재로서는 이렇다 할 방법이 없어 쓰고자 하는데, 그럼에도 항암제를 맞겠느냐고 환자와 그 가족들에게 설명해 주지 않는다. 우리는 그러한 의료계의 관행에 대해 반문하거나 따지지 않는다. 이는 초등학교 때부터 잘못된 의학지식과 정보가 일방통행으로 주입되고 세뇌당했기 때문이다. 우리는 현대의학이 과학발전에 힘입어 눈부시게 발전해 인류의 고민인 에이즈·암 정복도 멀지 않았다고 그동안 오랜 세월 세뇌당해 왔다. 그러나 암·난치병·에이즈 치료법은 아직도 연구 개발 중이다.

우리는 일상적인 생각 속에 "나는 의학에 문외한인 것이 당연하다"고 생각한다. 나는 경제인·목자·스님인데 내가 의학을 모르는 것이 당연하다고 합리화시킨다. 내 건강은 의사만이 알 뿐이다. 이 같은 착각 속에 빠져 목을 내밀고 자신의 생명을 송두리째 맡겨 놓고 의료진의 처분만 바라고 있는 기가 막힌 상황이다. 전쟁에 패배해 항복한 장수인가. 왜 자신의 목숨을 송두리째 남에게 맡기고 있는 것인가. 한마디로 말해 자신의 생명보위(保衛)를 포기하고 스스로 무장해제를 하고 있는 위험한 상황이다. 무장해제를 한 사람이 어떻게 병과 싸워 이기겠는가. 이 때문에 병에 걸리면 죽는 것이 당연한 일이 되는 것이다.

국민 생명과 안전에 악영향 주는 법·제도

국가의 제도교육을 통해서는 우리 민족의 뿌리 깊고 지혜로운 전통의학 교육을 받을 수 없다. 의과대학을 나왔다고 하여 모두 병을 잘 고치는 것은 아니다. 한의과대학 학생들을 상대로 강의할 때 면허증을 받는 순간 향학열에 불타는 반짝이던 눈빛부터 달라지는 의료인이 되지 말고 항상 초심을 잃지 않는 허준(許浚)의 후예가 되기를 당부한다.

우리나라는 면허증을 받는 순간 한의사는 양의사와 적이 되고, 양의사는 약사와 또 대체의학자들과 적이 된다. 인류의 병마를 물리치기 위한 방법을 공부한 지식인들끼리 정보 교류와 협력을 통해 더 큰 힘을 발휘할 수 있을 텐데 서로 반목하고 원수가 돼 이권 다툼을 그치지 않고 있다.

국가 의료제도가 잘되어 있다면 서로 싸울 이유가 없을 것이다. 더 효과적인 방법을 찾기 위해 각자 더욱 노력할 것이다. 중국은 한 병원에 동서양 결합 의사가 있다. 환자에 따라 진통제를 놓지 않아야 할 환자에게는 침을 놓아 마취시킨 뒤 수술을 하기도 한다. 약을 사용할지, 침을 놓을지, 양방으로 치료할지, 한방으로 다스릴지 서로 협력하여 치료한다.

우리나라의 의료는 분명 비합리적이고 비정상적인 길을 가면서 국민의 생명과 안전에 적지 않은 악영향을 미치고 있다. 더구나 국가가 이를 감독하여 합리적 방향으로 이끌지 못하고 이해관계자의 이해와 갈등을 조정하는 데 여념이 없다. 의료 전문가들끼리 서로 싸우는 구조 속에서 애꿎은 행정력까지 낭비하고 있는 현실을 우리는 올바로 인식해야 한다.

인산의학, 최고의 妙方 책에 모두 공개했다

선친의 『신약(神藥)』, 『신약본초(神藥本草)』 전·후편은 고금동서의 어떤 의학자가 쓴 것과 비교도 되지 않는다. 고금동서에 전무후무한 '참 의료' 이야기이다. 홍화씨는 뼈 부러진 데 좋은 약이다. 뼈 부러진 사람이 먹으면 빠를 경우 불과 3~7일이면 회복된다. 홍화씨를 먹으면 뼈에서 진액이 나와 뼈가 자연스럽게 붙는다고 했다. 우리나라 동해산 마른 명태가 연탄가스 중독 해결에 특별한 효능을 나타낸다는 사실도 인류 역사상 처음으로 『신약』이라는 저술을 통해 밝히셨다.

연탄가스 중독으로 뇌세포가 손상되면 자신의 이름도 기억하지 못하게 된다. 인산의학에서 제시한 마른 명태를 다섯 마리 푹 고아서 먹으면 후유증 없이 깨끗이 낫는다. 해독에는 국산 마른 명태를 능가할 것이 없다. 우리는 그동안 술 먹고 나서 속이 불편할 때 명탯국을 속풀이 해장국으로 시원하다며 먹어 왔다. 명태 다섯 마리를 끓인 국물이 심지어 맹독을 지닌 독사(毒蛇) 독도 치유해 주는 명약이 된다는 사실을 고금동서의 어떤 의료인도 몰랐던 것이다.

인산의학에서 그런 신비한 약성을 가진 자연물 수백 가지를 모두 공개했다. 대한민국 양·한방을 통틀어 신약 묘방(妙方)을 모두 공개한 의료인이나 저술을 보았는가? 선친은 최고의 신약 묘방을 하나하나 기록해 모두 공개하여 현재 국내에 죽염을 만드는 곳이 500여 곳이며 공식 허가받은 업체만도 50여 곳이나 된다. 선친께서는 죽염 제조 비법을 자신의 아들에게만 전수하지 않고 인류 전체가 죽염을 만들어 먹어야 한다고 판단해 특허를 받아서 다른 사람들의 죽염 제조 생산을 제한하지 말라고 각별히 당부하셨다.

천일염에서 독성을 뺀 신약이 바로 '죽염'

세상 사람들이 짜게 먹으면 해롭다고 말한다. 우리나라 서해안 천일염은 세상 최고의 약이다. 그러나 현재 생활오수와 산업폐수가 연근해 바닷물에 함유돼 소금에 독성물질이 많아지고 있다. 과거에는 갯벌에서 바닷물을 받아들여 가두어 그대로 천일염(토판염)을 만들었다. 천일염이 만들어지는 과정에서 생기는 독성물질은 대체로 비중이 무거운 것들이어서 바닥으로 가라앉으면서 황토가 해독해 독성은 제거되고 미네랄 등 유익한 성분을 다량 함유한 소금이 생산된다. 전통적 천일염 제조방식이 비위생적이라고 하여 갯벌에서 천일염을 만들지 않고 타일을 깔고 그 위에서 증발시켜 타일염을 생산했다. 그렇게 생산하다 보니 대한민국 1,700개 염전에서 1년간 생산된 천일염 속의 타일 조각을 모두 수거하면 여의도 63빌딩만큼 될 정도라는 이야기들이 나왔다. 그나마 타일염도 이제는 생산하지 않고 현재는 아예 비닐장판을 깔아 장판염을 생산하고 있다. 장판 때문에 소금 속의 독성이 전혀 빠져나가지 못한 천일염이 생산되고 있는 것이다.

선친은 이 모두를 꿰뚫어 보고 "앞으로 몇 년이 지나면 소금을 그대로 먹으면 안 되는 시절이 온다"며 "그 대안은 소금을 대나무에 넣고 소나무 장작으로 9번 구우면 독은 없어지고 약이 되며 1,300도 이상의 고온으로 구우면 태백성(太白星)의 신철분(辛鐵分)이 날아와서 특히 더 좋은 약이 된다"고 말했다. 사람이 염화나트륨이 거의 전부인 일반 소금을 종이컵만큼 매일 먹는다면 불과 며칠 내에 사망할지도 모른다. 그러나 죽염은 그렇게 100일가량 먹으면 사람의 몸이 확 바뀔 수도 있다. 특히 암 환자는 혈색이 획기적으로 바뀌게 된다. 선친이 말기 암 환자가 찾아오면 한결같이 "죽염 퍼먹어" "배 터지게 먹어" "가 봐"라고 하셨다.

몸 깊이 숨어 있는 암세포를 사멸시키는 쑥뜸

인산쑥뜸은 하루에 10시간 이상을 뜨기도 한다. 그 뜸자리는 밥숟가락으로 퍼 놓은 것처럼 푹 파이게 된다. 이때 혈관은 상처 밑으로 숨어 버린다. 다 뜨고 고름이 빠지고 나면 그 자리에 새살이 차오르게 된다. 우리가 알고 있는 작은 뜸을 뜨면 미미한 효과가 나기도 하지만 인산쑥뜸이야말로 우리 몸속의 깊은 곳, 뇌 속, 뼛속에 있는 모든 암세포가 사멸되는 신비의 요법이다.

우리 몸의 머리 부위 12뇌 속에 암 사령부가 존재한다는 사실을 그 누구도 모른다. 빈 라덴이 머물고 있는 벙커와 알카에다 조직의 사령부가 어딘지 모르는 것처럼 암세포의 사령부가 어디 있는지 현대의학의 진단기술과 검사장비로는 정확히 파악하지 못하고 있다. 우리 몸에는 12뇌 속에 암세포의 사령부가 있으며 14개의 경락(經絡)과 365개의 경혈(經穴)이 있다.

인산의학에서는 암세포를 깨끗이 사멸(死滅)시킬 수 있는 최상의 묘법을 밝히고 있다. 인산 선생은 뜸을 뜰 때 최소 5분 이상 타는 뜸을 떠야 한다고 했다. 그래야 암의 뿌리가 뽑히고 소멸될 수 있다는 것이다.

필자도 31세 때, 여섯 번째 죽음의 고비가 찾아왔다. 다섯 번째까지는 선친이 직접 뜸을 떠 줬지만 여섯 번째는 스스로 뜸을 떴고 죽음의 강을 건널 수 있었다. 인산의학에서는 자연의 법칙을 여실(如實)히 보고 있으며 이를 근거로 한 자연치유 요법을 제시한 것이다.

인산쑥뜸은 순리적인 방법이지만 확실하게 병의 뿌리를 뽑기 위해 당연히 무서운 고통쯤은 이겨 내야 한다. 인산의학의 대표적 저술인 『신약』『신약본초』를 최소 5~6번 이상 읽어 본다면 스스로의 힘으로 어떤 병이라도 물리칠 수 있을 것이다.

위 글은 필자가 지난 2012년 9월 14일부터 16일까지 열린 '설악산자연학교 2박3일 캠프'에서 강연한 내용을 정리한 것입니다.

쑥불로 癌을 물리치는
현묘한 道理

서양의학은 암을 공격, 파괴,
제거하는 방식을 추구

　인산(仁山) 선생은 앞으로 각종 암, 난치병, 괴질이 창궐하여 전 인류가 전멸할 수도 있다고 우려한 바 있다. 따라서 그에 대한 대비책도 세워 놓았다. 동양은 금(金)·목(木)·수(水)·화(火)·토(土) 중 목(木)의 기운과 어질 인(仁)의 상징성을 지닌 반면 서방은 금(金)이며 의로울 의(義)의 상징성을 지니고 있다. 이 때문에 서방은 백색(白色)의 살기(殺氣)가 강하고 동방은 청색(靑色)의 생기(生氣)가 풍부한 법이다. 미국은 대통령의 관저를 '백악관'이라고 하며, 이는 살기(殺氣)를 뜻한다. 우리나라는 '청와대'라고 칭한다. 서방에서는 강한 살기로 인해 종내에는 살인 핵무기를 만들게 되며 그것이 터질 때 전 인류를 전멸시킬 수도 있는 파괴력을 지니게 된다. 이미 선친은 2000년 이후에 자연 환경 파괴와 가공할 핵무기 등장,

각종 공해의 증가 등으로 인해 인류가 생존조차 위협받을 수 있는 시기로 접어들게 된다고 예언했다.

서양은 싸움을 좋아하고 서양의료 역시 공격, 파괴, 제거 방식을 취한다. 미국의 의료인들은 병적 요소가 되는 세포들을 공격해 죽이는 것이 맞다고 생각한다. 암세포가 생기면 수술로 제거하고 항암제를 사용해 초토화시키는 것이 기본이다. 질병을 공격, 파괴, 제거하여 병든 세포뿐 아니라 정상 세포까지 초토화시키는 무리(無理)와 부자연(不自然)의 의료방식에서 크게 벗어나지 못하는 한계를 드러내고 있다.

生死의 岐路에서는
소금이 있으면 살고 없으면 죽는다

생사(生死)의 기로(岐路)에 섰을 때 소금이 있으면 살고 없으면 죽는 경우가 적지 않다.

일반적으로 사람들은 염분이 부족하면 서서히 피가 탁해지고 면역기능이 약화되면서 질병이 발생한다. 정확한 발병(發病) 원인도 모른 채 우리는 병을 고치려 한다. 항생제, 항암제 등의 화학적 약제를 투여하면서 하늘이 보내 준 가장 훌륭한 '내 안의 의사'의 손발을 묶고 아무 일도 하지 못하게 함으로써 결국 우리 몸의 면역기능이 저하되게 만든다.

의학이 하는 일은 기본적으로 인간의 죽음을 막으려는 게 아니라 비명횡사(非命橫死)를 막기 위한 노력일 뿐이다. 암·난치병·괴질로 죽어 가는 환자와 그 가족들에게 "현대의학이 눈부시게 발달했음에도 불구하고 더 이상 치료방법이 없다"고 말하며 의료인들이 환자들에게 당당하게 사망선고를 하는데 이는 완전히 잘못된 월권행위이다.

현대의학은 대체로 서양의학을 지칭하지만 굳이 따지자면 서양의학이든, 동양의학이든 이 시대에 존재하는 모든 의학이 '현대의학'이고 그것은 너무나도 복합적인 개념을 함축하고 있어 특정 의학을 지칭하는 표현으로는 적합하지 못하다. 설혹 그들이 내세우고자 의도한 대로 '현대화된 서양의학'이라 하더라도 자신이 공부한 의료방식으로 고칠 수 없다고 해서 다른 모든 의료방식으로도 치료가 불가능하리라고 단언하는 것은 오만(傲慢)을 넘어 무지(無知)의 소치라고밖에 달리 표현할 방법이 없다.

하늘나라에서 데려가기 전에는 우리 몸 안에 '면역기능'이라는 '하늘의 의사'가 있다. 하늘의 의사가 좋아하는 것은 소금이다. 우리 몸에 질 좋은 소금을 많이 공급해 주어야 한다. 고대에는 소금으로 월급을 줬다. 샐러리맨이라는 월급생활자를 뜻하는 말의 어원은 Sell, 즉 소금이라고 하는 말에서 유래된 것이다.

소금은 모든 대가를 지불할 때 1순위였다. '하늘의 의사'가 잘 활동하도록 십장생(十長生)의 대나무와 소나무를 사용해 아홉 번 구운 죽염을 넉넉히 주어야 한다.

소금은 몸의 부패방지위원장이자 정화위원장이다

소금이 사람을 구하는 최고의 약이 된다는 암시적 표현이 『성경(聖經)』에 기록돼 있다. "너희는 세상의 소금이니, 소금이 만일 그 맛을 잃으면 무엇으로 짜게 하리오, 후에는 아무 쓸 데 없어 다만 밖에 버려져 사람에게 밟힐 뿐이니라(마태복음 5장 13절)"라는 대목을 위시해 소금의 중요성에 대한 언급이 적지 않게 등장한다.

소금은 짭짤한 맛과 미네랄을 골고루 포함하고 있어 섭취하면 암·난치병·괴질을 물리칠 수 있는 최고의 약이 된다. 소금으로 간을 하지 않으면 소화가 되지 않으며 피가 되지 않고 음식조차 부패된다.

　소금을 국가 기관장으로 본다면 '부패방지위원장'이자 '정화위원장'이다. 소금이 없으면 모든 살아 있는 동식물은 썩어 버릴 가능성이 높다. 소금을 유효적절하게 잘 사용하면 부패를 방지할 뿐 아니라 혼탁한 것도 정화시켜 준다. 바닷물을 보면 잘 알 수 있다.

　사람은 곧 하늘이다. 사람과 우주가 똑같다. 태양 화구(火球)에서 불덩어리 하나가 떨어져 나와 우주의 냉기에 의해 급랭하면서 형성된 것이 우리가 사는 지구(地球)다. 지구가 형성되면서 거대한 불덩어리가 우주의 냉기에 의해 식으면서, 즉 물과 불의 조화(調和)에 의해 가장 먼저 생긴 물질이 소금이다. 지구 표면의 70%가 물이며 전체 물의 98%가 평균 염분 농도 2~3%의 소금물이다. 소우주(小宇宙)인 우리 몸 역시 전체 중량의 70%가 물이고 그 물의 거의 전부가 평균 염분 농도 0.9%의 소금물이다. 슬픔의 대가로 흘리는 눈물을 위시하여 노동의 대가로 지급하는 땀, 신진대사의 결과로 나오는 오줌, 생존을 건 싸움의 결과로 흘리는 피 등 우리 몸에서 나오는 모든 물은 소금물이다.

히로시마 원폭보다 강한
쑥의 생명력을 활용한다

　인산쑥뜸은 인산의학의 핵심 묘법(妙法) 중의 묘법이다. 몸을 건강하고 맑게 하며 새로운 사람이 되려고 한다면 인산쑥뜸을 뜨는 것이 현명한 것이다. 사람의 몸은 너무 오묘하여 쑥뜸을 떠서 움푹 팬 자리에도 반드시 아무 문제없이 새살이 올라오게 만든다. 지구상에서 우리나라 강화도 약쑥만이 그것을 연소 재료로 하여 사람 몸의 특정 부위에 놓고 불을 지펴 태우더라도 사람이 죽지 않을 뿐 아니라 몸 안의 온갖 재액(災厄)과 병마

(病魔)를 물리치는 신묘한 힘을 발휘한다.

일본 히로시마에 원자폭탄이 터졌을 때 과학자들이 한껏 폼을 잡고 "이 땅은 이제 죽음의 땅으로 바뀌어 백년 이내에는 풀 한 포기 자랄 수 없는 황무지로 변하게 될 것"이라고 전망했다. 이런 과학자들을 비웃기라도 하듯 이듬해 봄, 그 자리에서 극강한 생명력을 지닌 쑥이 쑥쑥 올라와 그들로 하여금 더 이상 할 말 없게 만든 것이 '쑥'이었다. 가장 깊숙이 들어간 것을 "쑥 들어갔다"고 표현한다. 쑥의 생명력이 얼마나 놀라운 것인가. 사람의 몸속 깊은 곳까지 들어가서 질병의 뿌리를 초토화(焦土化)시켜 버린다.

쑥의 비밀은 단군고기(檀君古記)에서 밝히고 있다. 우리 조상들은 아득한 옛적부터 쑥을 의학적으로 쓴 것으로 보인다. 그러나 4,300여 년 전에 환웅(桓雄)천왕이 곰과 호랑이에게 말했다는 쑥의 비밀은 전승과정에서 유야무야 흐지부지됐다.

광복 이후 정부수립 당시 서양의학 위주의 의료체계 구축에 따라 더욱 지리멸렬해 영원히 사라질 위기에 처하기도 했으나 천만다행으로 1986년 세상에 등장한 인산 선생의 불멸의 저술『신약(神藥)』제25장 '영구법의 신비'편을 통해 우리 민족의 위대한 전통의학 지혜와 그에 따른 현명한 의방(醫方)은 다시금 부활하여 '참 의료의 이정표'로서의 역할과 기능을 다하고 있다.

쑥의 신비함을 발견해 그 특성을 잘 활용한 것은 세계적으로 우리 민족밖에 없다. 천손(天孫) 민족은 본래부터 지혜와 안목이 투철해 4,300여 년 전에 수많은 풀 중에서 불을 붙여 병을 치료하는 데 사람 몸에 일체 문제가 없는 단 하나의 풀을 찾아내 활용하도록 하는 묘법을 창안해 전수한 바 있으며, 이러한 내용을 상징적으로 보여 주는 중요 기록이 바로『삼국유사』에 인용된 단군고기다. 이러한 쑥뜸의 묘법이야말로 인류의 병마를 물리치고 천수(天壽)를 온전히 누리게 해 주는 '참 의학'이라 하겠다. '참 의학의 진리'를 깨달으면 자신의 생명이 비명횡사하는 일은 분명히 막을 수 있을 것이다. 우리 몸은 뜸을 뜨는 사이에 몸의 회로가 바뀌게 된다. 엄청난 고문 같은 고통을 느끼지만 뜸을 뜨고 난 후 마음이 바뀌고 인내심도 강해지며 점차 몸도 '건강한 몸'으로 바뀌게 되는 것이다.

쑥뜸은 高溫의 불로
암의 뿌리를 焦土化시킨다

현대 암·난치병·괴질은 보통의 의학적 방법으로 일반적인 치료를 통해서는 제대로 효과를 보기 어렵다. 인산 선생에 의해 제시된 '인산의학'처럼 비상한 의학적 이론에 근거한 비상한 방법의 의방(醫方)을 통해 다스려야 하며 심지어 고혈압이나 당뇨·위염·위궤양·변비조차 한국산 자연물의 약성을 활용하거나 죽염을 이용해 근본치유 효과를 거둔다.

죽염을 잘 활용하면 전략 핵무기 역할을 효과적으로 수행할 수 있지만 죽염을 평생 먹어도 효과 안 나게 먹는 경우가 대부분이어서 제대로 된 효과를 기대하기 어렵다. 스스로 효과가 나지 않게 먹고는 죽염을 탓하지 말아야 한다.

쑥뜸도 효과 없다고 말하는 이들이 있다. 뜨거운 맛을 보려면 효과 날 수 있도록 크게 떠야 한다. 세포가 파괴된다고 의심하는 이들도 있는데 경험을 통해 체득한 인산쑥뜸에 대한 믿음이 없으면 더 이상 할 말이 없다. 인산쑥뜸을 뜨면 반드시 강력하고 다양한 명현반응이 잇따라 나타나게 된다. 3,000년 전에 완성된 사서삼경(四書三經) 중 『서경(書經)』에 '약약불명현(若藥不暝眩)이면 궐질불료(厥疾不療)니라'라는 말이 있다. 이는 '만약에 그 약을 먹고 명현현상이 없다면 그 병은 낫지 못할 것이다'라는 뜻이다.

쑥뜸을 뜨면 3년 전에 아팠던 곳, 5년 전에 다친 곳, 10년 전에 맹장수술을 했던 곳이 다시 아프기도 한다. 또는 뇌로 불기운이 올라가기도 한다. 쑥은 그동안 어디 아팠거나 문제가 있는 곳을 들쑤셔서 한동안 다시금 아프게 만든다. 이 같은 명현반응 때문에 어떤 사람은 쑥뜸을 뜨다가 몸이 다시 아프게 됐다고 하며 병이 도졌다고 말한다. 이는 숨어 있던 병을 끄집어내어 치료하는 과정 중에 드러난 현상의 하나다.

몸의 명현반응이 강렬히 나타나는데 "나는 그 아픈 부위에 대해 무슨 일이 있었는지 잘 기억이 나지 않는다"라고 말하는 사람도 있다. 그럴 경우 어릴 적부터 자신을 잘 아는 주위의 생존자 중 10살 이전에 무슨 일이 일어났는지 설명해 달라고 하면 아픈 곳에 대한 의문이 풀릴 것이다.

인산쑥뜸은 오래전에 깃들어 숨어 있던 몸의 병도 복원시킬 만큼 신비스러운 능력을 가지고 있다. 쑥뜸을 뜰 때 작게 뜨면 작은 효과가 난다. 쑥뜸 뜬 부위만 치료가 되는 것이다. 암에 걸리면 서양의학적으로 완치시킬 수 없는 명백한 이유가 여기에 있다. 위·간·폐에 암이 발병하면 그 부위만 없애고 잘라 버린다.

이는 눈에 보이는 것의 치료만을 고집하는 것이기 때문에 만약 MRI 등에 나타나지 않는다면 눈에 보이는 치료는 할 것이 없게 된다.

섭씨 700도 쑥뜸의 불기운으로 암 사령부를 파괴

위암은 절제해서 항암제로 어느 정도 다스릴 수 있지만 뇌 속의 암 사령부는 쉽게 찾지도 못하고 치료하기도 어렵다. 만약 발병 부위의 암세포를 절제했다면 위 뇌, 간 뇌, 폐 뇌 등의 사령부에서 다시 다른 곳으로 암을 내려 보내게 된다. 즉 암이 전이(轉移)되는 것이다. 뇌 속의 암 사령부가 건재하는 한 암의 완치는 불가능하다.

'하늘의 의사'가 활동할 때 12뇌 속의 암을 괴멸시킬 수 있다. 암을 괴멸시킬 수 있는 하늘의 의사가 활동하도록 중완과 단전에 인산쑥뜸을 뜨는 것이다. 암세포는 섭씨 38~43도에서 전멸한다. 섭씨 700도의 인산쑥뜸이 피부에 닿는 온도는 200도이며 혈관 속 피가 흘러 지나가면서 모든 암세포는 즉시 전멸한다. 인산쑥뜸을 뜨는 동안에 피는 온몸을 순환하므로 몸 깊숙한 곳에 자리 잡은 암 사령부를 초토화시키는 효과를 보기 위해서는 반드시 5분 이상 타는 쑥뜸을 떠야 한다. 5분 이상 타는 뜸이 아니면 12뇌 속 암세포에 제대로 영향을 미치지 못한다.

지구 중심부에는 불이 있다. 사람 몸에도 역시 생명의 불이 존재한다. 생명의 불꽃이 사그라질 때 그 불씨를 다시금 잘 지필 수 있는 단전(丹田)

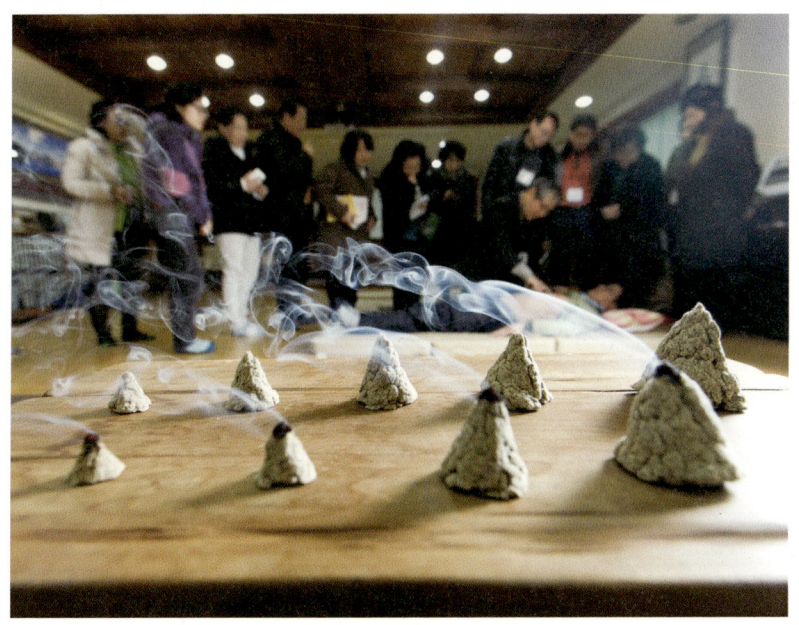

이라는 '불의 밭'이 있다. 단전에 불을 때면 온몸이 따뜻해진다. 몸이 따뜻하면 병이 생기라고 해도 생겨날 수 없다. 몸에 불이 식어 들어가는 것은 죽염을 먹어서 바로 효과를 볼 수 있는 것은 아니다. 불기운을 높일 수 있도록 불씨를 살살 돋워 줘야 한다. 단전에 강화 약쑥으로 불을 때야 한다. 암·난치병·괴질을 치유할 뿐 아니라 예방도 가능하다. 그러려면 인산쑥뜸을 5분 이상 타는 것으로 철마다 300~1,000장을 단전에 떠야 한다. 하나를 가지고 만병을 다스려야 하며 이것저것 많이 하는 것이 크게 효과가 나는 법은 없다는 사실을 알아야겠다. 만병을 효과적으로 다스리기 위해서는 피를 맑게 해 면역기능을 회복시켜 주는 죽염을 많이 먹고, 온갖 재액과 병마를 근원적으로 태워 없애는 인산쑥뜸을 크게 떠서 몸 안의 기운을 충만하게 해야 심신(心身)의 건강이 온전하게 될 것이다.

인산쑥뜸 요법은 『신약』 25장 영구법의 신비에 기기묘묘한 이론이 나와 있다. 입춘이 지나야 '봄 뜸', 입추가 지나야 '가을 뜸'을 뜰 수 있다.

이제는 세계의 다양한 의학을 통합하는 시대

미국 하버드대학의 앤드루 와일 박사는 현대 서양의학을 가르치는 교수로서 과거에는 대체의학의 최고 권위자라고 하다가 15년쯤 전부터는 '통합의학의 권위자'로 바뀌었다. 동양의학은 이제 대안요법이 아니라 서양의학과의 통합을 통해 새로운 의학적 효과를 거둬야 한다는 차원에서 '통합의학'이라는 표현을 썼다. 그저 다른 대안이 없을 때 한번 해 볼 필요가 있다는 차원의 대체요법 범주를 넘어서고 있는 것이다. 즉 참 의학에 조예가 깊을 수밖에 없는 것이다. 정치·경제·사회·문화 각 방면의 학자들을 위시하여 신부님·목사님·스님, 다른 데 종사자들도 암, 난치병, 이름 모를 괴질들이 창궐하여 생존조차 어려운 이 시기에는 각별한 관심을 갖고 인류애(人類愛)에 근거한 사랑의 마음을 내어 모조리 인류의 생존을 위협하는 병마(病魔)를 물리치는 데 기여해서 세상의 '참 의료 이정표' 역할을 해야 할 것이다. 지금 인류에게 닥치는 병은 암·난치병을 위시해 이름 모를 괴질이 급증하여 과거와는 현저히 다른 특별한 위험성을 지니고 있다. 공해나 화학적 독극물이 없던 시절에 정립된 과거의 의학적 이론으로 현대 암·난치병·괴질을 물리치는 것은 절대로 불가능하다. 세계의 모든 의학이 암 4기가 지나면 완치가 전혀 불가능하다고 알려져 있다. 그러나 '인산의학'은 그때부터 시작하여 병마를 물리치는 독창적 신약 묘방(妙方)이기 때문에 세상의 일반적 의학 방법과 달리 매우 거칠게 느껴지고 이해하기 어려울 정도로 극렬한 방식으로 전개되는 특성을 지니고 있다. 필자는 인류의 생존을 위협하는 난치성 병마를 물리치고 천수(天壽)를 온전하게 누릴 수 있도록 해 줄 수 있는 '참 의학'을 주제로 1만 일 동안 같은 이야기를 해 왔다. 물론 이러한 '참 의학의 진리'에 대한 명명백백한 의론(醫論)은 선친인 인산(仁山) 김일훈(金一勳·1909~1992) 선생의 혜안(慧眼)과 80평생의 경험을 통해 완성된 '인산의학'이라는 점을 분명하게 밝힌다. 현재 인산의학은 12만여 명의 회원과 그 가족들이 십분 공감하고 실천하고 있다. 참 의학을 자각하고 실천하기 위한 노력을 기울이는 이들에게 '인산의학'은 훌륭한 이정표가 될 것이라 확신한다. 이 자리에 모이신 종교지도자들께서 하루속히 참 의료를 스스로 깨닫고 세상에 펼칠 때 비로소 새로운 한국이 되고 새로운 세상이 열리며 아마도 하늘나라에 더욱 가까워질 것이라 생각된다. 경청해 주신 분들께 거듭 감사드린다.

위 글은 필자가 지난 2012년 11월 15일부터 16일까지 인산연수원에서 열린 '흰돌선교센터 수련회'에서 강연한 내용을 요약 정리한 것입니다.

人生을 송두리째 바꾸는 妙法 '仁山쑥뜸' 〈上〉

　인생을 송두리째 바꿔 놓을 수 있는 '인산(仁山)쑥뜸법' 즉 영구법(靈灸法)은 인산(仁山) 김일훈(金一勳·1909~1992) 선생 본인의 경험과 혜안(慧眼)을 통해 밝힌 것이다.
　유사(有史) 이래 인산쑥뜸과 비슷한 사례가 있다면『황제내경』이 그 효시이고, 그 뒤 편작(扁鵲)이라고 불리는 사람 3명 중 한 명이 집필한『편작심서(扁鵲心書)』에 소략하나마 나와 있다. 역사상 널리 알려져 있는 편작은 춘추전국시절 사람이다. 그 뒤 2,000여 년 전에 '편작'이라 불리던 '두재(竇材)'라는 이가 집필한『편작심서』에 뜸을 크게 뜨는 예가 나와 있다. 그러나 인산쑥뜸처럼 의학적 이론이나 실질적 방법론 등에서 완벽성을 드러내지 못했다. 역사적으로 인산쑥뜸과 같이 정신세계와 몸이 통째로 바뀌는 쑥뜸의 오묘한 이치와 작용에 대해 세세히 밝힌 실례가 없다.
『편작심서』에 보면 작금에 쑥뜸기를 파는 사람들이 잘 인용하는 문구가 있다. '왕초'라는 사람의 이야기이다. 그가 젊은 시절에 깊은 산속에서 아주 특별한 도인을 만났다. 100세가 넘었음에도 불구하고 혈색이 좋고 몸이 가벼운 사람이었다. 그 사람에게 물어 겨우 비법을 알아냈다.

왕초라는 사람은 본디 착한 사람이었다. 도사(道士)의 건강비법인 쑥뜸을 뜨고 난 뒤 양기(陽氣)가 강해지다 보니 주체하지 못했다. 부녀자들을 납치해 하룻밤에 여자 10명을 범해도 지칠 줄 몰랐고 악행은 계속되다가 왕초는 관군에게 체포됐다. 이와 같은 범죄 사실이 밝혀지면서 심문관은 왕초에게 "무엇을 먹고 그렇게 기운이 좋으냐"고 물었다. 그는 산에서 기인을 만나 무병(無病) 장수(長壽)법을 배워 매년 입추·처서 무렵, 관원(關元)에 쑥뜸을 1,000장씩 뜬 것밖에 없다고 말했다. 몸이 가볍고 양기가 뻗쳐 주체하기 어려워서 하룻밤에 많은 여자를 범해도 지칠 줄 모른다고 했다. 심문관이 왕초의 사형을 집행한 뒤에 아랫배 부분을 해부해 보라고 했더니 뼈도 아니고 살도 아닌 손바닥만 한 기름덩어리(단전의 道胎)가 단전 부위에서 발견되었다.

왕초는 묘법을 통해 도(道)를 얻었으되 마음을 제대로 다스리지 못해 음욕을 버리지 못하고 범죄를 저질러 비명횡사를 자초한 표본적 인물로 널리 알려지게 된 것이다. 『편작심서』에서 표현한 '구관원천주(灸關元千炷)'라는 이야기는 관원이라는 혈(穴)자리에 1,000장의 쑥뜸을 떴다는 것을 의미한다. 자고(自古)로 원래 이러한 묘법은 "비기인(非其人)이면 부전(不傳)이라" 즉 '그만한 인격과 인품을 갖추지 못한 사람에게는 절대로 법을 알려 주면 안 된다'는 단서가 붙게 마련이다. 이러한 묘법을 전수받을 당시에는 부족하더라도 수련을 게을리하지 않고 자기혁신 노력을 거듭해 새로운 몸과 마음으로 다시 태어나 신선(神仙) 도인(道人)의 삶의 궤도를 벗어나지 않았더라면 오랜 세월 건강하고 행복하게 천수(天壽)를 누리며 살 수 있었을 것이다.

'인산쑥뜸법'은 인산 김일훈 선생께서 천문(天文)과 지리(地理)를 밝게 보고 사람의 오장육부를 거울처럼 들여다보는 그 천부적 혜안으로 파악한 내용을 직접 경험을 통해 하나하나 확인한 뒤 정립한 이론이다. 자신의 몸에 직접 임상 시험을 하며 50여 년간 뜸을 뜨셨고 필자 역시 30여 년간 쑥뜸을 떴다.

인산쑥뜸은
차원 높은 새 의학이론

선친은 독립운동에 투신하였으나 광복 이후 국가에서 주는 혜택과 보상을 모두 사절, 독립유공자 포상도 거부하고 산속으로 들어가셨다. "독립운동을 열심히 한 것은 국민으로서 당연한 도리를 한 것이며 동지와 함께 싸우다 같이 죽지 못하고 살아 있는 것이 미안한데 어떻게 상을 받을 수 있겠는가"라고 말씀하셨다. 선친은 왜경에 체포되어 고문을 당할 때 손톱과 발톱 스무 개 모두를 뽑히며 뼈가 가루 될 정도로 온갖 잔혹한 고문을 당했다. 극심한 고문을 당했던 사람은 광복 이후 2~3년 사이에 대부분 죽고 말았다. 그러나 선친의 간곡한 권유로 한 해 5분 이상 타는 쑥뜸을 1만 장씩 뜬 전 광복회장 유석현 선생과 선친은 그 모진 고문을 당했음에도 불구하고 각각 88세, 84세까지 건강하게 사시다 돌아가셨다.

인산쑥뜸은 내 몸에 스스로 뜨고 내 가족에게도 떠서 경험으로 확인하여 정립한 새로운 의학이론이다. 한의사·양의사를 막론하고 세상의 어떤 의료인이라 할지라도 인산의학 이론은 쉽게 이해가 되지 않고 따라서 본인의 지식에 근거한 판단에 따라 황당무계하다고 생각하는 경향이 짙다. 어떠한 이야기를 해도 세상의 상식과 정반대되는 것처럼 느껴지게 마련인 특이한 의방(醫方)들을 제시하고 있기 때문이다. 인산쑥뜸은 1,000일, 1만 일을 이야기해도 다하기 어려운 방대한 분량의 무궁무진한 스토리를 지녔을 뿐 아니라 헤아리기 어려운 우주자연의 법칙과 생명원리에 기인한 심오한 이론이다. 오늘은 인산쑥뜸의 큰 틀과 방향만 제시해 드리겠다. 쑥뜸의 이론은 깊고 이해하기 어려우며 차원이 높은 의학이다. 귀신인들 이와 같은 묘법을 해 보지 않고 어떻게 알 수 있겠는가.

오늘날 유행하는 의학이론은 각종 말기 암을 비롯하여 불치병으로 간주된 많은 병들을 제대로 고치지 못함에도 불구하고 이론은 빛이 나고 있다. 병을 고치지 못하는 의료인과 의료기관이 어떻게 진정한 의료인이며 진정한 의료기관이겠는가. 그러면서도 그 산업은 나날이 발전하고 비즈니스는 잘되고 있는 것이 현실이다. 자동차, 자전거 수리를 맡겼는데 제대로 수리하지 못하면 돈을 주지 않는데 하물며 존엄한 사람 몸의 질병을 제대로 고치지 못하거나 죽더라도 예외 없이, 아무런 저항 없이 돈을 잘 받는 것이 오늘의 의료체계이다.

오늘 우리나라 의료현실을 보면 양방병원 의사가 침을 놓을 경우 불법의료행위로 간주된다. 한의사도 MRI, 주사를 사용하지 못하게 한다. 양의사가 한의학에 조예가 깊어 침도 쓰고 한약도 사용해 치료효과를 높이려고 해도 의료법이 가로막고 있다. 이는 한의학 이권을 침해하는 것으로 간주하기 때문에 법으로 금지한다. 누구를 위한 의료법인가. 한방의료계, 양방의료계의 이권 보호를 위해 국가가 법과 제도로 뒷받침하고 있으며 국가로서 마땅히 보호해야 할 국민의 생명 보호에 초점을 맞추지 않고 특정 단체의 이권 보호에 초점을 맞춘 의료법을 통해 그들의 이권을 보호하고 있다. 왜 국민의 생명보호가 뒷전으로 밀려나 있으며 의료법의 최종 목표가 온 국민의 건강이요, 질병 없는 나라, 병마 없는 세상으로 설정해놓지 않았는지 나라의 주인으로서 국민은 의료관계법의 합리적 개정을 입법기관에 요구하고 위정자에게도 운용의 묘를 살릴 것을 주문해야 할 것이다.

구당 김남수 선생에게 침과 뜸 치료를 받고 효과를 본 정·재계 유명인이 수없이 많지만 제도권 의료인들이 최근에 또다시 그를 검찰에 고발했다. 법은 국민의 생명과 재산을 보호하기 위해 만들어야 한다. 왜 본래 목적과 부합하지 않는 비현실적 법이 병 치료를 잘하는 사람의 의료행위를 막고 있는가. 100세가 넘은 재야 의료능력자 장병두 선생 역시 몇 년 전에 불법 의료행위로 유죄판결을 받았다. 그가 지은 죄는 사람의 병을 고쳐 준 것밖에 없다. 사람의 병을 고쳐 준다고 처벌하는 나라는 이 지구상의 어디에도 없을 것이다. 궁극적으로 그들이 어떤 범죄행위를 하고 그 범죄행위로 인해 누구에게 어떠한 피해를 주었는지에 대해 정확한 소명 없이 현실 법규에 위반된다는 사실만으로 좋은 일을 한 사람을 처벌함으로써 국민을 위한 법이 아니라 법을 위한 법에 도리어(道理에 비춰 볼 경우) 아무런 죄 없는 사람이 처벌을 면하지 못하는 비극이 일어나게 되는 것이다.

대표적으로 김남수 선생과 장병두 선생은 현실 법규를 위반한 것은 사실이지만 상식에 어긋날 정도의 무리한 치료로 사람을 상하게 한 것도 아니고 사기꾼처럼 터무니없는 치료비를 받아 챙긴 것도 아니며 다만 어떤 과정과 경로를 통해 의료능력을 보유하게 되어 그 능력을 필요로 하는 환자들의 요청에 응하여 치료를 해 준 것뿐이고 의료사고를 일으키거나 물의를 빚은 일이 없음에도 누군가 이해관계를 달리하는 이들의 고발에 의해 처벌받게 된 것이다. 국가의 주인인 국민이 법 위에 낮잠을 자는 동안 법은 이와 같이 합리성을 떠나 법대로만 집행되고 있는 게 오늘의 현실이다.

이 나라 사람이라면 누구라도 대한민국 의료관계 법령에 대해 조금만이라도 관심을 가져 보길 바란다. 국민으로서 국가의 주인 된 권리를 행사할 때, 후보자들에게 국민 모두의 생명에 직접적인 영향을 미칠 대한민국 의료관계 법령을 합리적으로 바꿔 달라고 요구해야 할 것이다.

진정한 의료라면 제도권, 비제도권, 양의사, 한의사 또는 대체의료 등 어떤 의료든지 목표와 목적은 단 한 가지다. 사람의 몸에 침입하거나 자생적으로 발생한 암·난치병·괴질로부터 인류를 보호하고 그 병마를 물리치는 것을 최대의 목표로 잡고 있어야 할 것이다. 제도권 의료인이 치료하지 못하는 질병을 비제도권 의료능력자가 고친다고 해서 법과 제도로 그것을 막을 것인가? 진정한 의료인이라면 자신의 치료방식보다 부작용도 적고 더 효과적이라고 판단될 경우 그 방식을 받아들여 병마를 물리치는 데 활용하는 것이 더 현명하다 할 것이다. 그러나 현실적으로 우리 사회에서는 그들을 불법행위로 고발하여 처벌받게 하거나 감옥에 집어넣는 행위가 만연하고 있다. 서로의 발목을 붙잡고 늘어지는 진흙밭 싸움이 계속되고 있는 것이다. 세상의 병마는 점점 더 기승을 부리고 국민은 이를 해결하지 못하고 죽어 가고 있다. 얼마 전 40대 간암사망률이 OECD 국가 중 우리나라가 1위였을 정도로 암, 난치병 문제가 심각해졌다. 현재 대한민국은 암·난치병 공화국이라고 해도 과언이 아닐 정도로 암, 난치병이 만연해 있다. 사망자 통계를 보면 10명 중 3명은 암 사망자이고, 또 3명은 심혈관 질환 사망자이며 그 밖에 다른 질병 사망자도 적지 않고 그 나머지는 교통사고, 자살 등으로 죽는다. 과거에는 당뇨병은 부자들만 걸린다

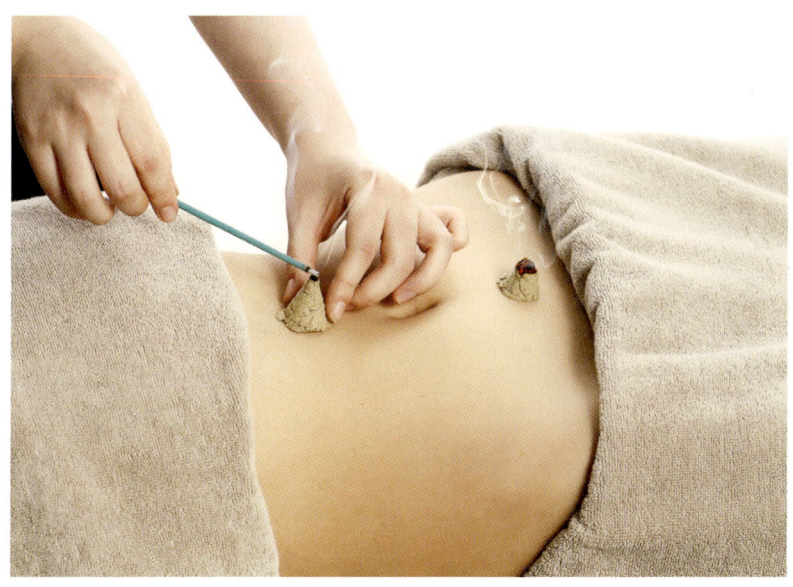

고 했지만 현재는 국민병으로 불리고 있다. 40년 전 당뇨는 0.01%가 되지 않았지만 현재는 전 국민의 10%가 넘는 사람이 당뇨를 앓고 있어 과거보다 100배가 늘었다. 의료가 눈부시게 발전했다고 전 국민이 믿고 있음에도 어찌된 일인지 '의료 발전과 암·난치병 발생은 무관한 것인지' 질병에 걸려서 죽는 사람은 더욱 많아진 것이 작금의 현실이다.

공해 독으로 많은 사람들이 돌연사하고 있다

인산 김일훈 선생은 서기 2000년이 지나면 사람이 자다가, 또한 길을 가다가 피를 토하고 죽어 가는 사람이 많이 생겨날 것이라며 미리 준비해야 한다고 했다. 미래 인류에게 닥치는 암·난치병·괴질이 상상을 초월한 위험요인으로 다가오고 있으며 인류 전체가 전멸할 수도 있는 위기가 오고 있다고 경고했다. 사태의 심각성에 반하여 세계보건기구를 비롯하여 한국의 국립보건원 등 보건당국이나 의료인들은 그 내용을 제대로 인식하지 못하고 인산 선생의 경고를 '전설' 또는 '꿈과 같은 이야기'로 치부하며 들으려고 하지도 않는 실정이다.

1986년 6월 15일 인산 선생의 신의학(新醫學) 이론과 핵심 의방을 구술받아 정리해 펴낸 『신약(神藥)』은 의학서적 출판 역사상 최다 판매로 기록될 50만 부가 넘게 나갔다. 『신약』, 『신약본초(神藥本草)』는 인류역사상 기기묘묘한 불가사의한 신약 묘방(妙方)으로 죽염, 홍화씨, 마른 명태, 유황오리, 인산쑥뜸 등 다양한 의방이 제시돼 있다. 대부분의 사람들이 반신반의하거나 황당무계하다고 생각한다.

여러분과 같이 인산쑥뜸에 도전하겠다고 쑥뜸수련회에 참가한 사람들은 인산의학을 어느 정도 이해하고 받아들이기 때문에 불원천리 이곳까지 왔을 것으로 판단된다. 거듭 말씀드리거니와 인산의학은 한국 국민의 생명을 보호하고 암·난치병으로 인해 전멸할 수도 있는 위기로부터 인류 전체의 생명을 구할 수 있는 최상의 길이라고 생각한다.

사람의 생명은 존귀하다. 그러나 많은 이들이 왜 그렇게도 쉽게 죽어가는가. 어둠이 내리듯이 공해와 모든 독성물질이 생명을 해치기 위해 아무도 모르게 엄습해 오고 있다. 과거 1991년 걸프전에서 1만 명가량 사망했으나 지금은 전쟁도 없는 마당에 연간 대한민국 국민 1만 명 이상이 원인 모를 돌연사로 생애를 마감하고 있다. 이는 몸에 독이 축적되면서 나타나는 결과다. 먹는 음식, 호흡으로 인해 침투해 들어온 독과 스트레스로 인해 자체 생산한 독이 우리 몸속에서 합동작전으로 생명을 공격 파괴함으로써 하룻밤 사이에 허망하게 죽는 경우가 비일비재하다. 나와 내 가족의 몸에 닥치는 엄청 무서운 위기를 누구도 느끼지 못하고 있다. 사람이 산더미처럼 죽는 무서운 일이 곳곳에서 일어나는데도 불구하고 우리는 강건너 불구경만 하는 실정이다. 자신이 다치거나 병에 걸리면 원망만 늘어간다. 병에 걸린 것은 신과 자연계에서 정신을 차리라고 경고를 하는 것이다. 우리 몸에 질병이 발생했다고 해도 기피하거나 나쁘다고 생각할 필요는 없는 것이다. 질병은 인생길 드라이브에서 필요에 의해 일시적으로 브레이크를 밟도록 하는 것이며 생명을 되돌아보게 하고 내 삶의 방식을 다시 한 번 점검하여 바꿀 수 있는 기회를 만들어 준다. 인산의학을 만나 죽염, 유황마늘을 먹거나 쑥뜸을 뜨게 되면 확연하게 몸이 좋아지는 경우가 부지기수다. 그럼에도 불구하고 먹기 역한 마늘과 죽염을 어떻게 그렇게 먹을 수 있으며 뜨거운 쑥뜸을 어떻게 몸에 뜨느냐고 되묻는 이들이 있다. 〈계속〉

위 글은 필자가 지난 2013년 9월 6~7일까지 경남 함양 삼봉산 인산연수원에서 열린 '제228차 인산가 힐링 투어'에서 특강한 내용의 요지를 정리한 것입니다.

人生을 송두리째 바꾸는 妙法 '仁山쑥뜸' 〈下〉

 인산 김일훈 선생은 천부적 혜안(慧眼)과 오랜 경험을 두루 갖추신 분이다. 이분이 이곳 함양에 자리를 잡고 뿌리를 내린 이유가 있을 것이다. 백두대간의 고산준령들이 고을을 에워싸고 있어 공해가 미칠 가능성이 낮고 맑은 공기에 깨끗한 물, 순후(淳厚)한 인심 등을 감안하여 자리를 잡았을 것으로 판단된다.
 함양은 꼿꼿한 선비정신이 살아 있고 소박(素朴)한 도인의 풍모를 여전히 지니고 사는 사람의 수가 적지 않은, 비교적 가장 청정한 지역 중의 한 곳이다. 통일신라시대의 최치원, 조선조의 김종직·정여창·박지원 등은 함양을 빛낸 위인들이다. 함양은 서울보다 면적이 1.3배가량 넓지만 인구는 4만명밖에 살고 있지 않아 여러 면에서 살기 좋은 고장임에 틀림없다.
 건강하고 행복하게 살 수 있는 고장을 찾는다면 번잡한 대도시를 벗어나는 게 1차적으로 해야 할 일이다. 과거 어른들은 거주지를 선택할 때 사람이 많이 모여 사는 곳이나 해일이 덮칠 수 있는 바닷가 근처에 살지 말라고 했다.

특히 질병 없이 건강하게 살려면 공해가 미치지 못하고 오염되지 않은 청정지역을 찾아서 살아갈 장소로 선택할 필요가 있겠다. 또한 살기 좋은 청정한 지역에 산다 하더라도 내 몸에 병마가 들어올 수 없도록 미리 예방하는 쑥뜸을 뜨고 죽염과 마늘을 많이 먹어 면역기능이 정상이 되도록 만들어 '내 안의 의사'가 충분히 활동할 수 있도록 해야 한다.

굳이 어떤 질병인가를 따지지 말고 내 생명력이 배가되면 병마는 10분의 1로 줄게 될 것이라는 확고한 소신을 갖고 노력해야겠다. 생명력을 강화시키는 노력은 기울이지 않고 왜 병마를 때려잡으려고 하는가.

병마를 때려잡으려고 한들 절대로 때려잡을 수 없다. 병을 잡으려 하면 우리 몸은 전쟁터가 된다. 병마를 온전하게 몰아내지도 못하면서 생명 자체를 파괴하는 부작용을 낳게 되는 것이다. 내 몸 안의 병마를 파괴·제거하기 위한 노력보다 사람의 생명을 다치지 않게 하는 것이 더욱 중요하다.

얼마 전까지 우리는 이의 없이 맹장염에 걸릴 확률이 있다는 황당한 이유로 맹장을 절제하는 이상한 수술을 한 적이 있었다. 한때 하나의 상식처럼 통용되던 맹장 절제 수술을 할 경우 대장·소장 등 다른 창자의 암 발생률이 수십 배 높아진다는 의료진의 연구 결과가 발표된 바 있다. 우리 몸은 필요 없는 장기를 만들지 않았다. 맹장이 우리 몸에서 크게 기능을 하지 못하고 오히려 문제만을 일으킨다며 잘라 내고, 특정 장기에 질병이 발생했다고 하여 잘라 낸다면 머리가 아프면 어떻게 할 것인가. 머리를 자를 것인가. 외관보다는 본질을 먼저 생각해야 한다.

우리 몸에는 이중 삼중의 방어선들이 곳곳에 자리하고 있다. 편도선이 붓는 것은 몸에 침투하려는 병균과 맞서 싸우고 있는 것이지 편도선이 있기 때문에 편도선 염증이 생긴 것이 아니다. 편도선은 인체의 방어선과 같은 역할을 한다. 방어선을 튼튼하게 하면 건강하게 될 것이다. 방어진지에서 싸움이 일어나 시끄럽게 한다며 그곳을 제거한다면 그 뒤부터는 외부에서 침투해 오는 병마가 아무런 저항을 받지 않고 곧바로 몸 안 깊숙한 곳으로 들어오게 되는 것이다.

어떤 것이 올바른 의학의 방향인가. 인산의학은 인체 생명의 작동 원리를 거울처럼 보는 특이한 능력을 지닌 인산 선생에 의해 제시된 신의학(新醫學) 이론으로서 자연의 법칙과 인체 생명원리에 부합하는 순리적이고 자연적인 의방(醫方)이다. 그 때문에 몸에 절대로 무리를 가하지 않는다. 죽염을 100일 먹어서 효과 날 것을 쑥뜸은 20일이면 더 탁월한 효과를 얻을 수 있다. 죽염, 유황오리, 쑥뜸, 마른 명태, 다슬기, 참옻 껍질, 밭마늘 등과 같은 신약(神藥) 묘방(妙方)은 화타·편작 등 천하명의들도 제시하거나 언급한 바 없는, 고금동서를 통틀어 전무후무한 의방이라 하겠다.

5분 이상 타는 큰 뜸을 떠야
병의 뿌리를 뽑는다

인산 쑥뜸은 5분 이상 타는 쑥뜸으로 크게 뜨는 방식이어서 처음부터 쉽게 접근하기가 어렵다. 처음에는 작은 뜸으로 시작해 조금씩 크기를 늘려 가면서 몸이 적응하는 것을 감안해 차츰 크게 뜰 경우 누구든지 웬만하면 소기의 목적을 달성하게 된다. 5~7일 정도 뜸을 뜨다 보면 뜨거움을 이겨낼 수 있는 시기가 온다. 자신이 일생 경험해 본 적 없는, 마치 천국이나 천당에 온 것 같은 '무통(無痛)의 기쁨'도 느끼게 된다. 뜨거운 쑥뜸이 내 몸에서 타고 있음에도 드르렁거리며 깊은 잠을 잘 수 있는 혼수상태, 즉 무아(無我)의 경지를 맛보게 되는 것이다. 뜸을 뜨면서 무통을 경험하는 동안 우리 몸의 회로가 바뀌고 몸과 정신이 모두 새롭게 정비되는 것이다.

인산 선생은 왜 큰 쑥뜸을 뜨라고 했는가? 가령 예를 들어 위에 암이 발생했을 경우 위를 절제하고 식도와 소장을 연결한다고 해도 나중에 결국은 다시 재발하거나 전이·확산된다. 그것은 위암의 진원지가 12뇌 속에 있지만 현대의학에서는 12뇌의 실체를 지금까지 밝혀내지 못하고 있다. 그러나 인산 선생은 위암은 위뇌(胃腦)에 자리 잡은 암 사령부가 있어 근본적으로 제거하기 어려운 특성을 갖고 있으므로 결과적으로 근본 해결을 어렵게 만든다고 지적했다. 따라서 어려운 질병의 근본 해결을 위해 반드시 5분 이상 타는 뜸을 뜨라고 했다. 5분 이상 타는 큰 뜸을 떠야 위뇌 속의 위암 사령부 암세포들을 쑥불의 강한 인력(引力)으로 끌어내릴 수 있다는 것이다. 뇌에 있는 암 사령부의 암세포를 끌어내려 중완과 단전의 뜸자리에서 죽은 피와 고름으로 나오게 된다. 암조직의 뿌리를 뽑아낼 수 있는 강력한 인력과 힘을 가진 것은 5분 이상 타는 쑥뜸뿐이다. 신비한 우리 몸은 뜨거움을 느끼면 몸에서 만든 천연 모르핀이 뜸장 부위에 몰리게 되면서 얼마 뒤부터는 편안히 뜸을 뜰 수 있게 된다. 뜸을 충분하게 다 뜨고 난 후에는 '어제의 나는 죽고 오늘 새로운 나로 태어난 것 같다'는 강렬한 느낌을 받게 될 것이다.

필자는 31세 때, 그때까지 매년 지속되어 온 병마의 고통 속에 헤매다가 쑥뜸으로 새로운 몸과 마음으로 다시 태어나는 신묘한 체험을 한 바 있다. 그 뒤부터는 병마에서 해방되고 새로운 심신(心身)으로서의 삶이 시작되었음을 깨닫게 된 것이다. 1985년 가을, 당시 갑자기 닥친 병마에 의해 극심한 고통 속에서 오로지 생존을 위해 스스로 쑥뜸을 뜨다가 지쳐 잠이 들었는데 다음 날 새벽잠에서 깨어났을 때 세상이 너무나도 고요하다는 것을 처음으로 느끼게 되었고, 급기야 '아마도 내가 어제 병마와 싸우다 죽어서 저승에 왔나 보구나'라는 생각마저 들었다. 그러나 잠에서 깨어 일어나 보니 죽은 것은 아닌데 분명 어제까지의 내가 아닌 새로운 나로 거듭났다는 생각이 들었다. 그것은 그 뒤 일어난 몸과 마음의 변화의 소용돌이를 겪으며 깊은 확신으로 굳어졌다.

뜸을 뜨고 난 후 몸이 변화되는데 눈이 밝아지고 입에서는 단침이 나오며 귀는 먼 곳의 소리를 듣게 되었고 코의 후각도 스스로 놀랄 만큼 발달되었음을 느꼈다. 그리고 하루에 두 갑 정도 피우던 담배를 그날 이후 피우지 않게 되었는데 억지로 끊은 게 아니라 맛을 상실해 저절로 끊어지게 된 것이다.

뜸을 뜨다가 무통(無痛)의 순간이 오면 신비한 현상이 나타나며 구름 속에 들어온 것 같은 느낌이 든다. 쑥뜸을 뜨는 동안 10시간 이상 자다가 깨어났음에도 잠깐 깊은 잠에 빠진 것 같다. 얼마나 깊은 단잠을 잤으면 10시간을 자고도 5분 정도밖에 잔 것 같지 않다는 느낌이 들겠는가. 아주 고통스러웠다면 시간이 그렇듯 빨리 지나가지 않았을 것이다.

이는 차원이 다른 세계로 들어가는 것과 같은 이치다. 어떤 구도자가 지리산 청학동에 들어가 3일간 머물다 나왔는데 바깥세상에서는 3년 세월이 지나갔다고 하며 서로 뭔가 이상하다는 느낌만 가질 뿐 이해하기 어려운 것과 같은 이치다. 당사자는 특별한 경로를 통해 자기도 모르게 차원이 다른 청학동에 들어가 3일밖에 머물지 않았음에도 바깥세상에서는 이미 많은 세월이 흘러간 것이다. 차원이 다른 세계에서는 하루가 1년과 같은 법이다. 우리는 쑥뜸을 뜨면서 매우 깊은 잠을 잤음에도 "잠깐 깜박 졸았다"고 생각이 되는 것이다. 이는 귀신도 모르는 묘법인데 『인산쑥뜸요법』, 『신약(神藥)』을 보고 쑥뜸에 대한 묘법을 터득해 지성(至誠)으로 실천할 경우 그런 신묘한 체험을 하게 된다.

뜸을 처음 뜨려면 뜸과 친해지고 쑥과 친해져야 한다. 쑥은 우리 조상들의 철학이 담긴 말로 '쑥 들어간다'는 말에서 느낄 수 있듯이 깊숙이 들어간다는 뜻이다. 쑥뜸을 뜨면 몸 깊숙이 쑥의 신령스러운 기운이 들어가게 된다. 히로시마에 원자폭탄이 투하됐을 때 일본의 과학자들은 한결같이 "이 땅은 이제 죽음의 땅으로 바뀌어 100년 안에는 풀 한 포기 자라지 못한다"고 비관적 전망을 했다. 그러나 이듬해 봄, 예상과 달리 과학자들을 비웃으면서 쑥이 '쑥쑥' 올라왔다. 쑥은 어디에서나 만날 수 있다고 해서 초 두 밑에 만날 봉(逢)자를 써서 쑥 봉(蓬)이고 베어도, 베어도 다시 나온다고 해서 초 두 밑에 벨 예(乂)자를 써서 쑥 애(艾)이다. 그중 우리말 쑥이라는 이름은 쑥쑥 올라오는 생명력을 잘 보여 주고 깊숙하게 들어가는 쑥의 성질을 가장 잘 표현한 것이다. 지구상 어떤 물질도 배 위에 놓고 태우면 우리 몸은 받아들이지 못하고 그로 인해 죽게 된다. 그러나 쑥은 아무리 높은 온도로 우리 몸에 놓고 태워도 몸에 아무런 이상이 없을 뿐 아니라 병마 퇴치와 건강증진, 정신세계의 개척에 크게 기여하는 신비의 물질이다. 세상의 각종 초목(草木)을 비롯해 모든 가연성(可燃性) 물질 중에서 사람 몸에 올려놓고 태워도 전혀 문제없이 생명력을 강화하는 것으로는 우리나라 강화약쑥이 유일무이(唯一無二)하다. 우리나라 의학사의 권위자인 서울대 김두종 박사는 "우리 조상들은 놀랍게도 4,300여 년 전부터 쑥과 마늘을 의료용으로 썼다는 역사적 사실이 단군고기(檀君古記)의 기록에서 확인된다"는 요지의 글을 자신의 저술 『한국의학사』에 수록한 바 있다.

오늘은 쑥뜸의 큰 방향에 대해서만 설명드리는 것으로 만족해야 할 것 같다. 오늘의 강의를 듣고 참고하여 『신약』, 『신약본초(神藥本草)』를 숙독(熟讀)하면 그리 어렵지 않게 스스로 터득하여 쑥뜸을 뜰 수 있을 것이다. 쑥뜸은 상당히 큰 의미가 있다. 편안한 마음으로 쑥뜸에 도전한다면 우리 몸은 소용돌이치듯이 변화할 것이다. 스스로를 혁신하겠다는 마음으로 쑥뜸의 세계로 차근차근 접근하면 누구나 할 수 있다. 쑥뜸을 떠야겠다고 생각하고 실제로 실행에 옮긴다면 그 공덕은 적지 않을 것이다. 실제로 뜸을 뜨게 되면 인생의 차원이 달라진다. 나뿐 아니라 가족이 함께 쑥뜸을 뜨면 건강하고 행복하게 천수(天壽)를 누릴 수 있을 것이다.

위 글은 필자가 지난 2013년 9월 6일부터 7일까지 경남 함양 삼봉산 인산연수원에서 열린 '제228차 인산가 힐링 투어'에서 특강한 내용의 요지를 정리한 것입니다.

명태에 숨은 *解毒*의 힘
세계인이 놀랄 만큼 신비롭다

 인산가(仁山家)라는 사명(社名)은 '인산의학'의 창시자인 선친(金一勳)의 호 '인산(仁山)'에서 유래한 것이다. 선친께서 세상에 제시한 의방은 고금동서(古今東西)의 어느 누구도 언급하거나 거론한 바 없는 독특한 것이어서 달리 부르기보다 창시자의 호를 붙여 그저 '인산의학'이라고 부르는 것이 합리적이라는 관련학자들의 권유에 따라 명명한 것이다. 서양의학, 한의학, 기타 민간요법 등 어떤 의학방식과도 확연하게 차별화돼 있으며 저비용, 고효율의 탁월한 효과가 나는 실용적 의학이다. 인산의학은 굳이 의료기관에 가지 않고도 자신과 가족들의 병을 스스로 고칠 수 있도록 경험을 통해 확인한 신약(神藥)과 묘방(妙方)을 모두 공개한 순리(順理)와 자연의 새로운 의학이론이다. 흔한 질병부터 암·난치병·괴질에 이르기까지 인산의학에서 제시한 방법을 실행한다면 나와 내 가족의 하나뿐인 목숨을 효과적으로 구할 수 있는 '참 의료'의 방도를 찾을 수 있을 것으로 판단된다.

급성 복막염 쑥뜸 떠
회복한 사연

 올해로 서른세 살이 된 필자의 아들은 단 한 번도 의료기관의 신세를 지지 않았다. 3세 때 세발자전거를 타고 세검정 대로로 나가는 바람에 달리던 차에 부딪혀 그 차 밑으로 들어가 두 바퀴 사이에 있던 아이를 그 차의 운전자가 놀라서 안고 집으로 달려온 일이 있었다. 차량 운전자는 너무 놀라 병원에 데려가자고 했으나 필자는 걱정하는 운전자를 위로하여 돌려보내고 어떤 약도 먹이지 않았고 병원에도 가지 않았다.
 사고로 몇 군데 피가 나는 상처에 죽염가루를 듬뿍 뿌리는 것으로 치료를 마무리했다. 상처에 죽염을 흩뿌리면 그때는 비록 쓰리고 아프지만 살균 소독이 되고 상처를 금세 아물게 하는 묘용(妙用)을 확인할 수 있게 된다. 또 아들이 고등학교 2학년 때 '급성 복막염'이라고 학교에서 연락이 왔다. 30분 안에 수술하지 않으면 복막이 터져 생명이 위태로울 수도 있다며 일단 동네 병원에 입원시켜 수술을 준비하고 있다고 했다. 전화를 받고 필자는 절대로 수술하지 말라고 이야기한 뒤 병원에서 퇴원시켜 아이를 집으로 데려다 놓도록 했다. 학교 관계자와 병원에서는 참으로 "야만적인 부모"라며 비난했다.
 집에 온 아이에게 아랫배 부위 두 군데에 콩알 크기의 쑥뜸을 각각 100장씩 뜨게 했다. 아이는 뜸을 뜬 후 화장실에 채 가지 못하고 세숫대야에 피비린내 나는 혈변을 반 대야나 쏟아 냈고, 그 뒤 잠이 들어 3~4시간 동안 자고 일어난 아이는 다시 뒷마당으로 가서 농구를 할 수 있을 정도로 멀쩡했다.
 학교 수업을 끝내고 병원으로 찾아갔다가 이미 퇴원했다는 간호사들의 말에 물어물어 집으로 찾아온 담임선생은 아이에게 "복막염인데 왜 수술을 안 했느냐?"고 물었고 아이는 "아버지의 지시에 따라 배에 뜸을 떠서 통증도 사라지고 다 나았다"는 이야기를 했다. 아이의 담임선생은 그때부터 인산의학에 깊은 관심을 갖게 됐다.

병원에 가지 못하면
명대로 살지 못할까?

우리는 병원에 가지 않고는 명(命)대로 살지 못할 것처럼 생각한다. 인산의학을 공부한다면 나와 내 가족의 병을 예방하고 고칠 수 있는 길이 있다. 그러나 우리는 주변에 있는 1등 명약을 인지하지 못하고 엉뚱하게 미미한 효과에 비해 부작용이 적지 않은 좋지 못한 약을 늘 먹고 있다.

이번 강의를 계기로 고성 명태의 약성과 그 약성을 역사상 처음으로 밝힌 인산의학을 함께 배워 나와 내 가족의 건강을 모두 챙길 수 있는 방법을 습득하길 바란다.

고성 명태를 많이 먹으면 세상에 잘 알려진 것처럼 주독(酒毒)을 해독(解毒)할 뿐 아니라 우리 몸에 들어온 대부분의 독을 해독시켜 준다. 일흔이 넘은 연세에 고된 업무에 지치고 늘 약주를 즐기면서도 황종국 고성군수님은 항시 밝고 맑은 혈색(血色)을 유지하고 있다는 사실로 미루어 고성 명태의 탁월한 해독효능과 우수성을 실질적으로 확연하게 알 수 있을 것 같다.

술 앞에서 장사가 있겠는가? 황 군수님의 환한 안색은 고성 명태의 약성을 상징적으로 보여 주는 실례라 할 것이다. 고성 명태를 위시하여 우리나라 산야(山野)의 농림축수산물은 전 세계 어느 나라의 산물(産物)보다도 그 약성이 우수하여 먹게 되면 효과는 더 분명하고 확실하게 난다는 사실과 그 원리를 '인산의학의 바이블'이라 할 『신약』은 명명백백하게 밝히고 있다.

해양심층수와 海風으로
명약이 된 '고성태'

우리 몸의 체중의 약 70%가 물이며, 동해 바닷물을 1/2~1/3로 희석하면 혈액의 염분농도와 비슷하다. 염분농도뿐 아니라 원소(元素) 조성 역시 대동소이하다는 사실을 미루어 바닷물이야말로 우리 목숨을 지탱해주는 생명수라는 '소금의 진실'을 깨닫게 된다. 고성 명태는 우리나라 동해안 해양심층수로 명태를 씻어 해풍 건조하여 '고성태'라는 새로운 브랜드로 다시금 등장한 훌륭한 식품이다.

'고성태'는 해양심층수를 이용해 불순물을 제거할 뿐 아니라 해양심층수에 함유된 미네랄 성분을 명태에 침착시켜 가며 배를 따고 40~60일 동안 해풍으로 말리면서 일주일에 2~3회 해양심층수를 뿌려 말리는 방식으로 만들어진다. 고성태는 그 자체만으로도 다른 명태와 차별화될 뿐 아

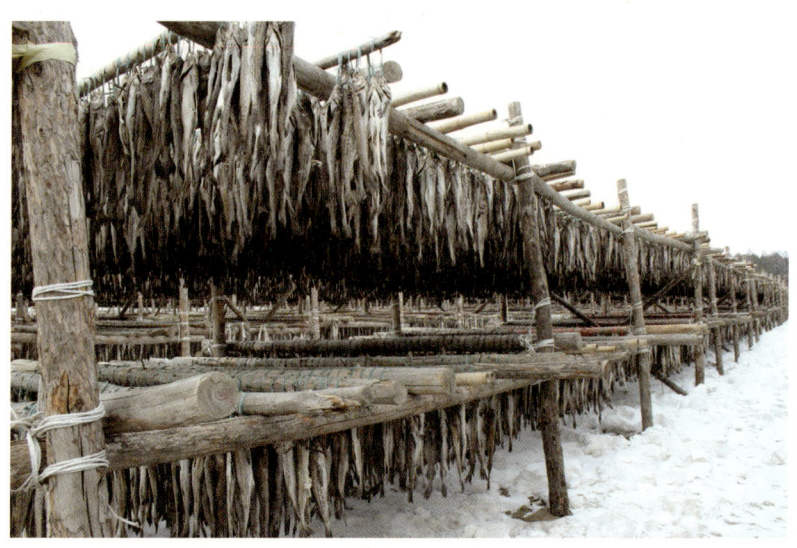

니라 국민적 사랑을 받을 만한 충분한 가치와 효용성이 있다.

　최근 들어 우리나라 동해 연안의 수온이 상승해 한류를 좇아 이동하는 습성을 지닌 명태가 들어오지 않아 러시아산 명태를 들여와 가공하고 있지만 미네랄이 풍부한 고성의 해양심층수로 씻어 바닷바람을 쐬며 얼었다 녹았다를 반복하면서 해독작용이 강력한 새로운 물질로 거듭나게 되는 것이다.

　해양심층수로 씻고 바닷바람에 말렸다고 하여 큰 변화가 있을까 생각하겠지만 일반 명태에 비해 청정한 동해 바닷물 속의 다양한 미네랄이 스며드는 데다 바닷가 해풍에 말림으로써 맛과 영양 면에서 크게 달라진 점을 느낄 수 있으며 더구나 전 세계인들이 깜짝 놀랄 만한 해독작용을 보인다는 점을 주목할 필요가 있겠다. 앞으로 고성 명태는 그 우수성을 세계인들에게 제대로 홍보할 경우 현재의 몇 배의 가치를 나타낼 가능성이 충분하며 국내 시장뿐 아니라 전 세계적으로 인정받을 수 있을 것이다.

　지상(地上) 최고의 해독제가 우리나라 동해안 명태 속에 있다는 것을 전 세계인들이 아직은 모르고 있지만 인산 김일훈(金一勳·1909~1992) 선생의 불후의 명저 『신약』 『신약본초(神藥本草)』 등의 저술에서 명명백백하게 밝힌 대로 그것이 사실인 만큼 머지않아 확연하게 알게 될 것이다.

공해시대 체내의 독성을
우선 解毒해야 한다

　우리가 명태를 먹어야 하는 이유는 산업 폐수, 생활 오수(汚水), 환경오염 등의 공해시대에 살고 있어 체내에 축적된 여러 가지 독을 그때그때 해독하지 않으면 안 되기 때문이다.

가령 감기에 걸렸다고 하여 항생제를 오랫동안 사용한다고 해도 질병의 호전(好轉)이나 치유(治癒)를 스스로 느낄 수 없을 것이다. 이럴 경우 명태를 푹 끓여 죽염으로 간을 한 뒤 그 국물을 계속 마시면 다른 어떤 약을 사용하지 않아도 감기는 호전될 수 있다.

이는 명태가 우리 몸의 공해독을 해독시켜 주기 때문이다. 『신약』의 감기처방으로는 우선 감기를 유발하는 주요 원인으로 작용하는 체내의 독부터 해독시켜 주는 '영신해독탕(靈神解毒湯)'이라는 이름의 처방이 제시되어 있다. 인산 선생은 해독작용이 강한 물질로 먼저 몸 안의 독을 푼 뒤에 다른 약을 써야 제대로 효과가 난다고 판단했기 때문이다.

인산의학의 바이블 격인 『신약』, 『신약본초』를 읽어 보면 암, 난치병, 괴질의 극복 해결을 위해서는 대한민국 농림축수산물이 더없이 좋은 약이 된다고 설명돼 있다. 마늘, 부추, 생강 등을 그냥 먹으면 양념이지만 몸이 아플 때 양을 많이 늘려서 먹게 되면 약이 되는 것이다. 급할 때 약으로 쓰라고 양념인 것이다. 양념을 한자로 쓰면 약념(藥念)으로 표기하는데, 병고(病苦)로 신음할 때 먹어서 몸에 약리작용이 제대로 일어날 수 있는 식품의약품 중의 으뜸을 가려서 후손들의 건강을 위해 전해 준 것으로 판단된다.

인산의학은 우리나라 농림축수산물의 특출난 약성을 밝혀 각종 암, 난치병, 괴질의 퇴치에 활용하도록 방약(方藥)을 제시하였을 뿐 아니라 죽염산업, 유황오리산업, 홍화씨산업, 다슬기산업, 무엿산업 등 수많은 산업을 탄생시켰다.

다슬기를 푹 끓여 계속 마시면 지리산 반달곰의 쓸개, 즉 토산 웅담(熊膽)보다 더욱 좋은 약이 되며 간의 어혈도 풀어지게 된다. 이 같은 약리작용은 고금동서 어떤 의서에도 나와 있지 않은 전무후무한 이론이다. 현대 암, 난치병 퇴치에 우리나라 산야에 흔한 자연물의 약성을 활용하면 저비용·고효율의 효과를 볼 수 있다.

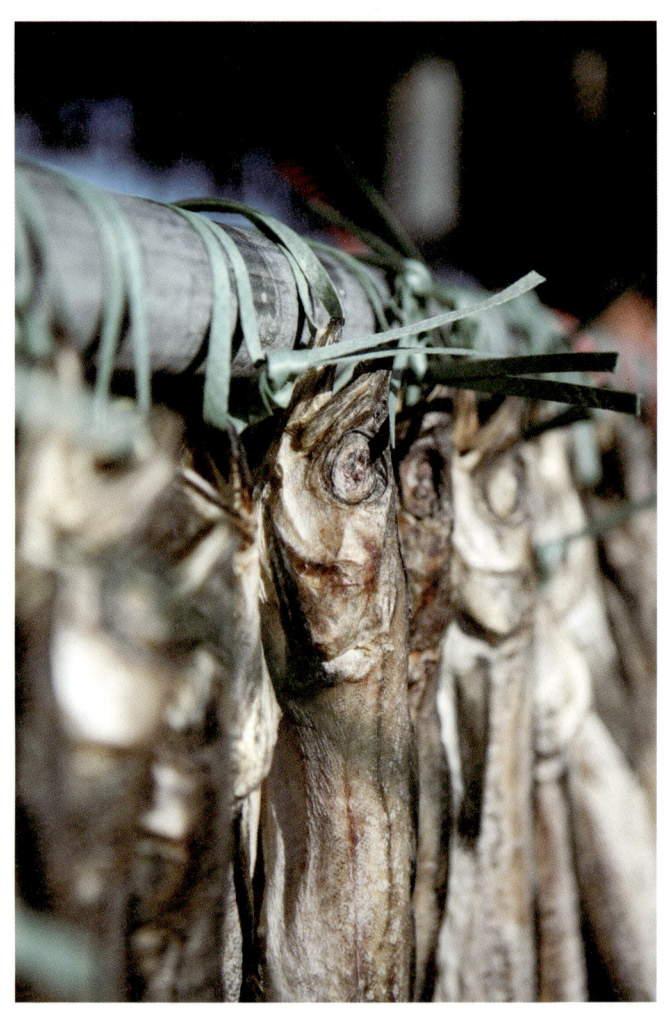

우리는 인산의학의 실상을 제대로 인식하지 못한 채 민간요법, 대체의학이라고만 생각하지만 사실은 고금동서의 어느 명의(名醫)도 전혀 알지 못하고 써 볼 생각조차 못한 독창적인 논리인 데다 탁월한 효능·효과가 뒷받침되는 새로운 의학이론과 방약들을 대거 제시하고 있는 '21세기 신의학(新醫學)'이요, 여러 부면에서 암, 난치병, 괴질의 해결에 그 한계를 드러내고 있는 현대 모든 의학의 아이디어 뱅크라 하겠다.

인산 선생이 제시한 해독의 神藥
'명태 5마리'

치사량의 연탄가스를 마신 사람이 전 세계 유명한 병원에서 어떤 치료를 해도 사망확률은 99.99%다. 그러나 우리나라 동해안 명태 5마리를 한꺼번에 푹 끓여서 그 국물을 계속 먹이면 결코 죽지 않고 소생할 수 있다. 연탄가스를 마시면 뇌세포가 상하게 되므로 비록 살아난다고 해도 정상적인 삶이 힘들다. 그러나 명태를 5마리 단위로 계속 끓여 마시면 몸과 뇌세포 모두가 깨끗하게 치료된다.

맹독성 독사에 물리면 병원으로 후송 도중 사망하는 경우가 많다. 이런 경우 명태를 5마리 단위로 계속 끓여 먹이면 독이 다 풀어지고 깨끗하게 낫는다.

이 같은 구급(救急)의 묘방은 고금동서 어디에서도 찾아볼 수 없는 독특한 의방으로서 선친 인산 김일훈 선생의 독창적 의학이론이며 묘방(妙方)이다. 인산 선생은 연탄가스 중독과 독사에 물렸을 때 천상 28수(宿) 중 북방 여성(女星) 정기로 화생한 물체인 마른 명태 다섯 마리를 푹 삶아 먹는 것이 최상의 신약이라고 설명했다.

국민 50만 명이 실천하는 '仁山의학'

인산가는 현재 매월 『인산의학』 잡지를 12만 부씩 발행하고 있다. 회원들의 가족까지 합해 50만 명 이상의 우리나라 국민이 인산의학에서 제시한 죽염을 위시하여 여러 가지 방약의 특이한 효용성을 깨우치고 실천해 모든 암, 난치병, 괴질의 해결과 극복에 활용하고 있는 것이다. 인산의학의 점진적 확산은 대대적인 광고와 마케팅의 효과로서가 아니라 인산의학을 실천하여 효험을 본 이들의 구전(口傳)에 의해 조금씩 퍼지게 된 결과로 나타난 것이다.

인산의학은 고금동서 어디에도 비슷한 예조차 없는 혁신적인 의료체계다. 현대 인류의 생존을 위협하는 각종 암, 난치병, 괴질의 위험으로부터 우리 생명을 구할 수 있는 '참 의료'로서 실사구시(實事求是)의 학문이며 실용주의 의학의 전형(典刑)이라 하겠다. 세상의 모든 의학에서 소금의 종류와 질을 가리지 않고 '소금을 건강에 해로운 물질'로 규정할 때 인산 선생은 특유의 혜안(慧眼)으로 세상 사람들의 무지(無知)와 편견(偏見)에 가려진 '소금의 진실'을 명명백백하게 밝혔다.

인산 선생은 가히 미네랄의 보고라고 할 한국 서해안 천일염을 대나무 통 속에 넣고 입구를 황토로 봉한 뒤 소나무 장작으로 아홉 번을 법제(法製)하여 죽염(竹鹽)이라는 새로운 물질을 만드는 방법과 그것을 활용해 만병(萬病)을 물리칠 수 있는 의방(醫方)을 세상에 제시하여 수많은 사람이 비명횡사(非命橫死)로부터 기사회생(起死回生)하는 계기를 마련함으로써 선화(仙化)한 지 20년이 지난 오늘날까지 세인(世人)들로부터 '불세출(不世出)의 신의(神醫)'라는 찬사를 받고 있다.

마른 명태가 모든 독을 풀어 주는 최상의 강력한 해독제라는 사실은 역사상 처음으로 『신약』에 의해 밝혀졌다. 유사(有史) 이래 지금까지 세상에는 수많은 명의(名醫)들이 다녀갔지만 그 훌륭한 해독약을 주당(酒黨)들이 술 많이 먹은 날 속 푸는 데나 쓰고 다른 데 쓸 줄을 몰랐다. 동서고금(東西古今)의 그 어떤 명의(名醫)도 주독(酒毒) 이외의 다른 우리 몸 안의 모든 독을 명태가 풀어 준다는 사실에 대해 제대로 인식하지 못하고 그 부분에 무지하여 전혀 활용하지 못했지만 인산의학에서는 인류의 건강을 위해 자연계의 특급비밀을 명백하게 밝혀 공개했다.

감기에 걸리면 열이 나는 것은 사실이지만 열이 난다고 해열제를 쓴다면 우리 '몸 안의 의사[天醫]'를 제대로 활동하지 못하게 하는, 즉 자연의 법칙과 생명원리에 부합하지 않는 무리한 치료라는 '참 의학의 진실'을 깨달아야 한다. 몸 안의 발전기를 가동시켜 체온을 올려 체내에 침투한 감기 바이러스를 죽이고자 하는, 인체 자연방어 체계의 병마 퇴치 활동을 의료라는 이름 아래 도리어 방해하는 행위에 다름 아닌 것이다. 우리 몸 안의 자연치유 작용을 항생제를 써서 방해하고 있는 것이다. 감기에 걸려 그냥 이불 덥고 땀을 내어 어느 정도 열이 오르게 한다면 감기 바이러스는 못 견뎌 죽게 되고 자연스레 열이 떨어지게 될 것이다. 때문에 감기에 걸렸다고 해서 서둘러 병원에 가서 항생제를 맞는 것은 이치에 맞지 않는 치료이다.

우리는 공해시대 인류의 생존을 위협하는 각종 암, 난치병, 괴질로부터 나와 내 가족들의 생명을 구할 수 있는 순리 자연의 '참 의료'를 자각(自覺)하여 실천하고 순리적 섭생(攝生)을 한다면 모든 질병을 예방하고 치유할 수 있으며 건강하게 천수(天壽)를 다 누릴 수 있을 것이다. 오늘 귀한 시간을 내어 이 자리에 참석해 주신 고성군민 여러분 모두 천수를 다 누리시기 바라며 건강하고 행복한 삶을 영위하시기를 진심으로 기원한다.

위 글은 지난 2012년 10월 4일 오후 1시부터 3시까지 고성군 종합체육관에서 1,000여 명이 운집한 가운데 '고성 명태의 우수성을 말한다'라는 연제로 열린 특별강연회 내용을 정리한 것입니다.

산삼·홍화씨·죽염에 담긴 감로정의 비밀

길을 가다가 벼랑을 만나거나 수직 절벽을 만나면 여러분은 어떻게 하겠는가? 대부분 '여기는 사람이 가는 길이 아니구나' 하고 돌아서고 포기한다. 그런데 암벽등반처럼 거기를 기어 올라가는 사람들이 있다. 어떤 사람은 길이 있다고 생각해 길을 찾고, 어떤 사람들은 절대 못 올라간다고 포기한다. 인생을 영위하다 암이라는 암벽을 만날 수 있다. 오늘, 인생길을 가로막는 암의 벽을 어떻게 넘을 것인가를 말씀드리려 한다. 다른 의학에서 뭐라고 하던 저는 여러분이 할 수 있고 효과가 나는, 그래서 그 병을 궁극적으로 뿌리 뽑고 해결할 수 있는 것을 말씀드리겠다. 대부분의 사람은 벼랑에 매달리면 구조대가 올 때까지 기다리며 매달려 있다. 그걸 놓으면 큰일 나는 줄 알고 꼭 붙들고 있다. 암을 이렇게 하면 되고 저렇게 하면 안 된다는 기존의 생각에 집착해 손을 놓을 줄 모른다. 그래서 새로운 방법을 찾지 못한다. 제 부친인 인산 김일훈 선생은 세상을 향해 전혀 새로운 의학 방향을 제시했다. 고금동서에나 지구상 200여 국가에는 인산 선생이 제시한 의학 방향과 비슷한 예가 없다. 독특하고 독창적이다. 인산 선생은 새로운 의학을 제시하러 온 사람인데 보통의 의사들은 이해가 안 되니까 '그것은 안 됩니다'라고 한다. 소금을 퍼먹어야 좋은 건데 '선생님 그거 큰일 납니다'라고 한다.

해열에는 해열제보다 이열치열이 좋은 이치

우리가 아는 것 중에 반대로 아는 것들이 상당히 많다. 인산의학은 세상의 것과 정반대니 다들 반대를 한다. 민주주의 사회에서 다양한 이론이 나올 수 있는 것인데, 반대만 하는 것이 아니라 그것을 적대시하고 공격한다. 양의학으로 고치면 어떻고, 한의학으로 고치면 어떤가. 인산 김일훈 선생은 민족의 지혜로운 전통의학을 뿌리로 해서 부족한 것을 보완하고 시대에 맞는 새로운 의학이론으로 다시금 정립해 제시했다. 차원이 다른 이론을 제시하니 사람들이 이해하지 못한다. 인산 선생의 의학이론은 방향이 전혀 다르다. 해열에는 해열제보다 이열치열이 더 좋다. 우리 몸은 바이러스를 죽이기 위한 자구책으로 열을 내는 건데 해열제는 그것을 방해한다. 인산의학이 지향하는 의방은 바로 자연이다.

대한민국에서 생산되는 농림축수산물은 약이 아닌 게 하나도 없다. 천하의 명약이다. 대한민국 서해안 천일염은 세계 제일의 만병통치약이다. 그런데 소금을 먹지 말라고 한다. 선친인 인산 김일훈 선생은 "암이나 감기나 다 똑같다"고 하셨다. 환자가 "제가 말기 암인데도 살 수 있을까요"라고 물으니 "그래 너 일어나 봐! 그리고 마당 댓바퀴 돌고 와"라고 하셨다. 마당을 돌고 오니 "이거 순 나이롱(나일론) 환자네. 제 발로 걸어다니는 놈이 무슨 환자야? 쓸데없는 생각 말고 죽염 퍼먹어"라고 하셨다.

인산 선생의 자연처방으로
회생한 사례들

　초등학생 5학년 아이가 근무력증으로 축 늘어져 손도 들 수 없어 부모에 업혀 왔다. 인산 선생이 "밖에서 놀고 싶고 아이들과 장난치고 싶지? 그러고 있으면 어떡해"라고 했더니 아이가 눈물을 뚝뚝 흘리더라. 그래서 "내가 시키는 대로 해서 병 고치고 친구들하고 놀래?"라고 물으니 고개를 끄덕였다. 인산 선생은 단전에 뜸을 뜨라고 부모에게 일러줬다. 몇 년 지난 뒤에 그 아이가 고등학생이 돼서 찾아왔다. 병은 1년 만에 고쳤다. 그 아이가 자기 병 고친 뒤 6학년 때 허리 아픈 할머니를 뜸을 떠서 고치기도 했다. 이렇게 인산의학은 아주 쉽고 간단하다. 초등학생도 할 수 있다.
　죽염 먹는 게 어려운가? 아주 간단하다. 사람들은 어떻게 먹는 게 효과적인가를 묻는 게 아니라 하루 몇 번, 몇 g을 먹어야 하는지를 궁금해한다. 1990년 5월 진주에 사는 가정주부 이영남 씨가 택시를 타고 물어물어 인산 선생을 찾아왔다. 당시 37세이던 이 씨는 심부전·신부전 등 네 가지 암을 앓고 있었다. 일주일에 세 번 혈액투석을 하고, 자궁암에 위암까지 앓아 병원에서 석 달밖에 못 산다고 했다. 통증을 참느라 입술을 하도 깨물어 아랫입술이 피투성이였다. 몇 번이고 죽으려 했지만 그때마다 아이들이 눈에 밟혔다. 그녀가 인산 선생 앞에 앉아 "할아버지 저 어떻게 하면 살겠습니까?"라고 여쭈니 "아기엄마는 죽염 퍼먹어"라고만 했다. 옆에 있던 사람이 "하루에 몇 g씩 먹어야 합니까?"라고 묻자 "배 터지게 먹어"라고 말하곤 돌아앉았다. 현대의학으로 보면 이씨는 소금을 멀리해야 한다. 신장에는 소금이 안 좋다고 하지 않는가. 그래서 걱정되는 마음에 그리 물은 것인데 인산 선생은 "배 터지게 먹으라면 먹을 것이지 몇 g 먹는 것은 왜 물어"라고 꾸중을 하셨다. 그러다 돌아서서 나가는 그녀가 안쓰러웠던지 인산 선생이 다시 설명해 줬다. "아기엄마! 법성포 앞바다의 영

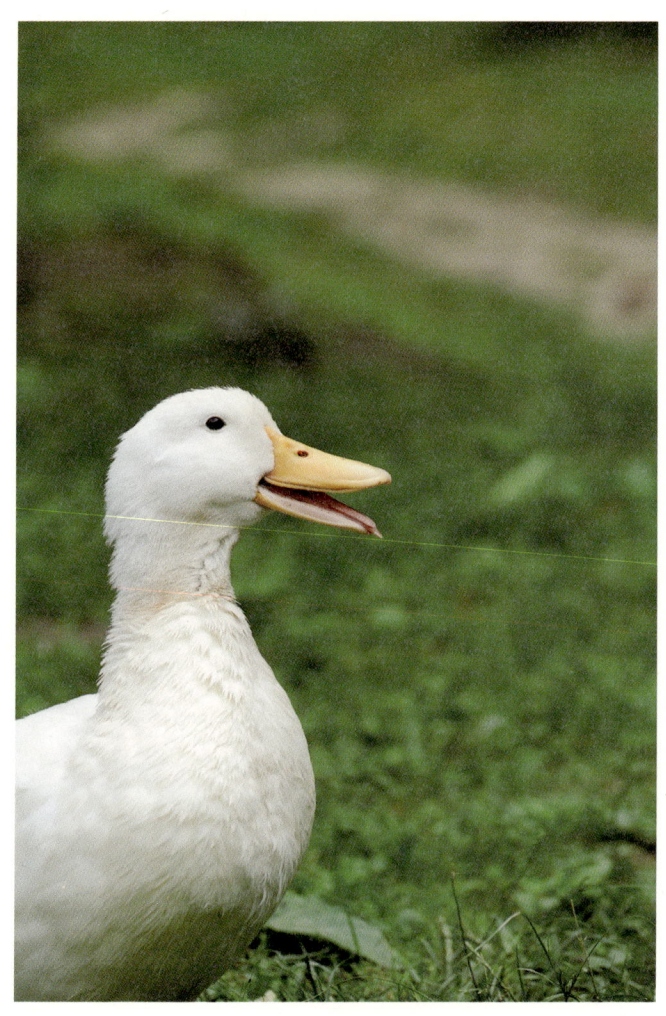

광굴비 알지? 조기에 소금 쳐 놓으면 어떻게 되지? 썩지 않고 맛있는 굴비가 되지. 소금으로 영광굴비를 절이듯 아기엄마의 몸을 죽염으로 절여 놓으면 암이고 균이고 퍼지지 못해. 죽염 먹으면 병 다 고치고 건강하게 산다."

음식이 약이 되려면 골고루 먹어야

지켜보는 우리도 '환자에게 희망을 주기 위해 하는 말씀인가' 하는 생각이 들었다. 그러나 그녀는 그 말씀을 이해하고 그 자리에서 죽염을 퍼먹었다. 다른 사람들이 큰일 나지 않을까 걱정하는데도 말이다. 그때 인산 선생이 농담 한마디를 던지셨다. "아기엄마는 병 다 고치고 명대로 산다. 그리고 명대로 살고 난 뒤 죽어도 시체가 안 썩고 미라 될 거야." 그분은 24년 뒤인 지금까지도 건강하게 살고 있다. 사상의학의 대가인 이제마 선생은 체질에 따라 약을 다르게 써야 한다고 했다. 그런데 음식도 체질에 따라 다르게 먹어야 한다고 말하는 사람들이 있다. 이제마 선생은 그런 말을 한 적이 없다. 음식이 약이 되려면 골고루 먹으면 된다. 이것은 만고불변의 진리다.

처방약도 이것저것 섞어 서로 견제하도록 하는 것이 원리다. 어떤 과학자가 고사리를 연구한 후 양기를 손상시킨다며 먹지 말라고 했다. 그런데 그 사람이 실험한 것은 쥐다. 상식적으로 생각해 봐라. 밥도 안 먹고 고사리를 주식으로 먹는 사람이 어디 있나? 고사리 먹을 때 밥이랑 먹으면 해독된다. 또한 고사리에 있는 미량의 독은 무나물과 함께 먹으면 된다. 그러니까 음식은 골고루 먹으면 음식들끼리 조화와 균형을 이루며 서로 견제해서 문제점을 해결한다.

당나라 의학자 손사막도 '음식을 골고루 균형 있게 먹는 게 중요하다'고 했다. 사람은 다섯 가지 맛이 다 들어 있는 오미 음식을 골고루 먹어야 오장육부에 좋다. 예부터 의학서를 쓴 사람은 많지만 그들이 실제로 오래 살지는 못했다. 그러나 손사막은 100살 넘게 살았다. 그래서 이분 이야기는 신뢰가 간다. 그리고 한 가지 더 있다. 또한 손사막은 '식후서행(食後徐行) 백보다(百步多)'라 했다. 식사를 한 뒤에는 앉아 있거나 잠을 자지 말고 반드시 느린 걸음으로 100보 이상 걸으라고 했다.

인산 김일훈 선생은 대한민국에서 나오는 농림축수산물의 신비한 약효에 대해 비밀을 풀어낸 분이다. 한반도 땅은 백두산 천지에 은하계의 모든 별 정기가 모인다. 이 천지의 물줄기가 한반도의 지중·지상·지하로 핏줄처럼 흐르며 농림축수산물의 약성을 높인다. 그 약성의 핵심에는 감로정이 있다.

항생제를 쓰는 것은
이로운 균도 다 죽이는 것

불교에서 말하는 관세음보살상의 손에는 호리병이 하나 들려 있는데 그 속엔 한 방울만 먹어도 죽을 병이 낫는다는 감로수가 들어 있다. 산삼 속에는 감로수의 감로정 함유량이 1만3,000분의 1, 홍화씨에는 1만2,000분의 1이 들어 있다. 그런데 아홉 번 제대로 구운 죽염에는 감로정 함유량이 1만1,000분의 1이다. 다시 말해 죽염 1만1,000g을 먹으면 감로수 1g을 먹는 것과 같다는 이야기다. 한 방울 먹으면 산다고 했으니 죽염 11kg을 먹어야 하는 것이다. 순수 염화나트륨으로 구성된 소금을 그렇게 먹으면 큰일 난다. 천일염은 식성대로 먹으면 아무 문제 없으나, 천일염도 약으로 알고 많이 먹으면 문제가 있다. 산업폐수와 생활오수가 바다로 들어가 해로운 성분들이 있을 수 있다. 그래서 그것을 처리할 필요가 있다. 그러나 죽염은 문제가 없다. 그렇다고 특정 죽염을 사서 먹을 필요는 없다. 직접 구워 먹어도 충분하다. 굽는 방법은 『신약』에 다 나와 있다.

인산 선생의 『신약』이나 『신약본초』를 읽고 그대로 하는 사람들을 보면 얼이 빠졌다고 할 수 있다. 그도 그럴 것이 큰 뜸을 뜨게 되면 뜸장 중심부의 온도가 섭씨 700도가 넘는다. 배 한가운데 그렇게 큰 뜸을 뜨면 큰일 난다고 한다. 그러나 인체는 신비하다. 사흘 정도 뜸을 뜨면 인체의 모든 통증 제어물질이 뜸자리로 모인다. 나중엔 뜸을 올리고 코를 골면서 잔다. 이렇게 뜸을 뜨지 않으면 병이 온전하게 근본치료가 되지 않는다. 뜸을 계속해서 뜨면 그 자리가 군용 숟가락으로 퍼낸 것 같이 살이 패인다. 의사들이 보면 기겁을 한다. 누가 이런 무식한 짓을 했느냐고 묻는다. 그러나 나중에 상처가 다 회복된다. 쑥으로 한 것은 상처가 덧나지 않는다.

인산 선생께서는 80평생의 경험을 누구나 활용할 수 있도록 『신약』 『신약본초』 같은 책을 만드셨고 저는 그 책의 내용을 알려드리는 것 뿐이다. 그 사실을 직접 실행해 보는 것은 여러분의 자유다. 다슬기 기름을 내서 먹어 간암을 치료한 것도 인산 선생에 의해 제시된 것이다. 이처럼 인산 선생께서 제시한 것은 쉽고 간단하다. 전 인류를 난치병에서 구하는 정말 신묘한 처방들이다. 그리고 참된 의방이다.

자연치유가
최상의 방안

의료는 그 방향이 중요한 것이다. 우리 인체의 면역기능을 약화시키거나 면역기능을 파괴하는 의학은 잘못된 것이다. 항생제를 쓰는 것은 이로운 균도 다 죽이는 것이다. 스테로이드제를 쓴다는 것은 통증을 완화시키기 위해 쓰는 것인데 나중에 훨씬 더 곤란한 문제를 야기시킨다. 만성 성인병이나 암은 기존의 방식으로는 한계가 있다. 그래서 새로운 의학이론과 방향을 제시한 것이다.

이제 여러분은 좋은 재료 구하는 발품만 팔면 된다. '내 안의 의사를 깨워라'는 내 안의 자연치유 능력이 충분히 발휘될 수 있도록 분위기를 만들고 상을 주라는 것이다. 내 안의 의사에게 월급으로 짭짤한 죽염을 주고 포상으로 유황오리를 줘라. 내 안의 자연치유 능력이 제 기능을 발휘할 때 내 몸 안에 생겼던 암·난치병들이 자연의 순리에 의해 치료가 된다는 점을 충분히 인식하고 활용하라. 인산 선생의 경험과 지혜, 그 안에 담긴 참된 가치를 인식하고 활용하면 천수를 누리시리라 확신한다. 내일부터 죽염을 배 터지게 먹으면 정확하게 100일 뒤에 혈색이 환하게 바뀌어 전혀 다른 사람이 될 것이다.

위 글은 지난 2014년 1월 11일 인산문화센터 시민교양강좌 '내 안의 의사를 깨워라'의 내용을 정리한 것입니다.

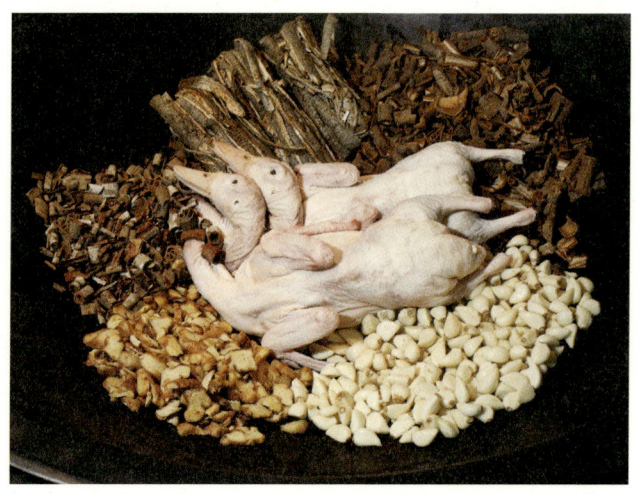

Wake up
the Doctor In You

001. The True Secret Behind Becoming a Noted Doctor · **406**
002. Do not create a serious illness of tomorrow to live an easy today · **415**
003. "Use the experience and wisdom of Insan to overcome illness..." · **424**
004. Awakening the "doctor in me" to overcome atopy problems through natural treatment · **434**
005. The surprisingly marvelous detoxifying power of pollacks · **444**
006. A message of health and happiness contained in salt · **453**
007. The profound right method for treating diseases with mugwort moxibustion · **463**
008. Medicine is a practical science You cure it, you live. You fail to cure it, you die · **474**
009. The Wonder Treatment for Purifying the Water and Fanning the Fire of Life · **485**
010. A New Medicine with the Medical Properties of the Stars · **494**

011. "Insan Moxa Cautery" An Excellent Method of Changing Your Life Completely Ⅰ · **502**

012. "Insan Moxa Cautery" An Excellent Method of Changing Your Life Completely Ⅱ · **510**

013. Insan Medicine is "Self-Medicine" Treat your illness on your own · **516**

014. Why is Bamboo Salt So Good? It cleanses your body and soul · **525**

015. Wake up the Doctor in You · **528**

016. "Secret to Longevity : Let Your Body Take Natural Course" · **530**

017. "Treat Your Illness at Your Home, on Your Own" · **532**

018. "People who consume bamboo salt have great energy and clear complexion" · **534**

019. "Build a True Medical System Within Your Body And Beat Cancer" · **536**

020. 'Realize and Practice True Medicine To Protect Yourself and Your Family' · **538**

021. "Realize and Practice True Medicine To Enjoy Long, Prosperous Life" · **540**

022. "Salt is so precious it is mentioned in the Bible Make sure you consume only the quality salt" · **542**

023. "Sodium chloride is bad for the body. Saying salt is harmful is illogical" · **544**

024. "Shatter Stereotypes To Live Long and Prosperous Life" · **546**

025. "You, not your doctor, should take control Manage your life to live long and prosper" · **548**

026. "Bamboo Salt on Dining Table, 「Shinyak」 on Desk" · **550**

027. "Eating As You Please Is an Eternal, Universal Truth" · **552**

028. "Secret to Longevity : Let Your Body Take Natural Course" · **554**

029. "Your body's ability to heal itself is beyond your imagination" · **556**

030. "Insan Medicine Is All about Respect for Life" · **558**

031. "Grave Insensitivity to Health Insan Medicine has Answers" · **560**

032. "Eating Quality Salt as You Please is The Universal Truth to Healthy Life" · **562**

033. "To Discover The New World of Physical and Spiritual Health You must Learn Values of Insan's True Medicine" · **564**

The True Secret Behind Becoming a Noted Doctor

001

'Insan(仁山 - virtuous mountain) medicine' is a medical study that focuses on following the natural laws(順理) and nature(自然). Basically, medical studies should follow logic and be natural. In other words, one must return to the nature and perform medical services following the natural laws. When we say 'return to nature' people occasionally think that it means 'return to the prehistoric age' and they think it incompatible with the modern life. My father(Insan Kim Il Hun, 1909~1992) developed a self-treatment method called 'home(自家) medicine' using agricultural, forestry and marine goods commonly found around us.

The method is based on moving one's body a lot and utilizing the good around us to treat illnesses naturally. As most medicine are made with the concentrated extracts of various materials combined, the effects of the medicine appear when taken but when the medication stops the effects also stop, either causing regression or unexpected side effects. In most cases, such medication only recovers the illness temporarily and cannot treat the source of an illness. Digestive medicines will help digestion for an instant but weakens the digestive system in long term use, resulting in harm to one's body. When the medication is taken continuously, the digestive system will not be able to function without the medication.

If depressants are taken over long periods, the medication weakens or degrades one's ability to independently control blood pressure. Insulin, used for the treatment of diabetes, can also weaken the pancreas's insulin production capability. Most medical professionals ignore this issue in the name of medical science, but the bigger issue is that mankind does not fully understanding the issue and its magnitude. Most foreign medical professionals are aware of such side effects, so they try to limit the prescription of antibiotics. However, when the illness becomes serious, they have no choice but to prescribe them.

In western medical science, medication is injected directly into the system. But in oriental medical science, medications that weaken one's immune system are rarely used. Rather than directly injecting medication, stimulating blocked pathways with chi treats the illness indirectly. The blood-pricking technique, used for acute indigestion, follows the same principle.

Bamboo salt and moxibustion change the quality of life

Let us talk more about Insan medicine. For example, consuming bamboo salt(竹鹽) regularly will improve digestion and also strengthen one's digestive system. It improves the body's reducing power, filters blood, clears the head and vitalizes the metabolism.

There are some people who speak about how moxibustion has changed their lives. It filters the blood and improves cognition, which in turn improves one's efficiency. Such efficiency leads to improved performance which further leads to improved work performance. Healthier life will lead to longevity and this will ultimately make one and his family happy. This kind of change is an example that in one's life, destiny can be altered.

If we live according to the laws of Insan medicine, we will live our lives following the nature's laws which will eliminate illness from the beginning. Even if one suffers from an illness, it will not be powerful and will cease to exist on its own. Even if one knows about Insan medicine and treats oneself with bamboo salt, most think that bamboo salt cures the illness. For terminal cancer, no medicine has effect. Most medicinal herbs are heavily sprayed with pesticides, making them impossible to be used on serious patients. To grow medicinal herbs properly, quality and toxin residue testing has to be conducted at a national level. However, the number of herbs makes it nearly impossible to keep track of inspection.

As the world is complicated, many people who do not have such knowledge will have to rely on specialists. If a family member falls ill, the family crumbles and every member starts to suffer physically and mentally. Even though we are facing an urgent matter that means life or death, often the case is that we ignore the things that we must pay attention to. When one is healthy, one neglects taking care of one's body. Just like how people start to think of our lungs and heart after they become out of breath, we tend to search for solutions after our internal organs experience trouble.

Insan medicine suggests the proper way to manage life and applies astronomical theories and high dimensional medical theories to mankind. This is why many people question why Insan medicine puts forward such hard-to-understand stories. One may even feel that some portions of Insan medicine are critical of medical professionals.

In general, most patients and family members who seek Insan medicine are doubtful that its treating method would be able to treat cancer and other incurable diseases. This is the main reason they resort

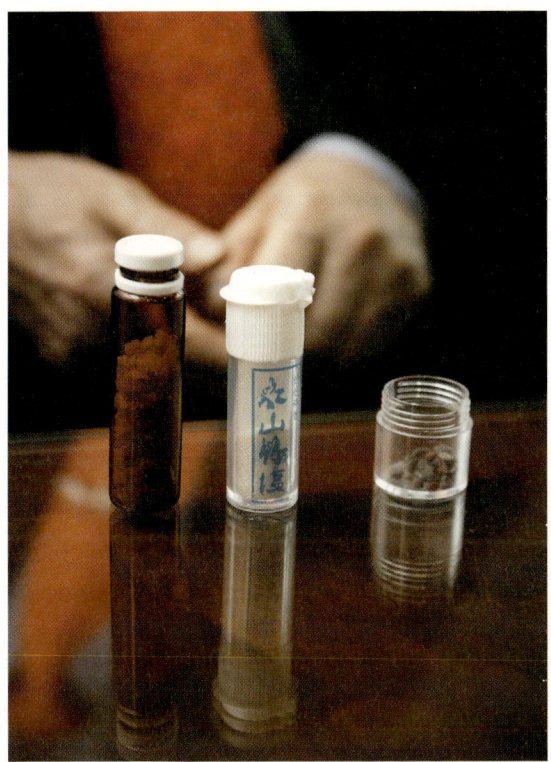

to Insan medicine after they have tried almost everything.

At a recent public lecture, I used the phrase "there are medical sciences in the world, and then there's Insan medicine." I have no doubt that in cases where people believe every treatment method in the world has failed and their last hope was to rely on Insan medicine, their lives and their family's hope were saved and this phrase describes Insan medicine perfectly.

Do not make a living from medical practice

My father was a figure who was known to be able to treat nearly everything from the age of 8. He has mysteriously treated cancer, incurable diseases and unidentified diseases. Even though he has taught many people the secrets of Insan medicine to treat cancer, incurable diseases and unidentified diseases, he never received any money for it. Since my father never used his techniques to make money, he worked in physical labor and lived as unorthodox man all his life.

Among my father's patients, there were poor people and sometimes rich people. His patients brought gifts such as wine, rice or meat as a token of their gratitude, but he never accepted any money. Master Insan said "one who knows how to make money, spends it well" and he returned the money saying "I can't tell money from garbage."

My father said "Never use medical practice to make a living." He also added "as medical practice becomes a job, sometimes one forgets the true value of handling life and focuses on making money." He always taught us by saying "That is something a human being should never do and your descendants will pay for the consequences if you do."

He also said that "there are not many who can treat cancer, incurable diseases and unidentified diseases while they make living off medical practice." "People like that will choose a different profession" said my father.

Master Insan was a firm believer in his philosophy. Even though he wasn't able to have three proper meals a day, he was able to solve the mystery of the universe and save lives through medical practice. His methods went public under the name of 'Sin Yak Bon Cho(神藥本草 - god's medicine, medicinal herbs)'. The reason I wish to open an Insan medicine education facility is because I believe it is necessary to have a facility that teaches 'true medicine' with our traditional medicine to save the health of all mankind. The participation of 'body and soul treatment' and other various programs are temporary ways to learn Insan medicine. Training professionals specializing in 'true medicine,' which is Insan medicine as well as natural medicine, will significantly reduce the number of patients who visit the hospital. It is because Insan medicine teaches people to step aside from the overly artificial medications and learn the way to live according to the law of nature and return to the nature to live a healthy life.

Insan medicine, the milestone of the nation's health

Korea's health insurance is always suffering from financial losses. It is because medical facilities are not able to fully treat illnesses and astronomical figures of money are continuing to be spent as medical expenses. Not only the body, but people's minds are becoming ill, resulting in a higher crime rate which places burden on the national penitentiary system and increasing the need for private jails. With the FTA in effect in a wider range, more overseas medical facilities are coming to Korea. Now Korea is a battlefield where domestic hospitals and overseas hospitals are endlessly fighting.

Almost everyone knows that fostering the medical industry with citizens' health as security is ultimately harmful to citizens' health. Citizens should also stop blaming the national medical system and start to think about treating their own illness with natural herbs. However, this is not the reality. It is time that the government stops fostering the medical industry with policies and start to invest in and develop preventative medical science to contribute to the citizens' health. As Insan medicine is a collection of medical treatments that help one to become healthier and lead one's surroundings down the same path, I expect that Insan medicine will be able to undertake the role of building a healthier Korea as 'the milestone of mental and physical health.'

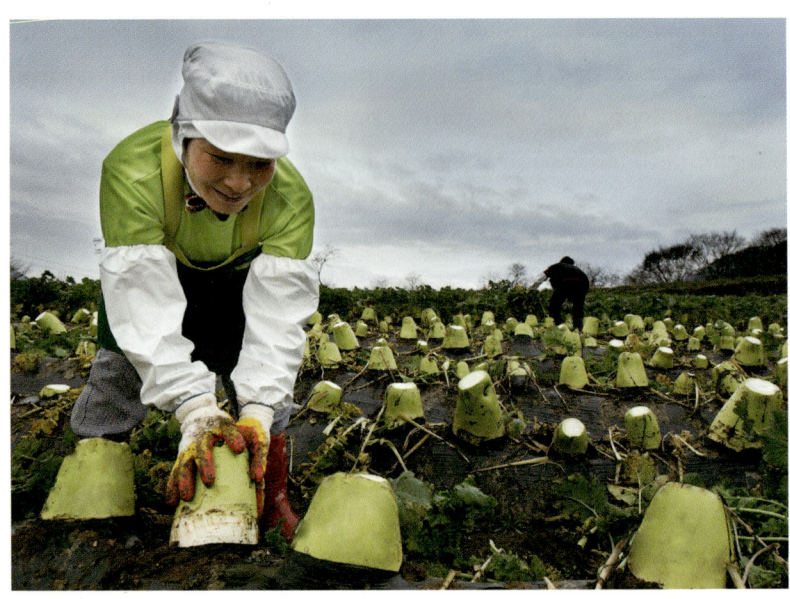

Bamboo business, the start of high-efficiency natural treatment

When I started the bamboo salt business, the salt business was one of the major declining businesses in Korea along with the shoe business. The reason I started the business was not for money but to spread the theories of Insan Kim Il Hoon's medicial science, Insan medicine. My first objective was to start out by utilizing bamboo salt as the strategic item in promoting Insan medicine. In Korea and around the world campaigns were taking place to promote reduced salt consumption. People around advised me that it was a reckless challenge.

In the summer of 1985, I moved out from my charter house and used the charter money to write the bible of Insan medicine, 『God's Medicine(神藥)』. As a result, I moved to a 1 million-won-deposit, 30,000-won-rent room. During the winter, the room was so cold ice formed after washing my hair and during the rainy season two or three spots leaked. Even though the room I stayed was less than 33m² big, my spirit was rich just at the thought of spreading Insan medicine.

With this effort, the 「God's Medicine」was published and some who read it visited Hamyang to buy bamboo salt. I gave it to visitors who needed it without taking money. As this continued, there was a time when the bamboo salt I saved for my family was all gone. Then one day, a lady called asking me for bamboo salt desperately. She said that her husband had terminal stomach cancer. "How can you not have bamboo salt when you wrote about how bamboo salt is good?" said the lady and burst into tears. As more and more people needed bamboo salt and the thought that I should stop ignoring the ill and help them, I decided to stop working as a newspaper writer and moved down to Hamyang to start industrializing and producing bamboo salt.

At first, there were no factories so I started grilling bamboo salt at the open ground of the cultural asset Silsangsa Temple in Mt. Jiri. Around this time(fall of 1986), the main temple of Silsangsa Temple, Geumsansa Temple at Gimjae caught on fire. In response to the event, a major fire prevention inspection was held at temples. The Prosecution Office and fire department noticed the open ground of Silsangsa Temple was on fire every night. I had to withdraw my grilling of bamboo salt at the temple. I moved to a withdrawn cow ranch in Juklim-ri, Hamyang-eup, Hamyang-gun, Gyeongsangnam-do — the current training institute location in Mt. Sambong — and started grilling bamboo salt. As I was grilling in large scale, I had to receive a bamboo salt production approval. I prepared the necessary documents over 1986 and 1987 and finally received the first approval for bamboo salt production in Korea. There were a number of times when the application was rejected. The reason was because salt producers are located near the ocean and officials did not understand why I was building a salt factory in the mountainous area of Hamyang.

Since the world's first bamboo salt production approval on August 27, 1987, 25 years have passed. Bamboo salt production is the first strategic business for affordable and efficient natural treatment that will improve the health and vitality of mankind. I have been concentrating my efforts on spreading the message of Insan medicine with the belief that one day the world will recognize the 'true medicine' with bamboo salt business at its lead.

In the preface of 『the Universe(宇宙) and God's Medicine(神藥)』, my father declared that he is making public his experience-based treatments to help people become a noted doctor, one superior to Hua Tuo or Bian Que(此法은 今後 十年이내 扁鵲華陀之術을 使人人으로 全知全能

케 하리라). The bamboo salt business is part of Insan medicine and is the product of 'true medicine.'

The 120,000 Insan family members can grasp the concept of Master Insan's 'true medicine' through the books written by Insan Family —『God's Medicine(神藥)』, 『God's Medicine, Medicinal Herbs(神藥本草)』, 『Wake the Doctor in Me』, 『A Thought can defeat cancer』— readers will be able to acquire the true answer that will bring happiness and health to their families.

This article is a summary of the points made during the Insan Family's '16th Kim Yun Se's Body and Soul Treatment' seminar.

Do not create a serious illness of tomorrow to live an easy today

002

It was a great pleasure to have talked about Insan Medicine's great method of healthcare and illness treatment at Yeolinmun Church in Cheonghak-dong, Yeonsu-gu, Incheon. The Insan family and Incheon, where Yeolinmun Church is located, have a lot in common. Both use the Chinese character 仁, meaning 'virtuous.' One means a virtuous mountain(仁山 - Insan) and another means virtuous stream(仁川 - Incheon). Also the Insan family lives in Juklim-ri, Hamyang-eup, Hamyang-gun, Gyeongsangnam-do and the Hamyang village Insan family resides in is called 'Cheong

Hak Dong Cheon(Blue Crane Deep Sky - 靑鶴洞天). Mt. Jiri was called Bangjangsan, Banghosan, Cheonghaksan and other names by masters of Feng-Shui Theory and they thought Hamyang village had the shape of 'a blue crane flying through white clouds' and called it Cheong Hak Dong Cheon. Pastor Changbok of this church was a childhood friend of mine. We went to school together and our parents were close friends as well. We ran and played in the playground rather roughly but we did not suffer any dislocations or fractures.

However, children of today are

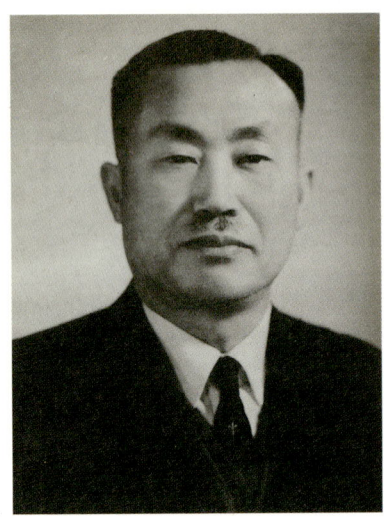

big but have weak bones, making fractures and surgeries common. The society is not fully aware of the major issue we face today.

Master Insan, a 'True Medic' treating serious illnesses with the simplest methods

Master Insan Kim Il Hoon(1909-1992) and I were father and son, but regardless of this relationship, I believe he is one of a kind medic that was sent to us by the gods.

My father treated some of the most serious illnesses many medical experts like Hua Tuo, Bien Que, Cang Gong, Dr.Jivaka and Hippocrates gave up on using the simplest methods.

Even though he was a great medic, he did not have much money. In 1981, when his two sons got married, he was only able to help them with 600,000 won split in two. He was not interested in wealth and fame as he treated the sick for no remuneration and he passed away a poor man.

Most people with serious illnesses visited my father in a desperate state of mind. After my father listened to their stories, all he said was "eat bamboo salt" and added "eat as much as you can." People asked "what is bamboo salt" and started eating it.

But people who question the use of bamboo salt in doubt asking "isn't bamboo salt just salt?" They also say "salt is not recommended for stomach cancer, is it safe?" In 'Insan Medicne,' there is a certain way to live and the key logic of true medicine lies within it.

Commercializing 'bamboo salt' to spread Insan Medicine

Even in a small rural village of 40,000-50,000, people die walking in the streets, during sleep and many other unknown deaths occur. My father predicted "a time when no one can save mankind from an unknown death that even medical facilities cannot identify."

Insan Medicine is a form of natural treatment(自然治癒) that lets "the true doctor within treat all illnesses." Under the name of medical treatment, we let our true doctors within to stop working. The act of taking medicine for the flu actually weakens the body's natural ability to kill the virus. Under the name of medical treatment and medicine, we are committing this kind of wrong.

Salt is a medicine noted around the world. However, there are none who acknowledge this and use it. People used to think it was insane to call salt a medicine.

When I decided to open a declining business of salt-making after giving up being a newspaper reporter, many worried and opposed the idea. However, among Insan Medicine's treatments, the fastest and most accurate method is using bamboo salt. I believed that after people take bamboo salt and benefit from it, people will accept other treatments of Insan Medicine. Other Insan Medicine treatments, aside from bamboo salt, take a long time to take effect.

As a recorder, I published God's Medicine(『神藥』) through my father's words

Insan Medicine is not a single method of treatment, unidentified folk remedies and it is not a story of the imagination. It is a study that possesses systematic logic, clear logic with clarified progression and its medical basis and reproducibility are verified. Also the medication Insan Medicine promotes have faster effects than any other medication. Even with such proven benefits, many still hold on to the medical stereotype ignoring the treatments of Insan Medicine as they suffer from their illness and eventually meet their death.

To make a breakthrough in such stereotypes, in the summer of 1977 when I was 23, I had to turn back from my visit at the National Assembly and looked for a major writer with the largest newspaper agency in Korea. The writer reviewed various materials that were submitted and asked the reporter in charge of social welfare if it was possible to publish an article about Insan Medicine, but the reporter answered that it was impossible to publish it at the moment.

Editorial writer Song Ji Yeong was at the scene and said "your father's medicine is no doubt an excellent practice, however the wall that blocks those entering the medical field is high" and also added "it is difficult for a medical theory based on natural medication to be acknowledged in Korea." I came to the conclusion that the only way to let the world know of Insan Medicine was to become a writer myself and write and collect articles to publish a book. Naturally, I thought of gaining reader response through such activities was the first step.

With the objective of spreading the knowledge of Insan Medicine in May 1981, I became a reporter of a weekly newspaper and started collecting materials from my father's words. After collecting materials for 5 years, on June 15, 1986, I published God's Medicine. Recently, I have organized all my writings and speeches from the past 31 years and published the 1,100-page 'Wake the Doctor Within Me' to have it serve as a bible to those entering the world of 'true medicine,' Insan Medicne.

'God's Medicine' is filled with unique medicines never mentioned in books of all ages and countries. In the first chapter of Master Insan's 'God's Medicine,' the mystical medicine bamboo salt is introduced. After that, Hwal In Hek(活人核 - the core of vitalizing a man), Oh Hek Dan made with wild ginseng molecules, Sam Bo(三寶 - three treasures/ear, mouth, eye) shot made with duck brain extract, vegtable, fruits, grain and other things that can be produced as medicine were made open to the public through the book. My father engaged in all of these medical practices to help people with cancer or incurable diseases without a reward.

Master Insan created a way to save mankind from cancer and various incurable diseases though a

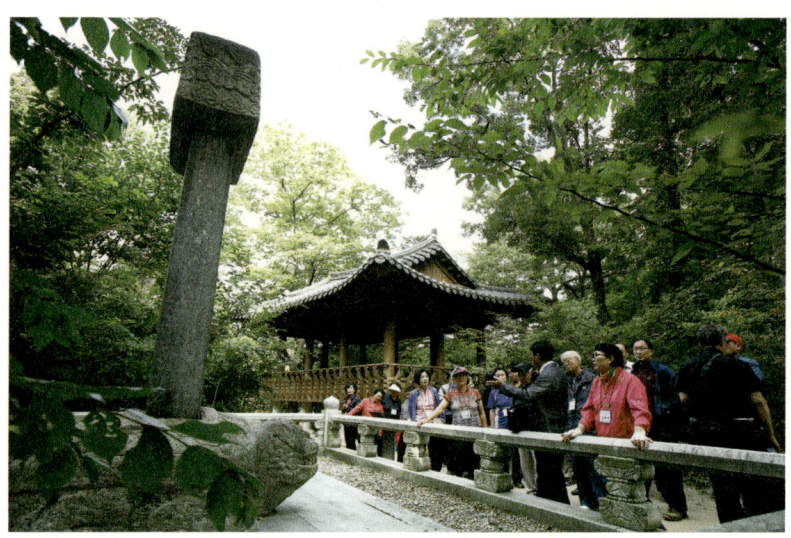

book that teaches a father to treat a son with cancer at home and a husband to treat a wife with cancer at home using easy and simple methods.

The book 'the Universe and God's Medicine' published in 1980 was written in Chinese. With many requests to translate it, 'God's Methods to Save the World' was published in 1981 and in 1986 'God's Medicine' was published. My father said that even though his methods of treatment acquired through his own learning and experience was necessary to contribute to mankind's wellbeing, he unintentionally did damage to other medical doctors. My father wished to have 'God's Medicine, Medicinal Herbs' published after he passes away. After my father passed away in July of 1992 'God's Medicine, Medicinal Herbs - book 1' was published and 6 years later, 'God's Medicine, Medicinal Herbs - book 2' was published, making public every method Insan Medicine could offer.

Every medical system should respect each other and contribute to the health of mankind

We tend to think 'I am going to die' when we are found to have cancer, but we also believe that medical facilities will be able to treat us regardless of the disease we are diagnosed with. It is because modern medicine promotes itself by saying it has become greatly developed with the help of scientific growth and there is no disease it cannot treat. For this reason, many people give up in despair rather than look for another method because a hospital or noted doctor says there is no more hope for treatment.

At a hospital, doctors say "we used every scientific and advanced method but we cannot treat your illness any further" and if they do not understand what the cause of the disease they say "innate," "neural" or "stress." Now is the time when national organizations such as the Ministry of Health and Welfare should stop ignoring Insan Medicine and accept and apply its highly efficient practices to improving our citizens' health. If Insan Medicine can be accepted as a national medical treatment, losses in national health insurance will be reduced and the reduced budget will allow leftover funds to be invested in other fields.

It is said that if you consume excessive amounts of salt your blood pressure rises, but if you eat bamboo salt it does not. Most high blood pressure patients achieve lowered blood pressure after starting to eat bamboo salt. However, if one takes bamboo salt all of a sudden, his/her blood pressure will be go up and down for a while but eventually reach the normal range. It is same with wild ginseng where one will have gradual effect and various unexpected responses appearing before recovering. We should all be wise to not call a bigger illness because we want immediate effect.

However, the Ministry of Health and Welfare is the national medical institution so it is difficult to lay the blame on someone. The Korean medical system is a unique one that cannot be found in any other country. An oriental medical doctor cannot perform the medical practices of a western medical doctor and western medical doctor cannot perform the practices of oriental medicine. It is illegal for an oriental doctor to perform an MRI scan or a western medical doctor to perform acupuncture for the same illness. Even though the combination of the two medical practices can benefit each other, it is against the law to do so. Every medical system must respect each other to contribute to the overall advancement of the national medical system and the wellbeing of the public.

Cheon Il Yeom, the salt from the mud flats of the west coast of Korea is treasure of essential minerals that the human body needs

Since the salt management law

went into effect in 1963, the number of stomach disorder, diabetes and high blood pressure patients increased dramatically in Korea. The salt management law defines refined salt as the food to be used by Korean citizens and bans bay-salt for consumption. Refined salt is made of pure sodium chloride(NaCl) attained from an electrical separation of sea water at a petrochemical complex which needs vast amounts of industrial water. In definition, sodium chloride is one component forming salt, but salt cannot be defined as sodium chloride.

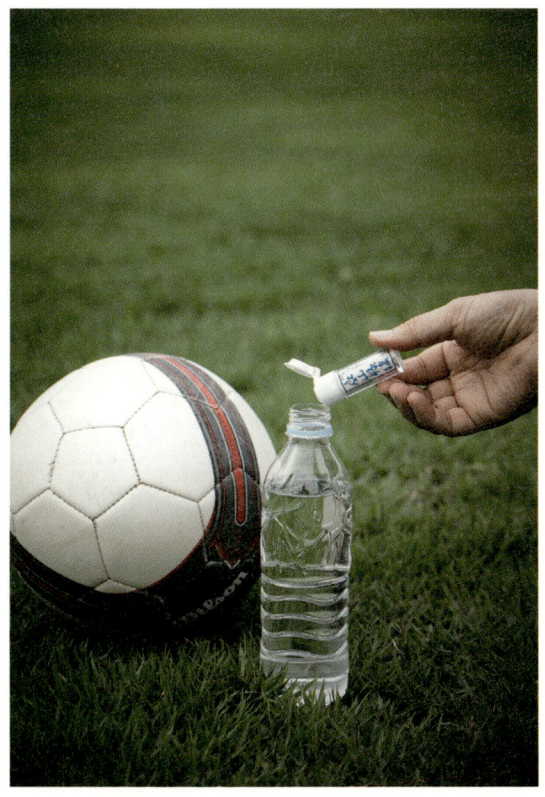

Dehydration due to lack of salt and how life and death can be decided by salt consumption

There is an old saying in Korea; "a salt merchant is better than a Pyeongyang auditor." In the old days, salt was expensive, making the poor to not eat salty. In other words, it means that salt was the symbol of power and money since the ancient times. Children from poor families who were not able to eat salty, did not absorb enough salt resulting in frequent urinating due to weak bladder functions. That is why in the old days, if a child urinates during sleep, parents made their kid ask for some salt from their neighbors. It was a message saying that the family is poor and cannot afford to feed their child salt.

In rock climbing, ice wall climbing, long distance marching, triathlon and other extreme activities, people who eat salty have an easier time. In extreme conditions, if one only drinks water to quench thirst, sweat will lower the salt concentrations in the body causing dehydration. In this case, symptoms start with difficulty in breathing and later can result in death. Even in emergencies like this, drink a liter of water mixed with salt(bamboo salt or bay salt), 20-30 minutes later one can continue with the activity. In a near death situation, one should not forget that the difference can be made by whether one absorbs salt or not.

Even though I was not able to describe every key point in Insan Medicine, but I recommend you to read 'God's Medicine,' 'God's Medicine, Medicinal Herb, and 'Wake the Doctor Within Me' and try to experience those key points. Treating oneself with one's own capability by returning to the nature is the key concept of Insan Medicine.

This article is a summary of the points made at the "Wake the Doctor Within Me" lecture at Incheon Yeolinmun Church on June 10.

"Use the experience and wisdom of Insan to overcome illness..."

003

It must have been difficult to make time for 4 days for your health during the 4 day mind and body healing program. I would like to thank all who had to travel great distance to attend. Many who participated in the program misinterpreterd the program's name as that meaning a 'tough' program. As participants of the program have commented that the program is too "tiring," I recently have been operating the program to be less like the past. As we only have one life to spare, life is extremely valuable and I hope the program will serve as a time to learn the true path of life management based on natural laws which can ultimately contribute to a healthier mind and body.

Many of the country's cancer and incurable disease patients have applied my father, Insan Kim Il Hoon's 'Insan Medicine' to overcome their diseases and return to their normal lives. However, even though they have achieved happiness and healthy living, some lose the meaning of 'true medicine' and make the mistake of becoming ill again.

Insan Medicine is a medical methodology that cannot be found in any other place in the world and is new 'advanced medicine,' many of its characteristics and effects are not accepted properly and it is limited to the title 'folk remedy' or 'alternative medicine.' As the method is not considered to be proper medicine, the effective treatments of Insan Medicine are not widely applied by people.

The probability of mankind living to its full natural life expectancy is becoming low. Today, man's living environment has changed dramatically and various unknown 'pollutants' are present. Even though the amount and scale of unknown pollutants have increased, mankind has actually become less sensitive about them, in other words, we are defenseless against them.

We live our lives without much thought and attention put into our one and only life. Even among family members, health management is not taken seriously and if there is a small sign of illness, people head to the hospital without hesitation. This is the reflection of our lives today.

People are supposed to be looking for ways to preserve their health naturally before they become ill. But most of us actually choose the one way that can actually cause death because of its unnatural methods. The Insan Family has been operating the 'Mind and Body Healing Program' for the past few years to make a suggestion to the world that there is a practical medical treatment based on proper exercise and health preservation methods before one gets cancer or an incurable disease.

I would like to ask the Insan family who participated in the program to learn and practice 'true medicine,' Insan Medicine, to help establish their own and further their family's health and make a suggestion to others of the 'truth behind true medicine' so people can walk the true path of overcoming their illnesses and live their natural lives.

There are many gurus who can cure diseases well

As I travel across the country to

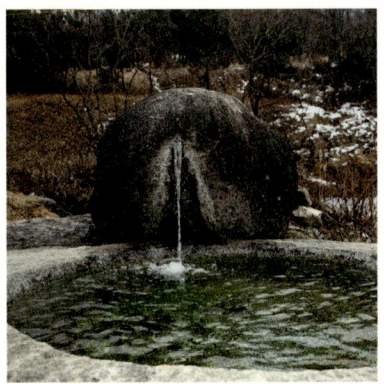

lecture about natural medicine, I sometimes think that there are many gurus in this country. I am certain that more than half of our guests here are gurus as well. I think that Korea is a place not habited by normal people, but a place where half-god-half-humans live a world of god people. To prove this statement to be true, the world renowned physicist Prof. Yi Hwi So, U.N. Secretary-General Ban Ki Moon, World Bank President Kim Yong, golfer Pak Seri and Choi Gyeong Ju, figure skating queen Kim Yu-na, swimmer Park Tae Hwan and baseball player Park Chan Ho are Koreans who shocked the world in their respected fields.

In the medication field, there are many who are knowledgeable in both western and oriental medicine and also, compared to France, Germany, Tibet and other countries, the number of medical professionals are quite numerous in relation to the size of Korea's population. Medical Masters of Goryeo and Joseon Dynasty used a silk thread wrapped around a woman's wrist to diagnose whether or not she is pregnant and there were a number of astonishing Masters who were able to identify the patient's history of diseases just by taking a pulse.

About 20 years ago, I witnessed a friend who was knowledgeable in both western and oriental medicine as well as other various medicines of the world taking the pulse of a female patient in her 30s. This guru in medicine was able to discover that the patient had an old traumatic experience and told the patient to talk about it in order to cure her illness. The American woman just cried for a while and started to talk about her experience of being raped by her father when she was about 15.

After her story, the guru applied a treatment of acupuncture to one of her palm's pressure points, Nogunghyeol(勞宮穴 - the hole fatigue is driven to). After an hour, it was hard to believe that the female patient was having a conversation with the guru with a brighter expression.

My father once said, "there are many great gurus in Korea, but con men and thief like politicians have made the wrong laws and regulations in this country just to line their pockets. Thanks to them, many of the great gurus are being ignored and the country's development is crippled."

This is the unfortunate reality of pushing truly 'noted doctors' out of the country

If someone becomes ill, it is necessary to see a noted doctor capable of curing it regardless of the doctor being legit or not. I have a close friend who applied acupuncture to a stroke patient who was not able to walk and the patient was cured from it. After two months of treatment the patient started to walk again, but did not want to pay him for the treatment. Once the patient discovered that this person did not have a medical license, the patient reported him to the authorities and made him suffer in jail in place of thanking him.

One of the famous non-licensed medical talents Jang Byeong Du(105) was a noted doctor curing countless incurable disease patients. At trial at the Supreme Court for his illegal medical practice on July 5th, he was found guilty and was ordered 30 months of jail, 4 year probation and 10 million won fine.

This result is prime example of our rigid legal system which is far too rigid compared to other advanced countries with a more flexible system based on the practicality of medical treatments and their results. The court claimed that "taking the pulse of a patient without a license is considered illegal and is subject to punishment according to law" and also added that "just because it can cure a disease does not mean it complies with social regulations."

In 1980, when my father was 72, he stated "people are maintaining their habit of hating and harming people who possess more talent than themselves" and he also mentioned "even the most talented will not be able to contribute to the advancement of the nation or helping others in this situation" in the introduction of his book "the Universe and God's Medicine."

Today, the social trend is to accept and respect people who are talented, but there are still people who do not accept people who are more talented than they are. It appears necessary to discard such customs and establish fair and righteous customs. Even if the person is non-licensed, questioning their capability to treat with questions of 'is it scientifically proven?' 'are you licensed?' or 'is it authorized?' If one continues to ask questions like these rather than asking the fundamental questions, such would be something unheard of even in the most primitive societies.

A practical medical law focusing on citizens' health must be prepared

In Korea, there is only one way to be able to practice medicine regardless of your capability. Even if you are more than 100 years old, you will have to receive high scores in an entrance exam, advance to medical school or oriental medicine school and then pass the national exam. There is no other way.

However, in the United States or in China, if one is recognized in the field, a deliberation committee is held to evaluate the person's capabilities. After a multi dimensional assessment is complete, the government will issue a license to qualified talent allowing them to practice their treatment officially. That is how Korean acupuncturists are able to practice treatment in the

United States. Who would consider the United States to be a barbaric or developing country? It is time to thoroughly think about the system punishing guru acupuncturists who can help people suffering from a disease because it is a criminal act against the law.

Korea is developing itself into an advanced country with the acceleration of the world class Incheon International Airport, the 10th largest economy in the world and 4,000km of expressways nationwide. Even in the deepest countryside the roads are paved, there is a continuously advancing IT industry, and an extremely high supply rate of computers and smartphones marking the great achievements as a country. Yet, the system that has a direct and indirect influence on people's health is formed with the utter most unfair conditions previously and it still being applied the way it has been in the past. This situation will certainly have a negative influence on our offspring.

Jirisan Mountain is a repository of god's medicine, the spirit's medicine and the medicine of wonder… we are in desperate need of a medical town

The name Jirisan Mountain means a place where wise and special people gather. The mountain has more than 10 names including Bangjangsan Mountain, Cheonghaksan Mountain, Banghosan Mountain, and Duryusan Mountain. At the edge of Jirisan Mountain, which is more than 40km across, it is said to be home to more than 3,000 gurus. In the valley of Jirisan Mountain, a number of gurus make bamboo salt in 50 or so locations. Deokyusan Mountain was also called Deokisan Mountain which means many wise man live there. Hamyang which lies between Jirisan Mountain and Deokyusan Mountain, is a place that can be called 'the land of gurus.'

Jirisan Mountain itself is a natural repository of great medicine. However, Jirisan Mountain is under strict control by the Korea National Park Service. No one is allowed to pick or collect herbs, roots or a branches from within the national park. There is a rich source of Korean angelica root in the Hansin Valley. If one boils the root of Korean angelica root from Jirisan Mountain in a pot, the surroundings will be filled with the root's great scent.

I hope Jirisan Mountain can be recreated into a greatest repository of medicine in the world. Also, I hope that a medical town around the area can be formed allowing foreigners to come and have their diseases cured. My father was always in deep thought to find a way to collect the great medicine in Korea.

A few solutions were 'made and utilized bamboo salt made with bay salt from the west sea, bamboo and pine tree charcoal,' 'feed sulfur to a duck,' and 'use farm and marine goods easily found everywhere to help fight illness.' Under these solutions, Insan Medicine utilizes the common lonicer aflower and the dried dandelion hay, taraxacum herb, as the main herb in treating cancer and incurable diseases.

Earnestly seeking the truth of true medicine will open the path

When people with stomach cancer, liver cancer or other cancers visit my father for advice, he always tells them "eat bamboo salt." But patients doubt his words by saying "I was told not to eat too much salt···" then my father replied by saying "then don't eat it. Just go!" I believe that the response from the patient was created from a lack understanding of the reality of fact that there are no more solutions except for my father's advice in treating their diseases and a lack of overcoming the medical knowledge and its treatments even when they have reached their limits in providing a cure to their disease.

The patient in this story did not have any understanding for Insan Medicine's simple medical treatments and visited him after hearing that he was a famous medic. He came to visit him with the mindset of 'if I live great, if I don't, I'll look for something else' rather than clinging to the dearest spirit of holding on to the last thread of his life. Because of the mind this patient had, he lost the last chance of overcoming the suffering. I believe when one looks for a solution with the utter most earnest attitude is when the path to salvation will open. Only thinking and speaking of things carelessly without clearly seeing the truth of reality will eventually cause one to suffer and one with further lose one's life. If one can avoid making the mistake of ignoring true medicine and opening one's heart and mind to the purest and clearest way of nature will be the wisest thing that will bring God's grace.

There are some who actually became doctors or oriental doctors after studying my father's unique Insan Medicine. A number of doctors regardless of their field sometimes treat patients with incurable disease with partial or whole Insan Medicine.

When looking for a cure for cancer or incurable disease to save one's life, there is no reason to be picky about whether it is western or oriental, recognized by the authorities or not. Is the medic wise? Is the medic fair? Is the medic obsessed with greed? Will the medic's treatment be effective should be the questions one should be asking. In other words, the medic's personality and capabilities should be the qualities one is looking for.

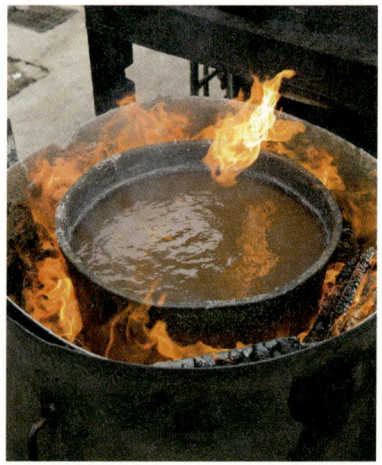

The safety measurements of poisonous herbs, sulfur duck, marsh snails, garlic, green onions

When I was writing God's Medicine according to my father's words, I once asked "where is bamboo salt effective?" and my father would answer "it's effective everywhere." He said that he sees everything as if he is dissecting it but the people in the world do not believe him.

A culture section manager of a newspaper had an interview with my father and I heard that he scolded the journalist. I was told that my father said "what are you trying to get out from that question? The world you know and the world I know are fundamentally different." My father said that it is difficult to even completely explain the process of a plant taking in water and blooming into a red flower or a blue flower and yet how would one be able to explain the 84,000 pores or the organs in a human body that we cannot see.

My father said that the Tonguibogam(東醫寶鑑) which was written 400 years ago at a time when there was not much pollution cannot be applied to modern society filled with pollution. According to the idea of removing toxins to cure a flu, Insan Medicine's "God's Medicine" utilizes 'Yeongsinhaedoktang(靈神解毒湯 - spirit god's poison cleansing soup) as a flu medicine. This medicine is characterized by its feature of cleansing the body's toxins first. In many medicines described in "God's Medicine" the word 'Gami(加味 - add flavor)' is included in them. In medicine, the word will actually multiply main ingredients by 2-5 times to make less than 3 spoons of medicine.

My father noticed that most of the herbs in the Korean market are from China and expected them to be less effective. To resolve such difficulties, my father placed 200 times more herbs of the traditional medicine in a large cauldron and discovered that all the metal and poison could be extracted with the herb's essence when boiled in a strong fire. So he boiled the herbs over a weak fire and filtered the essence then made patients to drink it from time to time. Sometimes this kind of 'boiled herb' causes people to misunderstand my father's prescription and boiled the herbs over a strong fire causing the herb's metal and poison to be extracted along with the essence.

As a safeguard to these poisonous metal containing herbs, sulfur duck, marsh snails, garlic, and green onions are mentioned that can be added to cleanse harmful substances. Some medical professionals who do not understand this experience based wisdom will warn people that if prescriptions in the God's Medicine are followed, may result in death. It is because the book asks people to boil 200-400 times more herbs than the Tonguibogam(東醫寶鑑) and had people drink it from time to time. However, in Insan Medicine's prescription, ingredients that have strong poison cleansing capabilities like sulfur duck, garlic, green onions and marsh snails were added making it safe even for young children.

In the end, only the books with fundamental truth will still be read. Like the Buddhist scriptures, the Bible, God's Medicine and about Medicinal Herbs. If each of us studies and understands the ever lasting truth of 'true medicine' and practices it, everyone will be able to enjoy the life naturally received by us humans.

This article is a summary of the points made during the '17th Kim Yun Se's Body and Soul Treatment' seminar held at the Insan Institute from July 12th through the 15th.

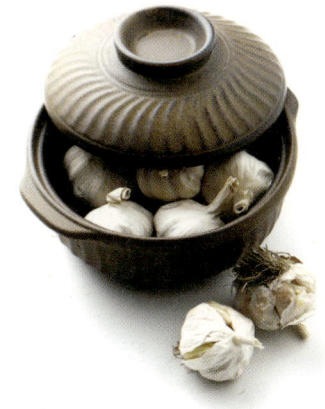

Awakening the "doctor in me" to overcome atopy problems through natural treatment

004

Every time I come to Gwangju, the City of Light, it occurs to me that there are many bright-minded citizens here. In other places, people who come to hear my lecture are often absent-minded during the talk and end up applauding when everyone else does and do not understand the content of the speech at all.

I try my best to change the public's understanding of salt. Salty food is supposed to be bad for one's health and you may think why we should know about the importance of salt. I am sure people here already knew something about salt. Salt is one of the most important substances that help maintain living functions. However, we now try to avoid salt by all means. Salt belongs to heaven and nature.

Salt was formed in extreme cold temperatures during the cooling process of the earth after it was separated from the sun. 70% of the earth's surface is covered with water and the human body also consists of 70% in water. 97.2% of the water in the world is salt water and only 2.8% is fresh water.

Our body is also made up of 70% salt water. We tend to disregard the salt that composes most of our body. We might be making a big mistake when we ignore salt and consume it selectively.

In August 27, 1987, following the will of my father Insan Kim Il Hoon, I commercialized bamboo salt for the first time in the world. Since then, I have dedicated my life only to this business. In order to tell the world the importance of salt, I became a "salt merchant." The purpose of doing so was not only to sell salt but to change peoples' perceptions of salt that affect our life profoundly. My hope was that everyone would eat chunilyum, the salt made from the sea water of the West Sea, a miracle medicine, so that they would fulfill their God-given longevity. I want to spread the truth of Insan Medicine's true medical science through bamboo salt.

Havard Medical School stated that "consuming 120g of bamboo salt at once is no problem"

There are no other foods that are better for detoxification than salt. At hospitals, doctors administrate a saline solution first when treating someone who poisoned themselves to commit suicide. Salt water causes one to vomit the poisoned substances and diarrhea as well as a detoxification of the body. However, salt used in medical institutions are strictly speaking just nitrogen chloride and not salt in the sense of the word and its detoxification effects are minimal.

Far from the traditional salt that enters our body and plays an important health function is nitrogen chloride, a purely chemical substance. Using chunilyum from the West Sea that contains the essential minerals our body requires will increase the likelihood of longevity. It would also help Korea's economy to prosper if it were possible to obtain a patent for chunilyum and export it.

The sea water of the West Sea has natural resources that can not be depleted and produces an infinite amount of salt to be used for the

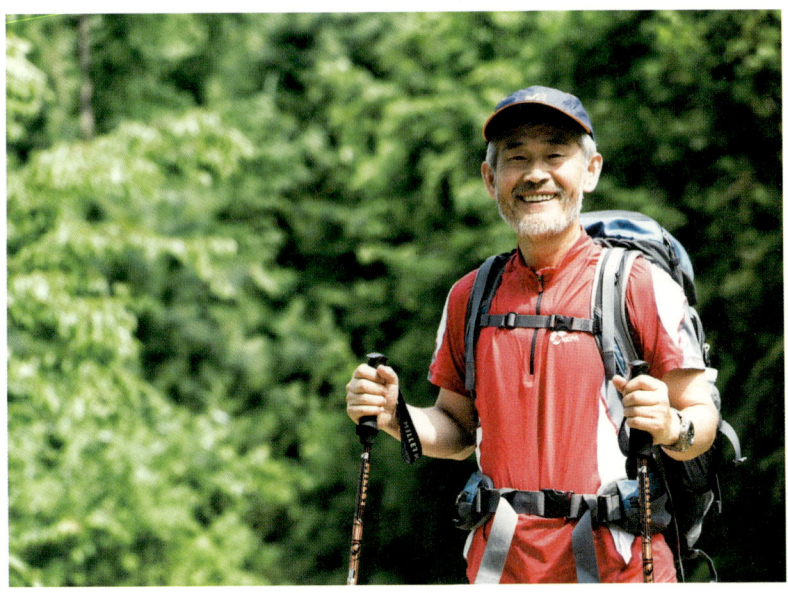

miraculous medicine. It is a treasure box of life-enhancing materials. Despite the fact that such mysterious and precious substances are buried underground in Korea, our ignorance and bias lead us to regard salt with contempt and are causing grave consequences. Even many people today still do not understand the importance of salt and continue to claim that "salt is bad for health."

Salt has an outstanding detoxification effect. When cancer patients visited my father, my father's advice was always the same each time. He would say "Eat a lot of salt." When patients asked how much, he would say "Until you are stuffed with salt." Bamboo salt never causes any harm and the problem will get worse if they do not take it, according to my father.

After my father passed away, in order to obtain scientific analysis for the effects of bamboo salt, I sent a bamboo salt sample to the chief research analyst at the Dana Fabre Cancer Center at Harvard University in 1994 to learn of the anti-carcinogenic effect of bamboo salt and the optimal dosage for safety. The results came back 6 months later and it stated that the consistent administration of bamboo salt produced an anti-carcinogenic effect and, taking into consideration the average weight of American to be 75kg, consuming 150g of bamboo salt at once would not cause any damage to the mucous membrane of stomach and intestines.

Most medicines including aspirin immediately cause damage to the mucous membrane when consumed over the specified dosage. Also, no medicine guarantees not to cause damage to the mucous membrane even if consumed in right dosage. However, the scientific analysis proved that consuming 150g of bamboo salt does not cause any damage to the mucous membrane of the stomach and intestines. Taking into consideration the average weight of Koreans to be 60kg, we can therefore conclude that consuming up to 120g of bamboo salt at one time will not cause any health problems.

What really matters is if it produces good health effects

When my father reached 70 years of age, he decided to give to the world various miracle medicines and prescriptions he had obtained through the wisdom of his own experiences in order to benefit the health and happiness of mankind.

I transcribed what my father recited to me over 5 years and published "Miracle Medicine" in June of 1986 when my father was 78 years old. This became the most successful bestseller in the history of the publication of medical science. Until now about a half a million copies have been sold. After reading this book, many people and their families were able to cure various forms of cancer and terminal diseases. Had both institutional and non-institutional medical communities accepted and embraced Insan Medicine, it would have a tremendous effect on the medical science community of the world.

My father's medical knowledge is not found in anywhere in the history of medicine and is beyond the imaginations of ordinary people. He extracted ginseng molecules contained only in air particles found in the air in Korea and produced hwalinhaek ohaekdan "revitalizing essence and five essential pills" and created a miracle medicine by feeding sulfur to ducks.

The traditional textbooks of oriental medicine claim that red flower is good for helping women suffering from menstruation pain but "red flower seed" had never been mentioned. My father said eating red flower seeds has a miraculous effect on restoring broken or fractured bones. Institutional medicine or not, the essence and key to curing disease is whether "the use of medicine actually has an effect on our body or not." However, we are always interested in whether the effects have been scientifically proven. Scientific proof is something that scientists must do. Sometimes scientifically unproven medicine can produce good effects in a clinical practice and sometimes even scientifically proven medicine may produce the exact opposite effect. What is essential is whether the prescription can fight and defeat the disease.

The salary of the "doctor in me" is "bamboo salt"

A woman with two types of cancer visited Insan House. She brought two cups of coffee on paper cups and then handed one to me and drank the other one. Then she asked "How much bamboo salt should I take per day?"

I held out the paper cup I was holding in front of her and said there would be no problem eating a cupful of bamboo salt every day. I also said that if she did that she would see result much faster. She came back several months later and told me that, although she did not trust me, she had no other way so she tried out my prescription for 60 days. After the 60 days, she felt her condition improving and visited the hospital and found out that all the cancer cells had disappeared.

Bamboo salt entered her body and purified her blood and restored the self-healing power that destroyed the cancer cells in her body. The "nature healer" that accompanied her body when she received life from nature had started working in her. The salary of the "doctor in me" is "salt." When salt is paid in sufficient amounts, therefore, the "doctor in me" starts utilizing the mysterious healing power inside the body and heals all sick cells, including cancer cells, and generates new cells, eventually defeating diseases and restoring peace to the body. The salary to our body is not rice, dishes and other foods but salt.

Since 1981, I have been continuously talking about miracle medicines and mysterious prescriptions of Insan Medicine for 11,000 days. The summary of my lectures and writings I had worked on for 30 years were published in a 1,100 page book under the title of "Awaken the Doctor in Me". In this book is contained the story of "true medicine" with the gist that if you let "your doctor in you" to nap, your life will end in sorrow without receiving the right treatment when cancer and other terminal diseases will occur.

Some people hear these stories and criticize them as "daydreams" or "strange claims that run up against common sense." Whether western medicine, traditional medicine or alternative medicine, all medical sciences of today should first establish the proper direction for treatment that is designed to cure diseases in our body at a fundamental level and seek the right medicinal treatment.

The medicinal treatment that weakens or destroys our immune system is not "true medicine" that can save our lives.

True medical treatment must come from nature, not artificial produced, it cannot be man-made nor achieved through manipulation. The illness that visits my body is the signal of "the nature doctor in me" letting me know that I should clean up all unnatural ways of life marked by all unnatural things that are far from "natural ways" and return back to nature.

Eating salty helps you overcome extreme conditions

When a soldier in the special forces in the army falls and encounters an emergency situation during strenuous military training and exercises such as a hundred miles march that brings dehydration as a result of lack of salt, having them consume bamboo salt water will allow them to recover after 20~30 minutes and they will be back on their feet to continue their training and exercises.

If they are fed water alone, dehydration and breathing is difficult as a result of a lack of salt can cause death. We often see people dying of hypothermia when they disregard supplementing salt discharged from our body through sweat as they are hiking in the middle of the high mountains. Even when you reach various types of extreme conditions, if you take high-mineral salt in sufficient quantities, you can escape a preventable death. Salt helps maintain our body temperature.

Atopy

People today are placed in a situation that is perilous to their health where poisons that enter their bodies through air, food and water increase while the strength to withstand toxic substances wanes. The food a pregnant mother takes contains all unnatural substances and it is very hard to expect a baby raised within contaminated blood to grow up healthily. If a child's umbilical cord is cut long, there is no problem with sychnuria and she will feel revitalized. "Father's love and mother's blood," i.e., a drop of salt water meets another and creates a saline-rich amniotic fluid in the mother's womb, in which a baby is conceived and grow.

It is best if a baby is delivered through natural birth, but during the hard labor process a child is likely to intake amniotic fluid. A child who intakes a little amniotic fluid develops atopy problems and a child that intakes too much may develop epilepsy.

In treating illnesses, what good is it to quibble about western and oriental medicine or institutional or non-institutional medicine? We must approach diseases in accordance with the essence of the problem, which is ways to cure them. Atopic skin diseases are caused by a fetus in-taking amniotic fluid and toxic elements entering the fetal blood vessel as consequence.

The toxic substance in blood cells causes itchiness and therefore scratching does not remove itchiness in the case of atopy. Also, its occurrence is not related to age.

When we treat atopy, we rub medicine as if treating other skin diseases following the commonly known practice. Some go as far as using leprosy medicine, but atopy is not a skin disease and none of these efforts can cure the disease at the fundamental level.

In order to cure atopy, you should move to a natural environment with fresh air and clean water and consume foods that are made with bamboo salt, apply bamboo salt saline water to atopic wounds and spray bamboo salt power, which will purify the blood in the body and improve your skin condition at the same time. About a year long effort is required to help the patient recover to a healthy state.

He will even forget that he had atopy at all. This is because the treatment awakened the "doctor in the body" and solved the problems in a natural way helping to overcome the illness. If you know the cause of the illness and apply treatment, atopy is not an incurable disease.

If natural healing processes are utilized, any disease can be cured

Salt has a powerful self-cleaning function. Matthew Chapter 5 verse 13 says "You will become the salt of the word···" and we want to become the salt that purifies the chaotic world and prevents corruption. In verse 14 of the same chapter it says "you should become the light of the word···" and we pray to become the light that shines on the world. If the right amount of salt is not contained in sea water, things will decay rapidly and will create a red tide like an infection in human body.

It is the same reason the human body develops infections without salt. Because of the 2~3% salt contained in sea water, it can always remain pure despite all the polluted substances that enter the sea. If our blood contains about 0.9% salt content, our body will always maintain its healthy state. If you take a lot of bamboo salt, you will not find any blemishes on your face, your eyes will turn blue and you will not get drunk even after heavy drinking.

Salt has many mysterious secrets that transcend the human imagination but we still cannot escape from being ignorant about the benefits of salt and treating salt "nature's miracle medicine" that protects life

There are many atopy schools in operation all around the country. In these schools, students return to nature and wear and use clothes and blankets made of natural fibers and eat naturally grown organic food. This is an effort to awaken the "doctor in me." When the "doctor in me" awakens, regardless of the kind of diseases and the degree of its severity, you will obtain the power to heal yourself.

In Insan Medicine, we give children roasted and unpeeled wild garlic with bamboo salt to eat in order to increase their vitality. The garlic contains a lot of sulfur elements and is proven for its anti-carcinogenic benefit in both western and oriental medicine. Even when you develop a terminal illness such as cancer, the consumption of garlic will increase your vitality and defeat the disease. When you restore your vitality in full, you can defeat any disease. Insan Medicine has such power and is therefore a "true medicine."

We live in an age where we must realize the importance of "true medicine" and practice it. "True medicine" must also be in accord with the law of nature and principle of life. Following the medical treatment of "true medicine," we must make effort to heal not only our illnesses but those of our family members. When the self-healing ability becomes activated, there are no diseases that cannot be defeated. Even diseases, when attacked and forced to be removed with artificial power, will attempt to find ways to survive, which increases the strength of their resistance and induces them to become more malevolent. It is the same reason why the continued application of anti-carcinogenic medicine makes cancer stronger and mutates it into a more resistant version.

The most important thing in the fundamental treatment of atopy-related diseases is the massive injection of bamboo salt and the consumption of 20 roasted unpeeled wild garlic every day to reinvigorate vitality and purify the blood, meaning, to create an environment where the "doctor in me" could start utilizing its natural healing power. For the subjects that I could not cover today due to time constraints, you will find them in the books published by Insan House Miracle Medicine, Shinyakboncho, and Awakening the Doctor in Me. You will find more clear explanations of the "truth about true medicine" in these books.

This article is a summary of the points made during the "Overcoming atopy problems through natural treatment" lecture at the Gwangju MBC Education Lecture.

The surprisingly marvelous detoxifying power of pollacks

005

Goseong, Gangwon-do, a well-known pollack-fishing community has a very special connection with Insan Medicine. I give more than 200 health related lectures each year but Goseong-gun was the first to have a local government host a lecture. I would like to thank Governor Hwang Jong Guk who generously gave an opportunity to the citizens of Goseong-gun to acquire the understanding of "true medicine" and practice it to enjoy life in a natural way.

The name Insan House(仁山家) originates from my father's pen name Insan(仁山). To spread knowledge of my father's unique medical treatment throughout the world, the house has been publishing a monthly health newsletter for 23 years and since early this year, 100,000 copies of Insan Medicine have been distributed to the families of our members. The medical treatment developed by my father was the first in the history of medicine and never disclosed to anyone. Rather than defining it as something that already exists, naming it after my father's pen name was the suggestion of scholars. My father's medical treatment differentiates itself from western medicine, oriental medicine and various folk remedies. It is a low-cost practical medicine that yields profoundly beneficial effects. Insan medicine is a new medical theory that allows people to treat themselves and their family without going to medical facilities. The treatments are achieved through medicines and prescriptions and were developed and confirmed through experience and practice. From common diseases to cancer, terminal diseases and unidentified diseases, if one should follow the suggestions made by Insan medicine, it is certain that one will be able to experience true medicine..

Recovery from acute peritonitis through moxibustion

My thirty-year old son has never received treatment at a medical facility. When he was 3 years old, he was hit by a car. He was found beneath the car between the car's wheels and the car's driver brought my son to me. The driver was in much shock and urged me to take him to a hospital, but I comforted the driver and sent him home. I didn't take my son to a hospital or feed him any medication.

On the scratches he got from the accident, I applied a large amount of bamboo salt. Even though applying bamboo salt on a wound may sting and be painful at the moment, but one will be able to recognize its miraculous effects of disinfection and recovery promotion.

When my son was in his second year of high school, the school contacted me saying that my son suffered from acute peritonitis. The teacher said the school was making preparations to have my son receive surgery because if he did not receive surgery in 30 minutes, his peritoneum would burst, endangering his life. I told the teacher not to have him receive any surgery and I had him discharged from the hospital to stay at home. The staff at my son's school and the hospital criticized me for being a 'barbaric parent.'

I had him receive 100 bean-sized

moxibustions on his lower abdomen. After the moxibustions, he was not able to go to the bathroom and poured out a half-bucket of bloody excrement then fell asleep. After 3 or 4 hours of sleep my son woke up and was well enough to enjoy basketball in the backyard. My son's teacher went to the hospital after class and came to my house after hearing that he had already gone home. His teacher asked my son why he didn't get surgery for acute peritonitis and my son replied, "I am well thanks to my father's moxibustion on my abdoemen." After this event, my son's teacher became deeply interested in Insan medicine.

If we can't get to a hospital, would our lifespan be shortened?

We think we will not be able to live our full life if we do not go to a hospital. In Insan medicine, there is a way that will prevent and cure diseases. However, we fail to acknowledge the no. 1 medicine readily accessible and we continue to take medications with poor effects and many side effects.

I wish everyone will be able to learn Insan medicine, the first in medical history to acknowledge the medical properties of Goseong Pollacks for a healthy life. It is well known that consuming Goseong Pollacks detoxifies alcohol poisoning and it also detoxifies the majority of poisons penetrated into our systems. Even at an age beyond 70, Governor Hwang still enjoys alcohol and engages in stressful work. Yet he continues to maintain a bright and fresh complexion and can be a practical and vivid example of Goseong Pollack's outstanding detoxification capability. The healthy complexion of Governor Hwang is living proof of the medical property of Goseong Pollacks. Including Goseong Pollacks, the goods produced in Korea's mountains and fields possess better medical properties compared to any other countries' goods. Consuming such goods with beneficial medical properties is proven to be more desirable according to the bible of Insan medicine, God's Medicine(神藥).

Goseongtae, the best quality medicine created by deep sea water and sea breeze

70% of our body is composed of water and diluting the water from the East Sea to 1/2~3/1, it becomes similar to human blood's salt concentration. Not only the salt concentration, but its chemical composition is also very similar. Through such facts, it is possible to find the "truth of salt." Salt water is the life-giving water sustaining our life. Goseong pollacks are cleansed with deep sea water from Korea's East Sea and is dried in sea breeze, then is given the brand name Goseongtae. Goseongtae is cleansed of contaminants with deep sea water and it also lets the minerals in the water as its processing its organs then is left to dry in sea breeze for 40 to 60 days with an occasional spraying of deep sea water 2 to 3 times a week. Goseongtae itself is differentiated from other pollacks and it possesses sufficient value and properties that will be loved by everyone. Even though the recent rise in water temperature in the East Sea is causing pollacks which follow the cold air currents to not take routes near Korea, Russian pollacks are imported, processed then cleansed with deep sea water and dried in sea breeze, giving a boost in the pollack's detoxification capability. Some may wonder if there is any significant change just by cleansing it with deep sea water and drying it in sea breeze. However, just having the various nutrients of the East Sea water absorbed and drying them in sea breeze can produce a significant change in the pollack's taste and nutrients and it provides surprisingly effective detoxification that can surprise the whole world. If such outstanding features of Goseong pollacks can be promoted throughout the world, it will certainly multiply in its current value and can certainly be recognized by not only Korea but also the world.

In the days of pollution, detoxifying poison in our body is the first priority

The reason why we have to consume pollacks is because we have accumulated toxins in our systems as we live our daily lives surrounded by industrial sewage, wastewater and environmental pollution and it is necessary to have such toxins removed.

When suffering from the flu, taking antibiotics for a long time does not alleviate its symptoms. At times like this, boil a pollack, season it with bamboo salt and drink its broth; the flu symptoms will improve without taking any medications.

It is due to the detoxification capability of pollacks that cleanses our body of harmful toxins. In God's Medicine, the prescription for a flu

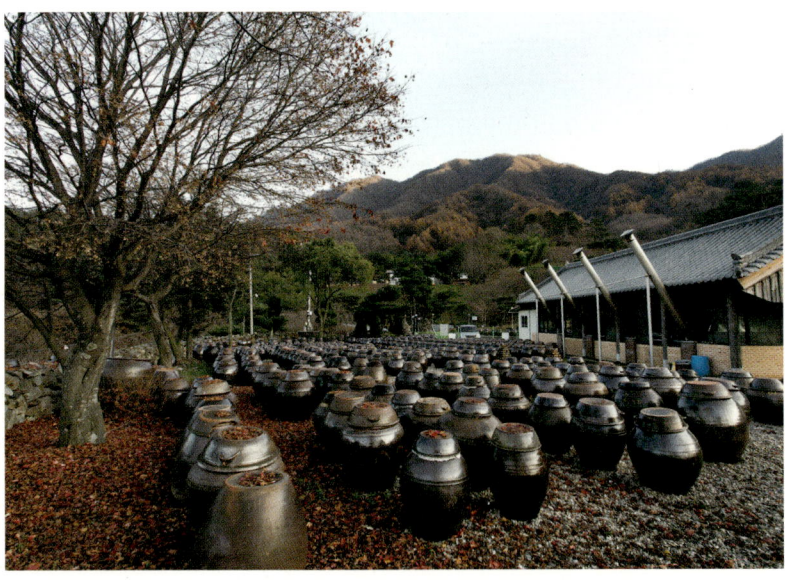

starts with 'Yeongsinhaedoktang(靈神解毒湯 - Spirit God's Detoxification Soup)' which detoxifies the system. Master Insan believed that removing the toxins in one's body with strong detoxifying agents will enhance the effect of the following prescription.

In the bible of Insan medicine, God's Medicine and God's Medicine, Medicinal Herbs, one will find phrases describing that there is no better medicine than goods produced in Korea to cure cancer, terminal diseases and unidentified diseases of today. Garlic, chives, and ginger are mere spices if consumed normally, but increasing the amount of its consumption when ill will make them medicine. They the spices to be consumed when becoming ill. Spices, Yangnyeom in Korean in Chinese characters is Yaknyeom(藥念 - Medicine Considered). I believe that our ancestors classified goods that can be utilized as medicine when one is suffering from pain caused by disease.

Insan medicine has identified the outstanding medical properties of goods produced in Korea and made prescriptions to treat various cancers, terminal diseases and unidentified diseases and also established the bamboo salt industry, sulfur duck industry, safflower seed industry, melania snail industry, radish yeot industry and other industries.

If we utilize the medical properties of the abundant natural goods produced in Korea to treat cancer and terminal diseases, we will be able to benefit from a low-cost, high-effect treatment.

Most of us do not understand the true value of Insan medicine and treat it as a folk remedy or alternative medicine. But in truth, it is the creative logic never thought by renowned doctors in all medical history, and is the 21st century's new medicine supported by new medical theories and prescriptions. It is also a modern day bank of medical concepts that provide solutions to cancer, terminal diseases and unidentified diseases.

The miracle medicine suggested by Master Insan, '5 pollacks'

Inhaling critical amount of carbon monoxide will cause death at a 99.99% probability and is incurable by hospital treatment. However, boiling 5 pollacks from the East Sea of Korea and having the victim drink its broth continuously can revive the victim. Even if one survives from inhaling carbon monoxide, his/her life cannot be normal as their brain cells are permanently damaged. However, boiling 5 pollacks and continuously drinking its broth will restore one's body and brain cells back to normal.

When bitten by a poisonous snake, death occurs on the way to the hospital in many occasions. In such cases, drinking the broth of 5 boiled pollacks will cleanse every bit of poison. Such miraculous prescription for emergencies is a unique treatment unprecedented in the history of all medicine; it is the creative medical theory and miraculous prescription of my father, Insan Kim Il Hoon.

Master Insan described the miracle medicine for treating carbon monoxide inhalation and poisonous snake bites as consuming 5 deep-boiled dried pollacks. Rather than following the common medical theory of describing which element acts on poison, his description of the pollack's properties was from the interpretation of the astronomical phenomenon where the energy of the Winter Woman in the Twenty-Eight Mansions enhances pollack water essence and water energy(水精水氣) curing the snake's flaming poison(蛇火毒).

'Insan medicine', practiced by 500,000 citizens

The Insan House is publishing 110,000 copies of Insan Medicine every month. With its members and their family, more than 500,000 Koreans are practicing Insan medicine in recognition of its treatment's effects on cancer, terminal diseases and unidentified diseases. The gradual spread of Insan medicine is not through the effects of advertising and marketing, but it is through the stories of people who have benefitted from Insan medicine's effects.

Insan medicine is an innovative medical system where not even a single similar method was found in the history of medicine. It is the "true medicine" that saves us from various cancer, terminal diseases and unidentified diseases, a medium through which practical means(實事求是) are searched, and it is pragmatic medicine. While every other medicine in the world claims salt harms our health, therefore every kind of salt is considered a harmful substance, only Insan medicine has revealed the truth of salt from the ignorance and prejudice of the world through its unique vision of wisdom.

The process of making bamboo salt involves filling the mineral-rich bay salt from the West Sea of Korea in a bamboo container sealed with red clay then cooking it with pine tree as firewood nine times. Utilizing this new material as the medical treatment for every disease in this world can save people from the verge of death.

Dried pollack being the best detoxification agent in the world was revealed for the first time in history in God's Medicine. A countless number of renowned doctors in recorded history have never recognized the pollack's medical properties; they limited this excellent detoxifying medicine as a hangover cure after heavy drinking. Every renowned doctor failed to recognize the pollack's property of cleansing poison in our system and continued to cloud our awareness and resulted in ignorance, Insan medicine has revealed the top class secret of nature to promote the health of mankind.

If one catches the flu, it is true that one's body will experience a fever. But taking a fever reducer will prohibit the acting of the "natural doctor in our body." In other words, one must recognize it as the "truth of (true) medicine."

Taking a fever reducer is in fact an act to limit or stop the body from operating its generator to raise the temperature to kill the penetrated flu virus which is an act of the body's natural defense system. Our bodies' natural healing functions are being impaired with the use of antibiotics. Simply resting wrapped up in a blanket to sweat will actually kill the flu virus and then the temperature will go back to normal. This is why it is not truly the proper way to treat the flu by visiting a hospital to get an injection of antibiotics.

When we acknowledge and practice "true medicine" which can save oneself and one's family from life-threatening cancers, terminal diseases and unidentified diseases in the modern times filled with pollution, we will be to prevent every kind of disease and enjoy our natural lifespan. I would like to express my gratitude to my guests, citizens of Goseong-gun and I will pray that all of you will enjoy your life to the fullest thanks to your new-found health and happiness.

<Published by the Professor of Alternative Medicine at Gwangju University>

The above article is a summary of the October 4 Goseong-gun lecture, 'Describing the Excellence of Goseong Pollack' presented by Professor Kim Yun Sae of Gwangju University's Alternative Medicine at Goseong-gun Sports Complex to an audience of 1,000 Goseong-gun citizens.

A message of health and happiness contained in salt

006

The essence of the problem lies in believing that sodium chloride is salt.

According to the statistics of the leading causes of death among Koreans, cancer, cardiovascular disease, and diabetes account for 60-70% of all deaths. Not only werediabetes rare 30-40 years ago, but it is caused by insufficient exercise as people age despite a good diet. It was thus referred to as a "rich man's disease," a "CEO's disease," or an adult disease but due to a recent increase in pediatric patients with diabetes, the term "adult disease" has been replaced with "lifestyle disease." This is because the number of pediatric diabetes and stroke patients is growing rapidly. Although the term "adult disease" has been replaced with "lifestyle disease" to refer to diseases caused by incorrect lifestyle habits, it does not appear to be a reasonable name change if one considers what incorrect lifestyle habits a newborn child could have that would cause an incurable disease.

Some time ago, a well-known Korean daily newspaper printed a large front-page article titled "An era of 10 million diabetes patients," raising concern that it may lead to a national catastrophe. Many medical professionals around the world believe there is no way to cure diabetes once it occurs. They have partially and inadequately concluded that diabetes is an "incurable disease," focusing on visible phenomena and relying on allopathic medicine for treatment without modifying food habits or participating in continuous exercise, nor making effort to resolve fundamental problems regarding medical practice. It is hardly conceivable that medical professionals who have already decided that diabetes is an incurable disease would have the vision or medical skills to cure diabetes.

Among various diseases such as cancer and cardiovascular disease, diabetes on its own has increased tenfold compared to the past. Today, many patients and their families are making the foolish mistake of insisting that with cancer, it is necessary to eat blandly and limit salt intake to a bare minimum while spending large amounts of money on other items that are supposedly healthy, regardless of whether or not their efficacy has been confirmed. We are opposing and violating the laws of life and nature.

Some people may criticize my argument, asking "Why are you going against common general logic based on scientific facts from around the world? Are you saying the world's medical community is wrong and you and your father are the only ones who are right?" My answer to such questions is always the same. For 30 years I have stayed constant to my purpose and clearly demonstrated the fact that salt does more good than harm. And there are clever methods to enhance the safety and efficacy of salt by addressing its harmful effects, and the major consequences of avoiding salt, the details of which were all made available to the world through literature and written work.

Accordingly, we must be aware of the fact that whatever claims are made by the world's medical professionals, they are only partial issues observed by people who use salt composed mainly of sodium chloride, not a "wise theory of salt" developed through the balanced perspective of people from an extremely small number of countries(such as Korea and France) that produce high quality salt containing minerals that are essential to the human body.

Nicholaus Copernicus(1473-1543), a 16th century Polish astronomer who has been called the father of modern astronomy, proposed his heliocentric theory, which was completely the opposite of previous claims, in the book "On the Revolutions of the Celestial Spheres" but it was not accepted by anyone. Instead, it was deemed heretical by the Catholic Church in 1616 and was finally accepted 370 years later in 1999 by Pope John Paul II. Until science proved his foresight, his transcendental insight had been hidden behind people's prejudice and misunderstanding.

In the Bible, Jesus preaches: "You are the salt of the earth, but if the salt has lost its flavor, with what will it be salted? It is then good for nothing, but to be cast out and trodden under the feet of men"(Matthew 5:13). Confucius' wise words specify that "he did not eat food that was not seasoned properly." As this suggests, the fact that salt is the greatest of the most important substances that maintain the vitality of the human body is as evident as Earth's revolution.

New, unprecedented treatments proposed by Master Insan based on astronomy

My father, Master Insan Kim Il Hoon(1909-1992), was an extraordinary doctor who, from the age of eight, made use of his natural born insight and medical skills to save the lives of patients stricken with cancer, incurable diseases, or unidentified illnesses through unique methods that are difficult to even imagine. He compiled his 70 years of experience-based medicine to publish the books 'God's Medicine' and 'God's Medicine, Medicinal Herbs,' through which he proposed brand new medical theories as well as medicines and prescriptions to treat cancer, incurable diseases, and unidentified diseases for people today.

One day when my father was eight years old, a neighbor visited my great grandfather, carrying a person on his back, who had been bitten by a deadly venomous snake. My great grandfather examined the patient and concluded that it would be difficult to save him as the venom had spread throughout his entire body, but a Buddhist monk who had been watching nearby said "The patient is still alive. People say consuming a decoction of cat has saved some people in such cases, so why don't you try that?" As my great grandfather hesitated, my father stepped forward and said "Grandfather! Such prescriptions cannot save such a patient in such a serious

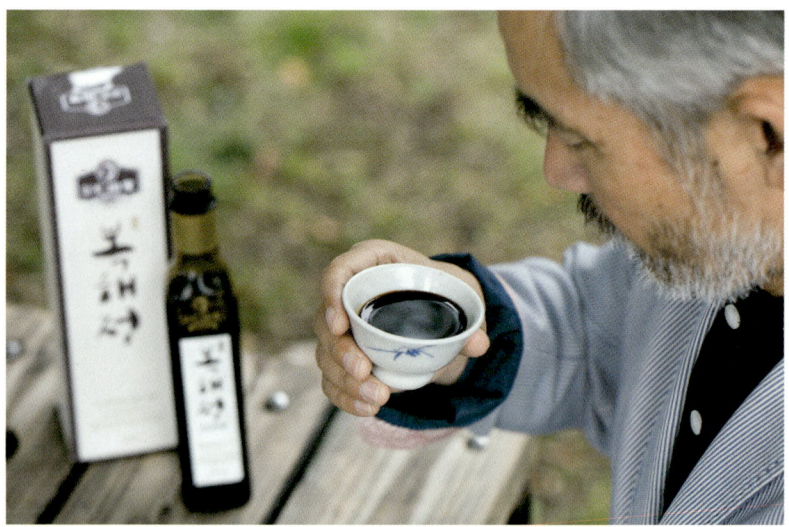

condition. The treatment is right in front of your eyes. Boil five of those dried pollacks, feed it to the patient, and he will be saved." That evening, the patient who had been bitten by the deadly venomous snake drank the pollack broth prescribed by my father and recovered back to normal without any aftereffects.

The Buddhist monk watched in amazement as the strange prescription of an eight year old child saved a person's life. He asked, "Child! Where and from whom did you learn that dried pollack is an antidote for snake venom? Or how did you discover it?"

The young Insan gave an extraordinary answer. "Sir, you would not understand it no matter how I try to explain it to you." After a moment of thought, the monk asked again. "I would like to hear your explanation even if I do not understand it. Would you give me a detailed explanation?"

At the monk's earnest request, the young Insan began his explanation of astronomy-based universal medicine, which is without parallel in history. "Sir, in the heavens are a countless number of stars and among these, there are 28 star groups to the north, south, east, and west that have a significant influence on human life. When war breaks out, great commanders with astronomical skills observe the interactions of these star groups to achieve a victory, protecting their country and people. Among the seven star groups to the north, which are the Dipper, Ox, Girl, Emptiness, Rooftop, Encampment, and Wall, the energy of the Girl has metamorphed into certain objects. This is the pollack among fish, the duck among animals, and the cucumber among vegetables. Because they result from gathering the water essence and water energy of the north, each embodies the strongest water energy and the strange power to immediately neutralize snake venom, which has a fire-like quality. The detoxifying power of five dried pollacks can overcome any deadly venomous snake. Such a fact cannot be observed or known without enlightened insight that transcends time and space, nor can it be understood through explanation."

The main detoxification theory of Insan Medicine, which states that the strong detoxifying power of the water essence and water energy of the north neutralizes fire-like snakes-venom and prevents the coagulation of human blood, was presented to the world for the first time based on Master Insan's view of the universe. To address the burning sensation in the stomach that occurs after drinking a lot of alcohol, which has a fire-like toxicity, Korean ancestors would drink dried pollack broth and exclaim that it was "refreshing."

This can be described as a key example of having vague knowledge and making use of the detoxifying action of dried pollack.

Paying the price for abandoning deeply-rooted traditional medicine

People from Western cultures may find it difficult to understand

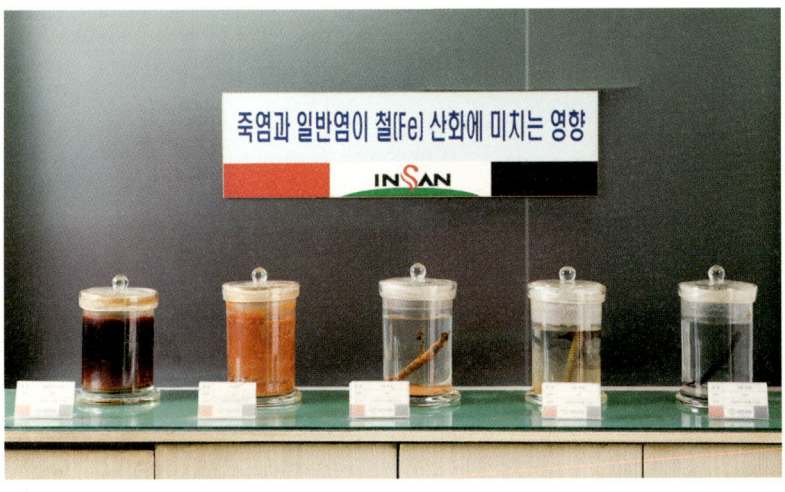

that drinking hot broth can be "refreshing." The broth may be physically hot but in terms of the Five Elements it contains water energy strong enough to extinguish fires. Its subtle action neutralizes fire-like toxins or throws water onto burning flames, creating a refreshing sensation. Western medicine was built upon a scientific framework and it is very unfortunate that it has failed to overcome a thoroughly negative attitude toward fields beyond science even though it has fundamental limitations regarding areas that are yet to be explained by science.

Although most of these are in need of scientific clarification, we have foolishly judged them by previous scientific standards, denying facts and truths and preventing the advancement of science. Insan Medicine demonstrates many hidden facts and unseen truths that are difficult to justify through modern science, but the world is ignoring or denying new theories that go beyond the boundaries of science or acquired knowledge, failing to understand or accept them. Respectable scientists and medical professionals would have no reason to ignore or deny the theories and methods of Insan Medicine, which fully coincide with the laws of nature and the principles of life. This is because with enough time and verification work, they can be proven using today's scientific methods. Scientific verification work has been performed on the theories of bamboo salt and safflower seed and the medical properties of sulfur duck, melania snail, and dried pollack suggested by Insan Medicine based on testimonies from many people who have experienced and confirmed such effects first-hand. A considerable part of the efficacy has been verified, demonstrating that learned experience is not something to be denied by the standards of scientific knowledge.

2010, the Year of the Tiger was the year of a "white tiger massacre" and 3.5 million pigs and cattle were buried alive during the foot-and-mouth outbreak. 60 years prior to this in the 1950 Year of the Tiger, the Korean government suffered the tragedy of 2.5 million fatalities in the Korean War and the wisdom of traditional Korean medicine was abandoned in its entirety in an unforgettable act of spiritual and cultural brutality.

It is not a bad thing that Korea accepted the remarkable developments of Western medicine and established it as the country's central medical system, but there is no reason to eliminate the wisdom of traditional medicine that has been with the Korean people for generations.

Today, we are paying the price for making such unacceptable mistakes. To this day, however, aside from a number of non-allopathic acupuncturists, hardly anyone has raised the issue or recognized problems in legislation nor made the efforts to make reasonable changes.

Bamboo salt that has been roasted nine times has extremely high reductive potential

To discover the truth behind salt, it is necessary to understand the significance of the Salt Management Act from the past, which prescribed the nationwide use of refined salt composed only of pure sodium chloride. Although sodium chloride is the main component of salt, it is not salt. It is a well-known fact that increased sodium chloride intake can undermine health, so why was this sodium harmful chloride to be used by the people? Many people are aware of the fact that even if water contains minerals, distilling water to consume pure H_2O is not good for one's health, but this does not mean that drinking a lot of water is harmful. It is true that a high intake of NaCl or sodium chloride can be harmful but in the case of salt that contains appropriate amounts of essential minerals, a somewhat large intake is not harmful due to its mineral interactions. This is because a person who maintains normal health has in their body the ability to control and handle problems and a natural healing ability to overcome most illnesses. Therefore, if we make a distinction between salt and sodium chloride, we must realize that it is almost impossible to eat enough salt to harm the human body and even if we come close, the salt would cause vomiting and would be unlikely to cause safety issues. This is the "truth behind salt" that has been overshadowed for 40 years behind sudden claims that salt is a key factor that undermines human health.

You must look after your own health. Academics are concerned that the current mineral content of rice and vegetables is less than 1/10 of that from 40-50 years ago. Our bodies are suffering from a mineral deficiency and imbalance. Bamboo salt is the only easily accessible natural food that we can consume as a mineral supplement but illogical claims that salty foods are harmful have resulted in a strange phenomenon of reduced salt intake among people. By putting iron bars into 20% solutions of refined salt, sea salt, and bamboo salt, we can observe that the iron bar rusts within a single day in the refined salt solution and one week in the sea salt solution but in the solution of bamboo salt that has been roasted nine times, it does not rust even after three years. Some salts promote oxidation while others prevent oxidation and rusting. Oxidizing power refers to the oxidation of iron and reductive potential refers to the prevention or removal of rust. Measurements of oxidizing and reductive potential using an ORP tester show that refined salt and sea salt have the high oxidizing power of +200 to 500, once roasted bamboo salt has a weak oxidizing power of +100, bamboo salt that has been roasted three times has the reductive potential of -100, and nine times roasted bamboo salt has reductive potential of -400. Considering the medical principle that buildup of active oxygen that occurs in our blood during metabolism causes various health problems and can ultimately lead to cancer, it becomes easily apparent that the continuous intake of substances with strong reductive potential is essential to prevent cancer. Bamboo salt cleans the blood, removes active oxygen, and makes a significant contribution to restoring immune functions. I hope we can keep our minds and bodies healthy by developing a proper awareness and making effective use of its disease-fighting properties.

Many more people are eating bamboo salt today compared to 30 years ago, but most are consuming quantities too small to be effective. I am grateful that the 120,000 members of the Insan House family listen to, accept, and follow Insan Medicine but unfortunately, we have not seen the significant results of using bamboo salt as we have been persuaded by long term exposure to claims that salt is harmful and the quantities used were too small to be effective. From 2013, I hope we make sensible use of bamboo salt by gradually increasing intake while also ensuring safety, and achieve healthier minds and bodies through the purifying, decay-preventing action unique to salt.

<Professor of Alternative Medicine at Gwangju University>

This article is a summary of a special seminar entitled "Wake the Doctor Within Me" by Kim Yun Sae, Professor of Alternative Medicine at Gwangju University, held with an audience of 300 on the 11th floor auditorium of the Daegu Maeil Newspaper on November 28.

The profound right method for treating diseases with mugwort moxibustion

007

There are many people who eat bland food in our lives. Many of them make a fuss of saying "Do not eat overly salty food, salt is harmful, reduce your sodium consumption." I believe it is not appropriate for spiritual leaders such as pastors and missionaries to be such words about eating bland food like many other intellectuals.

Western medicine attacks cancer to remove it

Master Insan(仁山) feared that various cancers, incurable diseases and unidentified diseases will one day spread across the world and push humans to the verge of extinction. With such a prediction, he prepared countermeasures. While oriental medicine believes that the energy of wood among gold(金), tree(木), water(水), fire(火) and soil(土) holds highly symbolic meanings along with benevolence(仁), the West believes in gold(金) and justice(義). Due to such belief, the West prefers the thirst for blood(殺氣) of white(白色) while the Orient is rich in the life(生氣) of blue(青色). The presidential residence in the U.S. is called the White House and it symbolizes a thirst for blood(殺氣), and the presidential residence of Korea is the Blue

House. The strong thirst for blood of the West has led to manufacture of weapons of mass destruction and when they go off, the entire human race is threatened to extinction. My father had already predicted in the year 2000 that large scale destruction of the environment and formidable weapons of mass destruction as well as an increase of various pollutants will bring an era where human lives will be threatened.

The munitions industry holds a significant amount of share of the country's industrial activity. If there are no wars around the globe, the economy of the U.S. suffers. The West enjoys fighting. As such, western medicine also takes the form of attack, destruction and elimination. Medical doctors in the U.S. believe that it is right to kill cells that cause the disease. If a cancer cell grows, they remove it through surgery and eliminate it by administering anticancer drugs. Attacking, destroying and eliminating disease causing cells not only kills their targets, but also normal healthy cells as well. Such illogical and unnatural methods of treating disease have now reached their limitations.

At the turning point between life and death, with salt you live and without salt you die

There are many cases of people saving their lives with salt and people without salt die when facing death. In general, as people lose the salt content in their system, their blood become murky and their immune system weakens making their body vulnerable against diseases. We try to treat our disease without knowing the cause of the disease. We administer chemicals such as antibiotics and anticancer drugs while neglecting the outstanding "Doctor in me" given to us innately.

Medicine is not intended to prevent humans from dying, but it is supposed to prevent unnatural causes of death that keep one from living a long life. We see doctors making announcements of death to cancer patients, incurable disease patients and unidentified patients and their families, "even though modern medicine has accomplished astonishing advancements, there is no cure." Such statements are clearly an act of overstepping one's authority.

When we say modern medicine, we mostly think of western medicine. However, in principle, any medicine performed in the present, regardless of being western or oriental, is included in the definition of "modern medicine." As the definition contains a highly complex concept, it is inappropriate to limit its application to one single field of medicine. Even if the definition truly means only western medicine, doctors assume that there is no further treatment in other medicine because their medicine is incapable of doing so is not only arrogant, but packed with ignorance.

Before the heavens decide to claim our souls, we have the "innate doctor inside everyone" that is inside our bodies called the "immune system." Salt is a favorite item of this innate doctor inside everyone. We have to supply our body with sufficient amounts of high quality salt. In ancient times, payments were made with salt. The word salary in the expression of a salary worker is originated from the word "sell." In other words, salt. Salt was the highest valued currency in ancient times. To allow our "innate doctor inside everyone" to work properly, we must supply our body with bamboo salt made with one of the Ten Symbols of Longevity, pine tree and bamboo.

Salt is the chairman of the decomposition prevention committee and the purification committee

A suggestive sentence of salt being the best medicine to save lives can be found in the Bible. " You are the salt of the earth; but if the salt has become tasteless, how can it be made salty again? It is no longer good for anything, except to be thrown out and trampled underfoot by men." (Gospel of Matthew. 5-13). There is a considerable mentioning of the significance of salt.

Salt contains a salty taste and minerals and consuming it can serve as the best medicine against cancer, incurable diseases and unidentified diseases. Cooking without salt will make the food hard to digest which consequently prevents it to be absorbed by our body. Food without salt even rots. If we would give a position to salt, it would be the both the chairman of the decomposition prevention committee and the purification committee. Without salt, living organisms have a high probability of rotting. Utilizing salt in an appropriate fashion will not only prevent rotting but also purify that which is murky. A live example of this would be seawater.

Humans are heavenly. Humans are equal to space. A small fragment of a burning planet cooled down by the surrounding cold space and became our home, Earth. As the Earth was forming into its current shape, one of the first materials formed through the activities of water and fire was salt. 70% of the Earth's surface is water and 98% of the water has a salt concentration of 2-3%. The human body, also referred to as small space(小宇宙), is 70% water and most of that water has a salt concentration of 0.9%. From the symbol of sadness, tears, the product of physical labor, sweat, the proof of our metabolism, urine, to the symbol of our endless fight to survive, blood. Every bodily fluid contains salt water.

Utilizing a life force stronger than the Hiroshima bomb, mugwort

Insan mugwort moxibustion is the most outstanding treatment among the numerous medications. Choosing to cauterize mugwort moxa is a wise choice for becoming a healthier and more renewed person. The human body is truly profound and mysterious as it regenerates new flesh in the caved in regions where the moxibustion is applied. One thing to take notice is that mugworts from Ganghwado Island are the only material in the world that do not burn the human body when used as fuel for the fire on designated regions on a human body and it also possesses various capabilities that fight against various diseases and upheavals in the human body.

When the nuclear bomb exploded in Hiroshima Japan, scientists of the time bragged saying "This land will become the land of death and will turn into a wasteland that will not produce even a single blade of grass for a hundred years." However, as if to mock the statement of the scientists, the following spring mugworts with their incredible life force started to grow in the bomb site. In Korean, the word for mugwort is "sook" and when describing about how something entered the deepest part of a hole the expression is "went into the sook." What an incredible life force mugworts have. The power of mugworts can penetrate deep into the human body and burn out the source of disease.

The secret of mugworts can be found in the "Records of Dangun(檀君古記 - Dan Gun Go Gi)."Our ancestors appear to have utilized mugwort as medicine from ancient times. However, the effects of mugworts which King Hwanwoong(桓雄) told the bear and tiger seem to have been lost in the 4300 year old mythology being passed on through the generations. After the Restoration of Independence and the establishment of the Republic of Korea, the country's medical system was formed centering on western medicine pushing the effect of mugworts to the verge of extinction. But fortunately, the undying records of Master Insan, "God's Medicine" describe the effects of mugworts in chapter 25, the "Mystery of Spiritual Moxibustion." Through his writings, once again our ancestor's outstanding traditional medicine was revived and is continuing to serve the role as "signpost to true medicine."

Our ancestors are the only ethnic group in the world to have identified and recognized the mysterious effects of mugwort. The descendants of heaven(天孫) possessed observing insights to have developed a medical treatment utilizing fire on specific plants 4300 years ago and they were able to find the one plant that does not harm the human body in any way and passed that knowledge on throughout generations. The most symbolic representation of such is the Record of Dangun quoted by "The Heritage of the Three States."Mugwort moxibustion is the most effective form of "true medicine" that will fight off diseases and will allow us to reach our full potential in terms of lifespan. Accepting the "truth of true medicine" will certainly prevent one from dying without being able to live their natural lives as long as possible. Our body switches its circuits when moxibustion is applied. When the moxibustion is placed on one's body, one feels a painful sensation just like that of being torturing, but after the application, one's mind is refreshed, becomes more patient and one's body becomes "healthier."

Mugwort moxibustion burns the roots of cancer with high temperature

Modern day cancer, incurable diseases and unidentified diseases fail to be treated efficiently with general treatments. Yet with "Insan Medicine," Master Insan's brilliant medicine with highly effective treatment will only be an effective treatment against such diseases and even high blood pressure, diabetes, gastritis and constipation can even be effectively treated with natural Korean ingredients or bamboo salt. Appropriate use of bamboo salt can enable a strategic nuclear weapon like effect for treatment, but most of the time, people consume it in an inappropriate fashion and it fails to achieve its fullest potential. In such a case, one should not blame consumption to be the fault of bamboo salt.

There are some who claim that mugwort moxibustion does not have any effect. To achieve its true capabilities, one must cauterize a broad area. Critics have their suspicions that cauterizing kills cells. If one fails to have faith in Insan mugwort moxibustion which is found through hands-on experiences, there is nothing more to argue. A clear phenomenon of worsening and improving follows whenever Insan mugwort moxibustion is applied. In the 3,000 year old recording, "the Seven Chinese Classics the Four Books and the Three Classics(四書三經)," one can find the following. "If the medication is administered but there are no signs of worsening or improving, that illness will never be cured(若藥不瞑眩 厥疾不療)."

When the mugwort moxibustion is applied, sometimes once afflicted or ill organs from 3, 5 or even 10 years prior will start to ache again. In some occasions, heat travels up to one's brain. Such an occurrence is due to mugwort's power to scan the entire body for places of illness and to find out if it truly hurts or not. Such a phenomenon of worsening and improving is misunderstood as the disease worsens due to moxibustion. It is the response of the treatment trying to cure hidden diseases throughout the body. There are some people who say "I do not recall that region being afflicted" in the strong phenomenon of worsening and improving. In such a case, asking someone who knew the person in their younger years(10 or below) about the region may sometimes reveal something the person was unaware of. Insan mugwort moxibustion possesses the capabilities of treating hidden diseases in one's body. When applying moxibustion, small moxa will have small effects. Only the region with moxibustion will benefit from its effect. The reason why western medicine fails to completely cure cancer When is because once the disease in the stomach, liver or lungs, are discovered, western medicine simply cuts off the region and removes it. Such a method fails to remove the cancer cells in the brain, the command center of every organ. As western medicine tends to focus only on things that are visible, if nothing appears on a MRI scan, western medicine has no treatment to apply. Stomach cancer can be sustained to a certain degree by cutting the cancer region and administering anticancer drugs but the cancer command center in the brain remains making it difficult to find and treat. If the cancerous region is removed from a certain organ, the cancer command center in the brain will simply order the cancer to resurface in a different organ. In other words, the cancer spreads. Without properly dealing with the cancer command center in the brain, one's body will never be free from the threat of cancer.

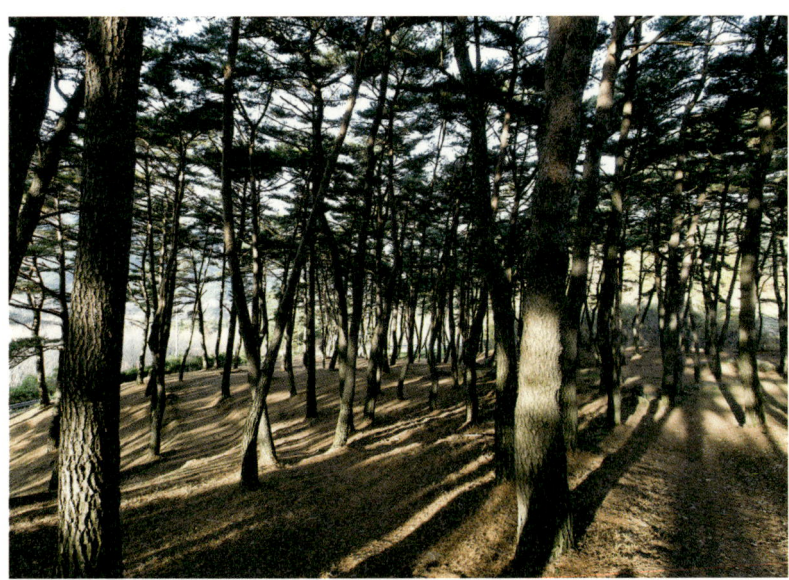

The heat of 700℃ mugwort moxibustion destroys the cancer command center

When the "innate doctor inside everyone" makes its move, cancer in the 12 brain regions can be completely eliminated. To help the activities of the innate doctor inside everyone, Insan mugwort moxibustion is applied at danjeon, the lower part of the abdomen and jungwan, the location of the stomach. Cancer cells burn at a temperatures of 38-43℃. When a 700℃ Insan mugwort moxibustion contacts the skin, the contacting region reaches up to 200℃ enabling the blood passing by to burn off cancer cells. During the application of Insan mugwort moxibustion, the blood flows throughout the body. Therefore, it is necessary to apply a moxibustion for more than 5 minutes to be able to remove every cancer cell in one's body. Only moxibustion burning for 5 or more minutes will be effective for treating the cancer cells in the 12 regions of the brain.

There is fire at the center of the Earth. In a human body, one can also find the fire of life. When the fire of life is nearing its end, there is the danjeon(lower part of the abdomen. 丹田: field of fire) that can revive the fire. Placing fire on danjeon will warm up the entire body. If one's body is warm, the body will fight off diseases even if one wants to get sick. When the fire of life is losing strength, bamboo salt can help but it will not show an immediate effect. To revive the fire of life, one must gently supply the fire with energy. In such occasions, strengthening medical mugwort moxibustion must be placed on the danjeon. This will not only cure cancer, incurable diseases and unidentified diseases but it will also prevent them from occurring. To achieve such effects, one must apply 300-1000 sheets of Insan mugwort moxibustion on the danjeon for more than 5 minutes every session.

One must acknowledge that as only one is utilized to sustain various diseases, its effects may not be vivid enough to notice. To effectively fight off various diseases, one should consume large amounts of bamboo salt to purify one's blood which consequently improves one's immune system and apply Insan mugwort moxibustion to refill one's body with enough energy to maintain a healthy mind and body.

Insan mugwort moxibustion therapy is well described in Chapter 25 of "God's Medicine."

The era of converging various medicines across the globe

Harvard University professor Andrew Weil is a professor teaching modern western medicine. He was once called the foremost authority in alternative medicine but since about 15 years ago, his title changed to "the foremost authority in converged medicine." Oriental medicine is no longer an alternative medicine but is considered to be converged to achieve greater benefits in medicine. That is why it is now called "converged medicine." It is now being recognized as medicine beyond just simply being an alternative option when there are no other available choices.

When unidentified diseases spread throughout, solutions acquired through experience are being suggested by pioneers. Their knowledge and appreciation of true medicine are truly admirable. Including politicians, economists and leading figures in various fields of society as well as pastors, priests and monks should take the role of acting as the signpost for true medicine under the philosophy of "love for mankind" in the era where cancers, incurable diseases and unidentified diseases spread across the globe threatening the survival of mankind. The threats mankind is facing today include cancer, incurable disease and unidentified disease as well as a new kind of special danger unseen in the past. The medical practices developed in an environment without pollution and harmful chemical products are not able to cure cancer, incurable diseases and the unidentified diseases of today. It is generally accepted that 4th stage cancer cannot be cured. However, Insan Medicine makes its start from that point and utilizes the unique practices of god's medicine and procedures. However due to its unique characteristics, its practices can be perceived as highly violent and sometimes employ extreme measures that are difficult to comprehend under modern concepts of medicine.

I have been making speeches about the same topic for over 10,000 days-how to utilize "true medicine" capable of fighting off incurable diseases and allow us to live our lives to the fullest. Of course I clearly state that such "true medicine" is Insan Medicine which is the work of my father, Insan Kim Il Hoon(1909-1992) who accumulated his knowledge through his own insight and over 80 years experience. Currently Insan Medicine is practiced by 120,000 and more members and their families. I am certain that "Insan Medicine" will serve as a great signpost for people who seek the path to true medicine. I believe that when religious leaders gather here to acknowledge the truth of true medicine and practice it, a new world will welcome us and one can take another step closer to heaven. Once again I would like to express gratitude to all of my guests who have allocated their time to listen to my speech.

<Publisher of this publication. Professor of Alternative Medicine, Gwangju University>

The article above is based on a presentation made between November 15–16, 2012, at the "White Rock Missionary Center Retreat." Some contents were removed and added.

Medicine is a practical science You cure it, you live. You fail to cure it, you die

008

With the start of every New Year, many commit themselves by saying "I will accomplish so-and-so this year." However there are not many who succeed in maintaining the initial commitment to the end of the year. If people can maintain their resolution for three months rather than three days, they might be able to benefit from the full potential of moxa cautery. After the completion of moxa cautery, one's determination does not shatter. There is a famous poem from the high monk Master Hwang Byeok Hee Un(黃蘗希運) of the Tang Dynasty. It is famous enough to change a person's destiny and it is an influential poem that even a writer has named his book after the poem. Let me introduce the renowned poem here.

Breaking the boundaries of life and death by reaching beyond the realm of dust is never an easy task.

However, it is a task worthy of aiming for with one's full strength.

Without experiencing the chill penetrating deep into the bones

None shall be able to enjoy the deep scent of an ume flower.

The ume flower blossoms once the warm spring breeze starts to blow after withstanding the painful chills of the winter. It possesses a pure and distant image and starts to blossom in February. Just as only when one withstands the bone chilling coldness of the winter will be able to enjoy the scent of an ume flower, only those who withstand the devastating pain from moxa cautery will be able to overcome various diseases hidden within the system. Like the poem says, how can one enjoy the season of blossoms and warmth without overcoming the pain and suffering from the cold?

In the present day, we all live in pollution where cancer, incurable diseases and mysterious diseases roam freely. However, we believe that our bodies will not have serious issues as long as there is no serious damage on our bodies through improper management like the peoples of the Joseon Dynasty or Silla Dynasty. Even if we do neglect our bodies with rough activities, we believe that it will all be cured once we are treated in a hospital. Such beliefs cause people to neglect taking care of their health and make people unaware of the fact that such shall raise the probability of losing their life without living their lives to the fullest. Most people are not aware of the imminent fact in front of them. Most of them do not take diseases seriously or believe that the disease will be cured by the medicine available in the world. I also understand such beliefs as I too shared such beliefs once. I believe that my guests here have something different from the common that lead you to be here listening.

The special forces of incurable disease are capable of damaging our bodies by occupying most of our major organs. Unaware of the threat posed upon us, most of us tend to implement vague methods to control the diseases with the thought "It will heal eventually." We tend to believe "I'm not going to suffer from that disease" when our fathers, grandfathers, uncles and other relatives have diabetes. The most serious thing we face is the fact that we fail to fully acknowledge the most basic and fundamental situation and fail to invest proper efforts in adjusting our attitude toward our health and life. We do not acknowledge the seriousness of the threats from diseases and such an attitude will clearly be the sign of people failing to live a full life. Medicine is the most practical studies among all studies as though you may live when you succeed, you die when you fail. One should never forget the fact that implementing vague methods will never allow you to live your life to the fullest.

With outstanding medical facilities and doctors from renowned medical schools available to make people believe that cancer and incurable diseases can be cured, people's is proven to be false in many sectors and many examples. One should acknowledge the fact that the only person who is capable of curing a disease from its very origin is one's self in full recognition of the "natural curing capability" of one's body awakened by the appropriate awareness of "Realistic medicine" of understanding life's grand properties. What can one ask another when the one fails to fully understand one's own body. One should acknowledge the fact that particular field of medicine limits itself as an intellectual and fails to overcome the boundaries as a professional. The modern medicine of today is defined by the scientific verifications and just because modern medicine fails to cure a particular disease is not an excuse to denounce other medicine as not being able to provide a cure. Act of such is not only the ignorance and neglecting of the medicine but it is also an act driven by a narrow perspective failing to accept other measures. It is not only irrational to leave the health and life of oneself and one's family but it is also the act of bringing in threats to oneself.

Insan, a great doctor of the history, but his life was destitute like that of a homeless

Throughout his life, Master

Insan(仁山) always worried about the possibility of mankind facing the verge of extinction due to their health. He experimented with various medicines and treated the diseased. There were people who sold their properties of land and house to find a cure and visited my father(Master Insan) after failing to find a cure and their bodies a mess. Whenever someone like that visited, my father always pitied them saying "That man should not die⋯" The diseased who came to my father would say "Please save me. As I said before, I have nothing left even if you cure me." Whenever my father heard a comment like that, he brought out the bamboo salt he made and various medicinal ingredients and told the diseased to just take them and get better.

Most of the medicine my father used was made of ingredients most people today consider lowly. My father had various ways to treat diseases but he never had the intentions to make money out from it. Even though he possessed the capabilities of treating diseases better than any noted doctor in the world, his lack of willingness to make money caused him to live an impoverished life comparable to that of the homeless.

In my younger years, I thought other doctors were capable of treating diseases as well as my father did as they held the title of a doctor. Every one of them claimed to be able to cure diseases, but most of them failed to eliminate the origin of the disease. While their patients displayed signs of being treated but such were only temporary visual effects. Failing to remove the primary cause of the disease is the current state of modern medicine. Master Insan was a doctor unmatched in the history of both Oriental medicine and Western medicine. Regardless of their origin, every medicine claims that they cannot start their treatment until the disease has spread deep into the bones, however that is the point where Insan

Medicine makes its treatments. In most cases, if a patient out of one thousand patients with cancer, incurable disease or mysterious disease had successfully cured one's disease completely, it is considered a great accomplishment. It is a miracle if every doctor in the world declares the disease cannot be treated. If Master Insan made his way to the Minister of Health and Welfare in the early days after the Independence of Korea, Korea would have become the most advanced country in the field medicine where Western and Oriental medicine is unified creating the most effective treatments for cancer and incurable diseases, offering joy and hope for the diseased through the world.

Eating less salt builds a nation of cancer and incurable disease

Recently a major daily article featured an advertisement of the Korea Cancer Fighting Association on the front page.

The Western medicine doctor says "You die if you take herbal medicine" while the Oriental medicine doctor says "You die if you take anticancer medicine."

Tens of thousands of patients every year hear such statements and slowly die. If we consider this, 2 million have died in the past 30 years and 10 million of their loved ones grieved in despair. Do not commit such a wrongful act on a dying fourth-stage cancer patient. The "finding successful cases" campaign that took place for the last seven months have failed to find even a single success case of cancer treatment by irregular medicine. Now it is the time for regular medicine. We officially request the Korean Medical Association and the Association of Korean Medicine. Please submit a successful case. We openly request cases by December 30.

A world-class scholar who visited Korea recently made a statement at a seminar saying "there is no cure for fourth-stage cancer." Also, the

National Cancer Center of the U.S. posted an article on their website claiming that there is no cure for fourth-stage cancer.

Our organization will officially make an official request of the minimal verifiable treatment to the government as well as the national assembly to designate it as the "cancer treatment." - Advertisement featured on Chosun Ilbo, Page 1, December 11, 2012.

It is the official position of modern medicine of the world that there is no official record of an identified case of cured fourth stage cancer. Though it is a little difficult to comprehend, our medical professionals claim that cancer can be completely cured by 80%. If one should have the slightest interest in medicine, it will be easy to find that the claim is virtually impossible to achieve and to find. The upcoming May 4th is the birthday of Insan. On that day at the Insan Institute near Jirisan Mountain with altitudes of 1,187m, a ceremonial event for the person who left this world nearly 20 years ago shall take place in the presence of 1,500 - 2000 followers from all around the country who will pray for good health and life and will ruminate the meaning and value of Insan Medicine. At the event, there will be people who benefited from the teachings and treatments of Insan Medicine to overcome their cancer, incurable disease or mysterious disease as well as people who practice Insan Medicine at present. All of them are active members of the Insan House, once they leave the boundaries of the Insan House they all display an act of plugging their ears and blinding their eyes as if there is nothing to hear and nothing to see here. For water, for a bowl of rice, for salt, for spiciness or for saltiness, they all deny the principle of life where one shall eat as one pleases and stop when one is full or tired of eating and pursue the idea of "eating salt harms your body" and practices to reduce sodium consumption. There is nothing to argue

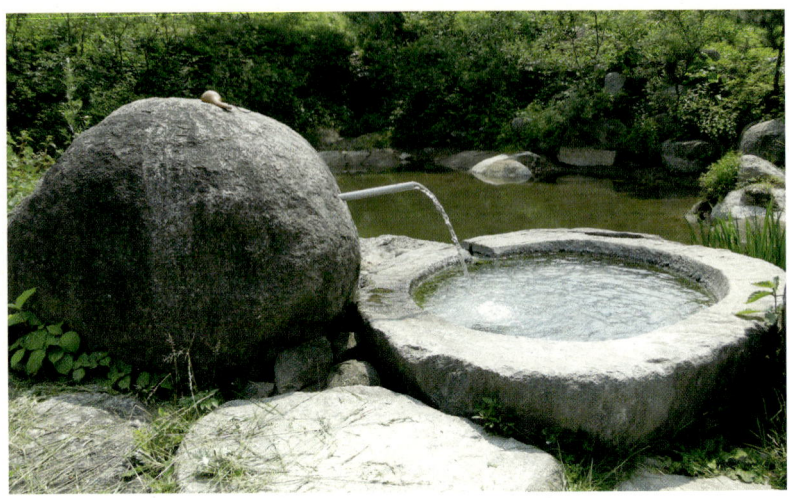

against the idea of stressing the threats of excessive sodium consumption, but failing to acknowledge the qualities of salt and focusing one's argument only on the harmful side of sodium is irrational and causes insufficient sodium consumption which also causes harm. Should this argument really considered to be a wise statement? With such irrational statement, Koreans have failed to acknowledge that starting to eat less salty which in return is creating a more ideal environment for various bacterial organism. If the medical professionals and food nutrition specialists really care about the health of Koreans, I cannot help but make a bitter statement saying they must acknowledge that they are turning Korea into a "salt-less nation." The issues of sodium consumption that are brought up to the scope are the problem caused from consuming 99% sodium chloride which is "salt that is not truly salt" and it is the spread of "excessive salt is harmful" misunderstanding the true benefits and effects of salt where in truth, Korea produces one of the world's best quality salt rich in minerals beneficial to the body at the mudflats of the West Sea. In many European countries they prohibit the use of 99% sodium chloride even in cattle feed but on the contrary, Korea only allows 99% sodium chloride, "salt that is not truly salt," to be used for nutritious purpose with the Salt Management Act. Such inappropriate laws set forth by the Korean government is the biggest mistake resulting in the neglecting of taking care of its citizens' health as well as generating numerous patients suffering stomach disorders, diabetes and high blood pressure. Such is the truth of salt.

If one should consume bamboo salt and garlic from an early age until death, the body should maintain superb health like a solid piece of steel. With cancer and incurable disease patients spread across, no country will be able to become a healthy country. Why is a prison filled with political prisoners? It is because the political environment lacks stability. Medicine is the same. When the medicine fails to establish its full potential, its consequence is a dramatic increase in patients with cancer and incurable diseases. Diseases can be prevented when one's body is sound and healthy, but leaving it neglected will result in an increase of cancer patients. A major newspaper in Korea recently headed its front page article "The Age of 1 Million Cancer Patients, 10 Million Diabetes Patients." The fact that Korea has 10 million diabetes patients means that 20% of the Korean population suffers from diabetes or has the potential to develop diabetes.

In most medicines around the world, the external mercenaries and supporters are brought into one's body to perform unnatural treatments that attack, destroy and eliminate sick cells. Such treatments are not reasonable treatments that follow the laws of nature and they are not normal treatments either.

Insan Medicine is a "medicine on a different level."

With the objective of letting the world know of the medicine suggested by my father, Master Insan, I became a reporter for a weekly newspaper in 1980. I chose the path of a reporter to publish articles about my father's medicine to gain the trust and approval of citizens according to a suggestion made by an elder in the media field. For five years between May, 1981 and May 1986, I traveled back and forth between Seoul and Hamyang, Gyeongnam to conduct interviews with Master Insan and in June 15, 1986, I was able to complete the book known as "God's Medicine(神藥)." It is a medical best seller never to be found in history selling more than 500,000 copies helping numerous cancer, incurable disease and mysterious disease patients and their loved ones as well as medical professionals in both Western and Oriental medicines as the signpost of "true medicine." In summary, it is the Bible of Insan Medicine. As the dying wish of Master Insan was to publish the book after his death in July, 1992, the book that recorded 32 public lectures about Insan Medicine over the course of six years, "God's Medicine - Medicinal Herbs, book 1" was published and 6 years later in 1988, "God's Medicine - Medicinal Herbs, book 2" was published.

Not too long ago, I published the book "Wake the Doctor inside Me" which contained writings and lectures made in the last 30 years. The reason I published this 1,118 page book was to prove the fact that vitalizing the "doctor within me"will promote our body's natural curing capability to eliminate the causes of cancer and incurable diseases silently and the fact that such should be the direction true medicine should aim for in accordance with the perspective of humanism. With the general question "Why is the implementation of toxic anticancer medications and other treatments filled with side effects required in every patient without exception?"

at its head, the book describes the strong belief of medicine following the laws of nature. The book separates itself from other books by setting its logic by taking a humanistic approach to science and technology.

Since the publication of "God's Medicine" in 1986, patients who claimed that they have completely cured their diseases started to emerge and the book not only was read by cancer patients but also read by the family members of the cancer patients spreading rapidly throughout the world. The number of people who claim they have cured their own or their family's cancer, incurable disease or mysterious disease is not small. If no one spoke out and announced "the disease the world said incurable has been cured," no one will know of the fact that they indeed were cured. If they had told a lie, who would travel all the way to Hamyang to share their stories about their disease with others? Insan Medicne is medicine of a different dimension, the highest class medicine among the high class medicines. There are many noted doctors in Chinese history who revealed the secret of longevity but failed to live beyond the age of 60, failing to prove their own theories and methods. In that sense, one of the noted doctors who lived over 100 years old is Son Simiao(孫思邈) of the Tang Dynasty can be regarded as a trustworthy doctor. In his writing, Qianjinfang(千金方), he stated "a high class doctor treats diseases before they appear, a middle class doctor treats diseases starting to appear and a low class doctor treats diseases when they already have spread."

My father was a high-class doctor with the naturally given sight and medical capability that allowed people to live their natural lives by preventing or controlling diseases before they spread. In the most extreme sense, "true medicine" can cure a disease without the use of medications. Practicing moxa cautery is not truly an act of medical practice and consuming basic food bamboo salt is also not a medical practice. Insan Medicine tells people who were exposed to carbon monoxide or bitten by a poisonous snake to "eat pollack soup." Who would think eating pollack soup is a medical practice or a medical prescription? But there is medicine within them. Through the application of true medicine people of the whole world will be free from cancer, incurable diseases and mysterious diseases.

The moxa cautery presented by Insan Medicine is a one-of-a-kind medical practice unseen in the history of medicine. In a sense, it can only be regarded as a miracle, capable of unimaginable curing capability against diseases. Reading the "God's Medicine," "God's Medicine - Medicinal Herb" book 1 and book 2, "Wake the Doctor Within Me" and "Insan Moxa Cautery Treatment" once will not help you understand its secrets. Reading it three to five times will allow one to live the rest of one's life without worrying about health and diseases. One shall be able to withstand and overcome diseases.

<Published by the Professor of Alternative Medince, Gwangju University>

This article is a summary of lectures made at the "223rd Insan House Healing Tour" with 150 members gathered at the Insan Institute on February 22. Some contents were added or removed.

The Wonder Treatment for Purifying the Water and Fanning the Fire of Life

009

The founder of Insan Medicine, Master Insan Kim Il-Hoon(1909-1992), once said that chemical poisoning will increase and pollution will spread, contaminating the air, water and food. What we must fear the most is the toxic substances we accumulate in our bodies. During his time, Master Insan used to warn of the critical danger we may face when we fail to neutralize such toxins.

Extravasated·blood, the gall bladder of Jirisan Mountain Asiatic black bear should be used to neutralize the source of all diseases, as it is the world's best blood purifying antidote. When our body forms blood clots, they sometimes turn into the cause of cerebrovascular and cardiovascular·diseases. Even when blood clots are formed over an extended period of time, consuming the gall bladder of a bear will immediately remove clotted and extravasated·blood.

That is how advanced-stage liver cancer patients will recover promptly with the proper use of good-quality bear gall bladder. The gall bladder of bears cause blood destruction which eliminates dead blood. However, in reality, hunting a bear is illegal and buying a good-quality Korean bear gall bladder is nearly impossible.

My late father always strived to find ways to defeat the diseases of humans. Korean bear gall bladders are said to have great benefits on our body, but just how many will be able to obtain the prestigious substance? For the average people, it is simply a mystical illusion even if they were given a prescription for it. My late father emphasized that there is only one way to make everyone consume a substance that has benefits that equal those of a bear gall bladder. His prescription was to make bay salt, which can be provided in infinite amounts until the Pacific Ocean dries up completely, to attain the beneficial effects of bear gall bladder and musk.

Bamboo salt can purify the blood as much as a bear gall bladder

There is no single substance on earth that can replace salt. Salt is a source sustaining our lives and it possesses the power to fight off every disease. However, avoiding consuming salt entirely or consuming insufficient amounts of salt due to a misunderstanding of the critical roles salt have will certainly bring consequences. When an individual goes on a Jirisan Mountain hike under the blazing hot sun, the body will discharge sweat that drains salt out from our system. If one should replenish water without proper amounts of salt, our system will start to dehydrate due to a lack of salt. When our body lacks 1% of water, we start to feel thirsty. When our body lacks 2% of water, the thirst becomes greater. At 5%, our blood starts to become damaged and we start to experience difficulty in breathing causing us to start losing consciousness. When our body lacks a critical 8% or more of water, we start to completely lose consciousness, start to make incomprehensible speeches, experience blindness and difficulty in breathing and eventually reach death.

Our bodies can survive for a week without food and water. However, even a few percent of sodium deficiency will cause our body to reach death even in just a day. In an emergency like this, have the person drink more than four glasses of water with dissolved bamboo salt and one will be able to witness the person regain enough energy to walk again within a surprising ten-minutes. On the verge of life or death, consuming salt will bring life and failing to consume salt will bring death. No matter what profession a person has, whether one is a politician or businessman, good health must be established as his/her foundation and salt is one of the critical substances in building a good healthy foundation. To solidify one's life, one should never forget or neglect the wise teachings of the wise ones from the past.

To fight against the disease with the "doctor within me"

Once a person acknowledges the true value of bamboo salt, they will carry it on themselves wherever they go. One will consume it at anytime and will add it to the food they eat. Consuming bamboo salt while driving will fight off drowsiness and fatigue.

When cancer reaches stage three or stage four, almost every medication will fail to produce beneficial effects. The old saying "All kinds of medicine had no effect" can aptly describe such a situation. Grilling unpeeled whole garlic and eating it with bamboo salt will cause the body to discharge toxic substances in the form of vapor. This is a good way to awaken the "doctor within me" through the activity of passing wind to help a person to slowly regain energy and strengthen the immune system.

The "doctor within me" is the "doctor from nature" that is given to us by the heaven or nature itself. We refer to it as the immune system or natural healing capabilities. Consuming bamboo salt at a constant pace

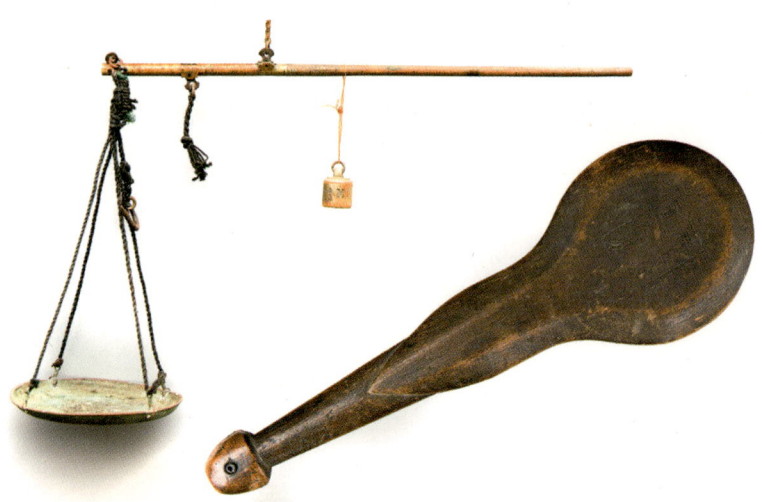

will gradually awaken the doctor within our body, the immune system that can restore life. Bamboo salt is the medium that will deliver the strength to fight off diseases together with the "doctor within me."

However, in reality, we either weaken or destroy our own immune systems with various medicines rather than utilize the natural healing power to fight off various diseases and protect our life. In modern society, a doctor will prescribe a fever reducer to relieve a fever caused by the flu. When we catch the flu, the "doctor within me" will generate heat to eliminate the flu virus. When our body generates heat at around 40℃, the flu virus dies. However, taking a fever reducer when the "doctor within me" is actively doing its job to kill the flu virus will consequently pause the heat generation and put our body in a critical state.

Until recently, many medical professionals have used fever reducers as a common practice. However, in the mid 1980s, the World Heath Organization(WHO), which is the representative organization of medical institutions throughout the world, have warned medical professionals to take extra caution when prescribing fever reducers. Our ancestors from the old times made a flu patient to lie in a hot room with a blanket to sweat. As our body becomes hotter, the viruses in our body die from the heat. Naturally, once the virus is dead, our body reduces the fever by itself.

It is important to recognize what the heaven wants you to do and what the nature is demanding you to do. Is it acceptable to go against the laws of nature by implementing the systematic medicine of today and harm people? Shall we seek comfort of today at the cost of more pain tomorrow? Anti-carcinogenic drugs, anti-depressants, antihistamines and steroids. Is there any medication that does not impair our immune system or harm our body? Even Hippocrates, who is regarded as the father of western medicine, once said that any disease that cannot be cured with food will not be cured with medicine. The substance of life, bamboo salt does not fight every disease with a pinpoint attack. It rather purifies the life environment and gradually purifies the system.

There is a substance that fuels the heat in our body

The relationship of water and fire is like that of a husband and wife. The relationship of the kidney and heart is also like that of a husband and wife. If the heart is sick, the kidney will definitely become sick. When one sweats a lot, the body temperature drops. This is when one needs to replenish salt. It is because salt plays a critical role in maintaining body temperature.

There was a time when I lost my health from excessive drinking and fatigue. At that time, I was drowning in a river of death and my late father would visit me and use moxa cautery to save me. The number of moxa cautery I received over a five-year period was approximately two thousand and thanks to it, my hand, feet and abdomen are always warm. A warm body means that it has rich sources of heat in it. The source of heat creates an elevating effect. On the other hand, water always makes things abundant and creates a declining effect. Only when our body sustains a sound source of heat, our body is capable of maintaining proper body temperature for sound body activities and good health.

Sulfur is a substance and a source of heat. It is a mineral and one of the necessary elements that our body demands. Eating food that contains rich amounts of sulfur will make our body warm. While bamboo salt is a key representative of the source of water that purifies our blood; sulfur, which is rich in garlic, is the substance of heat that keeps our body warm. When our body is warm it energizes our physical activities. On the other hand, when our body is cold, we feel weary and fatigued. At times when our body is cold, we must awaken the heat in our body.

Eating a garlic-and-sulfur-fed duck will awaken the heat in one's body. In addition, in the mountain ranges of Jirisan and Chiaksan is the sumac that is great in awakening the heat in one's body. Master Insan, in his book God's Medicine, stated that there is a star named Cheongangseong spreading the energy of death from the heavens and the dreadful toxic flame energy of the star reaches earth through sumac. With such a toxic flame in its system, sumac resin is highly regarded as a natural preservative that allows wood to never rot in thousands of years and steel to never rust in thousands of years. What do you think will happen if that sumac resin is coating your stomach and intestines?

Our ancestors from the old days have eaten chicken boiled in water with sumac. The medical properties of a whole chicken neutralize the toxins in sumac and together they fight diseases. The powerful energy of death and toxic flame of Cheongangseong are neutralized by the mysterious medical properties of a whole chicken giving birth to a medicine that only eliminates harmful agents in our body while preserving our lives. In other words, it is the wonder medicine of all wonder medicines. As stated, the Korean sumac found in Jirisan Mountain and Chiak-san Mountain contains unlimited amounts of mysterious medical properties.

The powerful blood clot removing power of the Korean bear gall bladder can be found in sumac barks, and such a feature actually makes people with weak livers make more use of it. Strong and powerful dead-blood-elimination and blood-clot-removal are the features of sumac and the agent that helps gradually purify blood to ultimately cure the condition is the bamboo salt. The medical properties of removing blood clots and purifying blood are what makes sumac such a great substance for people with weak livers. In addition, the source of heat contained by sumac is the agent capable of strengthening the heat in our body.

The wonder of moxa cautery, fueling the flame of life

The best method to awaken the flame of life in one's body is to apply moxa cautery. Moxa cautery is also regarded the cautery of the spirit or cautery of the spirit source, for being the best method for awakening the flame of life. The hypogastric region below the navel is called the spirit source. The spirit source is where the flame of life resides at all times. There are two major powers that have a great influence on life - they are water and fire. Water is a body fluid, or salt water, and the other is fire, or the flame of life, residing in the hypogastric region. The back of the navel front is the gate of life and it is where the flame of life resides. The flame of life should never lose its strength, but in reality, the flame of life loses its strength as one loses body temperature through aging. The moment the flame of life goes out, the life of the person meets its end.

To help circulate the blood well throughout our body, one must consume bamboo salt in large amounts to purify the blood. Filtering out various impurities and harmful substances in the blood will help the blood be delivered throughout the capillaries so our body will never lose warmth. The common theory of renowned world medical professionals state that body temperature lower by 1℃ will raise cancer occurrence rate by five to ten times. In other words, neglecting the body temperature will consequently impair one's immune system.

How to shed light on people's health

In general, moxa cautery is acknowledged as a thermaltherapy, but "Insan moxa cautery" is completely different from the others as its effects surpass the common sense of the general. The few who have witnessed the benefits of Insan moxa cautery only say "It's a miracle." Once the heat of moxa cautery enters our body, our body collects every pain-killing substance and energy capable of blocking the toxic heat out to the entry point. That is why the burn on the skin caused by the heat of moxa cautery does not cause any trouble on the person, and as the person continues to take patience in the process, eventually he or she will reach a point that will feel less painful.

The people who experience moxa cautery actually say they feel comfortable without a hot sensation after a few days of the treatment. Maybe the heavens or God himself told them "I shall give thee joys in the flame." Even though the person's skin around the abdomen or legs where moxa cautery is applied is burning like meat, the patient sometimes snores loudly in deep sleep. When the patient wakes up, they only think they slept for 10 minutes when in truth they slept for more than 10 hours. This is when the state of pain transforms itself into a state of painlessness. It can be the moment when one gains enlightenment like that of Buddha, described as joy achieved through the apprehension of the truth.

The flame of life starts to lose its strength and our blood starts to become turbid once we reach 40 or older. When we see a person's complexion, if the person does not have a healthy complexion, it is possible that the person is not clear-minded. Without being clear-minded, how can one remember things well and even study well? To awaken the flame of life both in our mind and body is the true direction of true medicine. Awakening the flames in both regions is something that will shed light on our people's overall health. We are letting the fire energy of the heavens enter our body. Can we recharge the battery in our body after it is completely drained? The Insan moxa cautery is how we can recharge our body's drained battery with the energy of the universe. In any sense, I pray for my audience to take this opportunity to acknowledge the "truth of true medicine" as the guideline for a healthy mind and body and I would like to say my prayers for your happiness and prosperity.

Professor of Alternative
Medicine, Gwangju University

This article is an edited summary of the special lecture I gave during the 1st Historical All Thousand Years Theology Training Conference held at the White Stone Missionary Center(Director Pastor Lee Gwangbok) at Gyeongnam Hamyang Insan Training Center from June 13 to 15.

A New Medicine with the Medical Properties of the Stars

010

迥脫塵勞事非常

To leave the world of men is not an easy task

緊把繩頭做一場

It is a task to be worthy of tackling with a strong grasp

不是一番寒徹骨

Without experiencing the cold cracking one's bones

爭得梅花撲鼻香

Who will be able to enjoy the scent of blossoms?

得樹攀枝未足貴

Is climbing a tree well something to take pride in?

懸崖撒手丈夫兒

But we do call one who lets go of his grasp at a cliff a true man

I am certain that all of you must have had a challenging moment during the hike to the Obongsan peak in Hamyang and the rock climbing at Chimabatgol. On Obongsan, we conquered the five summits around its top peak; the mountain's former name was Seorisan Mountain. It was named Seorisan Mountain as frost(in Korean, Seori) makes the summit white. The mountain has fresh and strong energy.

When the Japanese general Akibastu(阿只拔都) led soldiers to invade Goryeo in 1380, his invasion route passed through Geumgang

Port. At the time, many civilians were killed and many decorated generals of late Goryeo lost their lives. The Goryeo Dynasty immediately dispatched Yi Seong-Gye who led the most powerful army in the country to resolve the issue. General Yi Seong-Gye then defeated the Japanese invasion in Inwol of Jeollado and Hwangsan Field of Unbong. His victory saved the country and the battle is now known as the Victory of Hwangsan(荒山大捷 - Hwangsan Daecheop). Seorisan Mountain is the location where General Yi Seong-Gye stationed his troops for an ambush and among many ridges of the mountain, the most famous ridge is also known as Taejo Ridge.

I would like to congratulate you for your achievement today, especially as this type of mountain climbing is new to all of you. I would like to say that even a cliff that seems to provide no routes to its peak certainly has a way to reach its top and that is the lesson we should all gain from this experience.

A thousand years ago, Master Huangbo Xiyun of Tang Dynasty taught a profound principle to obtain peace of mind away from the various restraints of our lives.

Life is full of dreams. And there are times when letting go of a dream even in a dream is beneficial. The same applies to passion and wealth. Obsession is the cause of great restraints in reality. This is one reason why people fail to get anywhere in life even though they want to. People, regardless of their profession and status, are living under great restraints. A strong will to make firm decisions and letting one's desire go is necessary to become free from restraints. On some occasions, even though one does not wish to be, one can be found restrained by things such as incurable diseases. The restraint caused by incurable diseases is something one cannot escape from solely with skills. In particular, ignorance and prejudice are the most difficult restraints. Regardless of gender and age, they are the most difficult restraints to overcome.

I was with my father for 30 years, watching him treat patients. My father had great insight in finding the core issue in a problem. He was knowledgeable in medicine, acupuncture and naturopathy and if one would say he or she knew my father well, then they would certainly acknowledge that he was an amazing man. If all of you were to read his writings "God's Medicine" and "God's Medicine - Medicinal Herbs" without any prior knowledge and with an open mind, you will be able to gain the understanding of the true medicine of the heavens and the cure of God from each and every single word. You will get to know that Master Insan Kim Il-Hoon(1909-1992) was as a medic, politician and independent campaigner. His insight was particularly outstanding and his unique medical theory based on such insight is one of a kind that will leave a lasting mark in the history of medicine through time and space.

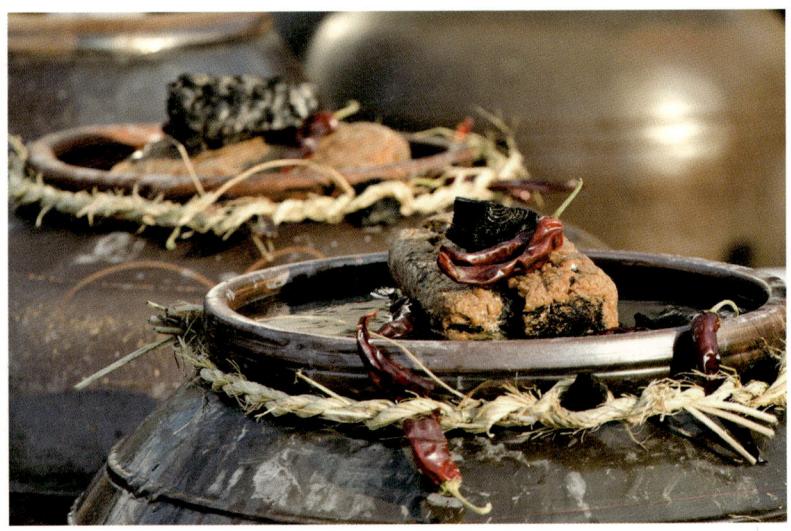

My father was the first in the world to spread the benefits and producing methods of bamboo salt that we know of today. Bamboo salt is made by placing salt in bamboo and processing it with fire nine times and this completely different substance from its source was introduced to the world as a medium for treating various diseases. In one of the passages of "God's Medicine," it is stated that our ancestors have made use of bamboo salt since the old days. I believe this phrase was added to prevent me from claiming that I invented bamboo salt myself. In the Analects of Confucius, Confucius said "述而不作" which means "I have stated what my ancestors stated before. None was created on my own." My father also followed the footsteps of our ancestors. He stated in "God's Medicine" that he merely continued the tradition that was passed down on to him and he has bridged them to our offspring.

My father used to say "Everyone should share good things. If one takes it all by himself, he is merely a thief. Let everyone compete to make the good even better. The good and better must be shared and enjoyed by everyone. Everything is based on the laws of the stars. Telling nature's top secret is nature's secret, not my secret. With that logic, benefiting from that secret is something I should not brag about nor monopolize."

Revealing the Eternal Medical Principle through the Stars

My father was very knowledgeable in the stars. Even if someone like Zhu Ge Kong Ming or hundreds of renowned physicists like Hua Tuo or Bian Que come close, I can proudly state that their skills in medicine will fail to be on par with my father's. Throughout history and throughout the West and East, was there a physicist able to list medicine and treatments for incurable diseases by all medicine in great detail?

Even if one tries to seek in the

ancient medical texts such as "Dongeui Bogam," "Huangdi Neijing" or "Bencao Gangmu," there is not a single prescription that is even similar to the medicine suggested in Insan Medicine such as the Five Core Pill(五核丹), bamboo salt, sulfur duck and safflower seed. Insan Medicine has developed the medicine of the heavens 50 years ago when modern science will take more than 50 years to develop the same thing and has already proven its wonder-like effects in through Five Core Pill.

In the atmosphere above the Korean peninsula, there are large concentrations of wild ginseng molecules but they are unseen to the naked eye.

Throughout history, there was no physicist capable of identifying which animals possess what energy of which star and what disease they are effective against. Noted ancient strategist Sun Tzu made his strategy by looking at the stars but there was no physicist who treated diseases by looking at the stars. It is an eternal principle of medicine which no other physicist was able to discover. "I am not knowledgeable in medicine. How can I treat a disease?" Such thought can be discarded when one starts to take bamboo salt, eat grilled garlic with bamboo salt and consume sulfur-fed duck as Insan Medicine suggests.

The reason I describe what kind of person Master Insan was and what the meanings and values of Insan Medicine are is because its benefits can be amplified when one fully understands the true meaning and value of Insan Medicine. If anyone cannot understand or fails to recall what I described, I believe it is important to revisit "God's Medicine" and "God's Medicine - Medicinal Herbs" to acknowledge its meaning.

If the theories of Insan Medicine were never recorded as a book, I believe my father's medicine would be considered a myth and no one would believe in it in a mere 20 to 30 years. Theories of Buddha were recorded by his disciples and most of the Bible is an account of Paul. I believe words of the wise can be misinterpreted once it is delivered to another person. However, "God's Medicine" was recorded by the interviews made with my father and "God's Medicine - Medicinal Herbs" was recorded according to the audio recordings of my father's 32 public lectures to the public.

Self-Medicine··· Diligence can bring about Good Results

Even though Insan Medicine, suggested by Master Insan Kim Il-Hoon, is the embodiment of true medicine, many who do not fully understand its details consider it to be some nonsense. There is no other medical recording that has the most simple, yet effective cures for diseases than "God's Medicine." The details of the book can make even an elementary schooler treat his father and grandfather and even a housewife treat her husband. The medicine of today we use depend on other person's skills, technology and equipment to treat a disease while Insan Medicine is a self-medicine. One can cure his or his family's diseases by borrowing the power of nature through natural materials with medical properties. There is no special skill required to employ them and as it is a treatment method that works all the time on everyone, diligently employing them will certainly bring about good results.

Eating small amounts of bamboo salt because of its sodium content brings no benefit. It is better not to eat it at all. Understanding bamboo salt and treating it with care is necessary. Some even bow before bamboo salt before eating it. They say "How can I not bow to this precious being saving my life?" Considering bamboo salt as salt rather than medication does not bring any benefits. Even the most effective medicine will never bring its full benefits if one does not believe in it. One may borrow wisdom from Master Insan, but effort and diligence are responsibilities of the patient.

Strengthened Immunity fights off Disease

Even eating small amount of bamboo salt will remove thirst. For mild thirst, simply eating bamboo salt improves the thirst. A person with severe diabetes can also improve by diligently eating bamboo salt and continuously exercising. When the elemental composition is different, its physiochemical effects also differ. Refined salt is 99% sodium chloride and bay salt is composed of 80-85% sodium chloride and 15-20% key minerals. It is clear to see that different compositions of salt can act differently on the body.

Diabetes is recognized as one of the incurable diseases of the world. Why does one define diabetes as an incurable disease? Salt can be the medicine for many diseases but diabetes in particular is a disease that can be cured in about a year of eating bamboo salt when combined with continuous exercising. I believe it is about time we all take one step away from the medicine places stress our body to treat diabetes.

When diabetes become critical, some may have to amputate a leg while some lose their vision. It can be said that this is the outcome of the common practice in contemporary medicine. Master Insan said "Do the opposite of what the doctor tells you." But we continue to hold on to meaningless figures. What one must do is to build up the condition of helping the body build up its immune system to ultimately fight off diseases by purifying one's blood rather than being bound by the blind spots of statistics.

After Korea's Independence, Dr. Jo Byeong-Ok said "We cannot burn down a house to kill a bug." One must acknowledge the fact that chasing down the disease of the body and trying to eliminate it will also impair life itself. Under the circumstances where Western medicine is the dominant theory in medicine, the theories of Insan Medicine will certainly come to you as nonsense or hard to comprehend.

A professor of the Medical School of Harvard University and a leading figure in integrative medicine, Dr. Andrew Weil stated in his writing "Natural Health, Natural Medicine" never to receive Western medicine treatment when diagnosed with cancer or the flu. Why would a professor of Harvard University Medical School say never to receive Western medicine treatment? In the book above, he mentions one can improve his immune system by consuming chives, garlic, ginger and other foods.

Master Insan stated his reason for disclosing the medical treatments of Insan Medicine through his writing "God's Medicine." His reason was "I wish the world could become a healthy place with no medicine, no prescriptions, no medical facilities and no doctors." Dr. Robert S. Mendelsohn, who was the president of the National Health Federation, stated "I believe mankind will become much healthier when every medical system in this world disappears" in his writing "Confessions of a Medical Heretic." It is surprising to find a Korean physicist describe the same logic as an American medical doctor. It is not difficult to see that the "acknowledgement of true medicine" pervades throughout the East and West.

Freeing your mind from prejudice and reading the writings of Master Insan. Gaining the wisdom of his insight will certainly help you enjoy life with great health and endless happiness. With this in mind, I would like to pray for you and your family's health and happiness.

- Professor of Alternative Medicine, Gwangju University -

This article is an edited summary of the lectures givne at the "21st Insan Family Healing Camp" held between July 19 and July 21 at Insan Training Institute at Sambongsan Mountain Hamyang Gyeongsang-nam-do.

"Insan Moxa Cautery" An Excellent Method of Changing Your Life Completely I

011

Welcome to the "Moxa Cautery Retreat," where you can change your life completely. The "Insan Moxa Cautery method" is a miraculous moxibustion method discovered through the experience and insight of Insan Kim Il-Hoon(1909-1992). We have seen similar Insan Moxa Cautery methods since the beginning of time; "Hwangjenaegyeong" was the first and the book Pyeonjaksimseo was written by one of the three people known as the "Pyeonjak," who spoke briefly about it. The most famous Pyeonjak in history was from the Warring States Period. There is a mention of Moxa Cautery in Pyeonjaksimseo, which was written by Dujae who was one of the "Pyeonjak" 2,000 years ago.

But they didn't mention any medical theories or practical methodologies for Insan Moxa Cautery. There are no historical examples that prove the logic or effects of Moxa Cautery on the mind and body like Insan Moxa Cautery.

In Pyeonjaksimseo, there is an expression about people selling Moxa Cautery equipments: a story about a person called "Wangcho." When he was young, he met a very special ascetic in the mountains. Even though he was over 100 years old, he was healthy and was vibrant. Wangcho barely got the secret from him.

Wangcho used to be a good man. But he couldnt control his increasing energy after he cauterized with moxa, which was the secret of the special ascetic. He kidnapped women and raped them all in one night but he was not tired at all. He kept doing evil things like this until he finally got arrested by the government army. After what he did was discovered, the interrogator asked how he was so full of energy. He said he only cauterized the lower part of his belly with moxa a thousand times around autumn every year after he learned about the secret of health and longevity from the special ascetic who he met in the mountains. Also, he said that he was not tired at all after he raped lots of women in one night because of his raging stamina. The interrogator commanded to autopsy the lower part of his belly after Wangcho's execution and a glob of oil the size of an adult's hand that was not bone or flesh was found in the lower part of his belly.

He became well known for meeting a violent death for the crimes and sensual pleasures because he couldn't control his mind well even if he attained enlightenment through this excellent method. The story of Gukwanwoncheonju that was described in Pyeonjaksimseo means cauterizing blood aperture which is called kwanwon with moxa a thousand times. As said since the ancient times, these excellent methods are controlled so that people who don't have the necessary personality and character can't access them. If he didn't neglect the training and tried to innovate himself when he learned the techniques, he could have lived a long life with happiness in good condition.

Insan Kim Il-Hoon established the theory of the "Insan Moxa Cautery method" after he verified every detail through experience that he figured out from his natural insight of astronomical phenomena, geography, and the internal organs of humans. He has cauterized for around 50 years himself for clinical demonstration and the author has been also cauterize for around 30 years.

Insan Moxa Cautery is a new high-level medical theory

My father was a fighter for independence but he rejected all the benefits and rewards of a man of independence from the government after winning independence and went to live in the mountains. He said that the independence movement was a duty he owed the people and that he couldn't take any reward because he felt sorry to have survived when his comrades died in the war. My father was tortured in cruel ways and his all nails and toenails were pulled out. Yu Seok-hyeon who use to be the president of a restoration society and my father, who were cauterized 10,000 times every year with moxa(which is burned for over 5 minutes), died after having healthy life at the age of 88 and 84 each even after their grueling experience of torture. Insan Moxa Cautery is a new medical theory established by researching the experiences of Kim Il-Hoon himself and his family. All medical personnel, both oriental or western doctors, don't understand Insan medical theory easily and tend to think the theory is absurd based on their knowledge because the theory suggests unique medical ways that seem opposed to common sense.

Insan Moxa Cautery has spawned many stories that need 1,000 and 10,000 days to tell and is also a profound theory based on the natural laws of the cosmos and the principle of vitality, both of which is hard to understand. Today I will suggest the big frame and direction of Insan Moxa Cautery. The theory of Moxa Cautery is high-level medicine that is profound and hard to understand. Even ghosts can't understand the theory without experience.

The goal of medical treatment is to cure diseases

The popular medical theory these days is well known even though it doesn't cure diseases that are considered incurable illnesses, such as terminal cancers. I don't think medical personnel and medical institutions that can't cure diseases are sincere. But the medical industry is developing every day and the business is thriving. There is a payment due although the disease isn't cured or the patient dies, not like vehicles or bicycles, under the medical system.

It constitutes an unauthorized medical treatment if the western doctor treats a patient with acupuncture in the Korean medical system. Also, an oriental doctor can't use MRIs or injections. Even if western doctors have in-depth knowledge of oriental medicine and want to use acupuncture and oriental medicine to strengthen a remedy, the medical laws don't allow it.

It is illegal because it is an infringement of oriental medicine rights. Who is the medical law for? The government uses laws and systems to protect the rights of oriental and western medicine and focuses on the protection of certain organizations' rights, but not the people's lives. The people need to ask politicians to come up with a good strategy and legislative organization for a reasonable revision of the Medical Service Act as the people of the nation, because the protection of people's lives takes a back seat and also the ultimate objective of the Medical Service Act is not the people's health, a country without diseases, or a world without sickness.

Even though there are many celebrities who have had instant effects from treatments involving acupuncture and Moxa Cautery from Gudang Kim Nam-su, some orthodox doctors reported them to the authorities for prosecution. The law has to be made to protect the people's life and property. I don't understand why unreasonable laws prevent a good doctor from treating patients. Even Jang Byeong-du who is over 100-years-old was convicted of unauthorized medical treatments a few years ago. His only transgression is curing patients. No country in the world punishes people because they cure their patients' diseases.

Ultimately, innocent people got punished for the law itself is not for the people, only because they broke the regulations without an accurate explanation of what they did exactly and who experience loss and damage by the crime. It is true that Kim Nam-su and Jang Byeong-du broke the present law but they didn't harm patients with unreasonable treatment and did not charge ridiculous treatment costs. They just obtained the ability of medical treatment through certain processes and channels, and then they used it to cure their patients. Even if they're not

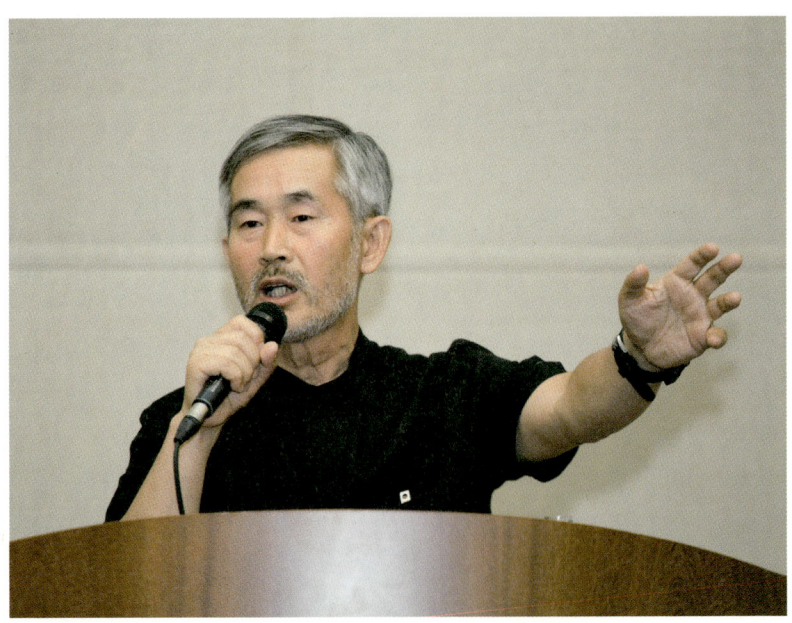

guilty of any medical malpractice, they were reported by some people with a vested interest. It is the reality of today that only the law is enforced without rationality.

I want you to be concerned about the Korean Medical Service Act. We need to ask candidates to change the Korean Medical Service Act in a way that directly affects the people's lives, when we exercise our rights as the owners of the country.

There is only one goal and purpose for all medicines, whether they are orthodox, non-orthodox, western, oriental, or alternative medicine. If it is true medicine, they have to set their sights on protection from cancer and incurable disease. There is no reason for the law and system to interrupt, even though non-orthodox doctors cured diseases that orthodox doctors formerly could not. It is wiser to take other methods than their own to cure diseases, if the doctor decides that a method has fewer side effects and is more effective. But in real life, they get punished or are jailed in Korea. Diseases are developing and the people are dying while doctors are fighting each other.

The death rate of liver cancer patients in their forties in Korea was the highest among OECD countries lately and the problems of cancer and incurable diseases are getting serious in Korea. In statistics of mortality, 3 out of 10 died from cancer and another 3 from cardiovascular disorders. Also, there are deaths caused by other diseases, car accidents, suicide etc.

We thought only rich people got diabetes in the past but it is one of the most common diseases now. Less than 0.01% of people got diabetes 40 years ago but more than 10% of people get diabetes now, an increase by 100 times. It is true that more people die because of diseases no matter how medical treatments develop. It appears that the development of medical treatments has no concern with outbreaks of cancer or incurable diseases.

People die suddenly from pollution poisoning

Insan Kim Il-Hoon expected that people could die suddenly in their sleep or while walking on the street, so we needed to prepare for it. Also, he warned that cancer, incurable diseases and unidentified epidemics posed inconceivable risk factors to future humankind and that a crisis was coming to annihilate the human-kind. National Institute of Health, Sanitation Authority, and health care providers as well as

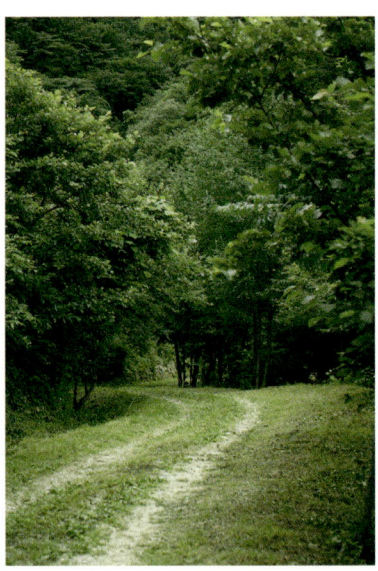

the WHO did not acknowledge his warning properly and considered it a myth.

Wonder Medicin was written by organizing new medical science and core medical techniques of Insan on 15th June 1986 and over 500,000 copies of it were sold in the history of medical literature publication. Wonder Medicine and Wonder Medicine Medical Herbs explain mysterious and excellent methods in mankind's history and suggest various medical methods that involve the use of bamboo salt, safflower seeds, dried Alaska Pollack, sulfur duck, and Insan Moxa Cautery. Most people think the books are absurd or take them with a grain of salt.

I think that people who engage in Moxa Cautery retreat here want you to take the challenge of the Moxa Cautery because you can understand this Insan medical method. Once again, I consider Insan's medical method to be the best way to protect Korea and save people's lives from a crisis that can do harm through cancer and incurable diseases.

Human life is precious but many people are dying without getting the help they deserve. Pollution and all toxic materials harm people. Around 10,000 people died during the Gulf War in 1991 but around 10,000 Koreans are dying a sudden death without a known cause now. It is because toxins accumulate in the human body. Sudden deaths have occurred in many people by attacking the body through the toxins that permeate food and air and is produced by stress. Nobody notices the serious crisis looming upon them and their family. We remain mere spectators even though lots of people die everywhere.

Some people get bitter when they get injured or diseased. The diseases are a warning from God and the natural world. So we don't need to avoid or take ill when we get diseases. The diseases make applying the brakes in life necessary and serve as an opportunity to change the way of life through reflection. You can feel better by eating bamboo salt and sulfur garlic and cauterizing using the Insan medical method. Nevertheless, there are people who ask how we can eat disgusting garlic and bamboo salt and cauterize with hot moxa.

Professor of Department of Alternative Medicine, Kongju National University

It is served by dividing twice. The above passage is written about the essentials of the lecture 'The 228th Insan Healing Tour' held from 6th to 7th of September at Insan training institute, Sambong mountain, Hamyang, Gyeongsangnam-do.

"Insan Moxa Cautery" An Excellent Method of Changing Your Life Completely II

012

The disease is cured and vitality is left higher

Insan Kim Il-Hoon had natural insight and much experience. There was a reason to settle in Hamyang. I guess it is because Hamyang is surrounded by moun-tains so there is a slim chance of suffering from pollution and is full of clear air and water and generous neighbors.

Hamyang is one place where people have a classically scholarly spirit. Choi Chi-won from the period of United Silla and Kim Jong-jik, Jung Yeo-chang, and Park Ji-won from Joseon Dynasty bring honor to Hamyang. It is good to live in Hamy-

ang because it is 1.3 times bigger than Seoul and around 41,000 people live here.

The first thing to do when finding a place where one can live a healthy and happy life is to get out of the big city. In the past, people have said that places that are populated and have beach areas(because of tidal waves) are not good places to live. Especially if you want to live healthy without any disease, you need to choose right and clean place without pollution.

Also, you need to eat bamboo salt and garlic and cauterize to make the "inner doctor" active and have strong immune functions, so you can prevent diseases. You should not doubt which disease it is and have strong belief that the disease will be cured when your vitality becomes stronger.

You need to improve your vitality instead of overcoming the disease. You can't overcome the disease. When you try to overcome, your body is going to be a battlefield. There will be side effects. It is more important to save a life than the effort to cure the disease.

Not long ago, we had surgery to remove the appendix for the ridiculous reason that there was a chance of getting appendicitis. But studies show that the cancer rate of the intestines increase dozens of times when the appendix is removed.

There is no unnecessary organ in the human body. If you remove your appendix because it doesn't have an important function or if you remove other organs because of a disease, then what happens when you have some problems in your head. You can't cut off the head. You need to think about the essence more than the externals.

There are many lines of defense in our body. The reason why tonsils get swollen is because of fighting pathogenic bacteria. Tonsils take on a role as a line of defense for the body. You will be healthier when you make your lines of defense strong.

It you remove the defensive position in a war, all diseases from the outside can enter your body without any resistance.

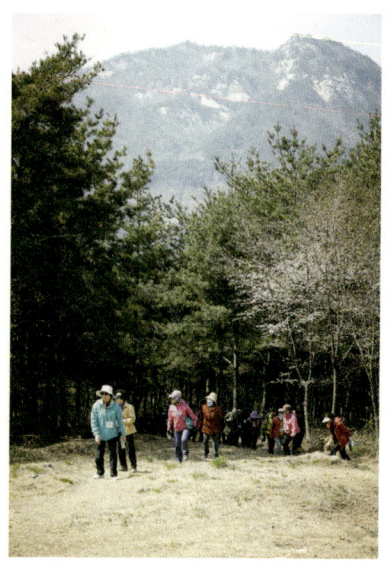

What is the best medical method
Insan medical method is a new medicinal theory suggested by Insan which has a special ability to see the performance properties of human life like a mirror. Also, it is a rationalistic and natural medical method that is in accordance with the laws of nature and the principles of life. So it doesn't place strain on the body.

If you cauterize for 20 days, it is more effective than eating bamboo salt for 100 days. Wonder medicines such as bamboo salt, sulfur duck, Moxa Cautery, dried Alaska Pollack, marsh snail, Chinese lacquer, and garlic are unprecedented medical methods throughout all ages and countries and even preeminent doctors such as Whata and Pyeonjak didn't suggest and mention it.

When you cauterize with big moxa for more than 5 minutes, the disease is cured

Insan Moxa Cautery involves cauterizing with moxa for more than for 5 minutes, so it is hard when trying for the first time. That's why you can cauterize with a small dose of moxa first, then increase the dose. Afterwards, you can accomplish the intended goal. You gain tolerance to the heat after you cauterize for 5 to 7 days.

You can even feel the pleasure of being painless, something you will have never experienced before and it feels like you are in heaven. It is the state of perfect self-effacement that helps you sleep well while you cauterize your body with hot moxa. The circuitry of our body changes during this painless experience, and you can feel that your body and mind are reorganized.

Why did Insan want to cauterize with big moxa? For example, even if the stomach is removed and esophagus and small intestine are connected when cancer cells develop in the stomach, it will recur or spread. Because the origin of stomach cancer is in the 12-brain but nobody discovers where it is in modern medicine.

But Insan pointed out that stomach cancer has a point of origin so it is hard to remove and cure basically. That's why big Moxa Cautery is needed to eliminate the source of the disease. When you cauterize for more than 5 minutes, cancer cells inside of stomach and brain will be removed through the strong power of moxa.

It pulls down the cancer cells of the origin out of the brain and out of the area you cauterize as dead blood and pus. Moxa Cautery burned for more than 5 minutes is the only way to remove the cause of cancer effectively. Our mysterious body makes natural morphine when you feel hot, then the morphine is cornered at the area you cauterize and you can be cauterized comfortably. You feel like you were born again after cauterizing.

When I was 31 years old, I suffered from continuous pain year after year. Then, I experienced a rebirth of the body and mind through

Moxa Cautery. After that, I was saved from the pain and realized that my new life with my new body and mind had started.

I fell asleep cauterizing myself living in the intense pain from my disease that occurred suddenly in autumn 1985, and the next morning I felt that the world was very quiet and serene. I even thought I might have died from the disease!

But when I woke up I realized that I didn't die and that I was reborn as a new me. After it happened, I was convinced by the change in my body and mind.

Afterward, I developed keen eyesight and sweet saliva in my mouth, I could hear better, and my olfactory sense was also enhanced. Also, I used to smoke 2 packs every day but I quit smoking after it happened simply because I lost the taste for cigarettes naturally.

Some mysterious things can happen in the moment of painlessness during the cauterizing. You feel like you are inside a cloud. While you are cauterizing, if you fall asleep for more than 10 hours, you will think you have had a short but deep sleep. You just think you have had 5 minutes sleep, not 10 hours because you slept so peacefully. If it is so painful you don't feel the time fly.

It is like going to another world in a different realm. It is hard to understand like a truth-seeker going to Cheonghakdong in Jiri Mountain for 3 days but instead journeying for 3 years.

He goes to there through a special route just for 3 days and reaches different level so there is big difference in time.

A day is like a year at the different level of the world. That's why we think that we simply doze off, even though we have had deep sleep during cauterizing. It is an excellent method that even ghosts can't understand. When you learn the method of Moxa Cautery from Insan Moxa Cautery method and Wonder Medicine and practice it sincerely, you can have a mysterious experience.

It you want to cauterize, you need to get familiar with moxibustion and wormwood first. The word wormwood contains our ancestors' philosophy and means to go inside deeply.

When you cauterize, the numinous power of wormwood goes into your body.

When the atomic bomb was dropped in Hiroshima, the scientists in Japan said "This place is the land of death and even grass won't grow for 100 years." But after one year in spring since it happened, wormwood started growing against the scientists' prediction.

Wormwood in Chinese is expressed by the character Bong and Cho, which means grass and Bong which means to meet; because you can see wormwood everywhere at anytime. Also, it can be Ae and Cho which means grass and Ae which means to cut because wormwood is going to grow back every time even if you cut it. Also, "Sook" in

Korean expresses the character of wormwood which grows strong and represents vitality.

If some material is burning in the human belly, the body can't handle it and we might die because of it. But wormwood is fine to be burned in the human body and becomes effective in promoting health and improvement of mental states. Korean moxa is the only thing that causes no problems when it is burned in the human body among all combustible materials including all kinds of plants and grass.

Dr. Kim Du-jong of Seoul National University who is an institution in the Korean medical circle metioned a historical fact in his book Korean Bachelor of Medicine that Korean ancestors used wormwood and garlic for medical care 4,300 years ago was checked through the literature record from "The Old Record of Dangun."

I just explained the position of Moxa Cautery in today's society. You can realize how to cauterize easily when you read Wonder Medicine and Wonder Medicine Medical Herbs intensively. Moxa Cautery has huge significance. If you try to cauterize with a positive mindset, your body can be changed.

Everybody can do it when you approach the world of Moxa Cautery with the mindset focused on changing your life for the better. If you think that you are going to cauterize and practice it, then good things will follow and you can enjoy a new level of life. I hope you live out your allotted span of life by preventing disease through Moxa Cautery, with your family.

Professor of Department of Alternative Medicine, Kongju National University

The above passage is written about the essentials of the lecture 'The 228th Insan Healing Tour' held from 6th to 7th of September at Insan training ins-titute, Sambong mountain, Hamyang, Gyeongsang nam-do.

Insan Medicine is "Self-Medicine" Treat your illness on your own

013

At famous mountain temples throughout the country, the phrase "入此門來 莫存知解" can be found at the temple entrance. It literally means "Once you pass these gates, let go of the knowledge you once had." It is a phrase meaning one can only acquire the new when one lets go of the knowledge and common sense one insists on. Also, the phrase "三日修心 千載寶 百年貪物 一朝塵" is a common sight and it literally means "cultivating oneself for three days is a treasure worth thousands of years, but pursuing greed is equal to only a fraction of a single morning."

As is the belief one should have when studying about one's own life. After the three-day program here, your mind and body will be already at an revolutionary stage, but you should hold a clearer understanding of the main principles of Insan Medicine and should perfectly accept the main aspects of it and put them into practice.

When consuming the best treatment of Insan Medicine, bamboo salt, one should not consume it to an "acceptable" degree but should consume it to a "fully effective" degree. Also when receiving moxa cautery, receiving it to a degree that simply mimics its effects will shorten your natural life span. From curiosity to simple mimicking, moxa cautery should not be received as a hobby, but should be applied to the fullest degree to remove any illness one possesses. The treatments offered by Insan Medicine do not cause any odd side-effects or harm to one's body despite its appearance.

Do you seek the path to Insan…

However, many people consider such treatment as extremely complicated or very tiresome. Except for special cases, most of these beliefs are caused by the complacent life of the modern society. Receiving treatments with treatments such as bamboo salt or moxa cautery for a sudden illness while living without much consideration about one's life, without the right mind set of trying to treat one's illness through the treatments will not lead to improvement or help you recover from the illness.

There was a Buddhist priest of high virtue but a begger's appearance in Tiantaishan who lived a life of like those in legends, but suddenly disappeared during the Tang Empire a thousand years ago. This person was Hansan, a legendary figure with the mind of unmeasurable depths and is known to be the incarnation of the Bodhisattva of wisdom. He is a figure widely known throughout China and has made many appearances in the paintings of famous artists of the time together with Shide. About 300 poems of Hansan were passed down and there are poems that mention expressions that remind us of "Insan Medicine." In my own writing "Awaken the Doctor inside Me," I have quoted a large number of his poems to describe the laws of nature for "True Medicine."

How did you come to the Insan House? Some people do not know that this is Insan House and leave the place saying "What a beautiful scene!" Then what is the true meaning you have here at Insan House? Then let me read you a poem of Hansan that may help you answer that question.

人間寒山道(인문한산도) : People of this world ask me the path towards Hansan / 寒山路不通(한산로불통) : The path towards Hansan(Insan) is not available / 夏天氷未釋(하천빙미석) : Ice doesn't melt in the summer / 日出霧朦朧(일충무몽롱) : Fog never clears even after the Sun rises / 似我何由屆(사아하유계) : How did one like myself arrive here / 與君心不同(여군심부동) : It is because my mind is different from yours / 君心若似我(군심약사아) : If you can possess the mindset that is like mine / 還得到其中(환득도기중) : You will find yourself already here

I would like to ask you to possess the clear, full and correct understanding about the laws of nature and about Insan Medicine. The present is an era of pollution where various cancers, incurable diseases and mysterious diseases rage throughout society. The fact that it is never easy to deal with cancer, incurable diseases and mysterious diseases in the age of pollution is something that only those who have experienced them understand and those who never experienced them will never be able to even imagine.

The reason to return to nature

Many live their lives without much worries as they believe in the astonishing scientific development of modern medicine, then they suddenly lose their mind when they are soon diagnosed with an incurable disease. Then they panic and experiment, but by then their illness is already at the verge of threatening their very existence. When the entire world of medicine claims there are no more treatments available, Insan Medicine utilizes various treatments discovered by the wondrous insights and experiences of Master Insan to overcome the pain of the illness and rises as the new hope and gospel of salvation through the joy of recovery.

Most patients find themselves panicking when diagnosed with cancer, incurable diseases and mysterious diseases amidst living a complex, busy life with causes our physical conditions to weaken. At this moment, family members and people around us worry and pursue treatments or directions known to have even the slightest benefit without thinking carefully. After trying out various treatments and finding little or no improvement, the disappointment turns to despair which leads patients to a state of giving up altogether.

Once cancer reaches stage 3, the individual enters the phase where "not just any medicine will do" and starts to employ or gets near employing treatments people say or hear that improved the situation. But most of them fail to gain any improvement when reaching the end of their lives. Failing to acknowledge and accept "true medicine" based on the laws of nature poses a difficulty in overcoming illness from its source. Furthermore, it being not only difficult to actually encounter such medicine and it being even more difficult to follow and practice, it is a serious issue to address.

Once we encounter a difficult reality then we realize and become determined not to end our lives before it is our time. Only after people recognize the treatment against the laws of nature, then they seek god's medicine and the wondrous treatment of true medicine with which one can overcome his or her illness. Clearing one's mind and seeking the path will lead one towards the path of true medicine and then one will not be able to acquire its secrets by oneself.

Some say that the treatments and directions described in Master Insan's "God's Medicine" are difficult to utilize. But I would like to remind you that there is no other medical reference that describes how to overcome cancer, incurable diseases and mysterious diseases better and easier than God's Medicine. However, most people rather fail to read God's Medicine thoroughly or fail to follow its directions and simply wait for the effects to magically take hold. How can such a lazy and indolent mind overcome the certainly diagnosed terminal illnesses, cancer, incurable diseases and mysterious diseases.

"Self Medicine" treating one's illness with one's ability

My late father has created a wondrous treatment at the age of 8 treating various types of cancer and incurable diseases and was an expert in astronomy and geography. 21 years ago in 1992, my late father passed away at the age 84. What will you gain from the exaggerated advertisements of my father's achievement? The only thing I am trying to let you know is that my late father's medicine is unique and you will not find anything similar to it throughout the world. Further, I will let you know what kind of person my late father Master Insan Kim Il-Hoon was and why he developed this unique medicine.

After gaining independence, Korea accepted Western medicine from the United States as the nation's central system of medicine. At the time the government was established, Western medicine was a far more advanced compared to Korean traditional medicine at least in its visual aspects. According to the belief "Accept the medicine of advanced countries" by the first President, Rhee Seungman, the government committed the biggest tragedy in Korean medicine history by completely neglecting traditional medicine and in doing so scrapping the various benefits of traditional medicine.

When I started to understand the world better at the age of 23 in 1977, I realized my late father's unique medicine was the most effective way of overcoming various incurable diseases that threaten the

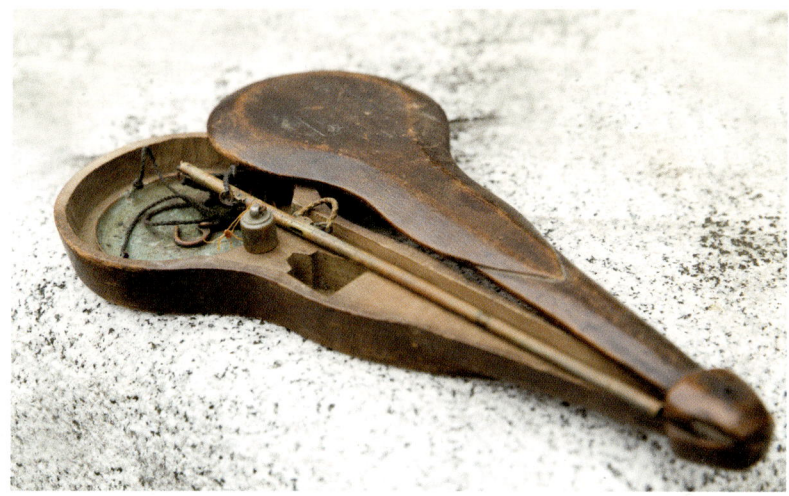

existence of mankind and I began my more than 30-year journey of spreading this medicine under the belief that this medicine should be utilized at the national level to improve the health of the population and further, the entire world. At first, I became a reporter in 1981 to spread the teachings of Insan Medicine. Then I recorded my late father's statements and submitted them to a weekly newspaper which were later collected in the form of a book in June 1986. This was the unique medicine reference that could be found nowhere else in the world, for this was God's Medicine.

At the time, I have written nearly 3,000 pages of 200 character manuscript papers but I did not have enough money to publish them. So I have used the deposit on my apartment in Hwagok-dong Gangseo-gu Seoul to publish it. As my situation became known to my surroundings, a women's magazine Yeowon(女苑) published a 7-page article in its July 1986 publishing under the title "The hidden master with his miraculous medicine, Master Kim Il-Hoon known to have saved thousands of near-death patients." Just as my late father predicted, the world was experiencing a surge in cancer and incurable diseases at the time and the initial 3,000 copies of God's Medicine sold out in 30 days. Since then, the book has been a steady seller reaching 600,000 copies sold to date, which is a figure unmatched by any other medical reference in the world. This is the bible of Insan Medicine, "God's Medicine" which introduced bamboo salt, sulfur duck, the five-core pill and other unique and creative treatments of Master Insan to the world for the first time.

What Master Insan Kim Il-Hoon suggested was that "cancer, incurable diseases and mysterious diseases must be treated with natural treating capabilities utilizing the medical properties of nature." This suggestion is highly sensible and logical. However, the medical reality we face is that Western medicine and Oriental medicine conflict in a Western medicine dominated environment where illogical and unfair medical relation regulations continue to exist.

The medical relation regulations are written in a way that not only laymen cannot understand, but are so complicated that even experts are baffled. Korea's medical relation regulations are focused more on balancing the relationship between Western medicine doctors, Oriental medicine doctors and pharmaceuticals rather than protecting people's health. As such, the disadvantages of the regulations are directed towards patients, families of patients and further to people in Korea;. How many countries with such unfair regulations exist in the world?

Maybe it is because Koreans are too kind to be pointing out what is wrong or demanding the law to be amended, and they even easily forfeit patient rights guaranteed by law. As if the three countries were competing among each other in the History of the Three States, the current state of Western medicine, Oriental medicine and pharmaceuticals are filled with backward activities of trying to gain the upper hand of the other through collaboration and betrayal.

Also, patients and patient's families must reform their general awareness of medicine to save their lives and the lives of their family on their own rather than depending on a single medicine, but by finding the treatment of true medicine. Practicing such can be regarded as a wise choice for protecting one and one's family against incurable diseases without the threat of side-effects.

The Principles of Insan Medicine are developed under the belief of "treating one's illness on one's own," a basic self-medicine. I have collected my writings and materials used in lectures on Insan Medicine since 1981 and organized them in a 1,118 page book, "Awaken the doctor inside me" on April 2012. "Self" means the "ability to naturally heal myself" that my life force possesses. The natural treating ability in my body is "Self." Insan Medicine is self-medicine. It is medicine developed under the belief that one's illness must be treated by one's own ability.

Insan Medicine describes theories and treatments anyone can acknowledge, accept and utilize. Unless you are an infant who cannot understand Korean well and if you can have a certain level of understanding of Korean, anyone can accept and practice its treatments to see results. It could be regarded "medicine in life" developed based on the laws of nature. Another feature of Insan Medicine is that it is a medicine that can harmonize with any medicine in the world. It is a "mutual and harmonious medicine." A 5th grader who has treated his incurable disease with Insan Medicine has utilized Insan moxa cautery to treat his grandmother's back pain, an example that implies a lot of things.

When every medicine in the world says that there are no further treatments, once you have acquired the treatment of true medicine, such diagnosis matters no more. A person's ability is unlimited. Impossible limitations are defined by oneself and it is the excuse of laziness, one failing to continuously seek a more effective way.

Setting our complacent minds on the right track is a more important issue. Effective medicine for our body is bitter to the mouth and useful advise to oneself is harsh to the ear.

How can one perform the miracle of saving one's life if that person only ignores the world and is harsh to oneself? Why does one rush towards death when there is no need to hurry to end one's life before one's time? Like the old saying, "Even a shithole is better than the afterlife," let us set our lives to be 125 years old and there is a need to redesign the path to create a healthy and happy path towards it. I have read Master Insan's God's Medicine and God's Medicine - Medicinal Herbs, and Lao-tzu's Tao Te Ching more than 100 times. Placing them close to me always and reading them every once gives me enlightenment and such accumulated knowledge through continuous efforts to obtain another enlightenment. Through such practices one will eventually reach the stage where there is nothing more to obtain. In other words, a place where one has truly mastered the nature of life and the grand teachings of true medicine that enables one to overcome various illness and diseases and live healthy until their time. I conclude my statement here with the hope that everyone here and everyone reading this will be able to achieve a very mature stage of life.

Professor of Alternative Medicine, Gwangju University

This article is an edition and summary of the lectures made at the "24th Insan House Healing Camp" held at the Insan Institue in Hamyang, Gyeongsangnam-do.

Why is Bamboo Salt So Good?
It cleanses your body and soul

014

On 'Story To Tell' first edition of 2014, we print excerpts from Chairman Kim Yun-sae's recent interview in a documentary that aired on a Korean network OBS.

We understand you always have bamboo salt by your side, whether you're at a meeting or you're on the run. What kind of positive effects does it have on your body?

"I always have bamboo salt within reach on my desk, in my car and by my bed. I like the way it leaves my mouth feeling refreshed. Even if you consume a large amount, you can always drink water to cleanse your blood and to help you feel light. Salt is an absolutely essential ingredient for human bodies, and it can never be replaced. Aside from sodium chloride, salt also contains other essential minerals, such as potassium, calcium, magnesium, iron, copper and phosphorus. Today, we only extract sodium chloride from the electrolysis of sea water. People don't say sodium chloride is bad for your body; they said salt is. In that context, the true value of salt has been lost in the shuffle."

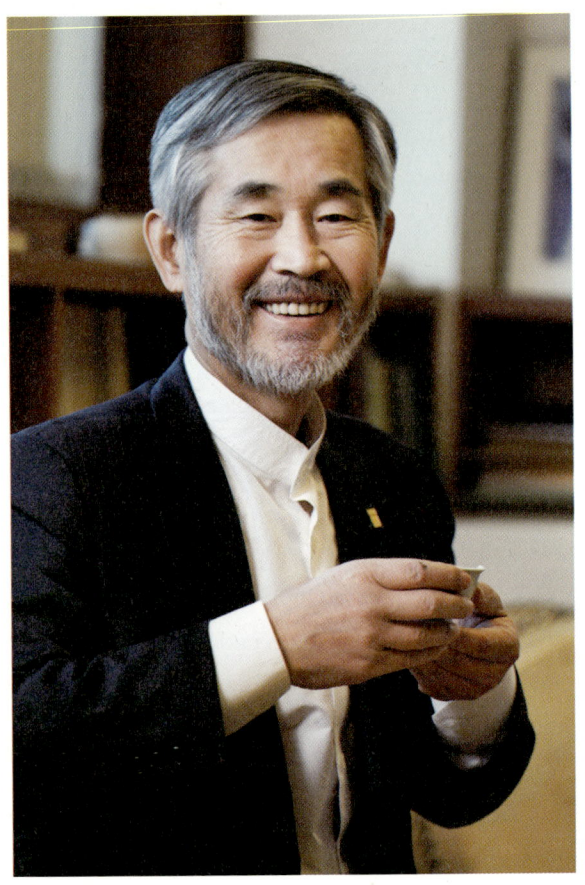

Most people believe an excessive consumption of salt can be unhealthy. How do you base your argument that we should be eating a great deal of healthier salt?

"The refined salt that we usually consume contains up to 99 percent sodium chloride. The bay salt has about 80 percent sodium chloride, with essential minerals accounting for the other 20 percent. In particular, Korean bay salt is abundant with minerals. With the bamboo salt, gained after roasting quality bay salt nine times, you can get up to five times the usual mineral content. These minerals will discharge unhealthy sodium chloride, too. To promote such healthy effects of bamboo salt, we at Insanga are making a wide range of products based on bamboo salt. Thanks to word of mouth by people who had first-hand experience with bamboo salt, it's now being recognized as a healthy food."

You used to be a newspaper journalist. Why did you decide to make a career switch and enter bamboo salt production?

"It was to honor the wish of my late father, Insan Kim Il-Hoon. He is remembered as a great medical doctor of extraordinary skills and abilities, and also a staunch independence fighter. Throughout his life, though, my father couldn't have been further away from honors. People who couldn't cure their diseases after spending their last dime came to my father as their final hope. He had a lot of sympathy for such patients and treated them with respect. He would often go a great length to get his hands on precious medicines for them. He never let up and took it easy on any patient. He gave his absolute best to everyone. It cost him a great deal of time and money, but he was a very generous soul. It was surely an honorable and proud thing to do, but he never got his own family to really appreciate him. He must have been so lonely all the time, not to mention his struggles to make ends meet."

Wake up the Doctor in You

015

What would you do when you reach a cliff? Most people would turn back. Others, though, will actually climb up. Some believe there will be a way as long as they try to find it, but others give up. Today, I am here to tell you how to climb over the wall of cancer that stands in your way. Insan Kim Il-Hoon has come up with a new medical theory based on traditional medicine, having made necessary adjustments to meet the needs of the time. Yet it was a theory at such a high level that ordinary people had difficulty in understanding it. It's best to treat fever with something hot. Our body generates heat to kill virus, and fever reducers actually interfere with that process. Insan Medicine pursues natural treatment.

Virtually all agricultural, livestock and marine products can serve as medication. Bay salt from the Yellow Sea is an outstanding cure-all. Yet people will tell you not to consume salt. Could it be that difficult to eat bamboo salt? In May 1990, a woman suffering from four types of cancer, including kidney cancer, visited Insan. "Sir, how can I go on living?" she asked. Insan replied "You should go eat bamboo salt." According to modern medicine, the woman should have avoided salt because it's supposed to be bad for her kidney. Yet Insan continued: "You know that dried yellow corvina from Yeonggwang? When they're salted, they don't go bad. They end up delicious fish. You should salt yourself with bamboo salt." Her hospital gave her one month to live, but 24 years later, she is still alive.

Dr. Lee Je-ma, the leading authority on 'Sasang Constitutional Medicine,' argued that we should use different types of medication depending on our physical constitution. Yet some apply that theory to food and claim that we should consume foods differently based on our constitution. Dr. Lee never said that. If foods were to help cure illnesses, you should have a balanced diet.

When you cauterize your skin in moxibustion, the temperature at the center reaches over 700 degrees Celsius. You might have reservations about doing so in the middle of your abdomen. A human body can do wonders, though. After about three days, all pain controlling chemicals in our body are gathered around the cauterized area. After a while, patients may even fall asleep during their moxibustion. If you don't undertake this process, your illness will never be completely cured. Your body will develop a mark after repeated sessions but it will later disappear. You won't be left with scars when cauterized with mugwort.

Insan has published books such as 『Shinyak(Mystical Medicine)』 and 『Shinyak Boncho(The Analects of Mystical Medicine)』 to share with everyone his lifelong experience spanning 80 years. I am just the messenger here. It's entirely up to you whether or not you decide to follow his ways. If you're so inclined, go search for all the good ingredients you need. "Wake up the doctor in you." In other words, allow yourself to be healed naturally and give yourself a pat on the back. Feed yourself bay salt and sulfur duck. When you let yourself treat diseases naturally, you will be free of cancer and other illnesses otherwise deemed incurable. Start eating bamboo salt tomorrow, and after 100 days, your complexion will have been brightened.

"Secret to Longevity: Let Your Body Take Natural Course"

016

Hippocrates, father of modern medicine, once said, "Let food by your medicine, and medicine be your food." He believed food was the best form of medicine that could cure disease. Insan Medicine is a form of natural therapy that relies on our food, such as pollack, duck, garlic, soybean paste and hot pepper paste, to treat illnesses. It has no adverse side effects and cost effective.

Garlic has long been hailed as the best anti-cancer food. By the third stage of cancer, hardly any medicine would work. Try roasting whole heads of garlic and dip them in bamboo salt. Eat more than 20 heads a day and your complexion will change.

Sometimes in life, we encounter an obstacle. We face the choice of trying to climb over it or giving up. When we decide to overcome it, then what once seemed impossible could become possible. The same can be said about our health. We may be diagnosed with cancer. We may be resigned to our fate at first, for cancer is a difficult obstacle. But as long as you find your way around it, you can beat it. People who never cease to search for answers are bound to find their answers.

Common knowledge dictates that we shouldn't eat too much salt. Insan Medicine, on the other hand, urges people to consume a great deal of good quality salt. Even good medicine will have adverse effects if you take it in excess, but salt is an exception.

Without sodium inside, we'd not be able to excrete water from our body. We have to consume plenty of salt for that reason. However, what we commonly know as salt, the refined type, isn't really salt, strictly speaking. It produces salty taste from sodium chloride but doesn't contain minerals. For the longest time, Korea only allowed consumption of refined salt, with 99 percent sodium chloride content.

In Europe, sodium chloride is even banned from animal feeds, because it would disrupt their balance and they wouldn't produce any milk. Yet Korea made the people eat it for 45 years. Finally on March 28, 2008, bay salt, previously categorized as a mineral, became recognized as food. The problem is that people didn't really care one way or the other. They still eat whatever salt they can get their hands on.

Insan Medicine recommends only the quality salt. Bay salt is an improvement, but because of pollution in the Yellow Sea, you still have to be careful. Insan Medicine instead suggests bamboo salt made by putting bay salt into bamboo, sealing it with red clay and roasting it over pine wood fire nine times. During this process, heavy metal and other foreign substances in salt are removed. You can have a whole cup of such salt and not develop any problems.

『Shinyak(Mystical Medicine)』 and 『Shinyak Boncho(The Analects of Mystical Medicine)』, the two publications that form foundation of Insan Medicine, detail how we should take care of our body.

Even if you don't have any medical background, you can put a lot of the books' suggestions into practice. Good medicine should be easy, and Insan Medicine is for everyone.

Wake up the doctor in you and let your body fight disease naturally. Insan showed us the way. May you have a long, prosperous and healthy life with Insan Medicine.

"Treat Your Illness at Your Home, on Your Own"

017

In this day and age, there are numerous diseases whose names we don't even know. We have grown so accustomed to the advanced modern medicine that we think diseases can only be cured at hospitals. However, the same modern medicine only tells us, "We've done everything we could but there's no way to treat your condition now." Patients are bound to give in and lose hope. That isn't the right way to go about it. When we come down with an illness, there is always a way to treat it. And modern medicine isn't always the answer. If one thing doesn't work, then something else will. It's entirely up to your own willpower whether you can cure your illness or not.

Insan Kim Il-Hoon has had all sorts of life experiences, and he presented what he learned from them Insan Medicine in his book 『Shinyak(Mystical Medicine)』. Give yourself a chance and stay committed to this magical treatment for a month or two, and you will change. You might wonder how mere salt or garlic can fight off terminal diseases. Then let me say this: there's nothing 'mere' about garlic, for there is no better treatment for cancer.

Bamboo salt and garlic contain sulfur, which can help save people's lives. Scholars say garlic and bamboo salt both have high sulfur contents, and these foods will help cure cancer. The same can be said about chives and wild herbs.

The ninth article in the chapter 'The Way' in The Dhammapada contains a line: "A felled tree will grow again if its root is strong and undamaged." When you're treating an illness, you can't expect to be wholly cured unless you pull out the root. If you don't get rid of the root, you will suffer from the disease again.

Insan's moxa cautery is similar to the atomic bombs the United States dropped on Japan during the World War II. The bombs aren't selective in killing people. Moxa cautery will destroy pathogens, bacteria and viruses that cause illnesses.

Say there is a flu virus in the air in the lecture hall. Who gets the cold? People with proper immune functions won't. On the other hand, those with poor immune functions will catch anything.

Hospitals are scrambling to find out if a cold virus is a Type A, a Type B or a flu. What difference does it make? The bottom line is a lack of stamina.

On 『Shinyak』, Insan offers ways to help you live a healthy and happy life. He helps you learn the secrets of pure medicine and normalize your body by applying what you learn. Read this book three times and it will all become clearer. Then put it into practice for a full appreciation.

We need to be more confident and be head-on about handling our diseases. Don't ever doubt if something can cure your condition or not. Unless you try it, you will never find out. Give yourself a chance.

Medicine is about preventing you from dying an unnatural death, not about extending your life. It's not that difficult to enjoy a full span of life. With Insan Medicine, wake up the doctor in you and live a long, healthy life.

"People who consume bamboo salt have great energy and clear complexion"

018

We see too many people die young of cancer or some other forms of terminal disease. A father passes away with liver cancer, and his wife dies of colorectal cancer. Their children are orphaned and go on living an unhappy life.

The world is trying to solve this problem but it hasn't been that easy. Insan Kim Il-Hoon, born in 1909, once predicted that in the 2000s, a mysterious disease wreak havoc on mankind, as people will die while walking on streets or will vomit blood in their sleep.

Chosun Ilbo carried a shocking story on the front page of its Sept. 8, 2008 edition. It said the United States had lost its battle with cancer. President Richard Nixon had passed the National Cancer Act in 1971, and the U.S. had poured in more money into its war on cancer than the national budget of Korea.

Yet 37 years later, Newsweek magazines said the U.S. had failed to bring down cancer mortality rates despite massive spending and declared that the national war against cancer had been lost. Even the U.S. has admitted its defeat to cancer, and yet Korea, through media, boasts that 80 percent of its cancer patients are cured. Statistically, those who survive cancer for exactly five years and die the next day are counted as cured. Commonly, we think of the status being treated as living healthy ever after. Internationally, the five-year period is the norm for surviving cancer.

So what do we need to do at a time when cancer and other terminal diseases continue to claim lives? Insan Kim Il-Hoon presented definitive answers in his two books, 『Shinyak(Mystical Medicine)』 and 『Shinyak Boncho(The Analects of Mystical Medicine)』. Of 180,000 households that practice Insan Medicine, the 30,000 dedicated ones live on bamboo salt. Some people may think it's simply too much. But those members all have great energy and have clear facial complexion. You might wonder if they're eating something else in addition to bamboo salt, but you simply don't know the secrets of bamboo salt.

Refined salt is bad for your body. Yet consuming sodium is different from consuming salt. Just as you'd be intoxicated on alcoholic beverages, bad salt will have a negative effect on your body. Salt itself isn't bad; it's the bad type of salt that's hazardous to your health. As long as you consume salt, instead of sodium, it will be beneficial. People put their faith in Insan Medicine and listen to what I have to say because I don't just spin empty words. There are 180,000 households nationwide who have used and trusted bamboo salt, sulfur-fed duck, marsh snail, safflower seed and dried pollack, among other ingredients recommended by Insan Medicine. Would that many people have bought into this if I had been fast talking?

I hope you will recognize the meaning and value of Insan Medicine and try natural treatments that can help you cure diseases at your own home. Insan Medicine is the true form of medicine and exercising it will help you and your family stay healthy without heavy medical expenses. It's an inexpensive and a highly-efficient way to a happy life.

"Build a True Medical System Within Your Body And Beat Cancer"

019

Cancer can kill you but if you put your mind to your recovery, you can survive. Even germs get all defensive and try to stay alive when they come under threat. When anti-cancer drugs enter your body, cancerous cells will hide away. Once they realize no more medicine is on the way, then they rear their ugly heads again. People would tell you anti-cancer drugs have had their effects when you can't see cancer cells, when in fact they are just lying dormant inside your body, biding their time before emerging again. Yet even if you come down with cancer, there is no need to be afraid or to feel despair. It can be cured.

What if your cells lose their functions and refuse to do what their owner tells them to do? Would a president shoot down his people if they don't listen? You can't fight cancer cells that way, for those same cells were once normal cells sustaining you.

They've gone bad because you didn't take proper care of them. You may want to get rid of them and destroy them with anti-cancer medicine. Yet it's never wise to attack your own body and to remove or destroy things inside it.

Hunger is perhaps the clearest

signal that your body sends to the brain. The cure to it is to eat.

When you treat the most basic disease with food, why would you treat other conditions with drugs that can take their toll on your body? In both Oriental and Western medicine, garlic is recognized as the most effective cure to cancer. There is no better cure to cancer than garlic, thanks to its high level of sulfur. People still go for anti-cancer drugs because of the word 'anti-cancer.' Shunsuke Funase, a celebrated environmentalist in Japan, exposed in his book 『Killed by Anti-cancer Medicine』 that anti-cancer drugs are actually highly poisonous. You may choose to take such medicine but you will have to be aware of their side effects, too.

What you really have to know is the direction in which the medical industry is headed. You may think you have to follow where the modern medicine is going, but it doesn't have to be that way. Let me stress once again that the true form of medicine isn't one that seeks and destroys diseases. To cure diseases, you have to wake up the true doctor in you and maximize your ability to naturally treat them, so that you can follow a natural course of action.

Insan wanted the medical industry to take advantage of his Insan Medicine, but critics said he was only making things more confusing. He tried to inform the rest of the world how to figure out nature's characters and use them as medicine to their advantage. Yet the rest of the world couldn't grasp it.

Go read 『Shinyak(Mystical Medicine)』 and 『Shinyak Boncho(The Analects of Mystical Medicine)』 any number of times. Even children would understand that these books contain immutable and eternal truths. If you become aware of such a true form of medicine and uses it to your advantage, you will become healthy.

I ask for one thing. Take advantage of the low-cost, high-efficiency Insan Medicine, using healing properties of produce you can easily get.

'Realize and Practice True Medicine To Protect Yourself and Your Family'

020

Most Oriental medicine clinics place small cones of moxa for moxibustion. It never seems enough. Insan moxibustion using mugwort is applied directly to the skin for over five minutes. In medicine, it's said to be dangerous to do moxibustion in the lower part of your abdomen or other pressure points in your body. Once I tried to do moxibustion on zusanli(an acupoint below the knee), a doctor said the leg should be amputated immediately because of inflammation. It made absolutely no sense.

Some may question effects of moxibustion. Yet Insan Kim Il-Hoon spent his entire life saving people's lives with it, and there are others who are curing diseases through moxibustion. If it hadn't been effective, how could people have been cured?

The objective of medicine should all be the same: to cure diseases. Yet the Western and the Oriental medicine remain at odds with each other and attack each other. They deny each other's existence and there's so much animosity between them. Should it really matter who gets to cure humans of diseases and help prolong their lives? Who cares if it takes acupuncture or injection, or moxibustion or surgery? Why would they want to deny and criticize each other? There's only one reason for that: neither side is truthful to the objective of medicine, which is to cure diseases. Treating patients takes a back seat to their own self-interests. If they feel violated, they start attacking. 『Shinyak(Mystical Medicine)』 and 『Shinyak Boncho(The Analects of Mystical Medicine)』, written by Insan, present our traditional medicine, with more than 4,300 years of history, in its original form. It differs slightly from theories of Oriental medicine today, which is a blend of Chinese and contemporary medicine. Insan Medicine retains and resurrects the original form of traditional medicine that has such deep roots.

I hope you can study Insan Medicine closely and practice it accordingly. Read 『Shinyak』 cover to cover closely to fully appreciate the text. If you have a bad liver, you shouldn't just look up the chapter on liver. Kidney is the mother of liver, and its son is the heart. You have to see the forest, not just the trees.

There are 180,000 households that practice Insan Medicine. I will be in major trouble if I don't state the truth because it's directly related to human lives. If I told you to consume bamboo salt by cups and you get sick doing that, I'd be arrested for willful negligence. But let me assure you that no one has gone sick for eating too much bamboo salt. You would never be able to gulp down a fistful of salt because your body wouldn't take it. You will not have such problems with bamboo salt. I've lived 58 years eating bamboo salt and I wouldn't be here now if I had experienced problems.

Those of you here today have battled stereotypes that it's bad to eat too much salt. To really appreciate Insan Medicine, you must read 『Shinyak』 and 『Shinyak Boncho』. They will teach you what true medicine is really about. Practice it and you will be all better for it. To recognize true medicine and practice it properly is the best way to save yourself and your family.

"Realize and Practice True Medicine To Enjoy Long, Prosperous Life"

021

When people are told by their doctors that there's no cure for their conditions, then they come to listen to our lecture, clutching at straws.

Insan Kim Il-Hoon, though, would tell those people "If you're trying to grasp at straws while drowning, you'll be dead. You have to get a hold of something that could actually save your life, but not straws." His point was you shouldn't despair when you come down with an illness. You have to maintain your hope and try to get better.

Insan predicted some 40 years ago what would happen in this day and age. He said we would be poisoned to death in the 21st century. There are more toxic materials in our foods than we may realize. Mercury and lead, among other hazardous metals, are impossible to detoxify. Insan knew people would be suffering from such conditions, and came up with causes and treatments. He believed dried pollack would be the best answer to these toxic materials.

When everyone else felt there would be no cure, Insan felt there could still be ways if you tried, as long as the patient was still breathing. Through Insan Medicine, he spread hopes that lives could be saved even as all others gave up.

Jesus Christ had merely been a son of a carpenter. Insan himself hadn't been a well-known figure. An old proverb has it that you just don't know how good the shaman in your neighborhood may be. My own parents didn't believe in Insan Medicine. They probably didn't fully grasp the meaning of the trade. If you read Insan's books, 『Shinyak』 and 『Shinyak Boncho』, cover to cover, and realize the true meaning and value of his medicine, then you will have learned just the medicine that can save lives.

The power of belief can create miracles. The Buddhist scriptures also emphasize the value of trust and faith. The Bible has a line, "Your faith has healed you." Take the 'placebo effect' in Western medicine, for instance. If you believe that the medicine you're about to take will cure you and if you have faith in your doctor, then it can really save your life.

Dana-Farber Cancer Institute, an affiliate of Harvard Medical School, studied safety and toxicity of our sample of bamboo salt. The results showed that an American male weighing 75 kilograms may consume up to 150 grams of the salt per serving without risking gastrointestinal bleeding. If you fill up a typical paper cup, it will amount to about 90 grams. That means you can consume about one and a half cup worth of bamboo salt at once.

On surface, Insan Medicine may seem a bit absurd. Upon close examination, though, it's the prototype of our traditional medicine that traces its roots to the Dangun era. The present form of the Oriental medicine is a blend of different forms of medicine from different parts of the world.

When the National Medical Act was established in 1949, the national health care system was reorganized with the Western medicine at its core. Our traditional medicine was rendered irrelevant, and 『Shinyak』 has revived it to its original form.

"Salt is so Precious It is Mentioned in The Bible Make Sure You Consume Only The Quality Salt"

022

To this date, every type of medicine has been about seeking and destroying bacteria and viruses that cause diseases. Yet Insan said "Chasing bacteria and viruses are akin to breaking all the crocks trying to catch a few rats with a hoe." It's no different than burning down a house to get rid of bedbugs.

You have to treat that 'doctor in you' well. The problem is you're only trying to kill that very doctor inside you. The prime example is excessive dose of antibiotics, which kill all sorts of bacteria, good or bad.

The Bible makes frequent references to salt. Matthew 5:13 says, "You are the salt of the earth. But if the salt loses its saltiness, how can it be salty again?" Then Jesus Christ replied "It is no longer good for anything, except to be thrown out and trampled underfoot." Their concern became reality. Minerals and other elements essential for the human body that are supposed to be contained in salt have disappeared.

Ulsan's Petrochemical Complex, built during Park Chung-hee administration, is massive beyond your imagination. Industrial water used in the complex is electrolyzed seawater, with only sodium chloride removed. By getting rid of sodium chloride from seawater, they began making refined salt. The Korean government enacted salt management act and began forcing the people to consume only this type of salt. This wasn't the kind of salt that had existed in the country in its 5,000 years of history. Check the back of the packages for instant noodles, pastries or kimchi, and read the list of ingredients. You will either see refined salt or sodium chloride. In Europe, it's illegal to make even animal feed with refined salt. If you feed them this type of salt, they won't be able to secrete milk and their biological system will be disrupted. It will cause blood pressure to rise, will damage stomach and will cause obesity. Yet in Korea, eating this salt was made into law, and everyone, from the president to toddlers, had to eat it.

People who don't know the truth claim that sodium chloride won't be anything different even if it's baked. But when consumed with other elements, sodium chloride alone won't cause the blood pressure to rise. When taken with potassium, then sodium chloride becomes can actually control blood pressure.

There are so many different types of salt out there. Why would you say salt is bad for your body? Say we have a brutal murderer. You may blame him for his behavior, but you can't blame the entire mankind for what he has done.

Salt is the oldest form of digestive medicine in history, and also the oldest form of disinfectant. During the World War II, when they ran out of Ringer's solution to treat the wounded, hospitals used diluted seawater. Whether you like your food salty or not, the key is to eat whatever suits you, as long as you consume quality salt.

It's really about quality than quantity these days. Hardly anyone stuffs himself anymore. We all pick and choose what we like and eat in moderation. The same goes for salt. Don't stress over how much you eat, but make sure you pick the quality type to stay healthy.

As the Bible says, lead a salty life and live till 120 like Moses. We wish you a healthy and happy life.

"Sodium Chloride is Bad for The Body. Saying Salt is Harmful is Illogical"

023

When I tell people to eat bamboo salt, their immediate reaction usually is, "It's salt, and it's supposed to be bad for the body." They're so prejudiced and they're unwilling to accept new thinking. Such stubbornness doesn't help you enjoy a long, healthy life.

You may not want to believe it, but there's nothing orthodox medicine can do to save people dying of cancer or other terminal diseases. Doctors would tell you surgeries or anticancer drugs will save you, but they're only prolonging your life and their effects haven't been proven.

The 6 billion people of the world believe salt is harmful to the body. It couldn't be further from the truth. When you're investigating a crime, you have to go after the criminal. But this is akin to nabbing a wrong man, getting him to make false confession, and making him the suspect. In the meanwhile, the real criminal remains on the loose.

To say salt is bad for the body is to distort its essence. There are so many different types of salt that it's simply illogical to say salt is harmful. The problem with salt lies in refined salt, sodium chloride, in other words.

That you have to keep your food

bland is also wrong. When you're admitted to the hospital for excessive bleeding, you will receive an IV shot of normal saline solution, which contains glucose. During a monsoon season, when more amount of water than usual flows into the sea, you will get red tide because the level of salinity is disrupted. This is the sea's equivalent of infection. The same can be said about the human body. Without enough salt in our system, we will develop infection and lose our immunity. It takes us closer to death, but there are people who'd still tell you to eat food without salt.

The real source of trouble, as mentioned earlier, is sodium chloride, not salt itself. Problems arise when people consume sodium chloride, mistaking it for salt. The eternal truth is that you have to select good salt and let your body and your appetite choose as they please.

Every form of medicine today seeks and destroys diseases. Insan Medicine doesn't even look at diseases. Cutting out leaves and branches when leaves have gone dry doesn't solve the problem. When the leaves dry, you have to water them.

When our immune system is disrupted, owing to poor diet, lack of exercise, traumatic experience, or anxiety, then we will be sapped of energy. That means we will also lose vitality. When we lose the inner doctor in us, something that helps us fight diseases naturally, then we'll be under the constant onslaught from all sorts of diseases.

When he passed away, Insan left us with the simplest and the most effective cures in his books, 『Shinyak』 and 『Shinyak Boncho』. He said if you eat roasted garlic dipped in bamboo salt, you can recover from diseases. This is the traditional medicine of our forefathers recorded in 『Samguk Yusa』.

Free yourself from stereotypes and practice Insan Medicine, the true form of medicine. May you enjoy a long and prosperous life.

"Shatter Stereotypes To Live Long and Prosperous Life"

024

A few years ago, foot and mouth disease caused people to kill a lot of animals. The ones that shouldn't have been killed died. During the 1950-53 Korean War, 2.5 million people were killed. Yet we took away lives of 3.5 million animals for foot and mouth disease. To kill so many lives simply out of fear that they might be infected is simply atrocious.

Today, the Ebola virus is claiming numerous lives. Yet we don't have an answer to it. Even the world's best doctors are struggling. In his books, 『Shinyak』 and 『Shinyak Boncho』, Insan Kim Il-Hoon presented ways to beat cancer and other terminal diseases.

Insan taught us to use Korean agricultural, marine and livestock products, such as bamboo salt, sulfur-fed duck, safflower seed, dried pollack and garlic, to treat cancer and other diseases. Unless you know the significance of his ideas, then it will all be for naught.

Salt is great medicine. It's a natural antibiotic and the oldest digestive medicine known to mankind. It dissolves fat and also sterilizes. It's simply amazing what it can do. Yet people say salt is hazardous to your body.

Blood that flows in our body is salty. It has salinity of about 9 grams per liter, or 0.9 percent salt solution. When this level decreases, we will be dehydrated. For survival, we must consume water and salt. You can do without anything else. Salt is essential for your body but people still say it's not good for you and you shouldn't consume it.

Would you tell Buddhist monks not to drink alcohol because it might cause liver cancer? What would be the point of telling such things to people who don't drink anyway? The same can be said about salt. There aren't people who deliberately eat their food salty because they think it's good for your body. Then why would people say we shouldn't eat too much salt?

We all have different amount of salt that we consume. A constant in life is that we eat when we are hungry and sleep when we are sleepy. When it comes to food, just go with your own appetite. If you think something is too bland, then add salt to it. If it's too salty, then eat it with more rice. Listen to the doctor inside you and follow the order.

If you eat bamboo salt on a regular basis, then it won't matter whether or not you've been eating little salt in the past. Your life will change for the better. Do away with stereotypes and open your eyes to new things. You have to reach the realization yourself. It has to be accompanied by learning. So you have to study and learn what makes sense.

You have to know how truly valuable Insan Medicine is. When every other form of medicine in the world think it's impossible to cure a disease, Insan Medicine offers a solution that works. Look around and see how many people have put their trust in Insan and have been living long and prosperous lives. It's difficult to get people to understand the truth when they can't tell the difference between sodium chloride and salt. We hope you understand the new truth and enjoy a healthy and happy life until 120 years of age.

"You, Not your Doctor, should take Control Manage Your Life to Live Long and Prosper"

025

What is the true medicine that can save your life? When you're lost, all you need to do is to look for signs. Insan Kim Il-Hoon showed the way to the true medicine with his book 『Shinyak』 as the sign. Follow it, and your body and soul will be healthy. Insan Medicine will take you to a whole new world of healthy bodies and spirits.

The theory that Insan presented has had absolutely no peers. When everyone else was claiming salt was hazardous to your health, he told us to eat as much roasted salt as we could. Bamboo salt can help you with digestion and cleanse your blood. It will make your body saltier and more durable to strenuous exercises. A recent study showed that not eating salty is actually bad for your body. At the 2014 Salt Fair, professor David A. McCarron of the University of California, Davis, claimed that insufficient intake of salt increases cardiovascular mortality rates.

McCarron, a fellow in American College of Physicians and a founding member of the Board of the American Society of Hypertension, gave a keynote speech under the title, 'The Brain, not public policy, determines salt intake.' In this, McCarron argued that a recommended daily intake of salt should be between 7.1g and 13.9g. In sum, McCarron is telling us to consume salt of high quality as we please. This is the gist of the lectures I've been giving over the past 35 years. You only have to consume salt as you please. Insan had made the same point. He would often say, "Go gobble down bamboo salt." He didn't just say that in passing; it had certain medical truth to it.

In the modern medicine, people try to solve every problem mechanically. When treating a heart disease, doctors perform transplants, as if they were inserting new parts into a machine. It's such a dangerous and foolish approach that threatens human lives. It's wrong for the modern medicine to only try to seek, destroy and remove diseases, and yet no one opposes it. It invites outer elements into your body and let them destroy it. Anti-cancer drugs are the prime example. You, not your doctor, should be in control. Why would you beg your doctor to save your life? The doctor simply isn't capable of that.

Return to nature and wake up the doctor in you. Your body's ability to heal naturally is beyond your imagination. When you feel that doctors are going against the flow of nature and are putting you at risk, then it's time to go back to the natural form of medicine.

Steve Jobs would have been my age if he'd been alive. He was the greatest business executive of our time, having founded Apple Inc. Yet he didn't manage his life quite as well and succumbed to cancer.

Chapter 50 in 『Tao Te Ching』 by Lao-Tzu includes the word for 'care of health.' 'Strategic life management' would be a great manifestation of that. Jobs might have been a brilliant business manager but doing well at work isn't nearly as important as living well. You too should put an end to listless life without purpose and should learn how to manage your life better and start living a new life. I hope you can all live to 120, happy and prosperous.

"Bamboo Salt on Dining Table, 『Shinyak』 on Desk"

026

In Andong, North Gyeongsang Province, you'd find people called 'ganjaebi,' those who sprinkle salt on mackerels. I am sort of like that for I extol virtues of salt to people who refuse to eat it. The world needs someone like me to keep it clean; perhaps salt will help purify the world we live in and make it a cleaner place.

I believe bamboo salt should be placed on every dining table in Korea, and every family should have a copy of 『Shinyak』 in the shelves. The book will give you the proper guidance for a healthier life.

You should avoid doing things that you aren't supposed to do, and try with your all might to do things that you are supposed to do. That's my philosophy.

I think I am trying to swim upstream in a great river. Everyone thinks it's impossible, but I keep going up and up again. People listen to and put their faith in my stories because I don't simply share with them my knowledge and experience, but because I spread words about the gifted Insan Kim Il-Hoon's brilliant insight, inimitable techniques and their effects on us. Insan's philosophy in medicine can be summed up as follows: letting nature be. In other words, he relied on logic and nature in his treatment. I take the role of the messenger, and I am only doing the right thing.

When you're cutting down on bamboo with knife, you have to cut at it at an angle. If you try it horizontally, then the blade will be ruined. Keep the tree upright and slice it along its grain, and it will be smooth work. Going with the flow is the way to go. It's the same with health. If you just follow logic, then you won't likely lose your health. Those who live according to logic follow the right steps when they come down with illnesses. Do you know what types of treatments are the logical ones? When you catch cold, the logical thing to do is to leave it alone. Whether or not you take medication, it will take about a week to heal. You will be fine anyway. So why take medicine?

We think too lightly of anti-biotics. We have about 60 trillion cells inside, and there are about 100 trillion microorganisms in our intestines.

We have some good and bad bacteria, and anti-biotics will kill all of them, good or bad. In Korea, antibiotics are abused because they're believed to be cure for cold.

When you get sick, you have to find the right treatment using natural medication that has no or few side effects. You should take advantage of quality agricultural produce of Korea, such as sulfur-fed duck, garlic, moxa cautery, dried pollack and bamboo salt. That would be the logical and natural way to go about treating illnesses.

In the new year, if you want to build a new world and usher in a new era, you have to follow the logic and the nature's course. You must find ways to lead a life in a more natural way and natural treatments for diseases. Pick up Insan's 『Shinyak』 and 『Shinyak Boncho』, and arm yourself with the power and knowledge to overcome any health-related problems. Here's wishing you a happy and prosperous new year.

"Eating As You Please Is an Eternal, Universal Truth"

027

In an era when all types of diseases emerge, it's difficult not to think long and hard about how to manage your life. Are you going to be bedridden and affect the rest of your family? Or are you going to lead a healthy life until 120 without putting any burden on your family?

Once people are diagnosed with cancer because of their own faults, they start complaining. But cancer isn't fatal. It can actually help you survive. Baek Seong-hyun, former senior researcher at Dana-Farber Cancer Institute, once said cancer isn't an enemy, but a friendly force.

When you have cancer, you need to think outside the box. Cancer may seem like a giant wall that you can't scale. But if you despair and turn away from it, then your life will end right there. Cancer is frightening not because it's life and death, but because no one talks hopefully about treatment. Because we always hear about how cancer can't be cured, we become pessimistic and start thinking only about dying when we hear the word cancer. If you give upon yourself, no one else will save you.

If you want to live a long and healthy life, you have recognize, learn and apply the true medicine that can help you. Just as Copernicus gave rise to the scientific revolution with his heliocentrism, Insan Kim Il-Hoon is the only person who has uncovered the secrets of the true medicine. Copernicus' seminal book 『On the Revolutions of the Celestial Spheres』 changed the world forever. And Kim's 『Shinyak』 will do the same.

In modern medicine, they kill viruses to cure diseases. But when a virus enters a body, those who will get sick will be sick, and those who won't get sick won't be. It all depends on the immune system. If you can fight off the virus, it can't possibly make you sick. Insan Medicine helps normalize your immune system.

Antibiotics are used in modern medicine to seek and destroy viruses. They don't discriminate good ones and bad ones. It's a dangerous approach. And Insan recognized problems with it.

There's physiological demand for salt, too. The brain determines that. Governments have decided salt is bad for your body and have waged campaigns to reduce salt consumption. Their ignorance and prejudice are ruining people's health.

David McCarron, a professor with the department of nutrition at the University of California, once claimed that you should consume between 7.1 and 13.9 grams of salt each day.

You can have an even greater amount of Korean bay salt. You can consume up to 90 grams of bamboo salt each day. With bamboo salt, potentially hazardous materials are all removed during manufacturing, and you will never have to worry about any negative side effects.

Insan Medicine has proposed that we have to look at the essence of the problem and see if it flows with logic to alter the cause of diseases and also the environment and conditions in which they occur. In other words, Insan Medicine is about finding the cause to solve the problem.

"Secret to Longevity: Let Your Body Take Natural Course"

028

Hippocrates, father of modern medicine, once said, "Let food be your medicine, and medicine be your food." He believed food was the best form of medicine that could cure disease. Insan Medicine is a form of natural therapy that relies on our food, such as pollack, duck, garlic, soybean paste and hot pepper paste, to treat illnesses. It has no adverse side effects and cost effective. Garlic has long been hailed as the best anti-cancer food. By the third stage of cancer, hardly any medicine would work. Try roasting whole heads of garlic and dip them in bamboo salt. Eat more than 20 heads a day and your complexion will change.

Sometimes in life, we encounter an obstacle. We face the choice of trying to climb over it or giving up. When we decide to overcome it, then what once seemed impossible could become possible. The same can be said about our health. We may be diagnosed with cancer. We may be resigned to our fate at first, for cancer is a difficult obstacle. But as long as you find your way around it, you can beat it. People who never cease to search for answers are bound to find their answers.

Common knowledge dictates that we shouldn"t eat too much salt. Insan Medicine, on the other hand, urges people to consume a great deal of good, quality salt. Even good medicine will have adverse effects if you take it in excess, but salt is an exception. Without sodium inside, we'd not be able to excrete water from our body. We have to consume plenty of salt for that reason. However, what we commonly know as salt, the refined type, isn't really salt, strictly speaking. It produces salty taste from sodium chloride but doesn't contain minerals. For the longest time, Korea only allowed consumption of refined salt, with 99 percent sodium chloride content.

In Europe, sodium chloride is even banned from animal feeds, because it would disrupt their balance and they wouldn't produce any milk. Yet Korea made the people eat it for 45 years.

Finally on March 28, 2008, bay salt, previously categorized as a mineral, became recognized as food. The problem is that people didn't really care one way or the other. They still eat whatever salt they can get their hands on.

Insan Medicine recommends only the quality salt. Bay salt is an improvement, but because of pollution in the Yellow Sea, you still have to be careful. Insan Medicine instead suggests bamboo salt made by putting bay salt into bamboo, sealing it with red clay and roasting it over pine wood fire nine times. During this process, heavy metal and other foreign substances in salt are removed. You can have a whole cup of such salt and not develop any problems. 『Shinyak(Mystical Medicine)』 and 『Shinyak Boncho(The Analects of Mystical Medicine)』, the two publications that form foundation of Insan Medicine, detail how we should take care of our body.

Even if you don't have any medical background, you can put a lot of the books' suggestions into practice. Good medicine should be easy, and Insan Medicine is for everyone.

Wake up the doctor in you and let your body fight disease naturally. Insan showed us the way. May you have a long, prosperous and healthy life with Insan Medicine.

"Your body's ability to heal itself is beyond your imagination"

029

Insan Medicine, formulated by Insan Kim Il-Hoon, challenges the conventional wisdom in medicine on many different levels. Ask him for prescription, and he would tell you, "Go eat some bamboo salt." Ask him how much, and his answer would be, "Until you're stuffed." You may find it difficult to understand at first, but there's eternal truth in there. Once you recognize it, everything that comes into your sight could be your medication. Otherwise, everything will be poisonous.

Doctors administer cancer patients with anti-cancer medication, which kills not just cancerous cells but other healthy cells. Doctors say they have no other choice in their treatment of cancer, but they're wrong. Shunsuke Funase, a Japanese life activist, exposed limits and dangers of anti-cancer drugs in his book 『Killed by Anti-cancer Medicine』. Funase doesn't mince words when it comes to saving lives, but we don't have a similar figure in Korea.

When it comes to treating cancer, you shouldn't be obsessed with what you see at hand. You have to find the fundamental cause and get to the root of the issue. You get cancer when you don't take proper care of your body. Rather than trying to determine why healthy cells became cancerous, you're merely trying to kill the ones that give you pain. And those cancerous cells resist and expand themselves even more. So our body turns into a battle ground that way.

You should control your own destiny, and not rely on medical personnel. You have the medical sovereignty. Yet I see people who give it up and plead with doctors to save their lives at any cost. Doctors can't get it done. Your only hope is to return to nature. And your body's ability to heal itself is beyond your imagination.

Wudang, a medical scientist in Qing Dynasty, once said "People are at no fault. These innocent ones are dying not because of diseases, but because of poor treatment by doctors." Unless you're confident you can master the art of medicine, you shouldn't start learning in the first place.

Steve Jobs, who once led the world-renowned firm Apple, died of pancreatic cancer. He was a successful business manager but died an unnatural death because he wasn't nearly as successful in managing his own body. The 50th chapter in Lao-Tzu's Tao Te Ching contains the Chinese term "seon-saeng," which literally means giving directions for life; that is, helping with life management.

People who just go through the motions from one day to the next must put an end to it. You should bear down, learn new ways of managing your life and lead a different lifestyle. That is the basic principle of what Lao-Tzu tried to teach.

With Insan Medicine, we hope you can live until 120, all healthy, prosperous and happy.

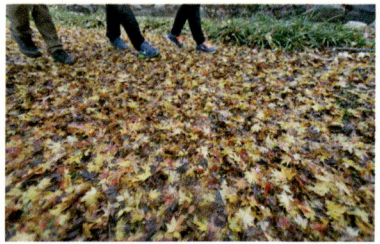

"Insan Medicine Is All about Respect for Life"

030

When virtually everyone in the world claimed it's unhealthy to consume too much salt, one person said you should gobble up bamboo salt. It's none other than Insan Kim Il-Hoon, who created Insan Medicine. He also recommended doing moxa cutery on your own body, for the size of a chestnut. You would never understand this if you only considered the idea from your own perspective. It is no different than trying to look at the sky through a straw. Lao Tzu once said it wasn't wise to discuss the size of the sky when you were looking at it through a bamboo tube. If you have a certain set of stereotypes and do comparative analysis on Insan Medicine, you will only grow more confused.

The eternal truth about treating cold is that you should leave it alone. In an ideal system, you would go see a doctor and be told to just go home. In advanced countries, when parents take their ailing child to a doctor, they're told to feed the child some hot water and Vitamin C and wait. In Korea, doctors prescribe antibiotics. The country ranks first among OECD members in use of antibiotics.

Insanga is one of the country's 100 luxury companies as selected by the Ministry of Trade, Industry and Energy. The ministry asked "Can Insan Bamboo Salt become a hidden champion on the international stage?" I replied "I am confident we can beat any salt of the world. If Mars, Venus or Jupiter produced salt, we can beat theirs, too." We gathered other popular brands of salt from overseas Marlborough Sea Salt from New Zealand and Guerande Salt from France

On the planet Earth, the finest drugs are wild ginseng, musk and bear's gallbladder. A wild ginseng a thousand years old is so valuable you can't even put a price tag on it.

Gallbladder from bears who grew up in Mt. Jiri in Korea has the power to cure beyond your imagination. As we all know, you couldn't get them so easily even if you had a lot of money. Yet garlic has the same effects as wild ginseng, and bamboo salt has the power of gallbladder. Insan Kim Il-Hoon came up with the low-cost, high-impact ways to cure cancer and other terminal diseases with these ingredients. Yet there are people who waste their time comparing Insan Medicine with the modern medicine, failing to see the road to life. It's a great shame that they end up dying.

Read and read again Insan's 『Shinyak』 and 『Shinyak Boncho』, the volumes that present means to save lives. You will then realize, one by one, reasons and logic behind true medicine. Hopefully you will be able to protect your own and your family, and enjoy a long and prosperous life.

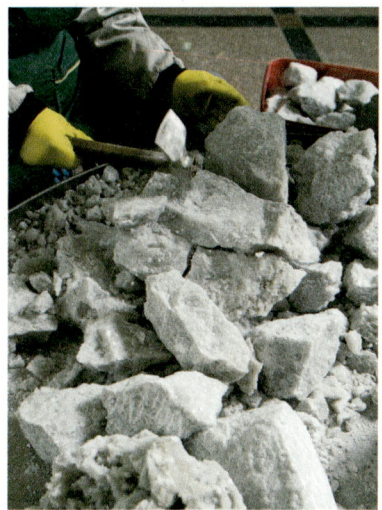

"Grave Insensitivity To Health Insan Medicine Has Answers"

031

The nation is getting sucked into sinkholes, it seems. You just never know when the ground underneath will simply sink. The more serious problem than insensitivity to safety, how\ever, is insensitivity to the health of your family.

You may put faith in biology and medicine that you've learned so far. Let me cut to the chase. Whatever you may know now is 100 percent wrong, and you have just been brainwashed by promotional information. If I hadn't learned about true medicine from my late father, Insan Kim Il-Hoon, I would have been left in the dark myself. I can tell you one thing for certain: I know of easy and simple ways to cure cancer and other terminal diseases and to let you lead healthy lives.

The ever-so evolving modern medicine may have told you cancer could soon be cured, and yet it hasn't even conquered cold.

In the modern medicine, it's believed that you have to seek and destroy diseases.

It sounds all fine, except that it's wrong. It's akin to telling people you'll be traveling northward only to go the opposite direction. Theoretically, since the Earth is round, if you keep going in one direction, you will end up in your destination eventually. Yet if you go in the intended direction, you will get there much faster. Even when there is an easier, faster and more reasonable path, there are people who show you the more expensive and time-consuming ways namely, trying to kill diseases.

Insan Medicine is the polar opposite of the modern medicine that many believe is correct. With his book 『Shinyak』, Insan Kim Il-Hoon became the first person to point out problems with the modern medicine and presented an entirely new type of medicine. When Copernicus published 『On the Revolutions of the Celestial Spheres』 and came up with heliocentrism, no one believed him at first. Today, it's considered the universal truth. To adopt a new way of thinking about medicine, remember this old saying. If you throw a stone at a foolish dog, the animal would go chasing the stone.

But if you hurl one at a wise lion, then the lion will run after the thrower and bite him. It's a message by our forefathers to those who are blinded by what they see and who won't get to the bottom of the issue at hand. If you try to beat cold when you catch it, you'd be like the dog chasing the stone.

You'd get cancer when you don't take care of your body and your cells develop problems. And it's a disconcerting idea to seek and destroy cancerous cells. If your children become troublemakers, would you attack your children? The modern medicine is doing that now.

Insan Medicine believes it can cure diseases that no one ever believed could be cured. If you want to be healthy, go read 『Shinyak』 and 『Shinyak Boncho』 by Insan over and over again, and then follow his principles. Hopefully you can find the truth and realize what it is that can truly cure your conditions.

"Eating Quality Salt As You Please Is The Universal Truth To Healthy Life"

032

The truth is never far from reach. Medical theories as developed by Insan Kim Il-Hoon are so straightforward that children can grasp them. As long as you live by his principles, you can treat cancer and other terminal diseases. In his book 『Shinyak』, Kim presented his clearcut methods.

In a word, Insan Medicine is the 'True Medicine.' Why is it called 'true?' That's because there are other practices that are far from pure and clean. Crass commercialism has crept into food and medication that can determine lives of human beings and has tainted them.

When Corpenicus published his 『On the Revolutions of the Heavenly Spheres』, the world dismissed him. Yet his theories led to a science revolution that went on for two centuries in the West. Newton completed it to establish the scientific structure as we know it today.

『Shinyak』, published in 1986, is a revolutionary medical book, a quintessential book on innovative medical theories. It is the type of a book that can lead to a medical revolution with groundbreaking theories.

They say foods today contain more poison and less substance. Their mineral contents have been reduced by a tenth. With less of such elements, it affects chemical balance of foods. Diseases are caused by such collapse of balance, not by consuming virus or germs.

The keys to Kim's true medicine in 『Shinyak』 are harmony and balance. They ensure peace within the human body. In order to achieve that, you can't attack and destroy the virus and pathogen that are believed to cause disease. When your immune system is working properly, then virus can't enter your body.

We've been blessed with doctors within ourselves. Yet we often tie up the hands of those very doctors. Cancer and other terminal diseases can't survive forever inside our body.

When a tree doesn't bloom and its branches wither, then you have to study the roots. Cutting out branches won't solve the problem. You have to water the roots and give them fertilizer. When we get sick, our life is the root of the cause. If we have a strong life, then we won't get sick. Even if a virus enters our body, it will soon die. Yet if we grow weak, then we can get inflicted with anything.

There's no need to limit your salt consumption. Eating salt will help cleanse your blood and return your immune system to normal. It will also help you shed extra pounds. It's the oldest sterilizer, digestive medicine and disinfectant known to mankind. There are 14,000 different chemical uses for salt. Eating salt as you please is the ultimate truth. If you try to cut back on salt, it won't help at all. The key is to find quality salt and consume it in good portions.

By reading 『Shinyak』 and 『Shinyak Boncho』 repeatedly, you will recognize the value of true medicine.

Once you start practicing it, I am certain you will lead a healthy and prosperous life until 120 the age a human is supposed to live until.

"To Discover The New World Of Physical And Spiritual Health You Must Learn Values Of Insan's True Medicine"

033

『Shinyak』 and 『Shinyak Boncho』 written by Insan Kim Il-Hoon, present ways of true medicine that can save your own life and your family members' lives. It has proven its effects. And we have to study these ways. We have to think about where the universe, nature and humans come from and about how we should live our lives. Making a living should be of secondary concern. "How" you should live is more critical. And you have to learn and realize the values of true medicine and practice its ways to live to 120. No one knows what's going to happen tomorrow or a year from now. We may be walking toward the edge of a precipice but we still have no idea how far we're along. With your own willpower, you can all enter the new world of physical and spiritual health. No one else can do it for you. I urge you to study medicine while your body still allows it and learn secrets to living a healthy life. I also hope you can smile on your death bed when you're about to go. People cry in the face of death because they don't know where they will end up. Such uncertainty will also lead to more fear and confusion. Cancer and terminal diseases are the things that worry you the most. The actual matter of life and death may be on the back burner. But you have to find out why this is so, and what Insan Kim Il-Hoon had to say about it. And you have to practice his teachings to realize it yourself. Without it, you won't be able to accept any theories. Insan Medicine is based on the natural laws of the universe and the principle of life; you can rely on the natural properties of agricultural and marine products and allow your body to heal itself. Insan Medicine also offers detailed ways to heal your family members' illnesses. Read 『Shinyak』 and 『Shinyak Boncho』 over and over again to learn how to save lives. Most people, though, don't give them careful looks and just claim that they've read the books. They have seen the books but not read them. Without thoroughly reading them, you will never grasp their true meanings.

Unless you understand them fully, you can consume all the bamboo salt you want and not get desired effects. The same can be said with moxa cautery. Put aside all your other concerns and start taking care of your body. You have to set your priorities straight. Here's hoping you will all live healthily to 120.

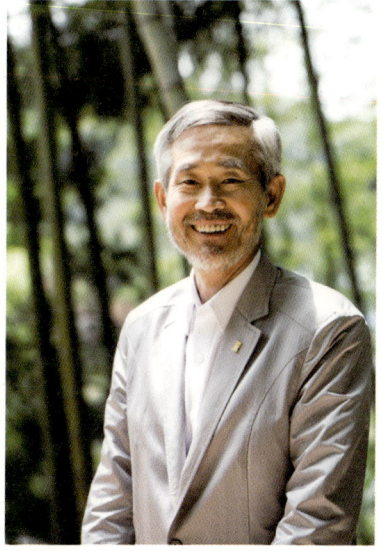

| 인산가 간행물 |

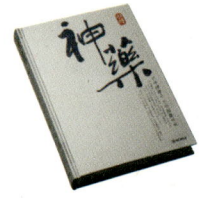

神藥　| 인산 김일훈 구술·김윤세 지음 |　　　　₩20,000

단순한 의학 서적이 아니라 우주 만물의 이치에 따른 자연물의 약성과 그 약성을 활용하여 치유할 수 있는 질환별 처방을 적어두고 있다. 1986년 발간된 이래, 지금껏 의학 서적 역사상 전무후무한 판매량을 기록하고 있는 인산의학과 그 철학의 교본서.

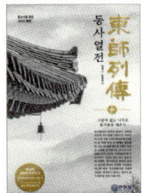

동사열전　| 범해선사 편저·김윤세 한역 |　　　　₩30,000

아도阿度의 이성, 의상義湘의 도리, 회광晦光의 인식…. 한국 불교사를 빛낸 고승들의 생애가 전하는 광대한 화엄의 세계를 만난다. 한국에 불교가 전래된 고구려 소수림왕 2년 이후부터 조선 고종 31년까지. 1,500여 년 세월 동안 이 땅에서 활동했던 불교인 200명의 생애를 기록한 숭고한 전기물이 귀하의 삶에 숭고한 깨달음을 전한다.

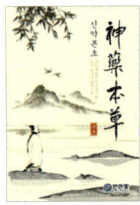

神藥本草 전편　| 김일훈 구술 |　　　　₩30,000

인산 선생의 힘찬 숨결과 인산의학의 모든 것을 엿볼 수 있는 인산의학의 완결판으로 총 33회, 53시간에 걸쳐 행해진 인산 선생의 강연을 그대로 옮겨놓은 책이다. 선생의 유언과 함께 각종 난치 질병에 관한 선생의 마지막 처방전도 공개한다.

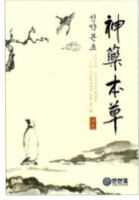

神藥本草 후편　| 김일훈 구술 |　　　　₩25,000

병명도 모른 채 죽어가는 환자들을 살려내며 '불세출의 신의神醫'라 칭해졌던 인산 김일훈 선생의 의학사상을 정리한 의학서. 이 책은 '우주철학宇宙哲學'을 기초로 한 의학·종교·교육·역사·철학 등 다방면에 걸친 선생 사상의 집대성이라고 할 수 있다.

내 안의 의사를 깨워라 | 김윤세 지음 | ₩25,000

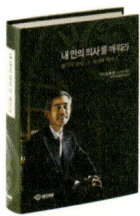

30여 년 넘게 인산 선생의 의학 세계를 알리기 위해 김윤세 회장이 여러 매체에 연재해 온 건강 칼럼을 정리한 완결판. 현대의학의 한계에 대한 대안과 내 몸 안의 자연치유력을 통해 나와 내 가족의 병을 고치는 '참의학'의 비결이 담겨 있다.

한 생각이 癌을 물리친다 | 김윤세 지음 | ₩12,000

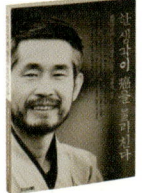

공해독으로 생기는 암·난치병을 다스리고 치유하는 법을 적고 있다. 총 14장으로 된 이 책은 한 장 한 장마다 체내에 쌓인 공해독을 풀어주고 거기에 원기를 돋워 병마를 이길 수 있도록 하는 해독보원解毒補元의 방약을 제시하고 있다.

죽염요법 | 김윤세 지음 | ₩15,000

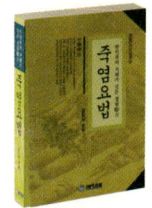

죽염을 통해 암·난치병을 치유한 사람들의 사례와 각종 죽염활용법이 적혀 있는 책. 암·난치병으로 고통받는 인류에게 매우 손쉬우면서도 효과가 뛰어난 실용민간요법의 핵심을 수록해 놓았다. 죽염을 복용하실 분들의 일독을 권한다.

인산쑥뜸요법 | 김윤세 지음 | ₩15,000

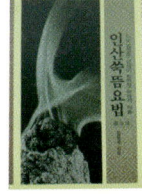

인산쑥뜸법은 물에 빠져 이미 숨이 넘어간 사람, 제초제를 마시고 죽어가는 사람, 심지어 백혈병, 에이즈까지 현대의학이 손쓰지 못하는 중증 환자를 구해낸 신방神方 중의 신방이다. 누구나 쉽게 배우고 실행할 수 있는 인산쑥뜸법을 소개한 책.